Kohlhammer

Autoren

Prof. Dr. med. Dr. h. c. Manfred Wolfersdorf
Studium der Medizin an der Universität Erlangen-Nürnberg, Promotion in der Psychiatrie. Facharzt für Psychiatrie und Psychotherapie (tiefenpsychologisch, klientenzentriert), Facharzt für Psychosomatische Medizin und Psychotherapie am PLK Weissenau (heute Zentrum für Psychiatrie), Abteilung Psychiatrie I der Universität Ulm. Gründer und bis 1997 Leiter der ersten »Depressionsstation« in Deutschland, Leiter AK Depressionsstationen Deutschland/Schweiz bis 2016. Ltd. OA Depression/Akutpsychiatrie, Leiter Psychophysiologisches Labor am PLK Weissenau, Gründer/Leiter der AG »Suizidalität und psychiatrisches Krankenhaus«, bis heute Ehrenvorsitzender. Habilitation 1989 zum Thema »Kliniksuizid psychisch Kranker«, apl. Prof. 1996. 1997 Berufung zum Ärztlichen Direktor des Bezirkskrankenhaus Bayreuth, Akademisches Lehrkrankenhaus der Universität Erlangen-Nürnberg, und zum Chefarzt für Psychiatrie, Psychotherapie und Psychosomatik. Berufung in den Vorstand der Bundesdirektorenkonferenz, Mitglied bis 2012, Vorsitzender 2000 bis 2004. Mitglied des Vorstandes der DGPPN 2000 bis 2007. Gründung und Leitung des Referates Suizidologie 2007 bis 2017. Mitglied der International Association for Suicide Prevention (IASP) und der International Association for Suicide Research (IASR). Berufener Berater des BverfG zum Thema Suizidbeihilfe. 2000 bis 2016 jährlich tätig in der Psychiatrie in Lettland und in der Ukraine, Transkarpatien. Seit Okt. 2016 im sog. Ruhestand, tätig bis heute in Praxisgemeinschaft in Bayreuth, Schwerpunkt Depression.

Univ.-Prof. Dr. med. Elmar Etzersdorfer
Facharzt für Psychiatrie, Psychosomatische Medizin und Psychotherapie, Psychoanalytiker (Mitglied der Wiener Psychoanalytischen Vereinigung (WPV) und der Deutschen Psychoanalytischen Vereinigung (DPV/IPA)). Chefarzt des Furtbachkrankenhauses, Klinik für Psychiatrie und Psychotherapie, Stuttgart.
1998 Lehrbefugnis an der Medizinischen Universität Wien, Thema der Habilitationsschrift: »Untersuchungen über verschiedene Aspekte der Suizidgefährdung«. Vorstandsmitglied der Deutschen Gesellschaft für Suizidprävention e. V. (DGS), von 2006–2014 Vorsitzender. Mitglied der Arbeitsgemeinschaft zur Erforschung suizidalen Verhaltens der DGS, von 2001–2005 deren Sprecher. Mitglied des Internationalen Wissenschaftlichen Beirats des Nationalen Suizidpräventionsprogramms (NaSPro), von 2002–2007 Vorsitzender. Mitglied des Wissenschaftlichen Beirats der Zeitschrift »Suizidprophylaxe«. Vorstandsmitglied der Dr. Elias und Hedwig-Gulinsky-Stiftung zur Förderung der Forschung in der Suizidprävention, stellvertretender Stiftungsvorstand. Mitglied der International Association for Suicide Prevention (IASP), Mitglied der task force on Suicide and Media der IASP. Full member der International Academy for Suicide Research (IASR).

Manfred Wolfersdorf
Elmar Etzersdorfer

Suizid und Suizidprävention

Ein Handbuch für die medizinische und
psychosoziale Praxis

2., erweiterte und überarbeitete Auflage

Verlag W. Kohlhammer

Dieses Werk einschließlich aller seiner Teile ist urheberrechtlich geschützt. Jede Verwendung außerhalb der engen Grenzen des Urheberrechts ist ohne Zustimmung des Verlags unzulässig und strafbar. Das gilt insbesondere für Vervielfältigungen, Übersetzungen, Mikroverfilmungen und für die Einspeicherung und Verarbeitung in elektronischen Systemen.

Pharmakologische Daten, d. h. u. a. Angaben von Medikamenten, ihren Dosierungen und Applikationen, verändern sich fortlaufend durch klinische Erfahrung, pharmakologische Forschung und Änderung von Produktionsverfahren. Verlag und Autoren haben große Sorgfalt darauf gelegt, dass alle in diesem Buch gemachten Angaben dem derzeitigen Wissensstand entsprechen. Da jedoch die Medizin als Wissenschaft ständig im Fluss ist, da menschliche Irrtümer und Druckfehler nie völlig auszuschließen sind, können Verlag und Autoren hierfür jedoch keine Gewähr und Haftung übernehmen. Jeder Benutzer ist daher dringend angehalten, die gemachten Angaben, insbesondere in Hinsicht auf Arzneimittelnamen, enthaltene Wirkstoffe, spezifische Anwendungsbereiche und Dosierungen anhand des Medikamentenbeipackzettels und der entsprechenden Fachinformationen zu überprüfen und in eigener Verantwortung im Bereich der Patientenversorgung zu handeln. Aufgrund der Auswahl häufig angewendeter Arzneimittel besteht kein Anspruch auf Vollständigkeit.

Die Wiedergabe von Warenbezeichnungen, Handelsnamen und sonstigen Kennzeichen in diesem Buch berechtigt nicht zu der Annahme, dass diese von jedermann frei benutzt werden dürfen. Vielmehr kann es sich auch dann um eingetragene Warenzeichen oder sonstige geschützte Kennzeichen handeln, wenn sie nicht eigens als solche gekennzeichnet sind.

Es konnten nicht alle Rechtsinhaber von Abbildungen ermittelt werden. Sollte dem Verlag gegenüber der Nachweis der Rechtsinhaberschaft geführt werden, wird das branchenübliche Honorar nachträglich gezahlt.

Dieses Werk enthält Hinweise/Links zu externen Websites Dritter, auf deren Inhalt der Verlag keinen Einfluss hat und die der Haftung der jeweiligen Seitenanbieter oder -betreiber unterliegen. Zum Zeitpunkt der Verlinkung wurden die externen Websites auf mögliche Rechtsverstöße überprüft und dabei keine Rechtsverletzung festgestellt. Ohne konkrete Hinweise auf eine solche Rechtsverletzung ist eine permanente inhaltliche Kontrolle der verlinkten Seiten nicht zumutbar. Sollten jedoch Rechtsverletzungen bekannt werden, werden die betroffenen externen Links soweit möglich unverzüglich entfernt.

2., erweiterte und überarbeitete Auflage 2023

Alle Rechte vorbehalten
© W. Kohlhammer GmbH, Stuttgart
Gesamtherstellung: W. Kohlhammer GmbH, Heßbrühlstr. 69, 70565 Stuttgart
produktsicherheit@kohlhammer.de

Print:
ISBN 978-3-17-037158-3

E-Book-Formate:
pdf: ISBN 978-3-17-037159-0
epub: ISBN 978-3-17-037160-6

Inhalt

Vorwort zur ersten Auflage		9
Vorwort zur zweiten Auflage		11
1	**Einführung**	**13**
	1.1 Anmerkungen zur Geschichte des Suizids	15
	1.2 Suizidalität – »medizinisch-psychosoziales Paradigma«	20
2	**Begriffsbestimmung und Formen von Suizidalität**	**28**
	2.1 Begriffsbestimmung	28
	2.2 Klinische Benennungen von Suizidalität	32
	2.3 Formen von Suizidalität	35
3	**Zur Epidemiologie von Suizidalität**	**43**
	3.1 Suizid und Suizidversuch in Deutschland	44
	3.2 Zur europäischen und internationalen Perspektive	53
	3.3 Suizidalität und psychische Krankheit – zur Epidemiologie	59
	3.4 Suizidalität und psychosoziale Faktoren	64
	3.5 Suizidmethoden	66
4	**Entwicklung von Suizidalität**	**69**
	4.1 Struktur von Suizidalität	70
	4.2 Zeitabläufe suizidaler Handlungen	72
	4.3 Stadien der präsuizidalen Entwicklung nach Pöldinger	74
	4.4 Das präsuizidale Syndrom nach Ringel	76
	4.5 Motivstruktur suizidalen Handelns	79
5	**Ätiopathogenetische Modelle von Suizidalität**	**81**
	5.1 Krisen-Modell von Suizidalität	83
	5.1.1 Zur Geschichte der Krisentheorie	84
	5.1.2 Krise – Begriffsbestimmung	86
	5.1.3 Lebensveränderungskrise	88
	5.1.4 Traumatische Krise	89
	5.1.5 Psychosoziale Krise und Suizidalität	90
	5.1.6 Modellhafte Typen von Krisen	91
	5.1.7 Psychosoziale Krise	92
	5.1.8 Narzisstische Krisen	93
	5.1.9 Existenziell vernichtende Krisen	95

		5.1.10 Umgang mit menschlichen Krisen und Kritik des Krisenkonzepts	96
	5.2	Das Krankheitsmodell von Suizidalität	100
		5.2.1 Anmerkung zur heutigen biologischen Suizidforschung	103
		5.2.2 Krankheitsmodell und psychische Krankheit	104
	5.3	Einfache und integrative Krankheitsmodelle von Suizidalität	105
6	**Suizidprävention und Krisenintervention**		**110**
	6.1	Ebenen der Suizidprävention und Krisenintervention	113
	6.2	Einrichtungen der Suizidprävention	117
	6.3	Grundzüge der Suizidprävention	121
	6.4	Krisenintervention	132
		6.4.1 Zur Historie	132
		6.4.2 Krisenintervention – Notfallpsychiatrie	133
		6.4.3 Stationäre Krisenintervention	134
		6.4.4 Prinzipien von Krisenintervention	134
		6.4.5 Konzepte von Krisenintervention	135
		6.4.6 Psychotherapeutische Krisenintervention	139
		6.4.7 Abgrenzung Krisenintervention – Psychotherapie	142
7	**Suizidprävention – Einfluss von Waffengesetzen und der Verfügbarkeit von Suizidmitteln**		**144**
8	**Suizidprävention – Presseberichte, Medien, Suizidforen**		**148**
	8.1	Werther-Effekt	148
	8.2	Heute: »Papageno-Effekt«	149
	8.3	Schlussfolgerungen	153
	8.4	Internet, Neue Medien, Suizidforen	153
9	**Depressive Erkrankungen und Suizidprävention**		**155**
	9.1	Anmerkungen zur Epidemiologie	156
	9.2	Das präsuizidale depressive Syndrom: Risikopsychopathologie und Fragen nach Suizidalität	158
	9.3	Diagnostik und Behandlung suizidaler depressiver Patienten	161
	9.4	Anmerkung zur Prävention von Depression und Suizidalität	165
10	**Schizophrene Erkrankungen und Suizid**		**168**
	10.1	Einleitung	168
	10.2	Epidemiologische Studien zu Risikofaktoren bei schizophrenen Patienten	172
	10.3	Suizidprävention bei schizophren Kranken	179
11	**Persönlichkeitsstörungen, insbesondere Borderline-Persönlichkeitsstörung, und Suizidprävention**		**184**
	11.1	Einleitung	184
	11.2	Zur Epidemiologie	188
	11.3	Krisenintervention	191

	11.3.1 Vorbemerkung	191
	11.3.2 Empfehlungen für die klinische Praxis	192
	11.3.3 Abschlussbemerkung	196

12 Demenzielle Erkrankungen und Suizidprävention **197**

13 Bipolare affektive Erkrankung und Suizidalität **200**
    13.1 Zur Epidemiologie 201
    13.2 Risikofaktoren und Psychodynamik 204
    13.3 Anmerkungen zur Suizidprävention 206

14 Suizid und Suizidprävention in psychiatrisch-psychotherapeutischen und psychosomatischen Kliniken **209**
    14.1 Der Kliniksuizid: Suizid während stationärer psychiatrisch-psychotherapeutischer Behandlung 210
    14.2 Suizidprävention im psychiatrischen Krankenhaus 220
    14.3 Suizidprävention in der psychosomatischen Klinik 230
    14.4 Anmerkungen zur Suizidprävention im Allgemeinkrankenhaus ... 233
    14.5 Juristische Aspekte beim Suizid in psychiatrisch-psychotherapeutischen und psychosomatischen Einrichtungen – Anmerkungen 236

15 Anmerkungen zur Psychopharmakotherapie bei Suizidalität **241**

16 Postvention – nach einem Suizid **246**
    16.1 Suizidhinterbliebene – »survivors« 247
    16.2 Suizid im psychiatrischen Krankenhaus: sog. Kliniksuizid 250

17 Suizidbeihilfe – Ärztlich Assistierter Suizid **254**

18 Abschlussbemerkung **260**

Literatur 262

Stichwortregister 289

Vorwort zur ersten Auflage

Suizidalität als menschliches Denken, Erleben und Verhalten beschäftigt das gesamte medizinisch-psychosoziale Feld im engeren Sinne seit über 200 Jahren. Ende des 18. und Anfang des 19. Jahrhunderts wurde erstmals dezidiert der Anspruch von Medizin und damals entstehender Psychiatrie formuliert und damit der Übergang von einem das ganze Mittelalter hindurch religiös definierten Paradigma von Suizidalität zu einem bis heute gültigen »medizinisch-psychosozialen Paradigma« ermöglicht.

Suizidalität, wie Sexualität, süchtiges Verhalten oder auch Spiritualität, gibt es, seit es Menschen gibt, denn nur der Mensch kann über die willentliche Beendigung des eigenen Lebens nachdenken. Über Suizidalität wurde über Jahrhunderte hinweg unterschiedlich geurteilt. Das Spannungsfeld reicht von der Verpflichtung zur Selbsttötung aus gesellschaftlichen, kriegerischen, religiösen oder ethischen Gründen, über das Verständnis von Selbsttötung als Ausdruck der Freiheit des Menschen bis hin zur Haltung, dass es sich um eine zu verbietende oder sündhafte Verhaltensweise handelt, die strengstens abgelehnt und bestraft wird. Theologie, Philosophie, Psychologie, Medizin – das Spektrum ist weit, in welchem suizidales Verhalten diskutiert wurde und bis heute wird, wenngleich heute die medizinisch-psychiatrische bzw. -psychotherapeutische Theorie im Vordergrund steht.

Die Verpflichtung zur Suizidprävention als eine Aufgabe des medizinisch-psychosozialen Versorgungsfelds wurde in den letzten 20 Jahren unter dem Einfluss der epidemiologischen Forschung untermauert, die einen deutlichen Anstieg affektiver Erkrankungen, denen ja der Großteil von Suizidalität zugeschrieben wird, feststellte. Die Europäische Union ist genauso wie das deutsche Bundesgesundheitsministerium, ebenso wie die Fachverbände, die sich mit psychisch kranken Menschen beschäftigen, in das Themenfeld Suizidprävention eingestiegen und hat Suizidprävention zu einem wichtigen wenn nicht zentralen Thema der deutschen bzw. europäischen Gesundheitsfürsorge erklärt.

Die beiden Autoren sind seit Jahrzehnten in der deutschsprachigen Suizidprävention tätig und klinisch und wissenschaftlich mit derartigen Fragestellungen vertraut. Ziel dieses gemeinsamen Werkes ist eine umfassende Zusammenstellung der klinischen und der wissenschaftlichen Evidenz, wie sie heute zum Thema Suizid und Suizidprävention vorliegt. Der Schwerpunkt liegt dabei eindeutig im psychiatrisch-psychotherapeutischen und -psychosozialen Bereich und dieses Buch ist aus der Perspektive des mit psychisch kranken Menschen arbeitenden Therapeuten entstanden.

Wir danken dem Verlag und insbesondere Frau Dagmar Kühnle und Herrn Dr. Ruprecht Poensgen für ihre lange Geduld und für ihre stete Intervention zur Erstellung dieses Buches, wir danken unseren Kolleginnen und Kollegen, deren Gedanken und Überlegungen in die hier vorgestellten Konzepte eingegangen sind, und wir danken all unseren Patientinnen und Patienten, von denen wir lernen durften, denn es heißt: »Wer sich mit Suizid beschäftigt, beschäftigt sich mit dem Leben!«

Manfred Wolfersdorf
Elmar Etzersdorfer

Mai 2011

Vorwort zur zweiten Auflage

Die zweite Auflage dieses Buches war Wunsch Vieler. Es ist der Versuch, »Vieles« zusammenzufassen oder ein gemeinsames Verständnis anzustoßen. Warum Menschen sich umbringen, sich das Leben nehmen – warum eigentlich, wir wollen ja alle gerne und gut leben –, das ist die zentrale Frage. Auch in der zweiten Auflage wollten wir diesem Thema nachgehen – und wir sind dabei nicht unparteiisch als Mitglieder der Deutschen Gesellschaft für Suizidprävention e. V. (DGS) oder des Referats Suizidologie der DGPPN e. V. Wir sind »pro Leben«, was die Intimität einer Akzeptanz oder der Beihilfe zu einer suizidalen Handlung nicht grundsätzlich ausschließt, aber nicht möchte, weil wir als therapeutisch Tätige um die Abhängigkeit suizidaler Impulsivität von äußeren Faktoren wissen, von psychosozialen Notsituationen oder psychopathologisch krankhaftem Erleben der Existenz und des Geschehens. Suizid ist die – ungeschminkt –gewaltsame Beendigung des eigenen Lebens: Warum?

Das hier vorgelegte Buch, nun in 2. Auflage, kann diese Frage nicht beantworten, aber anbieten, Fakten kennenzulernen und sich selbst damit auseinanderzusetzen. Suizidalität ist ein sehr persönliches Thema, anderseits ein Thema von Psychiatrie und Public Health. Das war/ist unser Ansatz. Im Grunde hat sich an den Prinzipien und Techniken der Suizidprävention wenig geändert. Es ist und bleibt eine gesundheitspolitisch-gesellschaftliche Frage und ein Thema eigener Einstellungen.

Wir danken dem Verlag für die verlässliche und vertrauensvolle Zusammenarbeit, insbesondere Herrn Dominik Rose und Herrn Dr. Ruprecht Poensgen.

Prof. Dr. med. Dr. h. c. Manfred Wolfersdorf
Univ.-Prof. Dr. med. Elmar Etzersdorfer

Bayreuth/Hollfeld, Stuttgart, August 2022

1 Einführung

Im Jahr 2013 legte die Weltgesundheitsoragnisation (WHO) einen Aktionsplan vor, der u. a. als Ziel die Reduktion der Suizidzahlen bis 2020 um 10 % enthielt. 2014 erschien dann die WHO-Publikation »Preventing Suicide: A global imperative« (Stiftung Deutsche Depressionshilfe (Hrsg.) (2016) Suizidprävention: Eine globale Herausforderung). Gleich in der Einführung steht: »Es gibt keine einfache Erklärung dafür, warum Menschen durch Suizid sterben.« (S. 8)

Im Juni 2008 hat die *Europäische Union* unter dem Stichwort »Depression and suicide in Europe« in Fortsetzung ihrer gesundheits- und psychiatriepolitischen Entwürfe des letzten Jahrzehnts die hochrangige Bedeutung des Themas Prävention von Suizidmortalität und Depressionserkrankung in den Ländern Europas herausgestellt. 2005 wurde im sog. »Greenbook« der EU-Kommission für Gesundheit diese Orientierung bereits festgelegt, als die Reduktion von Drogenmissbrauch, von depressiven Erkrankungen und Suizidmortalität in der Europäischen Union zu Präventionszielen erklärt und den Mitgliedsländern in die jeweiligen gesundheitspolitischen Programme geschrieben wurde.

Diese »high level-conference« im Sommer 2008 geht von zwei wesentlichen Fakten aus: Die Depression als Erkrankung ist häufig in Europa, die Lebenszeitprävalenz liegt bei über 13 %, bei europäischen Männern bei 9 %, bei europäischen Frauen bei ca. 17 %. Der Einfluss von depressiven Erkrankungen auf die Lebensqualität ist dem einer schweren körperlichen Erkrankung gleichzusetzen. Des Weiteren sind depressive Erkrankungen zu einem hohen Grad mit anderen psychischen Erkrankungen und insbesondere mit Alkoholmissbrauch und Angststörungen komorbid verbunden.

Im Jahr 2006 verstarben in den 27 EU-Ländern über 59.000 Europäer[1] durch Suizid – ca. 45.000 Männer und ca. 14.000 Frauen. Die Anzahl der durch Verkehrsunfälle im gleichen Jahr verstorbenen Menschen liegt bei ungefähr 50.000, also einiges darunter. Damit versterben 12 von 1.000 Bürgern der EU nicht an natürlichen Todesursachen, sondern durch Suizid. Nach Ansicht der EU-Kommission für Gesundheit stehen 90 % aller Suizide in Zusammenhang mit psychischen Erkrankungen und im Wesentlichen mit affektiven Störungen. Geschätzt wird, dass etwa 60 % aller Suizide im Zusammenhang mit depressiven Störungen geschehen, aber auch mit Alkoholmissbrauchs- und Abhängigkeitserkrankungen (Wahlbeck und Mäkinen 2008).

Die entsprechenden Aktivitäten in der *deutschen Gesundheitspolitik* in den letzten zwanzig Jahren lassen sich folgendermaßen zusammenfassen: Im Gutachten des Sachverständigenrates für die Konzertierte Aktion im Gesundheitswesen »Bedarfsgerechtigkeit und Wirtschaftlichkeit Band III: Über-, Unter- und Fehlversorgung« von 2000/2001 wird erstmals eine psychische Erkrankung, nämlich die Depression, als bedeutsames Ziel zukünftiger

---

1 Zugunsten einer lesefreundlichen Darstellung wird in diesem Text bei personenbezogenen Bezeichnungen in der Regel die männliche Form verwendet. Diese schließt, wo nicht anders angegeben, alle Geschlechtsformen ein (weiblich, männlich, divers).

Gesundheitspolitik benannt. Das Forum des Bundesministeriums für Gesundheit »Gesundheitsziele.de« hat 2004 die Arbeitsgruppe »Depression« ins Leben gerufen, eine Expertenkommission, die über mehrere Jahre hinweg Ziele zu einer verbesserten Diagnostik, Behandlung und Rehabilitation depressiver Erkrankungen formulierte; die entsprechende Publikation ist in der Zwischenzeit erschienen (BMG 2007) und beinhaltet auch Empfehlungen zur Verbesserung der Versorgung suizidaler Menschen. Die im Dezember 2009 verabschiedete S3-Leitlinie/Nationale Versorungsleitlinie zum Thema »Unipolare Depression«, die von verschiedenen Fachgesellschaften unter der Leitung der Arbeitsgemeinschaft der Wissenschaftlichen Medizinischen Fachgesellschaften (AWMF) und des Ärztlichen Zentrums für Qualität in der Medizin (ÄZQ) in den letzten drei Jahren entworfen wurde, beinhaltet ein eigenes Kapitel »Management bei Suizidgefahr« und fordert ein direktes Ansprechen des Themas, eine besondere Beachtung und Betreuung im Sinne einer Intensivierung des zeitlichen Engagements und der therapeutischen Bindung. Zudem gibt es auch Empfehlungen zu den Voraussetzungen einer stationären Einweisung sowie zur pharmako- und psychotherapeutischen Behandlung, wie auch zur Nachsorge bei suizidalen depressiven Patienten.

Seit 2002 existiert in Deutschland auch ein »Nationales Suizidpräventionsprogramm (NaSPro)«, lange unter der Leitung von Schmidtke und Fiedler (Schmidtke und Fiedler 2007), heute von Schneider und Lindner (Glasow und Henry 2016). Abgesehen von den Aktivitäten der Deutschen Gesellschaft für Suizidprävention – Hilfe in Lebenskrisen e. V. (DGS) seit nun fünf Jahrzehnten einschließlich der dort zugehörigen »Arbeitsgemeinschaft zur Erforschung suizidalen Verhaltens« der DGS und des vor einigen Jahren entstandenen »Referats Suizidologie« der Deutschen Gesellschaft für Psychiatrie, Psychotherapie, Psychosomatik und Nervenheilkunde e. V. (DGPPN) wurde damit eine bedeutende weitere Initiative gestartet. Insgesamt wird offensichtlich, dass auf der gesundheitspolitischen sowie auf verbandspolitischer Ebene der Fachgesellschaften das Thema Suizidalität in den letzten Jahrzehnten einen neuen Stellenwert bekommen hat, sodass – und hier sei eine wichtige Hypothese gleich eingangs genannt – der Rückgang der Suizidzahlen und -raten in Deutschland in den letzten zwei Jahrzehnten auch im Zusammenhang mit einer deutlich verbesserten Wahrnehmung von Suizidalität, von Menschen in suizidalen Krisen und belastenden Lebenssituationen, in der Verbesserung des Erkennens und des Behandelns depressiver, aber auch anderer psychischer Erkrankungen, die mit erhöhter Suizidalität einhergehen können, interpretiert wird. Anfang der 2000er Jahre begann in Deutschland eine gesellschaftlich breite Diskussion um das Thema »Suizidbeihilfe/(ärztlich) assistierter Suizid«, die zur Formulierung des § 217 StGB führte und der letztlich 2020 vom Bundesverfassungsgericht wieder aufgehoben wurde. Die aktuelle Diskussion spannt sich zwischen Suizidbeihilfe versus Suizidprävention aus. Wenn es ein Gesetz zur Beihilfe zum Suizid geben wird, muss es zwangsläufig auch ein Suizidpräventionsgesetz geben. Dass sich im Rahmen der Diskussion um »Suizidbeihilfe« mit Formulierung des ehemaligen § 217 StGB im Bundestag eine überfraktionelle Arbeitsgruppe gegen die Freigabe der Suizidbeihilfe gebildet hat und auch vom Bundestag ein Projekt »Suizidprävention Deutschland – Akueller Stand und Perspektiven« auf den Weg gebracht wurde, ist bemerkenswert.

Das Thema Suizid und Suizidgefahr bzw. Suizidprävention ist heute Standard in den Fort- und Weiterbildungsveranstaltungen und in den Ausbildungsangeboten in allen »Psych«-Fächern, sei es die Ausbildung der Medizinstudenten, der Psychologen, die Ausbildung von Sozialpädagogen, Theologen oder auch Philosophen; sei es die Facharztweiterbildung oder die Ausbildung der Psychologischen Psychotherapeuten. In den somatischen Fächern scheint noch mehr Bedarf an Fort- und Weiterbildung zu bestehen, wie eine aktuelle Umfrage vermuten lässt (Wolfersdorf, Schneider et al. 2020 unveröffentlicht).

Immer noch sterben in Deutschland mehr Menschen durch Selbsttötung als durch Verkehrsunfälle, Mord und Totschlag, illegale Drogen oder Aids zusammen (Fiedler und Schmidtke 2007, ▶ Tab. 1).

Tab. 1: Todesursachen in Deutschland 2005 und 2018 (Fiedler und Schmidtke 2007, Müller-Pein 2020; Gesundheitsberichterstattung des Bundes, Stand Mai 2020)

Verstorben durch	Anzahl Verstorbene		Quelle
	2005	2018	
Mord und Todschlag	869	1.827	Bundeskriminalamt
Verkehrsunfälle	5.458	3.275	Statistisches Bundesamt
AIDS	720	440	Robert-Koch-Institut
Suizid	10.260	9.395	Statistisches Bundesamt

Daraus leitet sich die Verpflichtung ab, die Themen Suizidalität, Suizid und Suizidprävention sowie Hilfe für Menschen in suizidalen Lebenskrisen weiterhin und verstärkt nicht nur einer Fachöffentlichkeit, sondern im Bewusstsein der Allgemeinbevölkerung zu etablieren und damit die heute bereits bestehenden Hilfsmöglichkeiten weiter zu verbessern. Denn, wie es anlässlich eines der letzten World Suicide Prevention Days im Rahmen einer Öffentlichkeitsaktion formuliert wurde: »*Keiner bringt sich gerne um!*« Suizidprävention ist ein gesundheitspolitisches Thema geworden, ganz im Sinne der WHO-Position (2014): »*Suizide sind vermeidbar*«.

1.1 Anmerkungen zur Geschichte des Suizids

Johann Wolfgang von Goethe (Sprengel 1985, S. 617) schrieb: »Der Selbstmord ist ein Ereignis der menschlichen Natur, welches, mag auch darüber schon soviel gesprochen und gehandelt worden sein als da will, doch einen jeden Menschen zur Teilnahme fordert, in jeder Zeitepoche wieder einmal verhandelt werden muss«. Und damit verlange die Frage des Suizids nach Lind (1999) jedem Menschen eine persönliche Stellungnahme ab und die Gesellschaft eines jeden Zeitalters sei gezwungen, diese Frage erneut zu thematisieren. »Jede Zeit kultiviert ihr Interesse am Selbstmord neu«, meint Roger Willemsen (2000, S. 13) im Vorwort seines Buches »Der Selbstmord« mit Briefen, Manifesten und literarischen Texten zum Thema und fährt später fort, dass sich *im Suizid grundsätzlich gesellschaftliche Fragen* stellten, auch wenn vergangene Epochen Pädagogik, Justiz, Moralphilosophie und Theologie gegen den Suizidenten in Stellung gebracht hätten. Die Sorge um ihn verrate ein gesteigertes Interesse am Einzelleben »und es habe anderseits kaum eine gesellschaftliche Institution gegeben, die sich durch den Suizid nicht in Frage gestellt und aufgerufen gefühlt hätte, ihm zu begegnen« (S. 17). Heute sei der Suizid weitgehend Arbeitsgebiet von Psychologie und Psychotherapie geworden und der wissenschaftliche Diskurs habe schon früh mit psychologischen, psychopathologischen, sozialpsychologischen, soziologischen und anthropologischen Argumenten operiert. Johann Wolfgang von Goethe, um noch einmal aus »Dichtung und Wahrheit« zu zitieren, meinte, dass keinem normalen und kultivierten Menschen das »temporäre ernste Selbsttötungsverlangen als ein der eigenen geistigen Verantwortung und der eigenen seelischen Macht ganz entzogenen Naturzwang als inneres, furchtbares »Muss« fremd bleibt« (zit. n. Simson 1976, S. 21); Goethe habe dies »die Krankheit zum Tode« genannt. Für den Juristen Simson (1976) bildet der »innere Selbstmordwunsch« eine naturbedingte und naturgewollte, heute in steigendem Umfang von menschlichem Dasein untrennbare, verzweifelte Reaktion auf Leid und Leiden. Und weiter meint er, zu Unrecht hätten Gesetzgeber, Richter und andere, die zu Wertungen berufen seien, den Suizid auf den Generalnenner »mangelnder sittlich-sozialer Standhaftigkeit« gebracht, die Tat auf dieser Basis mit einem Unwerturteil verbunden und dies in rechtlicher Konsequenz zum Ausdruck gebracht. In Wirklichkeit habe »ein Suizid selten nur eine einzige Kausalität« (ebd., S. 22). Damit sei die Spannweite der Betrachtung des Suizides in verschiedenen Zeitepochen, Kulturen und Ländern angedeutet, in denen sich einerseits Versuche finden, die Selbsttötung mit Hilfe strafrechtlicher Drohungen oder religiöser Ausgrenzung zu bekämpfen und zu bestrafen, oder anderseits Ansätze, sie als eine nicht selten gerechtfertigte, auf jeden Fall freie menschliche Entscheidung zu verstehen, zu respektieren und aus Strafgesetz und Strafpraxis herauszunehmen. Die aktuelle Diskussion (Wedler 2017, Borasio et al. 2017, Wolfersdorf 2020, Schneider et al. 2020) zeigt die Weite des Spannungsfeldes.

Suizidalität gibt es, seit es Menschen gibt. Nur der Mensch kann über die willentliche Beendigung des eigenen Lebens nachdenken. Ob der Vorzeitmensch die Selbsttötung bereits kannte, ist nicht überliefert. Kein Denken und Verhalten hat jedoch im Laufe der Menschheitsgeschichte eine derartig unterschiedliche Beurteilung erfahren wie Suizidalität.

Der Historiker George Minois (1996) hat eine große Untersuchung des Suizides im christlichen Abendland von der Antike bis ins 20. Jahrhundert vorgelegt. Hier wird der Suizid in historischer, gesellschaftlicher, religiöser, juristischer und philosophischer Perspektive und in der Literatur beleuchtet. Nach Minois (1996, S. 16) galt bis Ende des Mittelalters ein religiöses Paradigma von Suizidalität, nämlich dass Suizidenten im Jenseits bestraft werden würden, denn der Suizid stelle sowohl eine Beleidigung Gottes dar, der das Leben geschenkt habe, als auch eine Beleidigung der Gesellschaft, die für das Wohl ihrer Mitglieder sorge. Beides abzulehnen, die Gabe Gottes und die Fürsorge der Gesellschaft, seien als Vergehen angesehen worden, die weder von religiöser noch von politischer Seite her geduldet werden könnten. So galt in der frühen Neuzeit der Suizid sowohl im kirchlichen wie auch im weltlichen Recht als kriminelle und zu bestrafende Handlung (Lind 1999).

Allerdings, auch hier hatte der *Suizid im Mittelalter* bereits zwei Gesichter (Minois 1996, S. 31). Er schien fast ausschließlich bei dem »gemeinen Mann« zu grassieren und den Adeligen zu verschonen, denn diesem ersparten Ersatzhandlungen wie das Turnier, die Jagd, der Krieg oder auch der Kreuzzug den Suizid als Gelegenheiten, sich töten zu lassen und suizidale Neigungen zu »sublimieren«, während den Bauern und Handwerkern nur ein Strick oder das Wasser zur Verfügung stünden. Und dieser Unterschied spiegelte sich nach Minois (1996) auch im Recht und in der Moral wider, denn der indirekte Suizid des Adeligen galt als altruistisch, wenn letzterer sich für seine Sache aufopfere, oder hatte seine Ursache in der Liebe, im Zorn oder im Wahnsinn. In allen diesen Fällen sei er entschuldbar gewesen. Der Suizid des Bauern dagegen wurde als egoistische und feige Tat verstanden, denn dieser entziehe sich seiner Verantwortung, in dem er sich heimlich erhänge. Sein Motiv sei die Verzweiflung, ein verhängnisvolles Laster, das ihm der Teufel eingegeben habe. Später weist Minois (1996, S. 64) darauf hin, dass dem Suizid übergroße Schwierigkeiten und Leiden des Daseins zugrunde lagen, nämlich Hunger, Krankheit, wirtschaftlicher Ruin, Tod naher Angehöriger, große Armut, Gefangenschaft und Angst vor Folter, oder auch Eifersucht. Es hätten die Suizide aus Gründen der Ehre – eine Kategorie, welche die Literatur den Adeligen vorbehalten habe – gefehlt. Allein die Ansicht, das Leben lohne sich nicht mehr, wurde schon als Zeichen von Wahnsinn und geistiger Zerrüttung verstanden, die man als »Melancholie« zu benennen begann. Damit war ein körperliches Leiden der Schwermut benannt, ein »Übermaß an schwarzer Galle«, die das Gehirn verdunkle und düstere Gedanken hervorrufe.

Dieser Gedankengang als Grundlage somatischen und theologischen Verständnisses von *Depressivität und Suizidalität* findet sich bereits bei der Mystikerin Hildegard von Bingen (1098–1179), die in der Vorphase zur Blüte der Kultur des Mittelalters als Repräsentantin des 12. Jahrhunderts, als Äbtissin der Klostergemeinschaft der Benediktinerinnen in der Nähe von Bingen publikatorisch sehr aktiv war und in einem ihrer Werke »Causae et curae« depressive Männer und Frauen beschreibt (Hildegard von Bingen, zit. n. Lieburg 1992). Nach Hildegard von Bingen haben melancholische Männer eine düstere Gesichtsfarbe, auch seien ihre Augen ziemlich feurig und den der Vipern ähnlich. Depressive Frauen kommen dann nicht besser weg als die Männer, denn ihnen werden »mageres Fleisch, dicke Gefäße und mäßig starke Knochen« zugeschrieben, solche Frauen seien »windig und unstet in ihren Gedanken, auch übler Laune [...]«. Was die Verursachung der Melancholie angeht, bezieht Hildegard von Bingen eine eindeutige Position, wenn sie in einer Vermischung der Vier-Säfte-Lehre und Vertreibung aus dem Paradies die Entstehung der Melancholie, d. h. »der schwarzen Galle« im menschlichen Körper im Zusammenhang mit dem Sündenfall Adams sieht. »Als aber Adam das Gebot übertreten hatte, wurde der Glanz der Unschuld in ihm verdunkelt, seine Augen, die vorher das Himmlische sahen, wurden ausgelöscht, die Galle in Bitterkeit verkehrt, die Schwarzgalle in Finsternis der Wortlosigkeit und er selbst völlig in eine andere Art umgewandelt. Da befiel Traurigkeit seine Seele und diese suchte bald nach einer Entschuldigung dafür im Zorn. Denn aus der Traurigkeit wird der Zorn geboren, woher auch die Menschen von ihrem Stammvater her die Traurigkeit, den Zorn und was ihnen sonst noch Schaden bringt, überkommen haben« (Wolfersdorf 2008). Dieses Konzept der das Gehirn des Menschen umnebelnden schwarzen Galle – das aus dem griechischen abgeleitete Wort Melancholie heißt »Schwarzgalligkeit« – geht später in das Konzept der Erklärung suizidaler Handlungen ein. Es wird von einer Erkrankung des Wahnsinns gesprochen, oft »Melancholie« genannt, die suizidale Menschen als Opfer einer teuflischen Verzweiflung, als Ausdruck einer Besessenheit im krankhaften Sinne sieht. Ebenso ist auch vom »Raptus melancholicus« als der spontan aus einer depressiven Gestimmtheit heraus entstehenden suizidalen Handlung die Rede. Wer sich nachweislich im »Raptus melancholicus« suizidierte, wurde als »krank« mit christlichen Ritualen auf dem Friedhof beerdigt.

Nach Minois (1996) war Brunetto Latine einer der ersten, der diesen Gedanken im Mittelalter (um 1265) verwandte. Etwa ab dem 14. Jahrhundert, so Minois, sei es zu einer Milderung der Kriminalisierung des Suizids gekommen; Minois zitiert Jean Boutillier (gest. 1395), der beim Vorliegen von Krankheit, hier »Wahnsinn«, eine normale Beerdigung des Suizidenten forderte: »Wenn einer wegen Krankheit oder Wahnsinn oder durch sonst ein Unglück wie den Verlust seiner Frau, seiner Kinder oder seiner Güter, in welchem Fall, wie man weiß, ein jeder der Verzweiflung anheim fällt, das Leben verliert, so darf er weder seiner Habe noch seines Leibes verlustig gehen: er darf nicht wegen Verbrechens hingerichtet werden, und er darf weder gehängt noch öffentlich vor Gericht gestellt werden: denn der Leib hat sich nicht gegen die Justiz vergangen, sondern gegen sich selbst« (Minois 1996, S. 67). Dabei erscheint der Suizid derart unmenschlich, dass er entweder nur durch das unmittelbare Eingreifen des Teufels oder durch die Erkrankung des »Wahnsinns«, bzw. »Melancholie«, zu erklären ist. Im ersteren Fall sei der Mensch Opfer einer teuflischen Verzweiflung, gegen welche die Kirche den Beistand der Beichte anbiete. Wer trotz dieser Hilfe dem Suizid erliege, fahre zur Hölle. Im zweiten Fall sei der Unglückliche für seine Tat nicht verantwortlich und könne gerettet werden. Zudem erkenne die Literatur die Größe der Suizide aus Liebe und Ehre an und verleihe dem Adel damit sein eigenes Substitut für den Suizid.

In diesem Sinne hat sich auch die *Position der christlichen Kirchen* über die Jahrhunderte hinweg vom Verständnis (Konsil von Ancyra 340 n. Chr.) hin zur offiziellen Verurteilung des Suizidenten mit Verweigerung jeglicher Bestattung und mit Exkommunikation (z. B. Konsil von Toledo 693 n. Chr.) gewandelt. Dabei sind im Alten und Neuen Testament mehrere Suizide einschließlich des Opfertodes Jesu Christi geschildert, ohne Bewertung oder gar Verurteilung. Illhardt (1991) hat dazu eine Bewertungsgeschichte des Suizids zusammengestellt (▶ Tab. 2).

Tab. 2: Zur Bewertungsgeschichte des Suizides (nach Illhardt 1991)

Bewertung des Suizids	Quellen	Konzepte der Glückssuche	Begriff
Ambivalenz: Bewunderung und Ablehnung	Suizid des Sokrates, Philosophie der Stoa	Autarkie/Ataraxie gegen die Wechselfälle des Lebens	Selbsttötung, Freitod
Moralische und juristische Ächtung	Augustinus, Thomas von Aquin, Konzile von Braga (563) und Toledo (693)	Anerkennung einer natürlichen Ordnung	Selbstmord
Erklärung durch Neurophysiologie und Entwicklung	Auenbrugger, Osiander, Moritz	psychophysische Ausgewogenheit	»Selbstmord« als Krankheit
Entmoralisierung des Suizids	Hume, Theologie und Religionskritik	Selbstbestimmung in den Grenzen der Gegenseitigkeit	Suizid als Fachterminus

Das *18. Jahrhundert* sollte dann, so Lind (1999, S. 45) das Jahrhundert der Infragestellung und teilweisen Veränderungen von strafrechtlichen und anderen Grundsätzen werden, und in einer Epoche zunehmender Säkularisierung konnte auch die von Kirche und Staat gemeinsam getragene *Verurteilung des Suizids* *nicht länger unwidersprochen* hingenommen werden. Im 1743 erschienen Band von Zedlers Universallexikon (Zedler 1743, zit. n. Lind 1999, S. 45 ff.) wird zwischen einem »groben« und einem »subtilen« Suizid differenziert und ersterer als vorsätzlich gewaltätiges Handansichlegen definiert, letzterer als Verhalten, durch das man sich zwar nicht suizidieren wolle, das gleichwohl aber »Anlass giebet, dass die Gesundheit verderbet und das Leben verkürzet wird«. Heftigkeit der Affekte, unordentliche Lebensart, Fressen, Saufen, übermäßige Arbeit, unnötiges sich in Lebensgefahr begeben, etwa beim Duell, werden aufgelistet. Als traditionelle mittelalterliche Verbotsargumente des Suizids werden angeführt, Suizid sei wider das Gesetz der Natur, verstoße gegen den Selbsterhaltungstrieb, der von Gott eingeplant sei, ignoriere den dokumentierten Willen Gottes und verletzte alle Pflichten gegen sich selbst und den Nächsten. Als Ausnahme, in der nicht von einem »Selbstmörder« gesprochen werden könne, galt die Durchführung des Suizids in »Raserey« oder im »höchsten Grad der Melancholey«, ein Zustand, in dem jemand »also nicht wissen könne, was er thut«. Eine ausgesprochen radikale Gegenargumentation formulierte der französische Aufklärer Paul Heinrich Dietrich Baron von Holbach (Übersetzung 1978, S. 246), als er das Suizidverbot zurückwies mit dem Hinweis, Suizid sei weder ein Bruch der Verpflichtung gegenüber Gott noch gegenüber der Gesellschaft, denn jede Verpflichtung sei wechselseitig und eine Gesellschaft, »die uns kein Gut verschaffen kann oder will, verliert alle Rechte an uns«. Auch bei der Beziehung zwischen dem Menschen und Gott handle es sich um Verpflichtungen, die weder von Seiten des Menschen freiwillig eingegangen worden seien, noch von Seiten der Natur oder ihres Schöpfers wechselseitig behandelt würden, und er argumentiert, eine Natur »die darauf beharrt, unsere Existenz unglücklich zu machen, gebietet uns damit, sie zu verlassen; wenn wir sterben, erfüllen wir ebenso einen ihrer Beschlüsse, wie wir es getan haben, als wir ins Leben traten«.

Medizinische Publikationen reflektierten den Wandel der Einstellung gegenüber dem Suizid im 18. Jahrhundert. Damit wird postuliert, Suizid sei Ausdruck einer Krankheit, verursacht durch körperliche und/oder seelische Faktoren (Lind 1999, S. 86). Lind führt den Arzt Melchior Adam Weikard an, der 1773 einen Artikel mit dem Thema »Der philosophische Arzt« publizierte und auf die grundsätzliche Feststellung des Suizids als Ausdruck einer Erkrankung abhob und konsequenterweise für die Abschaffung aller Suizidstrafen argumentierte. Die erste deutschsprachige Monografie über Suizid stammt von dem Wiener Arzt Leopold Auenbrugger (1722–1809), der in erster Linie als Erfinder der Perkussion als Untersuchungstechnik bekannt geworden ist, und erschien 1783 unter dem Titel »Von der stillen Wuth oder dem Triebe zum Selbstmorde als einer wirklichen Krankheit, mit Original-Beobachtungen und Anmerkungen«. Er definierte den Suizid als eine Gemütskrankheit, die sowohl seelische wie auch körperliche Ursachen haben könne, und führt einige Auslöser an, nämlich »eine vorhergesehene unvermeidliche Erniedrigung des überstolzen Eigensinns, […] eine qualenvolle Sehnsucht nach einem verlorenen und unersetzlichen Gute, […] ein unverdaulicher Verlust der wuchernden Habsucht und des Geitzes, […] eine angstvolle Beklemmung der untröstlichen Kleinmüthigkeit – die verzweifelnde Vorstellung einer bevorstehenden peinlichen Noth, Armut, Unglück, Schande – die ununterbrochenen Vorwuerfe eines bosen Gewissens und mehr dergleichen«. Interessanterweise nennt der Autor auch einige Hinweise für beginnende Suizidalität, nämlich Blässlichkeit des Körpers, kalte Stirn, Schlaflosigkeit, dann eine stille Gemütsart und die Meidung der Gesellschaft, die später in Schwermut, Gefühllosigkeit, plötzliche Gefühlsausbrüche, Seufzer und Äußerungen wie »mit mir ist es aus; mir ist nicht mehr zu helfen« (zit. n. Lind 1999, S. 91) übergingen und im Endstadium sich in Misstrauen, Zorn, Unruhe und Gefühllosigkeit verändern würden.

Man kann also zusammenfassen, dass *im Laufe der Frührenaissance und der frühen Neuzeit* sich die ursprüngliche Position, dass Suizid im kirchlichen wie auch im weltlichen Recht als sündhaft-kriminelle Handlung zu bestrafen sei, änderte und dass *ein aufkläreri-*

scher Diskurs den Suizid zunehmend als Ausdruck von Krankheit bzw. als Akt menschlicher Willensfreiheit diskutierte und für Straflosigkeit plädierte. Zwischen diesen beiden Polen bewegt sich auch heute die Diskussion (z. B. Wedler 2017, Wolfersdorf 2020).

Die Bewertung von Suizidalität war also über die Jahrhunderte hinweg in den früheren Jahren nach Christus zuerst im Wesentlichen moralisch und juristisch nicht belastet, erfuhr dann zunehmend Ächtung von kirchlicher und weltlicher Seite, federführend durch Augustinus, der die Selbsttötung in jeder Situation, auch zu Ehren Christi oder zur Rettung der körperlichen Keuschheit bei Frauen als einen Bruch des fünften Gebotes und als eine verabscheuenswerte Schändlichkeit verworfen hatte. Die Konsile von Arles (452), Orleans (533), Braga (563), Auxerre (613) und Toledo (693) folgten der Autorität von Augustinus. Die Verweigerung des kirchlichen Begräbnisses, die Exkommunikation und später auch die Verknüpfung mit der weltlichen Kriminalisierung folgten.

1.2 Suizidalität – »medizinisch-psychosoziales Paradigma«

Robert Burton schrieb 1621 (S. 325): »Selten endet die Melancholie tödlich, außer in den Fällen – und das ist das größte und das schmerzlichste Unglück, das äußerste Unheil –, in denen ihre Opfer Selbstmord begehen, was häufig geschieht. So haben schon Hippokrates und Galen feststellen müssen: Wenngleich sie den Tod fürchten, legen sie doch meistens Hand an sich, und das wird aller ärztlichen Kunst zum Verhängnis. Ihr äußerstes Elend peinigt und quält diese Menschen derart, dass sie keine Freude mehr am Leben finden und sich gleichsam gezwungen sehen, sich den Kelch anzutun, um ihr unerträgliches Leid abzuschütteln. So begehen einige in einem Anfall von Raserei, die meisten aber aus Verzweiflung, Sorge, Angst und Seelenpein Selbstmord, denn ihre Existenz ist unglücklich und jammervoll.« Hier wird also die Position formuliert, Suizid sei Ausdruck einer psychischen Erkrankung.

Der *französischer Reformpsychiater Esquirol* (deutsche Übersetzung 1838) hatte gemeint: »Der Selbstmord bietet alle Merkmale der Geisteskrankheit« und plädierte damit für eine medizinisch-psychiatrische Betrachtungsweise suizidaler Handlungen im Kontext von psychischen Störungen. Differenzierter schrieb Griesinger (1845) als einer der Altväter der deutschen Psychiatrie im Kapitel 4 »Die Schwermuth mit Aeusserungen von Zerstörungstrieben« seines Buches »Die Pathologie und Therapie der psychischen Krankheiten für Aerzte und Studirende«: »Nicht die ganze psychologische und ätiologische Geschichte des Selbstmords gehört der Psychiatrie an – was auch einzelne Autoritäten sagen mögen [Anmerkung: Er bezieht sich hier auf die oben gemachte Äußerung des französischen Reformpsychiaters Esquirol, eine Aussage, die dieser später selbst relativiert hat] – er ist nicht immer das Symptom oder das Ergebnis einer psychischen Krankheit. Da ist er es nicht, wo die Stimmung des Lebensüberdrusses in einem gewissen richtigen Verhältnis zu den gegebenen Umständen, zu den aeusserlich nachweisbaren psychischen Ursachen steht. Wenn ein feinfühlender Mensch sich tödet, um den Verlust seiner Ehre oder eines anderen, mit seinem geistigen Sein aufs innigste verwachsenen, hohen Gutes nicht zu überleben, wenn Jemand den Tod einem in tiefem Elend, in Schande, in stets sich erneuerndem geistigem und körperlichem Leiden hinzubringenden Leben vorzieht, so ist vielleicht seine Berechtigung hiezu von Seiten der

Moral anzufechten, aber es liegt kein Grund vor, einen solchen für geisteskrank zu halten – der Widerwille gegen das Leben und der Vorsatz zur Selbstvernichtung entspricht der Stärke der widrigen Eindrücke und die That wird mit Besonderheit beschlossen und vollführt. Die Fälle dieser Categorie sind indessen entschieden die weit selteneren; meistens beruht der Trieb zum Selbstmorde entweder auf ausgebildeter Melancholie mit allen Zeichen derselben oder (noch häufiger) auf einem der Schwermuth wenigstens nahe stehenden Zustand mäßiger aber allgemeiner schmerzlicher Verstimmung, der auf der Grenze zwischen geistiger Gesundheit und Krankheit liegt. [...] Zuweilen sieht man ganz plötzlich bei bisher Gesunden den Trieb zum Selbstmord, als eine Form des Raptus Melancholicus, mit Umnebelung des Bewußtseins und allen Zeichen großer Exaltation auftreten [...]. Weit häufiger kommen schnelle Entschlüsse zum freiwilligen Tod, denen unmittelbar die Ausführung folgt, ohne dass eine Spur von Delirium vor läge; bei näherer Untersuchung findet man alsdann sehr häufig, dass schon längere Zeit ein Zustand von Hypochondrie, von steter Reflexion auf den eigenen Gesundheitszustand vorausging, dass sich die Kranken über eine Unmöglichkeit wie früher zu denken und zu wollen, über allgemein Ermattung mit wagen Symptomen körperlichen Uebelbefindens namentlich einiger Verdauungsstörung beklagten.«

Fast hundert Jahre später, am 20. April 1910, referierte David Ernst Oppenheim, ein Wiener Gymnasiallehrer, bei den Diskussionen der Wiener Psychoanalytischen Vereinigung über eine Schrift von Dr. Baer »Der Selbstmord im kindlichen Lebensalter. Eine sozial-hygienische Studie«, die 1901 in Leipzig erschienen ist und sich besonders mit dem kindlichen und dem sog. »*Schülerselbstmord*« befasste (Etzersdorfer 2019). Dieses letztere Wort zieht sich durch die gesamte suizidologische Literatur des letzten Jahrhunderts, auf der Suche nach einem besseren tiefenpsychologischen bzw. psychoanalytischen Verständnis der Selbsttötung von Schülern (Kächele 2008). Der damalige Vorsitzende, Alfred Adler, regte an, über die Disposition zur Suizidalität zu sprechen, die Psychologie des Suizidenten zu beleuchten, die Frage nach den Motiven aufzuwerfen und den Einfluss der Suggestion durch Presse oder Schule zu thematisieren. Freud selbst äußerte sich kritisch, aus den landläufigen Statistiken sei kein Urteil über die Sache zu gewinnen und die sorgfältige Untersuchung einzelner Fälle trage mehr zur Erkenntnis bei. Über 100 Jahre später spricht die WHO davon, es gebe keine einfache Erklärung für Suizid (2016, S. 8). Im Schlusswort der Diskussion, die an einem zweiten Abend fortgesetzt wurde, hält Freud fest, dass »[...] eine eigentliche Lösung des Problems in unserem Sinne nicht geglückt zu sein scheint. Es darf nicht vergessen werden, dass der Selbstmord nichts anderes ist als ein Ausgang, eine Aktion, ein Ende von psychischen Konflikten und dass es sich darum handelt, den Tatcharakter und die Überwindung der Widerstände zu erklären« (Nunberg und Federn 1977, Band II, S. 466). Er deutet die Richtung seiner weiteren Überlegung dort bereits an: »Der Zugang zum Selbstmordkomplex vom Studium der Kranken liegt in der Melancholie, über deren Wesen derzeit nichts bekannt ist; besonders ist deren Mechanismus noch gar nicht studiert« (ebd.). Einige Jahre später findet Freud die theoretische Fundierung in seinem Aufsatz »Trauer und Melancholie« (Freud 1917): »Wir wussten zwar längst, dass kein Neurotiker Selbstmordabsichten verspürt, der solche nicht von einem Mordimpuls gegenüber anderen auf sich zurückwendet [...] nun lehrt uns die Analyse der Melancholie, dass das Ich sich nur dann töten kann, wenn es durch die Rückkehr der Objektbesetzung sich selbst wie ein Objekt behandeln kann, wenn es die Feindseligkeit gegen sich richten darf, die einem Objekt gilt« (S. 438–439).

In der heutigen Sprache der Suizidologie könnte also festgestellt werden, dass neben dem Jahrhunderte lang gültigen religiösen

Paradigma bereits im Mittelalter der Zusammenhang zwischen Melancholie und Suizidalität formuliert und Suizidalität der Charakter eines Symptoms zugewiesen wurde, wenngleich dabei auch ein theologischer Bezug hergestellt wurde. Griesinger hat bereits zwischen einem Krankheitskonzept und einem Krisenkonzept von Suizidalität unterschieden und auch Verständnis für suizidale Handlungen in einem nicht-krankhaften Zusammenhang, einem für ihn adäquaten Zustand zwischen einem Ereignis und der suizidalen Reaktion, geäußert. Sigmund Freud arbeitete vor dem Hintergrund eines Verständnisses von Depression (damals als Melancholie bezeichnet) den Beziehungsaspekt und das »Selbstmörderische« heraus. Der narzisstische Aspekt ist in »Trauer und Melancholie« über die Beschreibung des »narzisstischen Typus der Objektwahl« bereits aufgenommen, wurde jedoch erst später mehr in den Vordergrund gerückt. Paul Federn (1929), ebenfalls Mitglied der Wiener Psychoanalytischen Vereinigung, formuliert einige Jahre später: »Kaum jemals bringt jemand sich um, solange eine Person, die für den Gefährdeten maßgebend ist, mit dem sich sein Über-Ich identifiziert oder die sein Über-Ich gebildet hat, oder eine Person, die er liebt, ihn, so wie er ist, am Leben erhalten will, und das unter allen Bedingungen. Und das ist die wichtigste libidinöse Selbstmordprophylaxe« (Federn 1929, S. 388). Damit formuliert Federn zwei zentrale Grundzüge von Suizidprävention, nämlich Suizidprävention als Beziehungsarbeit und Suizidprävention im Kontext von Werten, also der Sinnhaftigkeit einer Person im Leben.

Die *soziologische Diskussion* Ende des 19. Jahrhunderts geht von der klassischen Arbeit von Emil Durkheim »Der Suizid« aus, wobei als Vorläufer das 1879 in Mailand erschienene Buch »Il suicidio« von Enrico Morselli bzw. das in Wien erschienene Buch von Tomas Masaryk (1891) »Der Selbstmord als soziale Erscheinung« gelten. Insbesondere Masaryk, der heute vor allem als erster Staatspräsident der Tschechoslowakei bekannt ist, hat bereits auf die sozialen Zusammenhänge hingewiesen, die Durkheim dann in seiner Konzeption des altruistischen und anomischen Suizids konzeptuell fasste.

Es gab also *bereits im 19. Jahrhundert eine aufstrebende psychiatrische und soziologische Suizidologie* in Europa, die sich dann nicht nur mit epidemiologischen Fragen bzw. Krankheitskonzepten von Suizidalität beschäftigte, sondern die schon damals therapeutische Empfehlungen wie die sog. moralische Behandlung im Sinne einer frühen, aus heutiger Sicht an einem Narzissmuskonzept orientierten Psychotherapie entwickelte. Auf dieser Vorgeschichte konnten die Altväter der Psychoanalyse aufbauen. In Freuds Werk lassen sich Überlegungen zur Suizidalität durch die gesamte Schaffenszeit nachweisen und verschiedene Erklärungsmodelle unterscheiden (Etzersdorfer, 1998). Eine frühe Beschäftigung insbesondere mit dem »Schülerselbstmord« fand schon 1910 in Freuds Mittwochgesellschaft statt, und die gut dokumentierte Diskussion lässt auch heute noch erstaunlich aktuelle Überlegungen finden (Etzersdorfer, 2019). Das bekannteste und explizieste Erklärungsmodell für Suizide entwarf Freud in »Trauer und Melancholie« (Freud, 1917) sowie danach u. a. in »Jenseits des Lustprinzips«, wo er 1920 den Suizid als Triebäußerung des Thanatos oder Todestriebes beschrieb, entsprechend der zweiten Triebtheorie, die er in dieser Arbeit einführte. Einer der wichtigsten und bis in die heutige Zeit hinein wirksamen Ansätze war dann die Auffassung von Menninger (1938), der Suizidalität als Ausdruck von – primär unbewussten – Wünschen sah, zu töten, getötet zu werden oder zu sterben. Menninger beschäftigte sich erstmals auch mit chronischer Suizidalität und nahm generell eine enorme Erweiterung dessen vor, was er unter suizidalem Verhalten verstand. Neben Drogenmissbrauch subsumierte er darunter etwa auch Essstörungen oder viele neurotische Erkrankungen. Bedeutsam waren auch die Publikationen von Gaupp im Jahr

1905 und von Gruhle 1940, die, unterbrochen durch die Zeit der beiden Weltkriege, bis heute gültige psychodynamische und psychiatrische Aspekte von Suizidalität formuliert haben. Ersterer hat psychologische, soziale und biologische Komponenten des Suizids diskutiert und zwischen Ursache und Motiv unterschieden, wobei als Ursache von ihm eine abnorme psychische Verfassung zum Zeitpunkt der Selbsttötung definiert wurde. Dies ist eine bis heute aktuelle Unterscheidung. Letzterer betonte die Bedeutung von Depression und Alkoholismus für suizidales Verhalten, also aus heutiger Sicht die Krankheitskonzeption, führte aber auch extreme Lebenssituationen als Suizidmotive an. Man könnte formulieren, dass Gruhle hiermit die Unterscheidung der beiden großen Konzepte Krankheit bzw. Krise, ähnlich wie Griesinger ein Jahrhundert vorher, vorweggenommen hat. In den letzten Jahrzehnten kommt es dann zu einer differenzierten Betrachtung der Psychodynamik suizidalen Verhaltens, und noch jünger sind heutige neurobiologische und integrative Betrachtungsweisen des komplexen Denkens, Erlebens und Verhaltens von Suizidalität.

In den USA hatte Edwin S. Shneidman (University of Stanford, Cal.) mit Norman L. Farberow und Robert E. Litman vom »Suicide Prevention Center« des »Institute of Selfdestructive Behavior and Suicide Prevention« in Los Angeles (LASPC) (University of Southern California) 1968 die »American Association of Suicidology« mit den Zielen »research, education and practice in suicidology and advancing suicide prevention« gegründet. Es entstanden zahlreiche »Crisis Center«, dann die »Survivors of Suicide Support Groups« (Angehörigengruppen von Suizidbetroffenen, in Deutschland AGUS seit 1990). Der »Weltsuizidpräventionstag«, jeweils am 10. September, wurde von IASP und WHO 2003 eingeführt.

In Wien gründete Erwin Ringel 1948 im Rahmen der Caritas Wien ein Selbstmordverhütungszentrum, 1977 entstand dort das von Gernot Sonneck, einem Schüler Ringels, maßgeblich entwickelte Kriseninterventionszentrum (Sonneck et al., 2008). Gernot Sonneck gab auch maßgebliche Anstöße für die Gründung der »Wiener Werkstätte für Suizidforschung« 2007, einem der heute auch international aktivsten Netzwerke der Suizidforschung. Die Deutsche Gesellschaft für Suizidprävention – Hilfe in Lebenskrisen e. V.« (DGS) – entstand 1972, die »International Association for Suicide Prevention« (IASP) war davor bereits 1960 u. a. von Edwin Shneidman und Erwin Ringel initiiert worden. Schwerpunkte der universitären Suizidforschung waren in Deutschland lange Jahre München, Hamburg, Dresden, Ulm, Stuttgart, Leipzig, um einige anzuführen, aktuell sind es Hamburg/Kassel, Dresden, Halle, Frankfurt/Köln u. a.

Es wäre ein interessantes Unterfangen, die Geschichte der Suizidprävention und der Krisenintervention in Deutschland darzustellen, um das Spannungsfeld zwischen universitärer Forschung und praktischer Suizidprävention in Psychiatrie-Psychotherapie, zwischen Allgemeinmedizin/Fachmedizin und psychiatrisch-psychosozialer Krisenintervention in suizidalen Krisen bei Telefonseelsorge (TS), Arbeitskreisen Leben (AKL) und spezifischen Suizidpräventionseinrichtungen aufzuzeigen.

Heute ist Suizidalität vor dem Hintergrund eines *»medizinisch-psychosozialen Paradigmas«* (z. B. Wolfersdorf 2000; Wolfersdorf 2020), ein Querschnittsfach durch alle medizinischen, psychosozialen, theologischen und philosophischen Fächer. Eine Suizidforschung von soziologischer und medizinisch-psychiatrischer Seite begann in der zweiten Hälfte des 19. und der ersten Hälfte des 20. Jahrhunderts, eine systematische Suizidforschung – »Suizidologie« – gibt es in Deutschland seit den letzten 30 bis 40 Jahren, und eine Verdichtung in Qualität und Quantität von Suizidologie steht international in engem Zusammenhang mit der Gründung der International Association for Suicide Prevention (IASP) 1960 in Wien, später der International Academy for Suicide Research zu Padua

(IASR), der Gründung der Deutschen Gesellschaft für Suizidprävention (DGS) 1972, bis hin zur Einrichtung des Referates Suizidologie der Deutschen Gesellschaft für Psychiatrie, Psychotherapie und Nervenheilkunde (DGPPN) vor wenigen Jahren, sowie der Gründung des »Nationalen Suizidprävention Programms« (NasPro) für Deutschland Anfang der 2000er Jahre und der Deutschen Akademie für Suizidprävention (DASP) vor wenigen Jahren. Aktuell gibt es in Deutschland ein von der Politik gefördertes Projekt »Suizidprävention Deutschland – Aktueller Stand und Perspektiven«, andererseits eine nicht zur Ruhe kommende Diskussion um »Suizidbeihilfe«.

Die Wurzeln der heutigen Suizidologie, der Suizidforschung und der Suizidprävention liegen also einerseits in einer schon sehr früh differenziellen psychiatrisch-psychotherapeutischen Formulierung auf der einen Seite, auf der anderen Seite im Bereich der soziologischen, heute einer epidemiologisch-psychosozialen, gesundheits- und palliativmedizinischen Suizidforschung, wie sie in den letzten Jahren entstanden ist.

Dabei müssen wir uns heute im klaren sein darüber, dass es *jenseits einer im Rahmen eines »medizinisch-psychosozialen Paradigmas von Suizidalität« erkenn- und behandelbaren Selbsttötungstendenz eine Suizidalität gibt, die über den engeren medizinischen Rahmen hinausreicht* und Suizidalität auch in einem kulturell-gesellschaftlichen (Selbsttötung als von der Gesellschaft erwünschte Handlung), in einem spirituellen Kontext (Opfertod Jesu Christi, Märtyrertum) oder auch als Ritual innerhalb definierter Gemeinschaften versteht (siehe folgende Übersicht). Hier wird das ganze Spannungsfeld suizidalen Verhaltens deutlich (siehe folgende Übersicht). Ebenso gibt es konkurrierende Sichten auf die Bedeutung und Motivierung suizidpräventiver Aktivitäten. Der Kulturwissenschaftler Thomas Macho hat ein äußerst umfangreiches Werk über den Suizid in der Moderne vorgelegt, dem er den doppeldeutigen Titel »Das Leben nehmen« gab (Macho, 2017). Er beschreibt darin die Moderne als eine »Epoche der Umwertung des Suizids«, sieht aber eine »umfassende Pathologisierung« (S. 445) an die Stelle von Heroisierung, Moralisieren oder Kriminalisierung treten. Er sieht heute eine Tendenz, den eigenen Tod selbst gestalten zu wollen, eine Art »Selbsttechnik« im Sinne von Foucault, und allgemein eine »suizidfaszinierte Kultur« (S. 448) vorherrschen. Die Besonderheit des Buches liegt in der Untersuchung der Suizidthematik aus kulturwissenschaftlicher Perspektive, auch wenn die Bemühungen der Suizidprävention nur sehr knapp erwähnt werden (Wedler, 2018).

Selbsttötung im kulturellen bzw. psychiatrischen Kontext: Beispiele

- Suizid im Rahmen psychischer Erkrankung
- Suizid im Rahmen psychosozialer Krisen und Lebensbelastungen
- Suizid als Opfertod: Sich-töten (z. B. Selbstverbrennung) bzw. Sich-töten-lassen vor dem Hintergrund religiöser Ideen (z. B. Märtyrer)
- Suizid unter Einbeziehung anderer (erweiterter Suizid, Doppelsuizid, Mitnahmesuizid): »Murder-suicide«/sog. Terroristensuizide/»Suicide-Homicide«, Geisterfahrer
- Amok als individuelle aggressive Auseinandersetzung mit einer Zielgruppe unter Einsatz des eigenen Lebens
- Suizid als Ritual des Stammesschutzes: Selbsttötung des kranken alten Mannes, manche Eskimo-Stämme, Reitervölker; aktive Euthanasie alter Menschen, »silent suicides« in Pflegeeinrichtungen

Suizidales Verhalten – ein Spannungsfeld

- Freizeitrisikoverhalten (wenn mit Inkaufnahme des Versterbens)

- Autoaggressives Verhalten mit suizidaler Intention bzw. Inkaufnahme der Selbsttötung
- Suizidales Verhalten als Ausdruck einer Selbstwertkrise (narzisstische Krise)
- Suizidales Verhalten im Kontext von Scham und Schuld
- Suizidales Verhalten als Ausdruck einer Wendung der Aggression gegen sich selbst bzw. gegen andere und sich selbst
- Altruistisch erweiterter Suizid (Mitnahmesuizid), Doppelsuizid
- Fremdaggressiv erweiterter Suizid (z. B. Geisterfahrer)
- Opfer-Suizid (für andere Menschen oder eine Überzeugung sich töten lassen)
- Massensuizid (Tötung – Selbsttötung)
- Homizid-Suizid (»murder-suicide«, Kamikaze-Selbstmord, Terroristensuizid, u. Ä.)
- Sog. Freitod (Selbsttötung in Abwesenheit psychischer, somatischer, sozialer Not)
- Suizidbeihilfewunsch bei anhaltender Erkrankung

Neben diesen über ein medizinisch-psychosoziales Paradigma von Suizidalität hinausreichenden Selbsttötungsformen hat sich in den letzten Jahrzehnten eine wissenschaftliche Erforschung von Suizidalität entwickelt, deren Themen in ▶ Tab. 3 stichwortartig zusammengefasst sind. Dabei geht es um Fragen der Epidemiologie, der Versorgungsforschung, z. B. bezüglich der Frage der suizidpräventiven Wertigkeit von Kriseninterventionseinrichtungen, um Forschung zum besseren Verständnis von Suizidalität im Sinne der Psychodynamik sowie auch der biologischen Anteile von Selbsttötungsverhalten, oder auch um Fragen der Suizidprävention in bestimmten Settings bzw. unter bestimmten soziokulturellen Rahmenbedingungen. Dabei war die deutschsprachige Suizidologie in den letzten beiden Jahrhunderten weltweit führend, heute gibt es eine schwerpunktmäßige suizidologische Forschung in den USA, gruppiert um die Zentren in New York, Chicago oder Los Angeles, und auch im skandinavischen Raum, hier insbesondere in Finnland und Schweden.

Tab. 3: Suizidologie – heutige wissenschaftliche und gesundheitspolitische Themen

Epidemiologie	- Häufigkeit Suizide/Suizidversuche, Lebenszeitsuizidmortalität - Alter, Geschlecht, Zivilstand, Erwerbssituation - Regionale Verteilung, Länder (D, EU, WHO) - Besonders vulnerable Gruppen: psychische Krankheit, soziale Randgruppen, besondere Lebenssituation (somatische) - Besondere Behandlungssettings: Klinik, ambulant - Besondere Suizidformen (z. B. Mitnahmesuizide)
Versorgungssituation/-forschung	- Einrichtungen der Krisenintervention/Suizidprävention - Stationäre psychiatrisch-psychotherapeutische Behandlung/Kliniksuizidforschung, poststationäre Suizide - Postvention/Nachsorge nach SV (Cochrane-Analyse)/Repeater - Gesundheitsökonomische Aspekte - Medien/Berichterstattung
Psychodynamische Suizidologie	- Bedeutung der therapeutisch-pflegerischen und psychosozialen Begleitung - Geschlechtsspezifische Fragestellungen (Männer/Frauen) - Innerpsychische Bedingungen von Suizidhandlungen (Scham, Schuld, Kränkung, Hoffnungslosigkeit, Schmerz, Leid auch für andere) - Selbstbestimmung/Autonomie

Tab. 3: Suizidologie – heutige wissenschaftliche und gesundheitspolitische Themen – Fortsetzung

Biologsche Suizidologie	• Genetik • Impulskontrollstörung als Disposition • Neurobiochemisch (Serotonininbalance) • Bildgebende Verfahren • Psychopharmaka: Suizidpromotion, -prävention
Ethische Fragestellungen/ theologische Fragestellungen	• Autonomie/Selbstbestimmung • Suizidbeihilfe/Ärztlich assistierter Suizid (ÄAS) • Suizid, Krankheit, Schmerz • Opfertod, Märtyrer • sog. Freitoddiskussion

Neben den im medizinischen Bereich angesiedelten suizidologischen Fragestellungen existiert heute eine andere und äußerst grausam wirkende Form von suizidaler Gewalt, die als »Terroristensuizid/Selbstmordattentat« Mittel von Kriegsführung geworden ist (Croitoru 2003). Damit wird die große Spannweite sichtbar, in der die Suizidologie heute angesiedelt ist. Das reicht vom Opfersuizid für andere bis hin zur erzwungenen Einbindung anderer Menschen in die eigene suizidale Handlung, bei der die Fremd- (z. B. school shooting, Amok »postal suicide«) und nicht die Selbsttötung im Vordergrund steht, wie bei Amok, Kamikaze oder dem sog. »murder-suicide«, wie die Verbindung von Mord und Suizidhandlung im Amerikanischen genannt wird.

Wenn heute Suizidalität als eine allen Menschen mögliche und nicht per se krankhafte Denk- und Verhaltensweise betrachtet wird, ähnlich wie Sexualität, süchtiges Verhalten und auch Spiritualität, also letztendlich in der Bewertung neutral und erst in der qualitativen oder quantitativen Abweichung pathologisiert, dann steht nicht mehr die Frage nach einer Legitimation von Suizidprävention und einer Beurteilung von Suizidalität aus einer sich im engeren Sinne durch Krankheit definierenden medizinisch-psychiatrischen Position im Vordergrund. Stattdessen stellt sich die Frage, wodurch der einzelne Mensch in seinem Leben, in seiner individuellen Biografie näher an Suizidalität in Form von Suizidgedanken, -absichten oder -versuchen heranrückt und wo er dort hilfs- und behandlungsbedürftig wird.

Ein »*medizinisch-psychosoziales Paradigma von Suizidalität*« stellt also heute die ethische Legitimation für Suizidprävention und Suizidforschung dar, wobei aktuell suizidales Verhalten auch unter Einbeziehung anderer Menschen angesichts der veränderten Lebensverhältnisse und insbesondere des veränderten medizinischen Versorgungssystems, angesichts von Veränderungen in der Alterspyramide oder auch angesichts einer aktuell besonders betonten Methode der Kriegsführung durch Terroristensuizide das Thema neu belebt (Wolfersdorf 2008). Aus suizidpräventiver Sicht steht also die *Fragestellung* an,

1) *welche Faktoren Menschen näher an suizidales Denken und Handeln heranführen und*
2) *wer dann in solchen Situationen Hilfe, Therapie und soziale Unterstützung benötigt,*

vor dem banalen Hintergrund, dass keiner sich gerne umbringt. Osiander (1813, zit. n. Willemsen 2002, S. 122) meint dazu in seiner Arbeit »Über den Selbstmord, seine Ursachen, Arten, medicinisch-gerichtliche Untersuchung und die Mittel gegen den selben«: »Der vollkommen gesunde und vollkommen vernünftige Mensch hat eine heftige Liebe zum Leben, und lässet wie der Satan zu Hiob sagte, Haut für Haut, und alles, was ein Mensch hat, für sein Leben. […] Diese Liebe zum Leben aber dauert solange, als wir an Geist und Körper gesund sind«. Freud hat diese Liebe zum Leben in »Trauer und Melancholie« zu beschreiben versucht und sah im Selbstmord »[…] eine psychologisch höchst merkwürdige Überwindung des Triebes, der alles Lebende am Leben festzuhalten zwingt« (Freud 1917, S. 431 f.).

2 Begriffsbestimmung und Formen von Suizidalität

2.1 Begriffsbestimmung

Ein genaue *Definition der Begriffe* »*Suizid*« *und* »*Suizidversuch*« ist nicht leicht. Welz (1992) beispielsweise vertritt die Meinung, dass es sich bei suizidalen Handlungen um ein breites Spektrum von Verhaltensweisen handle, die durch eine unterschiedliche Ernsthaftigkeit der Absicht zu sterben und durch ein die unterschiedlichen Suizidmethoden bedingtes verschiedenartiges Letalitätsrisiko gekennzeichnet seien. Die Gemeinsamkeiten der Psychodynamik lassen für Scharfetter (1973) jedoch die Berechtigung ableiten, Suizid und Suizidversuch gemeinsam unter dem Stichwort »Suizidalität« zu besprechen.

Letztlich gibt es keine Definition von Suizidalität, welche das gesamte Spektrum dieses Phänomens menschlichen Denkens, Erlebens und Verhaltens vom Opfersuizid, vom Suizid in existenzieller Bedrohtheit bis hin zum Suizid in der akuten psychotischen Episode abdeckt (Wolfersdorf 2008). Bei der hier vorzunehmenden Begriffsbestimmung von Suizidalität geht es nicht um eine breite psychiatrische, philosophische bzw. theologische Diskussion, sondern um eine klinische und vor allem eine klinisch nutzbare Definition suizidalen Denkens und Verhaltens und ihrer verschiedenen Formen im medizinischen und psychosozialen Feld. Autoren wie Menninger (1938) oder Farberow et al. (1966) haben auch Risikoverhalten einbezogen, was letztlich wegen der Unschärfe abgelehnt wurde (Wolfersdorf et al. 2000).

Der Bereich, in welchem uns heute Suizidalität bzw. suizidale Menschen überwiegend begegnen, ist das Feld der direkten medizinischen bzw. der psychiatrisch-psychotherapeutischen und -psychosomatischen (Notfall-) Diagnostik und Behandlung, beginnend vom Hausarzt über Kliniken bis hin zur Psychiatrischen Institutsambulanz oder zum niedergelassenen Facharzt. Sie decken das weite psychosoziale Feld von Telefonseelsorge, Face-to-face-Beratung, theologisch-seelsorgerischer Unterstützung bis hin zu institutionalisierter Beratung in den entsprechenden Einrichtungen ab. Das mögen in Deutschland Einrichtungen der Krisenintervention sein, die speziell für Suizidgefährdete geschaffenen Einrichtungen des Krisendienstes beim Roten Kreuz (Krisendienst) oder von regionalen Hilfsvereinen, die sich der Krisenintervention und damit auch der Suizidprävention gewidmet haben. Dass es sich hier um ein sehr breites Spektrum handelt, ist offensichtlich, und dass damit auch verschiedene Orientierungen zu finden sind, ist ebenfalls zu erwarten, so z. B. unterschiedliche Zielsetzungen wie Verhüten von suizidalen Handlungen, Verhüten und Verstehen, Begleitung durch eine Krise unabhängig vom Ausgang bis hin zur Organisation von akuter Krisenintervention auch gegen den Willen des Hilfesuchenden. Mit diesen Einschränkungen seien *Begriffsbestimmungen* von Suizidalität zusammengestellt (Wolfersdorf 2008a, b).

Die *breiteste Definition* im deutschsprachigen Raum stammt von Haenel und Pöldinger (1986), die unter Suizidalität »das Potential aller seelischer Kräfte und Funktionen, das auf

Selbstvernichtung tendiert« verstehen. Das ist eine derart breite Definition, dass sozusagen nach allen Seiten große *Überschneidungsbereiche*, so zum Freizeitrisikoverhalten oder auch zu nicht-suizidalem auto- und fremdaggressivem Verhalten deutlich werden. Zubin (1974) erklärt: »Suicide is the end result of a process not the process itself«. Und für Silberman und Maris (1995) gilt, dass Suizid definitionsgemäß »not a disease, but a death that is caused by a self-inflicted intentional action or behaviour« ist. Nach den Autoren sind suizidale Verhaltensweisen Aktivitäten, die mit einem hohen Risiko der Selbstzerstörung einhergehen. Oft sei es nicht das beobachtbare Verhalten, welches für das Verstehen der Ursachen von Suizidalität wichtig sei, sondern häufiger der weite Bereich nicht beobachtbarer und interner Mechanismen. Dabei verweisen sie auf Werte, Überzeugungen, Einstellungen und Kenntnisse, neurobiochemische Gegebenheiten, die Gemütslage und auf Zukunftsperspektiven. Die genannten Mechanismen sind nicht zwangsläufig suizidaler Zielrichtung, aber sie können in selbstdestruktive Handlungen münden.

Möller (1992) hat als Suizid die »absichtliche Selbstbeschädigung mit tödlichem Ausgang« definiert und unter »Parasuizid« eine Handlung mit nicht-tödlichem Ausgang verstanden, bei der eine Person sich absichtlich Verletzungen oder Beschädigungen zufüge oder eine Droge außerhalb des allgemein anerkannten Dosisbereiches einnehme. Er trennt dabei die parasuizidale Handlung vom Suizidversuch, denn erstere beinhalte nicht eine Selbsttötungsintention und sei deswegen wesentlich weiter gespannt. Dieser erweiterte Begriff passe auf all das, was allgemein zwar unter Suizidversuch subsumiert werde, aber den Wunsch nach vermehrter Zuwendung durch die Umgebung oder das Bedürfnis nach Ruhe und nach einer Pause ausdrücke. Norman Kreitman hatte 1969 in einem »letter to the editor« den Begriff des Parasuizids vorgeschlagen und damit begründet, dass sich ein Großteil der Menschen, die einen Suizidversuch unternehmen, nicht wirklich das Leben nehmen wollen. Er blieb jedoch vorsichtig und schrieb: »Before adopting it and possibly making a confused situation worse, however, we feel a duty to ascertain the views of our colleagues [...]« (Kreitman et al., 1969, S. 747). Diese Unterscheidung blieb umstritten, da es keine scharfe Trennlinie zwischen Vorliegen und Fehlen, oder auch dem Ausmaß von suizidaler Intention gibt (Etzersdorfer 2006). So wurde auch die in den 1980er Jahren durchgeführte große internationale Studie der Weltgesundheitsorganisation (WHO) über Suizidversuche von der ursprünglichen Benennung »WHO/EURO Multicenter Study on Parasuicide« nach Diskussionen und der Feststellung, dass der Begriff Parasuizid sehr unterschiedlich verwendet wird, umbenannt in »... Study on Suicidal Behavior« (Bille-Brahe et al. 1994, DeLeo D 2001).

Bronisch (2007) bezieht sich auf die Definition von Erwin Stengel (1964), der unter Suizidalität »eine auf einen kurzen Zeitraum begrenzte absichtliche Selbstschädigung« verstand, »von der der Betreffende, der diese Handlung begeht, nicht wissen konnte, ob er es überleben wird oder nicht«. Für Bronisch ist ein Suizid eine Handlung, die der Betroffene für sich selbst als letzten oder besten Ausweg aus seiner für ihn unerträglich erscheinenden Situation durchführt. Ermann (1997) versteht unter Suizidalität »die Neigung, sich selbst zu töten, und einen Zustand, der durch Selbstmordgedanken, -absichten und -versuche gekennzeichnet« ist. Haltenhoff (1999) definiert den Suizid als absichtlich herbeigeführte Beendigung des eigenen Lebens durch gezielte Handlungen und den Suizidversuch als Handlung mit eindeutiger Selbsttötungsabsicht, jedoch nicht tödlichem Ausgang im Sinne einer unvollendeten suizidalen Handlung. Als Suizidgefährdung definiert er eine in bestimmten Lebenssituationen oder bei bestimmten Erkrankungen empirisch erwartbare Suizidalität. Forkmann et al. (2016) fügen Suizidalität in eine Klassifikation selbstverletzenden Verhaltens ein, was an die klassische Diskussion erinnert, ob »nicht suizidales selbstverletzendes Verhalten« im Kontext von »suizidalem Verhalten (mit der Absicht zu sterben) gesehen werden kann. Ein Wunsch sich zu töten, ist ein Todeswunsch, und Schnittverletzungen als Entspannungsschnitte sind psychodynamisch und motivational etwas Anderes. Allerdings, das Problem ist offensichtlich: Eine Metzgereiverkäuferin schnitt sich die Arme auf, das war »Borderline«, je näher sie der Halsschlagader kam, desto mehr wurde »suizidal« diskutiert. Der klinische Alltag führt an Grenzen, da müssen Entscheidungen getroffen werden, dann auf Basis von ärztlich-psychologischer und pflegerischer Beziehung, von Vorerfahrungen mit dem Patienten, eigenem Erfahrungshintergrund und eigenem Verständnis der Psychodynamik und Psychopathologie.

Eine *heute übliche Definition von Suizidalität* vor klinisch-psychiatrischem Hintergrund ist in folgender Übersicht gegeben. Unter Suizidalität wird hier die Summe aller Denk-, Verhaltens- und Erlebnisweisen von Menschen verstanden, die in Gedanken, durch aktives Handeln oder durch passives Unterlassen eines lebenserhaltenden Verhaltens (z. B. Non-Compliance bezüglich lebensnotwendiger Medikation) den eigenen Tod anstreben bzw. als mögliches Ergebnis einer Handlung bzw. einer Unterlassung in Kauf nehmen. Suizidalität ist ein grundsätzlich allen Menschen mögliches Verhalten, tritt jedoch häufig in psychosozialen Krisen und insbesondere bei psychischer Erkrankung auf, was als »medizinisch-psychosoziales Paradigma« bezeichnet wird. Unter der Annahme, dass Suizidalität ein allen Menschen mögliches Denken und Verhalten ist, stellt sich die Frage, was den einzelnen Menschen näher an die Umsetzung von Todes- und Ruhewünschen oder Suizidgedanken in suizidale Absichten und Handlungen heranführen mag. Psychische Erkrankungen sind dabei neben anderem zentrale Risikofaktoren, eng verbunden mit der Psychopathologie, die für sich selbst bereits näher an die Umsetzung von Suizidalität heranbringen kann.

Suizidalität: Begriffsbestimmung (nach Wolfersdorf 1998, 2000, 2011, 2008a, b; DGPPN 2009)

- Suizidalität ist die Summe aller Denk- und Verhaltensweisen von Menschen oder Gruppen von Menschen, die in Gedanken, durch aktives Handeln, Handeln lassen oder passives Unterlassen den eigenen Tod anstreben bzw. als möglichen Ausgang einer Handlung in Kauf nehmen
- Suizidalität ist grundsätzlich allen Menschen möglich, tritt jedoch häufig in psychosozialen Krisen und bei psychischer Erkrankung auf (medizinisch-psychosoziales Paradigma)
- Psychodynamisch ist Suizidalität ein komplexes Geschehen aus Bewertung der eigenen Person, der Wertigkeit in und von Beziehungen, aus Einschätzung von eigener und anderer Zukunft, der Veränderbarkeit eines unerträglich erscheinenden Zustandes, aus durch psychische und/oder körperliche Befindlichkeit verändertem Erleben, wesentlich beeinflusst von unbewussten verinnerlichten früheren Erfahrungen und damit verbundenen Gefühlen.
- Motivational spielen appellative, manipulativ-instrumentelle, altruistische sowie auto- und fremdaggressive Elemente eine Rolle.
- Suizidalität ist bewusstes Denken und Handeln und zielt auf ein äußeres oder inneres Objekt, eine Person, ein Lebenskonzept. Suizidales Verhalten will etwas verändern, den Anderen, die Umwelt, sich selbst in der Beziehung zur Umwelt.
- Suizidalität ist meist kein Ausdruck von Freiheit und Wahlmöglichkeit, sondern von Einengung durch objektive und/oder subjektiv erlebte Not, durch psychische und/oder körperliche Befindlichkeit bzw. deren Folgen, durch

gesellschaftlich-kulturelle bzw. ideologische Rahmenbedingung. Die Benennung »Freitod« ist für den Großteil suizidaler Menschen/Suizide falsch.

Eine aktuelle Definition im deutschen Sprachraum aus psychoanalytisch-psychotherapeutischer Sicht stammt von Lindner (2006), der Suizidalität als Ausdruck der Zuspitzung einer seelischen Entwicklung versteht, in der ein Mensch hoffnungslos und verzweifelt über sich selbst wird, das eigene Leben, seine Perspektiven und die Situation als ausweglos erlebt.

Psychoanalytische Konzeption von Suizidalität
»Suizidalität (und darin enthalten auch Suizidversuch und Suizid) lässt sich verstehen als Ausdruck der Zuspitzung einer seelischen Entwicklung, in der die Menschen hoffnungslos und verzweifelt über sich selbst, das eigene Leben und seine Perspektiven sind und ihre Situation als ausweglos erleben. Selbstentwertung, Verachtung und wahnhafte Impulse der Rache können sich steigern und in Wut und Ärger umschlagen. Hinzu kommen Gefühle der Ausweglosigkeit, Hilflosigkeit und Schuldgefühle, die bei zunehmender Intensität entdifferenzieren können. Die zentrale Angst besteht vor Verlust, und zwar sowohl vor dem Verlust wichtiger Menschen als auch wichtiger Fähigkeiten und Aspekte der eigenen Person. Zum Beispiel droht Kontrollverlust bei Überschwemmung durch eigene Affekte oder der Verlust zentraler Lebenswünsche und -ziele, wenn die eigene psychische und soziale Realität nicht mehr verleugnet werden kann [...]«
(n. Lindner 2006, S. 42–43)

Suizidalität ist bewusstes Denken, Handeln und Erleben und will etwas verändern – den anderen, die Umwelt, sich selbst in der Beziehung zur Umwelt. Psychodynamisch ist Suizidalität ein komplexes Geschehen aus bewussten und unbewussten Einflüssen. Diese führen zu einer mitunter eingeengten Bewertung der eigenen Person, einer verzerrten Einschätzung der Wertigkeit in und von Beziehungen, der Einschätzung der Zukunft der eigenen sowie von anderen Personen, evtl. einer gemeinsamen Zukunft, der Einschätzung der Veränderbarkeit eines unerträglich erscheinenden Zustandsbildes aus durch psychische und/oder körperlicher Befindlichkeit heraus verändertem Erleben. Motivational spielen dabei Wünsche wie Totseinwollen, aber auch appellative, manipulativ-instrumentelle, altruistische sowie auto- und fremdaggressive Elemente eine bedeutsame Rolle.

Suizidalität ist fast nie Ausdruck von Freiheit und Wahlmöglichkeit, sondern meistens von Einengung durch objektiv und/oder subjektiv erlebte Not, durch psychische und/oder körperliche Befindlichkeit bzw. deren als unerträglich erlebten Folgen, von unerträglicher Not durch gesellschaftlich-kulturelle bzw. ideologische oder auch wirtschaftliche Rahmenbedingungen. Die Benennung »Freitod«, wie sie auch heute noch in den öffentlichen Medien und vielfach in der Justiz zu finden ist, ist für den Großteil suizidaler Menschen bzw. von Menschen mit suizidalen Handlungen schlichtweg falsch: Dieser Begriff würde letztlich nicht nur das Vorhandensein der eigenen Verfügbarkeit über sich selbst und damit im juristischen Sinne die Möglichkeit einer freien Willensbestimmung bedeuten, sondern auch die Abwesenheit von psychischer, körperlicher, sozialer, wirtschaftlicher, politischer Not, Einengung und Abhängigkeit.

Wir müssen heute zur Kenntnis nehmen, dass es auch eine Suizidalität außerhalb eines medizinischen Störungskonzepts gibt – zu denken ist hier an den Opfertod der Märtyrer oder an Terroristensuizide als Methode der Kriegsführung. Eine nicht stellbare Diagnose, wie sie z. B. aus der Metaanalyse von Bertolote et al. (2004) in Höhe von 2,0 % für eine Gesamtgruppe von 15 629 Suizidenten hervorgeht, bedeutet ja nicht die Abwesenheit einer psychischen Störung zum Zeitpunkt der suizidalen Handlung, sondern letztendlich nur die Abwesenheit oder die unzureichende Stellung einer psychiatrischen Diagnose. Allerdings deckt der im medizinisch-psychosozialen Bereich verwendete Begriff von Suizidalität manche Phänomene nicht ausreichend ab. Beispiele hierfür sind das Selbsttötungsverhalten im Rahmen von Stammesritualen (der alte Mann lässt sich versterben, um dem Stamm nicht zur Last zu fallen), dann das Selbsttötungsverhalten im Rahmen von religiösen oder ideologisch-politischen Überzeugungen (z. B. Opfertod von Märtyrern, sog. Terroristensuizide, Selbstverbrennungen aus politischen oder religiösen Motiven) oder Handlungen im Kontext politischer Strategien (Kriegsführung durch Terroristensuizide, Kamikazesuizide). Gerade die politisch oder religiös motivierten Selbsttötungen wurden in der Geschichte jedoch immer wieder kontrovers diskutiert und auch der psychiatrischen Diagnostik zugeordnet, und damit z. T. auch ungerechtfertigt pathologisiert. Geht man wie die WHO davon aus, dass Druck-, Belastungs- und Kränkungs- sowie Bedrohtheitsituationen grundsätzlich näher an Selbsttötungsphantasien heranführen, dann benötigt es nicht unbedingt einer psychiatrischen Diagnose, Suizidalität zu verstehen.

2.2 Klinische Benennungen von Suizidalität

Im Rahmen eines Kontinuitätsmodells von Suizidalität, wie es in der klinischen Praxis angenommen wird bzw. wie es auch im präsuizidalen Vorfeld prototypisch bei der Depression, aber auch bei anderen psychischen Erkrankungen aufzufinden ist, wird eine Reihe von *Begrifflichkeiten* eingeführt, die in der klinischen Benennung von Suizidalität heute üblich sind: Todeswünsche, Wunsch nach Ruhe, Pause, Unterbrechung im Leben; Suizidgedanken als Möglichkeit, als sich aufdrängende zwanghafte Ideen evtl. mit Suizidimpulsen; erklärte oder geheim gehaltene Suizidabsichten, sowie suizidale Handlungen (vorbereitet, begonnen, abgebrochen, durchgeführt mit Todesfolge oder mit Überleben) (▶ Tab. 4).

Als *Ruhe- oder Todeswunsch* werden Gedanken und Äußerungen eines Menschen verstanden, die eher ein zeitlich befristetes Sichherausnehmen aus dem Geschehen meinen und nicht unbedingt mit dem Ziel, sterben zu wollen, einhergehen. In der Palliativmedizin ist das Thema »Todeswünsche« derzeit sehr aktuell und wird eher als Beziehungsfrage (»Könnt ihr mich so noch ertragen, bin ich eine Belastung geworden?«, »So will ich nicht sterben«) verstanden (Kremeike et al. 2019). Wünsche nach Ruhe, nach Pause oder Unterbrechung im Leben können jedoch mit dem bewusst eingegangenen Risiko einer möglichen Todesgefahr belastet sein, – zu denken ist z. B. an die Einnahme von einigen Benzodiazepin-Tabletten, die dabei helfen soll, einmal den ganzen Tag schlafen zu können, zur »Ruhe« zu kommen, und die damit verbundene mögliche Folge eines Atemstillstands. *Suizidgedanken* beinhalten gedanklich bereits das angestrebte Ziel, nämlich am Ende der Handlung wahrscheinlich tot zu sein und dies auch anstreben zu wollen. Damit unterscheidet sich der Suizidgedanke also im engeren Sinne von einem allgemeinen »Nachdenken über Gott und die Welt und den eigenen Tod«. Er beinhaltet konkrete Todeswünsche und Gedanken mit dem Wunsch des eigenen Sterbens. Die *Suizidabsicht* geht einen Schritt weiter als der Suizidgedanke, der eher die Möglichkeit und Bereitschaft, den vielleicht spontan einschießenden Gedanken, man könne sich auch das Leben nehmen, meint. Suizidabsichten, soweit sie geäußert werden, sind Vorankündigungen des geplanten Handelns und gehen häufig bereits mit konkreter Planung einher. Impuls- und raptusartig einschießende Suizidgedanken, insbesondere wenn sie mit einem hohen *Handlungsdruck* und mit Angst vor Kontrollverlust verbunden sind, zwanghaft sich aufdrängende Suizidgedanken, die als nicht mehr abweisbar und nicht mehr kontrollierbar erscheinen, oder Suizidgedanken im Rahmen psychotischen Erlebens, z. B. akustische Halluzinationen in Form von imperativen Stimmen mit Aufforderung zu einer suizidalen Handlung, gehen mit einem hohen Umsetzungsrisiko der Gedanken in Handlung einher und sind deswegen besonders gefährlich. Sie haben häufig keine Vorphase des Erwägens und keine Phase des ambivalenten inneren Dialogs beim Suizidenten, der Abwägung zwischen Argumenten, aus dem Leben zu scheiden versus im Leben zu verbleiben und Hilfe zu suchen. Deswegen erscheinen sie oft auch raptusartig (»raptus melancholicus«), sozusagen aus dem Stand heraus (spontaner Gedanke mit sofortigem Handlungsdruck, begünstigt evtl. durch eine sich anbietende Methode).

Tab. 4: Beschreibung von Suizidalität. Kontinuitätsannahme mit Handlungskonsequenzen: zunehmende »sichernde Fürsorge«, Eigenverantwortung, Fremdverantwortung (Wolfersdorf 1998, 2000, 2008a, b)

Wunsch nach Ruhe, Pause • Unterbrechung im Leben (mit dem Risiko von Versterben) • Todeswunsch (jetzt oder in einer unveränderten Zukunft) • lieber tot sein zu wollen)	eher passive Suizidalität
Suizidgedanke • Erwägung als Möglichkeit – Impuls (spontan sich aufdrängend, zwanghaft)	
Suizidabsicht • mit bzw. ohne Plan • mit bzw. ohne Ankündigung	Zunehmender Handlungsdruck, Zunahme des Handlungsrisikos
Suizidhandlung • vorbereiteter Suizidversuch, begonnen und abgebrochen (Selbst- und Fremdeinfluss) • durchgeführt (dann selbst gemeldet, gefunden) • gezielt geplant, impulshaft durchgeführt	eher aktive Suizidalität

Suizidale Handlungen sind alle Versuche, sich das Leben zu nehmen bzw. das eigene Versterben in Kauf zu nehmen, auch wenn sie unter Selbst- oder Fremdeinfluss abgebrochen werden (▶ Tab. 5 und nachfolgende Übersicht). Wird die suizidale Handlung überlebt, ob infolge einer insuffizienten Methode, rasch einsetzender Rettungsmaßnahme, eines Abbruchs der suizidalen Handlung, durch Zufall oder schicksalhaft wirkende Ereignisse usw., ist von einem Suizidversuch zu sprechen. Der Suizidversuch beinhaltet einerseits eine aktive Intention, sich selbst zu schädigen, unter Umständen mit dem Risiko des Versterbens, meint aber nicht unbedingt das alleinige Ziel, sich zu töten.

Tab. 5: Definition von Suizid und Suizidversuch

Suizid =	• Eine selbst herbei geführte bzw. veranlasste selbstschädigende Handlung, • mit dem Ziel, tot zu sein (hoher Todeswunsch) • in dem Wissen, mit der Erwartung oder in dem Glauben, mit der angewandten Methode das Ziel zu erreichen. • Ausgang der Handlung: der Tod des Handelnden.
Suizidversuch =	• Eine selbst herbei geführte bzw. veranlasste selbstschädigende Handlung, • Häufig mit dem Ziel, unter Einsatz des eigenen Lebens (Todesankündigung, Versterbensrisiko) etwas verändern zu wollen (intentionale und kommunikative Bedeutung) • mit der Erwartung, mit der angewandten Methode das Ziel zu erreichen. • Ausgang der Handlung: der Handelnde überlebt.

> **Suizidalität – Formen**
>
> • Indirekte selbstdestruktive Handlungen
>   (z. B. High-Risk-Verhalten, Non-Compliance)
> • Psychogener Tod, d. h. sich selbst aufgeben ohne direkten Todeswunsch
> • Suizidale Geste, auch appellativ oder intentional-manipulativ
> • Suizidgedanken, Suizidversuchsgedanken
> • Suizidversuch
> • Suizid
> • Suizidale Handlung unter Einbeziehung Anderer (erweiterter Suizid, Amok)

Eine *suizidale Handlung mit tödlichem Ausgang*, ob sofort oder infolge der Selbstschädigung, z. B. Versterben an der durch Strangulation ausgelösten Hypoxämie und Hirnblutung, wird, sofern die Selbstschädigung nicht durch Fremdeinfluss herbeigeführt wurde oder eine unklare Todesursache angenommen werden muss, als *Suizid* bezeichnet.

In der Literatur finden sich Begriffe wie »protrahierter Suizid« (z. B. Menninger 1938) oder »Suizidäquivalent« (z. B. Farberow 1980), also Formen indirekten selbstdestruktiven Verhaltens wie Essstörungen, Suchtkrankungen, riskante sportliche Aktivitäten, wobei ein unbewusster Todeswunsch unterstellt wird, jedoch die Absicht der Selbstbeschädigung und die bewusste Intention, sterben zu wollen, fehlen. Die Begriffe »protrahierter Suizid« oder »Suizidäquivalente« werden heute nur noch im Sinne der fachlichen psychodynamisch-tiefenpsychologischen Sprachregelung verwendet und nicht als offizielle Benennungen suizidaler Handlungen. Anderenfalls müsste letztendlich jegliche chronische, d. h. anhaltende psychische Erkrankung, die mit Beziehungsverlust, mit Verlust der Arbeitsfähigkeit, mit Einschränkung von Lebenserwartung und -qualität einhergeht, als »protrahiert suizidal« bezeichnet werden.

In der Gruppe *Suizidversuch* findet man *zwei Subformen*: Erstere ist eine nicht-tödlich verlaufende suizidale Handlung, die sich durch einen hohen *sozialen Kommunikationswert* auszeichnet und bei der appellative, manchmal auch intentional-manipulative Elemente gefunden werden (z. B. vor dem Hintergrund einer depressiv-dependenten oder einer narzisstisch-emotional instabilen Persönlichkeitsstörung). Als Ziel der Handlung wird hier nicht das eigene Versterben erkannt, sondern der Hinweis auf die Unmöglichkeit, ohne einen signifikanten Anderen, z. B. den Partner, der einen verlassen will, leben zu können. Dies wird häufig negativ als »Erpressung« oder als »Drohung«, als »Appell« oder als »Manipulation« von Seiten des signifikanten Anderen und auf therapeutisch-pflegerischer Seite erlebt. Dieses subjektive Erleben kann zu unkontrollierten Gegenübertragungsreaktionen (z. B. Ablehnung des Suizidenten und Nichternstnehmen) führen und ist deswegen fachlich kontraproduktiv und bedarf der fachlichen Anleitung und Supervision. Die zweite Subform neben diesen appellativen und intentionalen suizidalen Handlungen sind dann diejenigen Suizidversuche, die eigentlich mit einem hohen Todeswunsch einhergehen und auf die Selbsttötung abgezielt haben, bei denen jedoch durch Zufall oder durch ein Zusammentreffen verschiedener Umstände die Suizidhandlung überlebt wird.

Eine suizidale Handlung als solche zu benennen, obliegt dem Handelnden (Wolfersdorf 2000). Die *Deutung einer Handlung als Ausdruck von Suizidalität* bzw. das Verstehen der Handlung als eine suizidale Handlung liegen beim Beobachter, was insbesondere bei Bagatellisierung, Verleugnung oder auch bei ausgeprägter Amnesie mit Nichterinnernkönnen an Handlung, Ablauf und Motivation einer als suizidal erkannten Handlung notwendig wird. In die Deutung einer Handlung als einer suizidalen, auch bei Verneinung durch den Betroffenen, gehen dann Fachwissen um Risikogruppen, um Risikosymptomatik mit erhöhter Suizidgefährdung, Aspekte des Settings einer Handlung, der Psychodynamik, insbesondere auch der Untersuchung der therapeutischen Beziehung, sowie der Vorgeschichte des Betroffenen ein.

2.3 Formen von Suizidalität

Im Alltagsverständnis von Suizidalität sowie in der Literatur werden die unterschiedlichen Formen suizidalen Verhaltens häufig zusammengeworfen. Wie Bronisch (2007) ausführt, war es das Verdienst von Erwin Stengel (1964), die Unterschiede zwischen Suizid und Suizidversuch herausgearbeitet zu haben: Darauf deuten bereits die deutlich höhere Anzahl von Menschen mit Suizidversuchen im Vergleich zu den Suiziden und die unterschiedliche Zusammensetzung der beiden Gruppen im Bezug auf Geschlecht und Altersverteilung hin. So finden sich bei den Suizidversuchen mehr Frauen als Männer, bei Suiziden deutlich mehr Männer. Bei Suizidversuchen sind es oft jüngere Menschen, bei Suiziden ist das Risiko in den höchsten Altersgruppen am größten. Allerdings ist im Vorfeld von durch Suizid verstorbenen Patienten, insbesondere auch bei Patienten, die sich während stationärer psychiatrischer Behandlung suizidieren, ein hoher Anteil von Suizidversuchen in der Vorgeschichte zu finden (Wolfersdorf 1989, 2000). Auch das Risiko der Wiederholung eines Suizidversuchs ist relativ hoch. Hawton et al. (1994) fanden diesbezüglich relativ stabile Zahlen um die 15 %. Scharfetter (1973) hat, wie bereits ausgeführt, die Gemeinsamkeit zwischen Suizid und Suizidversuch gesehen und als Argument hierfür gemeinsame Motivstrukturen angeführt. In einer neuseeländischen Studie (Beautrais 2001) wurde der Frage nachgegangen, ob sich durch Suizid verstorbene Personen von solchen, die einen medizinisch ernsthaften Suizidversuch unternommen haben sowie von einer Kontrollgruppe ohne Suizidalität unterscheiden. In der Regressionsanalyse fanden sich für Suizid und Suizidversuch gemeinsame Risikofaktoren wie eine gegenwärtige depressive Erkrankung, bereits frühere Suizidversuche, frühere ambulante psychiatrische Behandlung, stationäre Behandlung in einer Klinik für Psychotherapie im vorausgegangen Jahr, geringes Einkommen, Fehlen formaler Bildungsqualifikationen, Belastungsfaktoren im interpersonellen und im Arbeitsbereich. Die Suizide unterschieden sich von den Suizidversuchen dadurch, dass die Menschen mit Suizid signifikant häufiger Männer waren und eine gegenwärtige Diagnose einer nicht-affektiven Psychose aufwiesen. Die Menschen mit Suizidversuch wiesen signifikant häufiger als die Suizidenten gegenwärtig eine Diagnose einer Angsterkrankung auf, waren älter und sozial stärker isoliert.

Wolfersdorf (2000) ordnete die Suizidgedanken und Suizidversuche eher den »emotionalen Krisen«, den Belastungsreaktionen zu, die Suizide eher psychischen Erkrankungen wie Depression, Sucht, Schizophrenie oder Persönlichkeitsstörungen. Dem Suizidversuch wies er Charakteristika wie Verlustreaktion, Kränkung und Beziehungsstörung zu, während beim Suizid eher die Nähe zur Psychopathologie, z. B. Depressivität, Wahnsymptomatik, Angst, Hoffnungslosigkeit und Bedrohtheitserleben, zu finden ist.

In ▸ Tab. 6 sind *Formen der Suizidalität beim alten Menschen* zusammengefasst und durch Benennungen wie »Lebenssattheit« (»jetzt könnte ich auch sterben. Ich habe alles im Leben gehabt und alles war gut«) und »Sich-sterben-lassen-wollen« ergänzt. Letzteres meint das, was im amerikanischen Sprachraum als »silent suicide«, als »stiller Suizid« bezeichnet und wohl auch in Pflegeeinrichtungen bei alten Menschen beobachtet wird (Tenter 1999, Wolfersdorf und Schüler 2005, Heuft 1991). Schmidtke et al. (2008) weisen darauf hin, dass im Alter häufig auch *»indirektes suizidales Verhalten«* vorkommt, worunter sie ein Hoch-Risiko-Verhalten und passive Unterlassungshandlungen wie z. B. Verweigerung der Nahrungsaufnahme und Nichtbefolgen ärztlicher Maßnahmen verstehen. Dabei müsse jedoch, um dies der Suizidalität zuzuordnen, der Sterbewunsch erkennbar sein. Nach Erlemeier (2006) sei eine derartige indirekte Suizidneigung bei Bewohnern stationärer Altenhilfeeinrichtungen relativ häufig zu beobachten. Unter »psychogenem Tod« verstehen Schmidtke et al. (2008) ein Konzept, bei dem unterstellt wird, dass die Person eigentlich noch leben wolle, aufgrund der von ihr aber nicht mehr zu meisternden schwierigen Lebenslage glaubt, nicht mehr leben zu können und sich aufgibt; dabei sei kein direkter Sterbewunsch und vor allem keine aktive Handlung vorhanden. Ein solches Verhalten könne z. B. bei älteren Menschen nach dem Tod von Partnern auftreten (Heuft 1991, Schmidtke et al. 2008). Äußerungen alter Menschen zu ihrer Suizidalität wirken dabei häufig sehr klar und abgeklärt.

Einen weiteren Beschreibungsversuch von Suizidalität hat vor einigen Jahren Marusic (2004) unternommen (▸ Tab. 7) und die Kriterien Denken, Handeln und Versterben eingeführt. Eine wirkliche »new definition« ist es nicht, jedoch eine Erweiterung durch das Einbeziehen nicht-suizidalen Versterbens einerseits und Euthanasie andererseits bzw. von nicht-suizidalem selbstschädigendem Verhalten.

Letztere Abgrenzung – *Freizeitrisikoverhalten, nicht-suizidale Autoaggression, suizidales Verhalten* – erweist sich auch im klinischen Bereich als bedeutsam. Eine Gegenüberstellung (Abb. 1 aus Wolfersdorf 2000) verweist auf die *Bedeutung der Intention einer Handlung*: Bei suizidalem Verhalten wird das Versterben angestrebt, bei nicht-suizidaler Gefährdung im Sinne des Freizeitrisikoverhaltens wird jedes Versterbensrisiko minimiert. Bei Freizeitrisikoverhalten ist grundsätzlich die Einstellung zu finden, es werde schon alles gut gehen und man springe ja nicht, z. B. beim Bungee-Jumping, um zu sterben, sondern man wolle die Mutprobe und den Kick durch das Risiko. Bei suizidalem Verhalten dagegen wird Totsein als Ziel angestrebt bzw. in Kauf genommen. Steinert und Wolfersdorf (1993) schreiben zwar, dass es in seltenen Fällen von Freizeitrisikoverhalten bewusstseinsnahe suizidale Absichten gebe, plädieren jedoch für eine differenzierte Betrachtung des weiten Spektrums von Risikoverhaltensweisen und für die Berücksichtigung einer zuweilen doch erheblichen Diskrepanz zwischen dem subjektiven Risikoerleben und der objektiv bestehenden Gefahr. Diese Unterscheidung weist auch auf einen Einfluss unbewusster Strebungen hin, die nicht immer ohne weiteres erkannt werden können. Schon bei Freud in der Frühzeit der Psychoanalyse in »Zur

Psychopathologie des Alltagslebens« (1901) wurde dies anhand von »Unfällen« und ähnlichen Begebenheiten beschrieben, später auch von Menninger (1938) anhand zahlreicher Beispiele. Farberow (1994) hat bei der Diskussion des gleichen Themas darauf hingewiesen, es sei nötig, zwischen »indirektem« und »direktem« suizidalem Verhalten zu unterscheiden. Dabei könne ersteres, reichend von der Selbstentwertung bis zum Hochrisikoverhalten, z. B. im Sport, auch mit Selbstverletzung einhergehen, ohne jedoch eine eigene Todesintention zu beinhalten; letzteres dagegen sei als präsuizidal bis suizidal zu beurteilen.

Tab. 6: Formen von Suizidalität im Alter

Lebenssattheit/Lebensmüdigkeit	
Ruhewünsche/Todeswünsche	zunehmende Handlungsabsicht
Sichsterbenlassenwollen	
Suizidgedanken	
Suizidabsichten	zunehmender Handlungsdruck
Suizidversuch nicht beendeter, abgebrochener, unterbrochener Suizidversuch	
Suizid	

Tab. 7: Suizidalität – Versuch einer Definition (Marusic 2004)

	Denken	Handeln	Versterben
nicht-suizidal	nein	nein	nein
nicht-suizidales Sterben	nein	nein	ja
Suizidgedanken	ja	nein	nein
Suizidversuch	ja	ja	nein
Appell bzw. vorsätzliches selbstschädigendes Verhalten	nein	ja	nein
selbstschädigendes Verhalten mit Todesfolge	nein	ja	ja
Suizidtod	ja	ja	ja
Euthanasie	ja	nein	ja

Eine sehr praxisorientierte Zuordnung von Suizidalität haben Duben und Weiss (1993, S. 138) in ihrem »Handbuch der Notfall-Psychiatrie« getroffen. Sie unterscheiden drei Gruppen:

1. Patienten, die Suizidgedanken haben, aber noch keinen Selbsttötungsversuch unternommen haben,
2. Patienten, die einen Suizidversuch unternommen haben, um z. B. Hilfe in einer als

ausweglos empfundenen Lage zu bekommen oder um sich zu rächen bzw. jemanden emotional zu erpressen, die aber nicht wirklich sterben wollen (parasuizidale Geste) und
3. Patienten, die tatsächlich ihr Leben beenden wollen.

Sie bieten damit eine äußerst pragmatische Einteilung an, Suizidgedanken ohne Suizidversuch versus Suizidversuch ohne wirklichen Versterbenswunsch versus Suizidenten mit ausgeprägtem Todeswunsch. Allerdings bleibt wichtig zu betonen, dass die Unterscheidung und Abklärung der Intentionen oder Todeswünsche nur durch eine genaue Abklärung in einem Gespräch möglich ist und nicht aufgrund der ersten mitgeteilten Gedanken vorschnell getroffen werden darf.

Ein Gedanke der Gruppe um Maria Oquendo (Oquendo et al. 2008) soll an dieser Stelle noch angesprochen werden. Sie schlägt für die Neufassung des Diagnostischen und Statistischen Manuals (DSM-V) der amerikanischen Psychiatervereinigung vor, *suizidales Verhalten als eigenständige Diagnose auf einer separaten Achse* einzuführen. Die Struktur des DSM sieht eine Einteilung in verschiedene Achsen vor, die stark an beschreibenden Kategorien orientiert sind. So sind auf Achse I des Diagnostischen Manuals die Gruppe der Krankheiten beschrieben, auf Achse II Persönlichkeitsstörungen, auf den weiteren Achsen folgen körperliche Erkrankungen, soziale Faktoren und Behinderungen. Zwar könne, so die Autoren, suizidales Verhalten als »impulse-control disorder not elsewhere classified« verschlüsselt werden, aber das treffe eben nicht immer zu, weswegen die Einführung einer Achse für »suicidal acts« sinnvoll wäre. Derartige Überlegungen sind auch andernorts angestellt worden. So wird etwa zur aktuellen Version der gegenwärtig auch in Deutschland gültigen ICD-10 kritisch angemerkt, dass dort Suizidalität ebenfalls nur via Methode festgehalten werden kann und bei der operationalisierten psychopathologischen Klassifikation primär der Depression zugeschrieben ist.

Barber und Marzuk (Barber et al. 1998, Marzuk et al. 1997) hatten den Begriff des »*aborted suicide attempt*« eingeführt und folgende Aspekte als »essential characteristics« beschrieben:

1. die Intention sich zu töten,
2. eine Einstellungsänderung unmittelbar vor dem aktuellen Versuch und
3. das Fehlen einer Verletzung bzw. Schädigung.

Sie untersuchten 135 stationäre Patienten der psychiatrischen Abteilung des Manhattan University Medical Center und fanden bei 52,6 % mindestens einen »abgebrochen Suizidversuch«, bei 28,1 % mehrere in der Vorgeschichte, 50,4 % hatten mindestens einen Suizidversuch in ihrer bisherigen Krankheitsgeschichte. Von den 71 Patienten mit abgebrochenem Suizidversuch hatten fast zwei Drittel (64,8 %) auch aktuelle Suizidversuche sowohl in der Vorgeschichte wie auch in der Katamnese nach dem Index-Suizidversuch, der sie in die Studie führte. Wolfersdorf und Schmidtke (2005) differenzieren ebenfalls zwischen dem vorbereiteten Suizidversuch (begonnen und abgebrochen, durch Fremdeinfluss oder eigene Entscheidung) und einem durchgeführten Suizidversuch und verweisen darauf, dass insbesondere bei Abbruch der suizidalen Handlung durch Fremdeinfluss niemand weiß, ob die suizidale Intention und Motivation dennoch weiterhin besteht. Dies sollte nach derartigen abgebrochenen Suizidversuchen stets bedacht und durch regelmäßige entsprechende Fragen beobachtet werden.

Das Thema »*chronische Suizidalität*« beschäftigt immer wieder die Fachwelt (Wolfersdorf und Felber 2000, Schmidtke et al. 2008). Eine klare Definition gibt es bislang nicht. Ausgehend vom Wort »chronos« ist

2.3 Formen von Suizidalität

damit eine Suizidalität gemeint, die länger als üblich anhält. Aber was ist »üblich« bei suizidalen Krisen? Denn anderseits meint Krise ja auch einen Zustand, der durch die zeitliche Begrenztheit charakterisiert ist. In der Literatur werden unter »chronischer Suizidalität« eine höhere Anzahl von Suizidversuchen, die wiederholte Ankündigung von suizidaler Selbstverletzung und/oder eine anhaltende lebensverneinende Einstellung verstanden. Schmidtke et al. (2008) unterscheiden zwei Gruppen von chronischer Suizidalität: zum einen Personen mit chronisch vorhandenen Suizid- bzw. Parasuizidgedanken im Sinne des chronisch andauernden Aspekts, zum anderen Menschen mit rezidivierenden suizidalen bzw. parasuizidalen Handlungen im Sinne des chronisch repetierenden Aspekts. Vor diesem Hintergrund definieren die Autoren chronische Suizidalität als kontinuierlich vorhandene (Para-) Suizidgedanken mit oder ohne (para-) suizidalen Handlungen im Sinne häufiger (rezidivierender) Parasuizide.

In der folgenden Übersicht sind einige suizidologische Begriffe aus dem klinischen Alltag mit erläuternden Anmerkungen aufgelistet. Letztendlich sollte auf die Begriffe »latent« bzw. »chronisch« suizidal wegen ihrer Unschärfe verzichtet werden.

Einige suizidologische Begriffe aus dem klinischen Alltag

- Akute Suizidalität/akute Suizidgefahr/ akut suizidal
  = erhöhter durch Äußerungen oder Handlungen erkennbarer (oder nicht erkennbarer = nicht offensichtliche Suizidalität bzw. glaubhaft nach Eigen- und Fremdangabe verneint) Todeswunsch mit hohem Handlungsdruck zur kurzfristigen Umsetzung
- Latente Suizidalität/latent suizidal
  = eine grundsätzliche Fähigkeit eines jeden Menschen, die nur durch Ereignisse aus der Latenz, dem Verborgensein, gehoben werden muss (Bezeichnung sollte eher vermieden werden, da zu unscharf, missverständlich, zu global und potentiell willkürlich)
- Chronische Suizidalität
  = häufig und immer wieder auftretende suizidale Krisen mit/ohne Suizidhandlung bzw. suizidale Selbstbeschädigung und/oder anhaltende Einstellung von Lebensverneinung mit Todeswünschen (Bezeichnung eher vermeiden, da unzureichend definiert und belegt, mit unklaren rechtlichen Implikationen; auch von »Chronizität«, wie in der Medizin gebräuchlich, zu unterscheiden)
- Erhöhtes Suizidrisiko/High-risk-group
  = eine definierte Gruppe von Menschen (definiert z. B. nach Alter, Geschlecht, Krankheitsgruppe, Behandlungssetting, u. a.), deren Suizidrate deutlich (meist > 100 auf 100.000 dieser Personen pro Zeiteinheit) über der Suizidrate der Allgemeinbevölkerung liegt

»*Erweiterte suizidale Handlungen*« sind in den letzten Jahren breit in der Presse dargestellt worden, vor allem unter dem Stichwort »Mutter tötet Kind« oder unter dem Stichwort »Amok« an deutschen Schulen. Die fachliche, juristisch-forensische und psychiatrisch-suizidologische Diskussion wird noch intensiviert und erweitert, wenn gutachterlich die Frage nach Strafvollzug oder Maßregelvollzug, d. h. die Übernahme in eine Klinik für Forensische Psychiatrie ansteht und insbesondere, wenn an der Tötungshandlung Beteiligte überlebt haben. Der Begriff »erweiterter Selbstmord« wurde bereits 1907 von Näcke eingeführt, die heutige Begriffsbestimmung orientiert sich weitgehend an der von Lange (1964) vorgegebenen Definition für den erweiterten Suizid bzw. erweiterten Suizidversuch. Als *Kriterien für die Diagnose eines »erweiterten Suizides«* bzw. eines »erweiterten Suizidversuches« gelten:

1. Die führende und primäre Entscheidung des Täters muss die Aufgabe des eigenen Lebens sein, nicht Rache mit nachfolgendem Suizid aus Reue. Der »Doppelsuizid« setzt dabei die Übereinstimmung der Handelnden in Bezug auf das Selbsttötungsziel voraus, wobei entweder die Handlung von den handelnden Personen jeweils einzeln und gleichzeitig und in der Regel auch am selben Ort durchgeführt werden muss, oder der aktivere Partner die Übernahme der Durchführung, also zuerst die Tötung des anderen und dann die eigene Selbsttötung, gewährleistet.
2. Der »erweiterte Suizid« bzw. Suizidversuch setzt voraus, dass die Mitnahme für den Handelnden aus altruistischen (pseudo-altruistischen) Motiven erfolgt. »Altruistisch« bedeutet im Sinne von Durkheim eine Suizidhandlung, die vermeintlich im Interesse des Anderen unternommen wird. Die Motivation und Psychodynamik kann dabei aus dem psychopathologisch veränderten Erleben heraus entspringen, z. B. depressivem oder schizophren-psychotischem Erleben (Wolfersdorf et al. 1997, Wolfersdorf und Jokusch 1988, Haenel 2008, Wolfersdorf 2008).
3. Als weiteres Kriterium wird die Gleichzeitigkeit der Tat, nicht zuerst die Tötung des anderen, und dann in einem zweiten Akt der Suizid der eigenen Person gefordert, wobei jedoch weder eine eindeutige Festlegung hinsichtlich der Forderung des engen zeitlichen Zusammenhangs noch nach dem gleichen Ort erfolgt.
4. Gefordert wird dann ein spontaner und wenig reflektierter Entscheidungsablauf in dem Sinne, dass die Tragweite der Handlung, nämlich den Tod eines anderen Menschen herbeizuführen, sowie die rechtlichen Konsequenzen nicht ausreichend realisiert werden bzw. aus psychopathologischen Gründen nicht wahrgenommen werden können, im forensischen Sinne also die freie Willensbildung eingeschränkt oder aufgehoben ist.
5. Die Ernsthaftigkeit der erweiterten suizidalen Handlung muss ausreichend gegeben sein, womit auch die psychodynamische Übereinstimmung der Einbeziehung eines anderen Menschen in den eigenen Tötungsvorgang positiv belegt sein muss.

Charakteristika der Suizidhandlungen unter Einbeziehung Anderer sind in ▶ Tab. 8 begrifflich definiert und inhaltlich beschrieben. Ein »erweiterter Suizid« liegt dann vor, wenn in die eigene Suizidhandlung eine oder mehrere Beteiligte ohne ihr eindeutiges Einverständnis einbezogen sind (Mitnahme-Suizid, murder-suicide). Dabei weist die handelnde Person, wenn sie überlebt, ein deutlich erhöhtes anschließendes Suizidrisiko auf, insbesondere wenn die einbezogene Person, z. B. ein Kind, verstorben ist. Ein Doppelsuizid liegt dann vor, wenn zwei Menschen mit Übereinstimmung, ungefähr gleichzeitig und am gleichen Ort durch Suizid versterben, auch wenn nach gemeinsamer Überlegung der Aktivere zuerst den anderen und dann sich selbst tötet. »Homizid-Suizid« bezeichnet die beabsichtigte Tötung eines anderen ohne dessen Einverständnis mit nachfolgendem bzw. dabei erfolgendem eigenen Suizidversuch oder Suizid. In diese Kategorie fällt auch z. B. die bei Amok oder durch Provokation von Polizei und Schutzmaßnahmen intendierte Tötung des Handelnden durch andere (murder-suicide, Geisterfahrer, Terroristensuizide, Amok). Unter »Massensuizid« wird die Selbsttötung vieler Menschen am gleichen Ort und zur gleichen Zeit verstanden, wobei der Massensuizid häufig auch eine Mischung aus Selbsttötung und Fremdtötung beinhaltet, was dann im Einzelfall zum »murder-suicide« wird.

Amok ist definiert als vorrangige Tötung Vieler unter Einbeziehung der Möglichkeit bzw. des Wunsches, selbst getötet zu werden. Nach Adler (2000) handelt es sich bei dem heutigen »westlichen Amok« um einen »individuellen und interpersonellen Krieg«, d. h. um eine Kriegserklärung eines Einzelnen an eine Gruppe, von der man sich ausgegrenzt, gekränkt, beschämt fühlt. Ziel ist dabei die Tötung so vieler Menschen wie möglich zur Wiederherstellung der Ehre mit Betonung des Rachegedankens und unter dem Motto »Kampf bis zum Tod«. Die Handlung erfolgt meist explosionsartig als unvorhersehbarer Angriff mit rücksichtsloser Tötungsbereitschaft des Handelnden im Sinne einer mehrstündigen »Raserei«, wie in der Geschichte der Amok auch verstanden wurde. Die Beendigung von Amok geschieht meist durch Selbsttötung bzw. Fremdtötung des Handelnden. Kommt es zur Überwältigung, folgt meist ein stunden- bis tagelanger schlafähnlicher Zustand mit Amnesie und Stupor. Der Anteil psychischer Erkrankungen bei Amoktätern wird von Adler et al. (1993) mit 5–15 % angegeben, Schmidtke et al. (2002) gaben 7 % mit psychiatrischer Vorgeschichte an.

Tab. 8: Suizidhandlungen mit Einbeziehung Anderer – einige Charakteristika

Doppelsuizid	• Beide freiwillige Selbsttötung • Möglichst gleichzeitig • Möglichst gleicher Ort
Erweiterter Suizid	• Eigene Selbsttötung nach Töten eines anderen • Mitnahme eines Anderen (meist Intimpartner oder eigenes Kind) in die eigene Suizidhandlung • Freiwilligkeit des Mitgenommenen wird impliziert, bleibt aber letztlich offen • Enge Beziehung zum Einbezogenen • Psychodynamisch Bedeutung der Beziehung
Homizid-Suizid (»murder-suicide«)	• Eigene Selbsttötung nach Tötung eines Anderen • Unfreiwillige Mitnahme eines Anderen, der Opfer wird • Opfer kann willkürlich und ohne Bezug zum Suizidenten sein • Psychodynamisch oft Aspekte von Rache oder psychotische Vorgänge
Massensuizid	• Eigene Selbsttötung nach Tötung anderer • Mischung aus Freiwilligkeit, Zwang, getötet werden • Kombination von Homizid und Suizid
Amok	• Primäres Ziel Tötung anderer • Unter Akzeptanz des Getötetwerdens bzw. der eigenen Selbsttötung • Psychodynamik eher fremd-aggressiv und Paranoianahe

Die ICD-10 sowie DSM-IV verstehen Amok heute als »kulturgebundenes Syndrom«, DSM-IV beschreibt eine »dissoziative Episode« mit Gewaltausbruch nach einer Phase des Grübelns. Banneberg (2017) konnte zeigen, dass sich junge Amoktäter (»school shooting«) von älteren deutlich unterscheiden.

Zusammenfassend kann festgestellt werden: Im heutigen medizinisch-psychiatrischen Verständnis ist Suizidalität eng verbunden mit dem Vorliegen einer psychischen Erkrankung bzw. psychosozialen Ausnahmesituation, oft mit Beschränkung der Selbstbestimmungsfähigkeit, die als Krise bezeichnet wird und mit Bedrohtheit und Druck einhergeht, sowie heute vor dem Hintergrund eines »medizinisch-psychosozialen Paradigmas« gesehen wird. Das bedeutet nicht, dass aus Sicht von Psychiatrie und Psychotherapie Suizidalität per se immer mit psychischer Erkrankung zusammenhängen muss, dies hatten ja bereits die oben angeführten Vorväter abgelehnt. Es bedeutet vielmehr, dass im Rahmen einer auf Hilfe im Leben ausgerichteten

Gesundheitskultur die Frage nach Bedingungen, Faktoren, Lebensumständen und Krankheiten gestellt wird, die eben näher an die Gefahr von Selbsttötung heranführen, obwohl ein Verbleiben im Leben gewünscht wird (Wolfersdorf 2008). Hieraus ergibt sich ja auch die Legitimation, aus Krankheitsgründen nicht mehr selbstverantwortlichen Menschen auch dann Suizidprävention zu leisten, wenn diese mit therapeutisch-schützendem Handeln nicht einverstanden sind oder sein können, denn auch ein nicht krankheitseinsichtiger, ein akut psychotischer oder verwirrter Mensch hat ein Recht auf Schutz und Hilfe in unserer Gesellschaft (Wolfersdorf 1996).

3   Zur Epidemiologie von Suizidalität

In Deutschland werden die Suizidzahlen systematisch von den jeweiligen Statistischen Landesämtern bzw. dem Statistischen Bundesamt erfasst und in Suizidraten, d. h. Suizidzahlen auf 100.000 der jeweiligen Bevölkerung pro Zeiteinheit dargestellt. Die Meldung suizidaler Handlungen obliegt dabei der Kriminalpolizei bzw. der jeweiligen Staatsanwaltschaft, die bei Verdacht bei jedem Todesfall abklären muss, ob es sich um eine Tötung durch Fremdeinwirkung oder um eine Selbsttötung handelt. Dabei wird die Aufklärung von den jeweiligen Staatsanwaltschaften auch dann übernommen, wenn es sich um eine ungeklärte Todesursache handelt, denn in Deutschland gibt es drei Obergruppen von Todesursachen: »natürlich – unnatürlich – unklar«. Bei unklaren und unnatürlichen Todesursachen muss die Staatsanwaltschaft über die Kriminalpolizei Klärung herbeiführen. Das Problem einer Dunkelziffer, d. h. der Zahl nicht erfasster bzw. nicht erfassbarer Suizide, z. B. bei alten Menschen im Rahmen von Tablettenintoxikationen oder auch durch Non-Compliance mit Auslassen medizinischer Versorgung, ist damit nicht zu beheben. So wird beispielsweise geschätzt, dass es sich bei Geisterfahrern oder auch bei Drogenabhängigen, die im Rahmen des sog. Goldenen Schusses versterben, bei bis zu 50 % um Suizidversuch und Suizid handelt. Auch bei alten Menschen in Pflegeeinrichtungen ist die Zahl des »stillen Suizids« durch »Sichversterbenlassen« unbekannt. Dabei scheint in den südeuropäischen Ländern mit überwiegender katholischer Orientierung der Bevölkerung oder auch in den islamischen Ländern, wo der Suizid im Koran durch den Propheten Mohammed verboten wurde, die Dunkelziffer höher zu sein als in den nördlichen Ländern, wo allein schon aufgrund der Organisation der Erfassung von Todesfällen Selbsttötungen besser erkannt werden dürften. Allerdings gibt es auch hier, wie im Rahmen des Nationalen Suizidpräventionsprogramms für Deutschland (NaSPro) gefunden wurde, nicht erkannte Fremd- oder Selbsttötungen.

Ein Aspekt, der einen Einfluss auf offizielle Daten gehabt haben könnte, war die früher immer wieder zu findende Verweigerung von Lebensversicherungen, für durch Selbsttötung verstorbene Mitglieder Versicherungssummen auszubezahlen. Abgesehen davon, dass die meisten Lebensversicherungen bei Vertragsabschluss die Mitteilung aller Erkrankungen im bisherigen Lebenszeitraum fordern und dabei Menschen mit psychischen Erkrankungen häufig ausschließen, und auch abgesehen davon, dass in den letzten drei bis fünf Jahren vor Versicherungsabschluss keine Erkrankung aufgetreten sein darf, die sich auf die Lebenserwartung auswirken kann, wurden Selbsttötungen für die Leistungsverpflichtung früher häufig ausgeschlossen bzw. der Nachweis einer schweren und insbesondere die freie Willensbestimmung zum Zeitraum der suizidalen Handlung ausschließenden psychischen Erkrankung gefordert. Gerade Letzteres ist nicht nur äußerst schwierig zu belegen, da Menschen mit psychischen Erkrankungen, die sich von einer Lebensversicherung z. B. die Absicherung ihrer familiären Versorgung wünschen, dazu möglichst wenig Angaben machen möchten. Dabei gehen auch die Kriterien für den Ausschluss der freien Willensbestimmung überwiegend über die der depressiven Störungen hinaus. Diese führen zwar zu einer massiv negativistischen Einschätzung der Lebenssituation und der Zukunftsperspektive durch Hoffnungslosigkeit und Depressivität, und damit auch zu einer Nähe zur Suizidalität, allerdings häufig nicht in einem Sinn, der als die freie Willensbestimmung einschränkend akzeptiert wird, wie ein psychotischer Zustand im engeren Sinne oder auch eine gravierende hirnorganische Beeinträchtigung. Der gänzliche Ausschluss von Suiziden bei Lebensversicherungen ist inzwischen (seit 01.01.2008) allerdings durch den § 161 des Versicherungsvertragsgesetzes (VVG) ausgeschlossen, der eine maximale Wartefrist von drei Jahren vorsieht.

So gibt es eine Reihe von Gründen, die eine Dunkelziffer unterschiedlicher Höhe bei den Suizidzahlen annehmen lassen; die Schätzungen liegen bei 10–30 %, wobei religiöse Orientierungen ebenfalls eine Rolle spielen. Eine mögliche Auswirkung des Inkrafttretens der Datenschutzgrundverordnung (DSGVO) im Jahr 2018 mit erhöhten Anforderungen an den Schutz personenbezogener Daten wird aktuell diskutiert, da in den letzten Jahren in Deutschland die Zahl der Diagnose R99 (»Sonstige ungenau oder nicht näher bezeichnete Todesursachen« im ICD-10 stark angestiegen ist und damit eine neue »Dunkelziffer« von Suiziden repräsentieren könnte.

Suizidversuche werden in Deutschland offiziell nicht erfasst. Die Häufigkeit konnte früher nur auf der Basis von Inanspruchnahme stationärer Behandlung, also als Anzahl der aufgenommenen Patienten nach Suizidversuch abgeschätzt werden. Inzwischen stehen hierfür Daten aus der Arbeitsgruppe der »WHO/EURO Multicentre Study on Parasuicide« bzw. »on Suicidal Behaviour« (Schmidtke et al. 1996, Schmidtke et al. 2004) zur Verfügung, an der Würzburg als deutsches Zentrum beteiligt ist. Es besteht Konsens, dass die Dunkelziffer bei Suizidversuchen noch höher als bei den Suiziden liegen dürfte, was mit der fehlenden offiziellen Erfassung zusammenhängt und damit, dass manche Intoxikationen ohne ärztliche Intervention überstanden werden. So ließ sich beispielsweise der scheinbar dramatische Rückgang der Suizidversuchszahlen in Wien innerhalb weniger Jahre in den 1980er Jahren darauf zurückführen, dass ein Erhebungsinstrument der Rettungskräfte verändert und danach weit seltener verwendet worden war. Die Zahlen erwiesen sich als völlig unzuverlässig (Etzersdorfer et al. 1994).

3.1 Suizid und Suizidversuch in Deutschland

▶ Tabelle 9 gibt einen Überblick über die *Suizidzahlen und -raten*, gesamt und nach Geschlecht im Zeitraum 1990 bis 2020. Dabei werden zwei Aspekte deutlich:

1. Die Suizidzahlen und -raten haben in den letzten drei Jahrzehnten deutlich abgenommen, nämlich um 30 % von 13.924 durch Suizid verstorbenen Menschen im Jahr 1990 auf 9.396 im Jahre 2018.
2. Durchgängig ist ein deutlicher Geschlechtsunterschied bzgl. der Suizide zu Ungunsten der Männer festzustellen, mit einem Verhältnis von 2–3mal mehr durch Suizid verstorbenen Männern als Frauen.

Unabhängig von der Diskussion geschlechtsspezifischer Unterschiede ist festzuhalten, dass Suizid über alle Jahre hinweg in Deutschland zu den häufigsten Todesarten zählt und in den jüngeren Altersgruppen, z. B. der 15- bis 24-Jährigen, die zweithäufigste Todesursache nach dem Versterben im Straßenverkehr ist (Schmidtke et al. 1998).

Tab. 9: Suizidzahlen und -raten 1990–2020 in Deutschland (Statistisches Bundesamt, Todesursachenstatistik)

Jahr	Anzahl			Raten auf 100.000 EW		
	gesamt	m	w	gesamt	m	w
1990	13.924	9.534	4.390	17,5	24,9	10,7
1991	14.011	9.656	4.355	17,5	25,0	10,5
1992	13.458	9.326	4.132	16,7	23,9	9,9
1993	12.690	8.960	3.730	15,6	22,7	8,9
1994	12.718	9.130	3.588	15,6	23,1	8,6
1995	12.888	9.222	3.666	15,7	23,0	8,7
1996	12.225	8.782	3.497	15,0	21,9	8,3
1997	12.265	8.841	3.424	14,9	22,1	8,1
1998	11.644	8.575	3.069	14,2	21,4	7,3
1999	11.157	8.080	3.077	13,6	20,2	7,3
2000	11.065	8.131	2.934	13,5	20,3	7,0
2001	11.156	8.188	2.968	13,5	20,4	7,0
2002	11.163	8.106	3.057	13,5	20,1	7,2
2003	11.150	8.179	2.971	13,5	20,3	7,0
2004	10.733	7.939	2.794	13,0	19,7	6,6
2005	10.260	7.523	2.737	12,4	18,6	6,5
2006	9.765	7.225	2.540	11,9	17,9	6,0
2007	9.402	7.009	2.393	11,4	17,4	5,7
2008	9.451	7.039	2.412	11,5	17,5	5,8
2009	9.616	7.228	2.388	11,7	18,0	5,7
2010	10.021	7.465	2.556	12,3	18,6	6,1
2011	10.144	7.646	2.498	12,4	19,0	6,0
2012	9.890	7.287	2.603	12,1	18,1	6,3
2013	10.076	7.449	2.627	12,5	18,9	6,4
2014	10.209	7.624	2.585	12,6	19,2	6,3
2015	10.080	7.390	2.682	12,2	18,4	6,5
2016	9.838	7.374	2.464	11,9	18,2	5,9
2017	9.241	6.990	2.251	11,2	17,1	5,4

Tab. 9: Suizidzahlen und -raten 1990–2020 in Deutschland (Statistisches Bundesamt, Todesursachenstatistik) – Fortsetzung

Jahr	Anzahl			Raten auf 100.000 EW		
	gesamt	m	w	gesamt	m	w
2018	9.396	7.111	2.285	11,3	17,4	5,4
2019	9.041	6.842	2.199	10,9	16,3	5,1
2020	9.206	6.944	2.262	11,1	16,9	5,4

Bis einschließlich 1997 nach ICD-9 (E 950–959), ab 1998 nach ICD-10 (X60–X84)

Es gibt in der deutschen Suizidologie das bekannte *Phänomen eines Ost-West-Gefälles* mit der höchsten Suizidmortalität für beide Geschlechter in Sachsen, gefolgt von anderen ostdeutschen Ländern wie Sachsen-Anhalt, Thüringen und Brandenburg (Schmidtke und Weinacker 1994). Die Suizidzahlen und Suizidraten in den deutschen Bundesländern in den Jahren 1990 und 2018 (▶ Tab. 10) zeigen hier eine interessante Entwicklung. Einerseits bestätigen sie erneut das gerade formulierte Ergebnis, dass in Ostdeutschland mehr Suizide als im westlichen und südlichen Deutschland geschehen sind, andererseits fällt jedoch ein deutlicher Rückgang der Suizidraten auf. In den Ländern Deutschlands mit traditionell niedriger Suizidmortalität ist der Rückgang vergleichsweise geringer als z. B. in Bayern und Baden-Württemberg.

Tab. 10: Suizide und Suizidraten in den deutschen Bundesländern 1990 und 2018 (Quelle: Statistisches Bundesamt 2007, mod. n. Rübenach 2007; Nationales Suizidpräventionsprogramm für Deutschland (NASPRO) (Fiedler G, Schmidtke A 2007); Müller-Pein H, Wache K, Universität Kassel 2020; Statistisches Bundesamt 2020 (www.suizidpraevention.de) Suizide 2018, abgerufen 03.09.2020)

Bundesland	Suizide 1990/2018			Suizidraten 1990/2018		
	Männer	Frauen	gesamt	Männer	Frauen	gesamt
Schleswig-Holstein	302/290	150/90	452/180	23,0/20,5	10,7/6,1	16,7/13,1
Hamburg	208/168	117/47	325/215	24,6/18,7	12,4/5,0	18,3/11,7
Niedersachsen	843/741	433/229	1276/970	22,9/18,8	11,2/5,7	16,9/12,2
Bremen	92/58	63/25	155/83	26,7/17,2	16,6/7,3	21,5/12,2
Nordrhein-Westfalen	1492/1030	598/372	2090/1402	17,7/11,7	6,5/4,1	11,9/7,8
Hessen	561/548	264/193	825/741	19,6/17,7	8,8/6,1	14,1/11,8
Rheinland-Pfalz	420/380	165/105	585/485	22,8/18,9	8,4/5,1	15,4/11,9
Baden-Württemberg	1224/907	514/329	1738/1236	25,9/16,5	10,4/5,9	18,0/11,2

Tab. 10: Suizide und Suizidraten in den deutschen Bundesländern 1990 und 2018 (Quelle: Statistisches Bundesamt 2007, mod. n. Rübenach 2007; Nationales Suizidpräventionsprogramm für Deutschland (NASPRO) (Fiedler G, Schmidtke A 2007); Müller-Pein H, Wache K, Universität Kassel 2020; Statistisches Bundesamt 2020 (www.suizidpraevention.de) Suizide 2018, abgerufen 03.09.2020) – Fortsetzung

Bundesland	Suizide 1990/2018			Suizidraten 1990/2018		
	Männer	Frauen	gesamt	Männer	Frauen	gesamt
Bayern	1373/1267	624/404	1997/1671	24,8/19,6	10,7/6,1	17,6/12,8
Saarland	96/91	38/19	134/110	18,4/18,7	6,6/3,8	12,3/11,1
Berlin	354/275	234/99	588/374	21,7/15,4	12,4/5,4	16,7/10,3
Brandenburg	391/201	169/38	560/239	33,4/16,2	13,5/3,0	22,9/9,5
Mecklenburg-Vorpommern	292/173	109/47	401/220	34,3/21,8	12,5/5,8	22,8/13,7
Sachsen	903/462	492/157	1395/619	39,3/23,0	18,7/7,6	28,3/15,2
Sachsen-Anhalt	523/275	205/62	728/342	38,9/25,2	13,9/6,0	25,7/15,4
Thüringen	460/173	215/47	675/220	38,9/23,0	16,4/5,9	27.0/14,4
Deutschland	9534/711	4390/2285	13924/9396	24,7/17,4	10,6/5,4	17,4/11,3

Ein weiteres klassisches Phänomen, und eines der wichtigsten und härtesten Ergebnisse der Suizidforschung des letzten Jahrhunderts, ist die *Zunahme der Suizidmortalität mit ansteigendem Alter*, insbesondere bei Männern (▶ Tab. 11). Zwar nehmen bei beiden Geschlechtern Suizidzahlen und -raten mit dem Alter zu, jedoch bei den Frauen deutlich geringer, während bei den Männern bereits ab Mitte der 40er und 50er Jahre die Zunahme deutlich wird. Allerdings zeichnen sich auch hier im Laufe des letzten Jahrzehnts Rückgänge der Gesamt-Suizidrate bei Männern und Frauen in den verschiedenen Altersabschnitten ab. Die Ursachen dafür sind sicherlich der verbesserten ambulanten und klinischen Versorgung von Menschen mit psychischen Erkrankungen im höheren Lebensalter zuzuschreiben. Schmidtke et al. (2008) haben eine interessante Gegenüberstellung zwischen dem Anteil von Männern und Frauen an der über 60- sowie über 70-jährigen Bevölkerung Deutschlands und den Anteilen dieser Gruppe an der Gesamtzahl an Suiziden vorgelegt (▶ Tab. 12): Das mittlere Alter von Suizidenten lag 2006 bei den Männern bei knapp 55 Jahren, bei den Frauen vier Jahre höher, bei 59 Jahren. Das bedeutet, dass auch innerhalb der Gruppe von Frauen die Suizidmortalität nun vermehrt in die zweite Lebenshälfte und in das höhere Lebensalter verlagert zu werden scheint, worauf die Gruppe um Schmidtke seit Jahren immer wieder hinweist, wenn sie festhalten, dass jeder zweite Suizid einer Frau heute der einer über 60-jährigen Frau ist. Der überproportionale Anteil Älterer an den Suiziden lässt sich näher beziffern: Der Anteil der über 65-jährigen Männer an den Suizidzahlen ist knapp doppelt so hoch wie ihr Anteil an der Gesamtbevölkerung, allerdings gilt das annähernd auch für die über 60-jährigen Frauen. Es ist also zu unterstellen, dass sich die Suizidmortalität bei den Frauen aus dem mittleren in das höhere Lebensalter verschoben hat, und dass durch eine Abnahme der Suizidmortalität bei älteren Männern der Geschlechtsunterschied zwischen Männern und Frauen im höheren Lebensalter bezüglich der Suizidmortalität geringer wird.

Tab. 11: Suizidraten in Deutschland nach Geschlecht und Alter (auf 100.000 der Altersgruppe)

	Männer		Frauen		
Alter	1998	2005	1998	2005	2018
< 1 Jahr	–	–	–	-	-
< 5 Jahre	–	–	–	–	-
< 10 Jahre	–	–	–	0,1	-
< 15 Jahre	1,4	0,8	0,7	0,3	13
< 20 Jahre	9,5	6,8	3,2	2,0	179
< 25 Jahre	16,0	12,6	3,8	2,9	338
< 30 Jahre	17,5	14,0	4,3	2,6	376
< 35 Jahre	19,5	14,9	5,0	4,3	432
< 40 Jahre	21,6	16,8	5,4	4,9	443
< 45 Jahre	27,2	21,6	7,7	6,6	463
< 50 Jahre	27,4	24,0	8,4	7,3	687
< 55 Jahre	29,3	36,2	9,5	7,9	1.055
< 60 Jahre	29,1	25,6	10,3	8,2	994
< 65 Jahre	27,4	22,1	10,3	11,0	733
< 70 Jahre	28,6	24,2	10,1	9,6	667
< 75 Jahre	35,5	31,2	12,7	10,1	586
< 80 Jahre	46,9	40,3	14,6	11,4	895
< 85 Jahre	71,0	56,3	18,5	16,5	751
< 90 Jahre	109,7	82,2	22,6	20,7	531
> 90 Jahre	129,2	87,3	18,5	16,7	253

Als weiteres Beispiel seien die Zahlen zur Suizidmortalität 2002 in Oberfranken, Bayern, über die verschiedenen Altersgruppen angegeben (▶ Tab. 13). Hier wird noch einmal der deutliche Sprung ab dem Berentungsalter und noch einmal im höheren Lebensalter, nach dem 75. Lebensjahr, deutlich.

Als Zusammenfassung dieser Daten zur Suizidepidemiologie in Deutschland lässt sich mit Felber (2007) festhalten: Es ist ein Rückgang der Suizidmortalität in den letzten 30 Jahren zu beobachten, der sich unabhängig von der Arbeitslosigkeit und Wirtschaftskrise im 1. Jahrzehnt des jetzigen Jahrhunderts und im Osten schneller als im Westen vollzieht und einem Angleich nahe kommt. Es findet sich ein suizidaler »Burst«, der einer kurzzeitigen Anomie im Sinne von Durkheim zugeschrieben wird, und der wahrscheinlich durch regionale Suizidmortalitätsspitzen verursacht wird. 2004 setzt ein neuerlicher Rückgang der Suizidalität ein, der endgültig eine mehr als 100-jährige Ost-West-Differenz auszugleichen beginnt, die aus einem traditionellen Ost-West-Gefälle in Deutschland und Europa resultiert. Als Teilursache des Rückgangs der Suizidmortalität kann für Sachsen die Entgiftung des Stadtgases ausgemacht werden. Die Zunahme der Suizidzahlen 2008–2014 wird von manchen Autoren im Kontext der Banken-/Wirtschaftskrise gesehen; das ist jedoch umstritten (Wolfersdorf und Hegerl 2019)

Tab. 12: Suizidraten im Alter Deutschland 2006 (Schmidtke et al. 2008)

Anteil Männer über 60 Jahre	
an Gesamtbevölkerung	22,1 %
an den Suiziden	40,2 %
Anteil Frauen über 60 Jahre	
an Gesamtbevölkerung	27,8 %
an den Suiziden	49,3 %
Anteil Männer über 70 Jahre	
an den Suiziden	23,6 %
Anteil Frauen über 70 Jahre	
an den Suiziden	32,0 %
Mittleres Alter der Suizidenten 2006	
Männer	54,7 Jahre
Frauen	59,0 Jahre

Tab. 13: Todesursache »Vorsätzliche Selbstbeschädigung« [ICD-10: X60–X84] Suizidmortalität 2002 in Oberfranken nach Altersgruppen 2002 und Suizidraten bei Männern

	Oberfranken			
Altersgruppe	Gesamtbevölkerung	Suizide	Suizidrate	[Suizid und Suizidrate bei Männern]
≤ 30	309.194,5[1]	17[1]	5,49[1]	
30-35	82.355,5	9	10,92	[M = 41.515,0; S = 8; SR = 19,2]
35-40	94.396,0	15	15,80	[M = 48.523,0; S = 11; SR = 22,6]
40-45	91.153,0	14	15,35	[M = 46.745,5; S = 10; SR = 21,3]
45-50	77.656,5	12	15,45	[M = 39.507,5; S = 11; SR = 27,8]
50-55	70.981,5	16	22,54	[M = 36.087,0; S = 14; SR = 38,8]
55-60	55.669,0	10	17,96	[M = 28.135,0; S = 8; SR = 28,4]
60-65	74.769,5	12	16,04	[M = 36.572,5; S = 10; SR = 27,3]
65-70	62.198,5	15	24,11	[M = 28.645,0; S = 11; SR = 38,4]
70-75	52.351,5	13	24,83	[M = 22.432,5; S = 10; SR = 44,5]
75-80	43.061,5	14	32,51	[M = 15.359,5; S = 12; SR = 78,1]
80-85	27.128,0	4	14,74	[M = 8.221,0; S = 2; SR = 24,3]
> 85	19.766,5	10	50,59	[M = 4.963,5; S = 7; SR = 141,0]

Tab. 13: Todesursache »Vorsätzliche Selbstbeschädigung« [ICD-10: X60–X84] Suizidmortalität 2002 in Oberfranken nach Altersgruppen 2002 und Suizidraten bei Männern – Fortsetzung

Altersgruppe	Oberfranken			
	Gesamtbevölkerung	Suizide	Suizidrate	[Suizid und Suizidrate bei Männern]
insgesamt	1.113.221,5	161	14,46	[M = 540.863,0; S = 128; SR = 23,6] [F = 572.358,5; S = 33; SR = 5,76]

[1] nicht bewertbar da inklusive Kinder und Jugendliche
(n. Statistisches Landesamt München und eigene Berechnung (SR))

Die unterschiedlichen Suizidraten in den verschiedenen Bundesländern Deutschlands sind bereits oben zusammengestellt. Unterschiedliche *Suizidraten lassen sich auch auf kleinräumigerer Ebene* beschreiben, wie ▶ Tab. 14 mit den Suizidraten in den bayerischen Bezirken im Jahr 2005 zeigt. Allerdings ist nicht zu vergessen, dass die Schwankungen von Raten umso größer ausfallen können, je kleiner das untersuchte Gebiet oder die Gruppe sind. Rein statistisch gehören Suizide zu seltenen Ereignissen: Wenn man z. B. überlegt, dass in manchen Gruppen 10 von 100.000 pro Jahr sich das Leben nehmen, wird die Wahrscheinlichkeit in einer Gruppe von 10.000 Menschen nur 1 Suizid pro Jahr sein, ein weiterer würde die Rate verdoppeln. Daher sind Vergleiche in kleineren Gruppen oder Regionen unsicherer oder werden über längere Zeiträume angestellt.

Tab. 14: Suizidraten in Bayern nach Bezirken 2005 (neuere Daten sind von der Kriminalpolizei/Staatsanwaltschaft nicht zu erhalten)

Bezirk	Manner	Frauen	gesamt
Oberbayern	20,7	7,4	13,9
Niederbayern	25,5	7,9	16,5
Oberpfalz	18,1	7,4	12,7
Oberfranken	23,1	5,8	14,2
Mittelfranken	21,3	8,6	14,8
Unterfranken	17,0	6,3	11,5
Schwaben	20,5	6,4	13,3

Oberfranken steht bei den Suizidraten insgesamt an 3. Stelle, bei den Männern an der 2. Stelle in Bayern.

Während sich Suizidzahlen und Suizidraten – unter Einbeziehen der obigen Überlegungen zur Dunkelziffer – für Deutschland, Europa oder auch weltweit relativ gut festlegen lassen, gilt dies nicht für die Suizidversuchsrate. Suizidversuche sind in Deutschland nicht meldepflichtig, so dass hier aus regionalen Zahlen Hochrechnungen für ganz Deutschland abgeleitet werden müssen. So haben Schmidtke und Weinacker (1994) für das Jahr 1989 eine Suizidversuchsrate bei Männern von 81 auf 100.000, bei Frauen von 112 auf 100.000 berichtet. 1991 unternahmen 78 von 100.000 Männern und 119 von 100.000 Frauen Suizidversuche, und 1996 betrug, bezogen auf Deutschland und Personen ab 15 Jahren, die Suizidversuchsrate bei den Männern 122, bei den Frauen 147 auf je 100.000 der Allgemeinbevölkerung. 2002 betrug die auf Basis der Würzburger Daten hochgerechnete Suizidversuchsrate für Deutschland bei Männern 116 und bei Frauen 185 auf 100.000. Die Suizidversuchsraten scheinen im Gegensatz zu einem Rückgang in den 1980er und 1990er Jahren zuletzt wieder einen langsam ansteigenden Trend zu zeigen, wobei im europäischen Vergleich die Suizidversuchsraten in Deutschland sowohl für Männer als auch für Frauen unterhalb des Durchschnitts liegen dürften. Die Suizidversuchshäufigkeit ist in jüngeren Altersgruppen am höchsten, am meisten gefährdet sind 15- bis 25-jährige Frauen (Schmidtke et al. 2002, Schmidtke et al. 2005, NaSPro 2009).

Nach Fiedler und Schmidtke (2007) verstirbt in Deutschland alle 47 Minuten ein Mensch durch Suizid, jedes Jahr sind es fast 10.000. Alle vier Sekunden findet ein Suizidversuch statt und die Anzahl der Suizidversuche liegt derzeit bei weit über 100.000 pro Jahr. Die WHO (2014) geht von einer vielfach erhöhten Suizidversuchszahl und -rate aus, legt sich aber nicht fest. Man schätzt 10–30-fach höhere Suizidversuch-Zahlen als Suizide; in Deutschland demnach ca. 150.000–200.000 Suizidversuche pro Jahr.

Suizid- und Suizidversuchsraten verlaufen gegenläufig und geschlechtsabhängig. Die Suizidversuchsraten sind im jüngeren Lebensalter am höchsten und nehmen mit zunehmendem Lebensalter deutlich ab. Von Suizidversuchsraten von über 400 bei den 15- bis 20-jährigen Frauen bzw. zwischen 100 und 200 bei den Männern gleichen Alters sinken sie auf deutlich unter 50 für beide Geschlechter bei den über 60-Jährigen (Bronisch 2002). Bei den durchgeführten Suiziden ist die Entwicklung umgekehrt. Die Suizidrate steigt hier von der zweiten Lebensdekade bis in die 80er und 90er Jahre bei Männern und Frauen in gleicher Weise, jedoch bei den Männern sehr viel deutlicher. Bei den über 70-jährigen Männern liegen die Suizidraten bereits um 80 und 90 je 100 000 Einwohner (Bezugsgruppe: Männer der gleichen Altersgruppe), während sie bei den Frauen zwischen 20 und 30 je 100 000 Frauen gleichen Alters verharrt (Bronisch 2002, Müller-Pein H. 2020).

Schmidtke und Mitarbeiter der WHO/EU-Studie zum suizidalen Verhalten in Europa haben die Suizidversuchsraten der Jahre 1989–1992 in 16 Zentren Europas erhoben. 1992 betrug die Suizidversuchsrate für die Männer 130 und für Frauen 165. Bezogen auf Altersgruppen lag sie bei den 15- bis 24-jährigen Frauen bei 283, bei den über 55-jährigen Frauen bei 74, bei den 15- bis 24-jährigen Männern bei 168 und bei den über 55-jährigen Männern bei 59 (▶ Tab. 15). Hawton et al. (1994) hatten die Suizidversuchsrate 1989 bis 1992 im Raum Oxford, England, berechnet und für das Jahr 1992 eine Gesamtrate von 301 auf 100 000 Personen errechnet. Für Frauen beträgt sie 362 und für Männer 239.

Es gibt auch Untersuchungen über die Häufigkeit von Suizidgedanken. In einer Studie in der USA haben Paykel et al. (1994) eine Lebenszeithäufigkeit für Suizidgedanken von 4,8 % bis 18,5 % und für Suizidversuche von 1,1 % bis 5,9 % gefunden. In einer Studie von Bernal et al. (2007) für verschiedene europäische Länder wurde eine Lebenszeitprävalenz für Suizidgedanken von 7,8 % und für Suizidversuche von 1,3 % beobachtet. Agoub et al. (2006) fanden in ihrer Studie zur Suizidalität in Casablanca, Marokko, eine 1-Monatsprävalenz für Suizidgedanken von 6,3 % und eine Lebenszeitprävalenz für Suizidversuche von 2,1 %. Hubers et al. (2016) konnten zeigen, dass geäußerte Suizidgedanken insbesondere bei psychisch Kranken, hier vor allem mit affektiven Störungen, signifikant häufiger bei späteren Suiziden vorhanden waren. Isometsä (2014) wies darauf hin, dass bei mood disorders das Lebenszeitrisiko bei Suizid zwischen 5–6 % liege. Die Häufigkeit von Suizidversuchen sei 20–40-fach erhöht und Suizidankündigungen sehr häufig.

Tab. 15: Suizidversuchsraten 1989–1992 in 16 Zentren Europas (Mittelwerte, personenbezogene, alters- und geschlechtsspezifisch)

	Jahr				Mittel	Veränderung	Altersstand	Altersgruppen				
	1989	1990	1991	1992	89-92	89-92	89-92	15-24	25-34	35-44	45-54	> 55
Männer	147	144	136	130	140	-17 %	136	168	199	169	102	59
Frauen	211	193	193	165	193	-14 %	186	283	262	235	160	74

Zentren: Bern, Schweiz 1989–90/Bordeaux, Frankreich 1989/Cergy-Ponoise, Frankreich 1989–91/ Emilia Romagna, Italien 1989–92/Padua, Italien 1989–92/Guipuzcoa, Spanien 1989–91/Helsinki, Finnland 1989–92/Innsbruck, Österreich 1989–92/Leiden, Niederlande 1989–92/Odense, Dänemark 1989–92/Oxford, UK 1989–92/Sor-Trondelag, Norwegen 1989–92/Stockholm, Schweden 1989–92/Umea, Schweden 1989–92/ Szeged, Ungarn 1989–92/Würzburg, Deutschland 1989–92
Catchment area total 4.591.000 Einwohner (davon ≥ 15 Jahre: 3.962.000)
(n. Schmidtke et al. 1996)

Suizidgedanken sind also, nach allem, was wir wissen, ein weit häufigeres Phänomen als Suizidhandlungen im engeren Sinn. Bei all diesen Untersuchungen muss ebenfalls die Möglichkeit einer Dunkelziffer berücksichtigt werden, da Suizidalität nach wie vor ein stark schambesetztes und auch tabuisiertes Thema ist, was dazu führt, dass bei Erhebungen nicht die wahren Häufigkeiten gefunden werden. Das zeigte sich auch bei einem kulturellen Vergleich zwischen indischen und Wiener Medizinstudenten. In Indien ergab sich eine Lebenszeitprävalenz von Suizidgedanken von 16,8 %, in Wien von 51,5 %. Bei Suizidversuchen lag sie demgegenüber in einer vergleichbaren Größenordnung von 5,9 % bzw. 4,9 %, wobei in Indien generell eine weit restriktivere Haltung zur Suizidalität vorherrsche (Etzersdorfer et al. 1998).

Zusammenfassend lässt sich Folgendes festhalten: Die Suizidmortalität in Deutschland hat in den letzten zwei bis drei Jahrzehnten stetig abgenommen. Klinische Hypothesen zur Erklärung dieser Beobachtung wären die Zunahme der Kriseninterventions- und Suizidpräventionseinrichtungen, der Telefonseelsorge und ähnlicher Einrichtungen sowie die Verbesserung der Behandlung depressiver Erkrankungen. Hinzu kommt eine erhöhte Aufmerksamkeit für das Thema Suizidalität und psychische Erkrankung in der Gesellschaft sowie die Aktivitäten der entsprechenden Institutionen, Vereine und des Nationalen Suizidpräventionsprogramms einschließlich einer Verbesserung der Fort- und Weiterbildung in medizinisch-psychosozialen Fächern.

Dennoch soll an dieser Stelle nochmals darauf hingewiesen werden, dass sich in Deutschland jedes Jahr fast 10.000 Menschen das Leben nehmen – dies sind weit mehr als durch Verkehrsunfälle sterben. Zieht man in Betracht, mit welcher seelischen Not Suizidhandlungen für die Betroffenen wie die Angehörigen einhergehen, dann kann dies kein Anlass sein, zufrieden zu sein und die Anstrengungen einzustellen. Vielmehr ist darin eine Bestätigung der bisherigen Bemühungen zu sehen, die den Weg für weitere Aktivitäten

3.2 Zur europäischen und internationalen Perspektive

Seit Beginn der Erhebungen ist in Österreich die Suizidrate im Vergleich immer schon deutlich höher gewesen als in Deutschland, jedoch lässt sich hier eine Bewegung ähnlich wie in Deutschland und einigen anderen europäischen Ländern beobachten mit einem Rückgang seit Mitte der 1980er Jahre des letzten Jahrhunderts. Von einer durchschnittlichen Rate von 26,4 pro 100.000 Einwohnern und Jahr zwischen 1980 und 1990, mit dem Gipfel 1986 mit 28,3 (Etzersdorfer et al. 1992) ging die Rate von 1990 bis 2000 auf 21,3 zurück (Etzersdorfer et al. 2005) und erreichte 2008 den Wert von 15,2 (Kapusta 2009), was ebenfalls fast einer Halbierung entspricht. Männer wiesen 2008 eine Suizidrate von 23,7 pro 100.000 auf, Frauen von 7,1. Allerdings ist dieser Rückgang nicht in allen Altersgruppen in der gleichen Weise feststellbar; so ist der Abstand zwischen den Raten von alten Männern und Frauen durch einen Anstieg bei den Männern gegen den allgemeinen Trend weiter gestiegen (Etzersdorfer et al. 2005) und auch der Anteil von Schusswaffensuiziden bei älteren Männern (über 65 Jahren) nahm drastisch zu, von 1970 bis 2004 von 2,7 % auf 25 % (Kapusta et al. 2007).

In den ▶ Tabellen 16, 17 und 18 sind zum einen die *Suizidraten für Männer und Frauen in einzelnen europäischen Ländern* dargestellt, wie sie von der WHO berichtet wurden, sodann die Suizidraten *in den verschiedenen Regionen der Welt*, ebenfalls nach der WHO-Datenbank (Schmidtke et al. 1999). Deutlich wird dabei, dass sich Deutschland im oberen mittleren Bereich der Suizidmortalität in Europa befindet, erneut bestätigt sich das Geschlechtsverhältnis Männer zu Frauen mit 3:1 weltweit.

Tab. 16: Suizidraten für Männer und Frauen (pro 100.000 Einwohner) in einzelnen europäischen Ländern (WHO)

Land	Jahr	Manner	Frauen
Albanien	2016	7.9	4.7
Armenien	2016	10.8	2.8
Aserbeidschan	2016	4.2	1.1
Belgien	2016	27.8	13.8
Bosnien Herzegowina	2016	14.1	3.6
Bulgarien	2016	18.2	5.1
Dänemark	2016	17.3	8.2
Deutschland	2016	19.7	7.7

Tab. 16: Suizidraten für Männer und Frauen (pro 100.000 Einwohner) in einzelnen europäischen Ländern (WHO) – Fortsetzung

Land	Jahr	Männer	Frauen
Estland	2016	30.6	6.6
Finnland	2016	23.9	8.1
Frankreich	2016	23.9	11.7
Georgien	2016	14.2	2.7
Griechenland	2016	8.1	2.0
Großbritannien	2016	13.5	4.4
Irland	2016	18.5	4.6
Island	2016	22.3	5.6
Israel	2016	8.1	2.7
Italien	2016	12.1	4.5
Kasachstan	2016	38.3	7.6
Kirgistan	2016	13.2	3.5
Kroatien	2016	25.6	7.9
Lettland	2016	37.6	7.3
Litauen	2016	58.1	9.5
Luxemburg	2016	18.6	8.3
Malta	2016	12.1	2.8
Mazedonien	2016	11.9	3.9
Montenegro	2016	15.4	5.3
Niederlande	2016	16.2	2.0
Norwegen	2016	15.9	8.4
Österreich	2016	23.9	7.7
Polen	2016	28.9	4.3
Portugal	2016	22.2	6.5
Republik Moldau	2016	27.9	4.7
Rumänien	2016	17.9	3.3
Russische Föderation	2016	55.9	9.4
Serbien	2016	23.5	8.1
Schweden	2016	19.1	10.5

Tab. 16: Suizidraten für Männer und Frauen (pro 100.000 Einwohner) in einzelnen europäischen Ländern (WHO) – Fortsetzung

Land	Jahr	Männer	Frauen
Schweiz	2016	22.0	12.4
Slowakei	2016	22.7	3.5
Slowenien	2016	30.4	6.9
Spanien	2016	13.1	4.5
Tadschikistan	2016	3.7	1.3
Tschechische Republik	2016	21.4	5.1
Turkmenistan	2016	10.1	3.5
Ukraine	2016	41.1	6.3
Ungarn	2016	29.7	9.6
Usbekistan	2016	9.9	4.8
Weißrussland	2016	46.9	8.2

Letzte verfügbare Daten (Stand: Juni 2020, www.who.int)

Tab. 17: Suizidraten in verschiedenen Regionen nach dem Geschlecht (WHO)

Land	Männer	Frauen	Gesamt
Weltweit	13.5	7.7	10.6
Afrika	9.9	4.8	7.4
Amerika	15.1	4.6	9.8
Naher Osten	5.1	2.7	3.9
Europa	24.7	6.6	15.4
Süd-Ost-Asien	14.8	11.6	13.2
Pazifikraum	10.9	9.4	10.2

(Quelle: https://apps.who.int/gho/data/node.sdg.3-4-viz-2?lang=en; abgerufen 31.8.2022)

Tab. 18: Suizidraten (pro 100.000) für Männer und Frauen nach Altersgruppen, Daten der WHO, weltweit, geschätzt für 2008 (Värnik 2012)

Altersgruppe	15–29	30–44	45–59	60–69	70–79	80+	Ges.
Männer	15.3	17.8	23.4	28.2	42.2	60.1	14.9
Frauen	11.2	8.6	9.5	12.4	18.7	27.8	8.2

Auch die Zugehörigkeit zu unterschiedlichen ethnischen Gruppen spielt eine Rolle, wie sich gut aus der Studie von Oquendo et al. (2001) hinsichtlich der Suizidraten bei verschiedenen ethnischen Gruppen in den USA erschließt (▶ Tab. 19). Hier ist die Suizidrate bei den mexikanischen Amerikanern, bei Männern und Frauen, am niedrigsten, während sie bei den weißen Amerikanern im Vergleich zu allen anderen Gruppen nahezu doppelt so hoch liegt. Auch ist der Geschlechtsunterschied quer durch alle fünf ethnischen Gruppen deutlich stärker ausgeprägt mit z. B. 4:1 bis 5:1.

Tab. 19: Suizidraten bei fünf verschiedenen ethnischen Gruppen in den USA (Oquendo et al. 2001)

Ethnische Gruppe	Jährliche Suizidrate 1986–1988 (pro 100.000 Personen)	
	Männer	Frauen
Weiße Amerikaner	22,5	5,8
Afro-Amerikaner	11,9	2,4
Mexikanische Amerikaner	7,0	1,3
Kubanische Amerikaner	14,9	2,3
Puerto-Ricanische Amerikaner	11,7	1,2

Zur Ergänzung noch einige Hinweise aus der »Vital Statistics of the United States« 1996 (▶ Tab. 20): Die *Suizidzahl* in den USA im Jahr 1996 betrug 30 903, die *Suizidrate* 11,6 auf 100.000 der Bevölkerung. Der Suizid stand an der 9. Stelle aller Todesursachen, bei den 65 Jahre und älteren Menschen an 14. Stelle. Bei den 15- bis 24-Jährigen standen an 1. Stelle die Unfälle mit 38,1, an 2. Stelle Fremdtötungen mit 18,1 und an 3. Stelle die Suizidmortalität mit 12,1 auf 100.000 der jeweiligen Bezugsgruppe. Die Anzahl der Suizidversuche wurde mit 775.000 geschätzt, was einem Verhältnis Suizide zu Suizidversuche von 1:25 entspricht. Bei den 15- bis 24-jährigen jungen Menschen kamen 100–200 Suizidversuche auf einen Suizid, bei 65-Jährigen und Älteren waren es nur vier Suizidversuche auf einen Suizid. Von der Gesamtzahl der Suizide wurden 58,8 % mit Schusswaffen durchgeführt; bei den über 65-jährigen alten Menschen betrug der Anteil 71,5 % und bei den Männern insgesamt 63,3 %. Dieser im internationalen Vergleich enorm hohe Anteil der Schusswaffensuizide korreliert mit einem sehr liberalen Waffenrecht, worauf in Kapitel 7 näher eingegangen wird. In diesen statistischen Angaben wurden auch die sog. »Survivors«, also Familienangehörige und Freunde eines durch Suizid verstorbenen Menschen und deren Belastung erhoben. Geschätzt wurde, dass jeder Suizid etwa sechs Personen des engeren Umkreises beeinträchtigt, so dass auf der Basis von 745.000 Suiziden der Jahre 1971–1996 eine geschätzte Anzahl von Survivors in den USA von ca. 4,47 Mio. Personen besteht; deren Anzahl soll um ca. 168.000 pro Jahr wachsen. ▶ Tabelle 20 fasst diese Daten zusammen und ergänzt sie um Hinweise zu unterschiedlichen Regionen der USA, die auch hier eine Häufung der Suizidmortalität in den Bergregionen zeigen, gefolgt an zweiter Stelle von der süd-atlantischen Region der USA, sozusagen als Gegenpol, und dann den Zentralregionen. Eine Aufschlüsselung nach Zugehörigkeit zu Indianer- und Eskimostämmen zeigt sehr unterschiedliche Suizidraten bei den nordamerikanischen Indianern: im

Southwest Navajo 10 pro 100 000 in den Jahren 1954–1963, 13 von 1968–1969, bei Appachen in der gleichen Region 43,3 von 1957–1959, bei den Inuit in Alaska 1950–1974 eine Suizidrate von 15–60 auf 100.000, bei Black Feet der Bergregion für das Jahr 1960 und folgende eine Rate von 130 auf 100.000, ähnlich wie bei den Shoshonen 1960–1970, deren Suizidrate um 100 auf 100.000 lag.

Tab. 20: Suizide USA 1996 (Vital Statistics of the United States, 1996 annual vol.; AAS, J. L. McIntosh, November 1998)

USA	Suizide Anzahl	Pro Tag	Rate (auf 100.000 Bevölkerung)	% Verstorbene (auf 100.000 Bevölkerung)
Nation gesamt	30.903	84,4	11,6	1,3
Männer	24.998	68,3	19,3	2,1
Frauen	5.905	16,1	4,4	0,5
Weiße Amerikaner	27.856	76,1	12,7	1,4
Nicht-Weiße	3.047	8,3	6,7	0,9
davon »Black«	2.164	5,9	6,5	0,8
Ältere Amerikaner (65+ Jahre)	5.855	16,0	17,3	0,3
Jüngere Amerikaner (15–24 Jahre)	4.358	11,9	12,0	13,4
Regionen				
Mountain	2.799		17.4	
South Atlantic	6.166		12,9	
West North Central	2.296		12,4	
East South Central	2.002		12,4	
West South Central	3.544		12,1	
Pacific	4.948		11,7	
East North Central	4.568		10,5	
New England	1.239		9,3	
Middle Atlantic	3.341		8,7	

Im Jahr 2006 hatten De Leo et al. den Anstieg der *Suizidmortalität in Japan* (Fujita 2006) diskutiert; die Daten sind als Beispiel für eine bemerkenswerte Entwicklung in einer hoch industrialisierten Nation in der folgenden Übersicht zusammengefasst. Der 60 %ige Anstieg der Suizidmortalität bei den Männern betrifft im Wesentlichen jene im mittleren bis beginnenden höheren Lebensalter und betrifft damit Männer, die im Erwerbsleben stehen. Die in den letzten 10 Jahren entstandene industrielle Problematik in Japan führte zu einer Zunahme der Arbeitslosigkeit in dieser Altersgruppe, so dass die Zunahme der erhöhten Suizidmortalität sehr an den klassischen Suizid zur Ehrenrettung erinnert.

> **Suizidraten und für Anstieg angeschuldigte Faktoren in Japan (Fujita 2006)**
>
> - **Männer**
>   1989–1995: 26,1
>   1998–2000: 41,8 (Anstieg 60 %)
> - **Frauen**
>   1989–1995: 13,9
>   1998–2000: 16,3 (Anstieg 17 %)
> - 62 % des Anstieges bei den Männern geht zu Lasten der Männer im Alter von 45–69 Jahren
> - Suizidraten sind hoch, auch früher, in ländlichen Regionen; der stärkste Anstieg bei den Männern, deutlich geringer bei Frauen, war in Osaka pro Jahr (894 auf 1.658) und Tokyo (1.129 auf 1.938 pro Jahr)
>
> **Faktoren die den Anstieg charakterisieren:**
>
> - männlich (Männer 15–69 Jahre; insbes. 45–69 Jahre)
> - geschieden
> - arbeitslos
> - städtischer Wohnsitz
> - Erhängen als Suizidmethode

In Deutschland wird seit Ende der 1970er Jahre ein Rückgang der Suizide beobachtet, andererseits eine Stagnation auf um 10.000 Suizide pro Jahr. Felber (2007) beschreibt diese Entwicklung und verbindet sie mit weiteren verfügbaren Daten aus Deutschland und anderen Ländern. So zeigt sich für Deutschland, dass der Rückgang nicht mit dem Anteil von Arbeitslosigkeit korreliert, dass er in den neuen Bundesländern stärker und schneller als in den alten zu beobachten ist, und damit in den letzten Jahren eine mehr als 100 Jahre beobachtbare Differenz zwischen Ost und West zum Ausgleich tendiert.

Ein solches Ost-West-Gefälle findet sich, wie oben beschrieben, auch in Österreich und in Europa insgesamt, wobei Deutschland hier eine mittlere Position einnimmt. In einer Zusammenstellung der WHO steht Deutschland weltweit auf Platz 28 von 92 Ländern, wobei jedoch Daten aus verschiedenen Jahren und mit sicherlich sehr unterschiedlicher Verlässlichkeit verglichen werden. Seit den politischen Umbrüchen sind innerhalb Europas die enorm hohen Suizidraten der baltischen Länder alarmierend, aber auch Russland und Weißrussland weisen sehr hohe Raten auf. Sie liegen bei den Männern über dreimal so hoch wie in Deutschland. Litauen und Russland haben heute die höchsten Suizidraten in der Welt, wobei nach dem Zusammenbruch des Kommunismus ein enormer Anstieg zu beobachten war, der auch als Ausdruck einer gesellschaftlichen Anomie im Sinne von Durkheim verstanden werden kann; in den letzten Jahren ist auch hier wieder ein Rückgang der Suizidraten zu beobachten (Felber 2007).

Bei den Bemühungen um eine institutionalisierte Suizidprävention in Deutschland und Europa muss auch auf die Entwicklung von Nationalen Suizidpräventionsprogrammen hingewiesen werden. Bei einer Betrachtung der deutschsprachigen Länder finden sich Aktivitäten in Österreich (Suizidprävention Austria, SUPRA), während sich die Situation in der Schweiz komplizierter darstellt. Da verfassungsrechtliche Grundlagen dort die Kompetenzen des Bundes im Bereich der Prävention begrenzen, sind die Voraussetzungen für ein Nationales Suizidpräventionsprogramm ungünstig (Michel 2008). Hier sind es verschiedene regionale Initiativen, die in Art und Intensität sehr unterschiedlich aussehen und teilweise von Einzelinitiativen abhängen

(Reynders 2008). In Deutschland hingegen wurde 2002 von der Deutschen Gesellschaft für Suizidprävention ein Nationales Suizidpräventionsprogramm initiiert, das inzwischen weite und vielfältige Unterstützung, auch aus dem politischen Bereich, erfährt. Eine eigenständige Entwicklung ist dabei eine Gliederung in eine horizontale und eine vertikale Ebene, worunter zu verstehen ist, dass »horizontal« Belange bestimmter Zielgruppen (z. B. Jugendliche, alte Menschen) in Arbeitsgruppen erarbeitet werden und »vertikal« verschiedene Interventionsmöglichkeiten (z. B. Medieninitiativen, Einschränkung des Zugangs zu Suizidmitteln und anderes mehr) überlegt werden (Etzersdorfer 2009). Wichtig ist hier auch, dass neben Experten auch andere gesellschaftlich relevante Gruppen einbezogen sind, die in vielfältiger Weise zur Suizidprävention beitragen können. So gelang es etwa, die Packungsgröße eines toxischen Schmerzmittels zu reglementieren und damit den Zugang zu erschweren, was sich bereits in Großbritannien als ein wichtiger suizidpräventiver Schritt herausgestellt hat (nähere Informationen siehe Website der Deutschen Gesellschaft für Suizidprävention www.suizidprophylaxe.de oder Website des Nationalen Suizidpräventionsprogramms (NaSPro) www.suizidpraevention-deutschland.de.

Die Internationale Gesellschaft für Suizidprävention (International Association for Suicide Prevention, IASP) und die World Health Organization (WHO) haben 2004 zum »World Suicide Prevention Day« am jeweils 10. September des Jahres unter dem Titel »Saving lives, restoring hope« folgendes Grundsätzliches formuliert: Jedes Jahr sterben weltweit ca. eine Mio. Menschen durch Suizid, alle 40 Minuten ereignet sich ein Suizidtodesfall. Suizid ist weltweit bei jungen Menschen die häufigste Todesursache. Weltweit werden jährlich 20 bis 50 Mio. Suizidversuche geschätzt. Gründe und Risikofaktoren gibt es viele verschiedene, sie sind komplex und miteinander verknüpft: Psychische Erkrankungen einschließlich Alkohol- und Substanzmissbrauch spielen eine zentrale Rolle. Hinzu kommt eine positive Familienanamnese hinsichtlich eines Suizids. Weitere Risikofaktoren sind körperliche und sexuelle Missbrauchserfahrungen in der Kindheit, soziale Isolation, Leben in Armut, Arbeitslosigkeit, Beziehungsverlust und Verlust geliebter Menschen sowie Zugangsmöglichkeiten zur Suizidmethoden. Die WHO hat dies 2014 deutlich formuliert.

3.3 Suizidalität und psychische Krankheit – zur Epidemiologie

Der enge *Zusammenhang zwischen psychischer Erkrankung als Risikofaktor (Schneider 2003) und Suizidmortalität* wird in allen Studien für Suizidalität bei psychischen Erkrankungen immer wieder bestätigt, seien es nun psychologische Autopsien, Metaanalysen oder Berechnungen der Lebenszeitsuizidmortalität einer definierten Kohorte psychisch kranker Menschen.

Die Metaanalyse von Bertolote et al. (2004) zeigt verschiedene bedeutsame Aspekte, die sich beim Zusammenstellen der verfügbaren qualifizierten Studien ergeben (▶ Tab. 21). Zum einen bestätigt sich das deutliche Überwiegen affektiver Störungen, hier weitgehend depressive Erkrankungen, bei den Suiziden in der Allgemeinbevölkerung und insbesondere unter Betrachtung der ersten Hauptdiagnose. Interessanterweise bestätigt sich auch die in der deutschsprachigen Literatur (z. B. Wolfersdorf 1989) formulierte Hypothese, dass es sich im stationären psychiatrischen Bereich bei den schizophrenen Patienten um eine neue Risikogruppe für suizidales Verhalten handelt, die außerhalb der Kliniken, außerhalb jeglicher Versorgung oder im ambulanten psychosozialen Versorgungsbereich nicht in der gleichen Weise ins Gewicht bzw. unzureichend als high-risk-group fällt. Hier handelt es sich um junge schizophrene Männer mit einer klassischen schizophrenen Erkrankung meist paranoid-halluzinatorischen Typs, die sich mit Blick auf ihre aktuelle Symptomatik, den bevorstehenden Krankheitsverlauf, die psychosozialen Folgen sowie die tiefe Verletzung der eigenen Ich-Identität und des eigenen Wertgefühles suizidieren.

Tab. 21: Psychische Erkrankung bei Suizid. Daten aus der Metaanalyse »Psychiatric diagnoses and suicide: Revisting the evidence« (Bertolote et al. 2004)

Erkrankung	Gesamtgruppe (n = 15 629)		Psychiatrische Patienten stat. (n = 7 424)		Allgemeinbevölkerung (eine Diagnose) (n = 1 835)	
	n	%	n	%	n	%
Affektive Störung	5.950	30,2	1 545	20,8	814	44,4
Substanzbezogene Störung	3.479	17,6	725	9,8	352	19,2
Schizophrenie	2.787	14,1	1 481	19,9	138	7,5
Persönlichkeitsstörung	2.561	13,0	1 129	15,2	58	3,2
Hirnorganische Störung	1.243	6,3	1 115	15,0	38	2,1
andere psychotische Störung	812	4,1	769	10,4	43	2,3
Angst- u. somatoforme Störungen	942	4,8	187	2,5	49	2,7
Anpassungsstörung	451	2,3	3	0,0	73	4,0
Andere DSM-Achse-I-Diagnosen	1.093	5,5	460	6,2	49	2,7
Keine Diagnose	398	2,0	10	0,1	221	12,0
gesamt	19.716	100,0	7.424	100,0	1.835	100,0

Zwei weitere Übersichten zur Häufigkeit psychischer Erkrankungen bei durch Suizid Verstorbenen stammen von Schneider (2003) (▶ Tab. 22) und Harris und Barraclough (1997) (▶ Tab. 23). Harris und Barraclough (1997) bestätigen auf der Basis einer Metaanalyse von 23 englischsprachigen Studien zwischen 1966 und 1993 erneut das hohe Suizidrisiko psychischer Erkrankungen und hier insbesondere der depressiven Störungen. Schneider (2003) hingegen gibt eine Einschätzung der Häufigkeit von psychischen Erkrankungen auf der Basis psychologischer Autopsien, in denen diagnostische Zuordnungen mit einigermaßen Sicherheit vorgenommen werden konnten. Auch hier dominieren, ausgehend von den Maximalwerten der angegebenen Bandbreiten, die depressiven Störungen, gefolgt von Persönlichkeitsstörungen und

Alkoholabhängigkeit. Es ist jedoch zu berücksichtigen, dass eine Reihe der verwendeten Autopsiestudien in die Zeit der Internationalen Klassifikation der Erkrankungen nach DSM-III bzw. ICD-9, und damit einer weit geringeren Gewichtung der Diagnostik von Persönlichkeitsstörungen zurückgeht.

In einem ähnlichen Ansatz haben Schaller und Wolfersdorf (2010) psychologische Autopsiestudien und den Aspekt der Häufigkeit depressiver Erkrankungen gesichtet, die Ergebnisse sind in ▸ Tab. 24 aufgeführt. Der Anteil von affektiven Störungen liegt erwartungsgemäß bei 30–90 %, bei der Hauptzahl der Studien bei 40–60 %. Der Anteil bipolarer Störungen schwankt zwischen 0 und 24 %, der Anteil der Dysthymia zwischen 2 und 20 %; erhoben wurden auch die Anteile schizophrener Erkrankung, die hier zwischen 0 und 19 %, damit im Mittel etwa bei 7–8 %, berechnet wurden.

Tab. 22: Psychische Erkrankungen bei durch Suizid Verstorbenen (psychologische Autopsien) (n. Schneider 2003)

Psychische Erkrankung	Häufigkeiten (%)
depressive Störung	17–89 %
bipolare affektive Störung	0–2 %
Schizophrenie	2–19 %
Alkoholabusus/-abhängigkeit	15–56 %
Persönlichkeitsstörungen	0–62 %
Angststörungen gesamt	0–24 %
Essstörungen gesamt	0–5 %
Anpassungsstörung	2–21 %
Persönlichkeitsstörung (Achse I)	0–34 %
irgendeine psychische Störung	70–100 %

Tab. 23: Suizide bei affektiven Erkrankungen

	Suizide beobachtet n	erwartet	SMR n	95 % CI
Schwere depressive Störung	351	17,25	2,035	1,827–2,259
Bipolare affektive Störung	93	6,18	1,505	1,225–1,844
Dysthymia	1.436	118,45	1,212	1,150–1,277
Psychische Erkrankungen insgesamt	5.787	478,53	1,209	1,178–1,241

Metaanalyse: 23 englischsprachige Studien, Zeitraum 1966–1993 (Medline)
(n. Harris und Barraclough 1997)

Tab. 24: Suizid und Depression: psychologische Autopsiestudien (Schaller und Wolfersdorf 2010)

Autoren/Jahr	Anzahl-Suizide	Anteil-Männer %	Affektive Störungen gesamt	(Rez.) depressive Störung %	bipolare Störung %	Dysthymia	Schizophrenie %
Robins et al. (1959)	134	77	kA	45	kA	kA	2
Dorpat & Ripley (1960)	114	68	kA	30	kA	kA	12

Tab. 24: Suizid und Depression: psychologische Autopsiestudien (Schaller und Wolfersdorf 2010) – Fortsetzung

Autoren/Jahr	Anzahl-Suizide	Anteil-Männer %	Affektive Störungen gesamt	(Rez.) depressive Störung %	bipolare Störung %	Dysthymia	Schizophrenie %
Chynoweth et al. (1980)	135	63	kA	55	kA	kA	4
Mitterauer (1981)	145						18
Rich et al. (1986)	283	71	kA	47	kA	kA	6
Arato et al. (1988)	200	64	58	34	24	2	9
Runeson (1989)	58 (15–29-Jährige)	72	43	36	5	2	16
Asgard (1990)	104 (nur Frauen)	0	60	35	1	20	5
Marttunen (1991)	53 (13–15-Jährige)	83	52	23	kA	4	6
Wolfersdorf et al. (1993)	454	72	66	66	kA	kA	8
Apter et al. (1993)	43 (nur Männer)						
Lesage et al. (1994)	75 (18–35-jährige Männer)	100	53	40	kA	kA	9
Cheng (1995/2000)	116	62	87	87	0	kA	7
Rihmer et al. (1995)	115	77	50	16	22	kA	6
Conwell et al. (1996)	141	80	47	28	1	11	16
Heilä et al. (1997)	1.397						7
Foster et al. (1999)	117	79	36	32	kA	kA	11
Appleby et al. (1999)	84	81	23	kA	kA	kA	19
Brent et al. (1999)	140 (13–19-Jährige)	85	48	kA	kA	kA	0
Schneider et al. (2006)	163	64	37	18	5	5	14
Bertolote et. al. (2004) (Metaanalyse)	19.716	kA	30	kA	kA	kA	14

Bernal et al. (2007) haben in der europäischen Risikostudie für Suizidalität die Häufigkeit von Suizidgedanken und Suizidversuchen bei verschiedenen Erkrankungen erhoben (▶ Tab. 25): Die meisten Suizidgedanken haben Patienten mit einer posttraumatischen Belastungsstörung (32,9 %), gefolgt von Menschen mit einer generalisierten Angststörung

(31,9%) sowie mit affektiven Störungen (typische depressive Episode 26,2%, Dysthymia 30,7%). Bei den Suizidversuchen stehen generalisierte Angststörungen und Alkoholabhängigkeit (je 12%) an erster Stelle, gefolgt von posttraumatischen Belastungsstörungen (11%), Dysthymien und Angsterkrankungen (je 10%).

Tab. 25: Suizidgedanken und Suizidversuche über die Lebenszeit (ESEMED-Studie)

	n	Lebenszeit Suizidgedanken	Suizidversuche
Patienten mit Lebenszeit-SI/-SV	8 796 (100%)	7,8%	1,81%
Schwere depressive Episode	2 987	26,2%	8,36%
Dysthymia	958	30,7%	10,12%
Generalisierte Angststörung	556	31,9%	12,01%
Soziale Phobie	386	23,0%	7,60%
Spezifische Phobie	945	18,3%	5,11%
PTSD	411	32,9%	10,73%
Agoraphobie	176	19,4%	10,10%
Panikstörung	350	23,7%	10,00%
Alkoholmissbrauch	496	16,2%	5,43%
Alkoholabhängigkeit	143	27,8%	11,62%

[ESEMED = European Study on the Epidemiology of Mental Disorders]
(Bernal et al. 2007)

Vor dem Hintergrund der hier vorgelegten Daten und der in der internationalen Literatur bekannten Ergebnisse sind Suizidalität und damit Suizid und Suizidprävention eine der wichtigsten Aufgaben und Fragestellungen im psychiatrisch-psychotherapeutischen und psychosozialen Bereich und eine zentrale Aufgabe der Notfallpsychiatrie. Das bedeutet nun auch bei einem Menschen mit psychischer Erkrankung nicht, dass jede suizidale Handlung im Kontext allein der psychischen Erkrankung und der dadurch veränderten Wahrnehmungs- und Bewertungsfähigkeit zu sehen ist. Vielmehr muss in jedem Einzelfall, auch bei einem schizophrenen Patienten mit akustischen Halluzinationen, wie imperativen Stimmen, die ihn zur Suizidhandlung auffordern, die Frage der Entwicklung in eine suizidale Handlung hinein, die Frage der die Suizidalität fördernden und Suizidalität verhindernden Umstände erhoben werden. Ebenso muss die Frage der freien Willensbildung zum Zeitpunkt suizidaler Handlungen, die Frage psychotisch veränderten Erlebens und damit der Einschränkung von freier Willensbildung/Selbstbestimmung/Autonomie und Fähigkeit zur Wahrnehmung und Abschätzung eigener Entscheidungsfähigkeit bzw. der nahezu hohlwegartigen Zuleitung zu suizidalen Handlungen erörtert werden – um nur einige wenige Fragestellungen zu nennen.

Natürlich sind sich Suizidologen darüber im Klaren, dass psychische Erkrankung der führende Hochrisikofaktor – Depression, Alkoholabhängigkeit, Schizophrenie u. a. – ist, dass aber jede Druck-, Belastungs-, Kränkungs-, Beschämungs-, Bedrohungssituation letztlich näher an Suizidalität heranführen kann.

Suizidalität und Suizidprävention rührt einerseits an die großen Fragen des Lebens nach der Einordnung der eigenen Existenz und Sinnhaftigkeit, sofern man sich dem zuordnen möchte, auch in ein spirituelles Denksystem, an die positiv erlebten Mittel, die sozusagen im Leben und am Leben halten. Anderseits rührt Suizidalität auch an die Fragen der Veränderung menschlicher Existenz, menschlichen Selbsterlebens und menschlicher Identität durch psychische Erkrankung und damit an die Frage von psychischer Not und Elend in einer Welt, in der sich Menschen immer wieder einmal im Leben fragen müssen, was das Leben denn so Wichtiges für sie hat, was sie als schön, existentiell förderlich, positiv, als lebenserhaltend empfinden und warum sie sich nicht eher das Leben nehmen.

3.4 Suizidalität und psychosoziale Faktoren

Psychosoziale Risikofaktoren für Suizid bzw. Suizidversuch sind in der folgenden Übersicht zusammengefasst (Schneider 2003, Schmidtke und Löhr 2004). Familienstand, Arbeitssituation, Migration und damit verbunden Integration in Gesellschaft und Kultur, Religion und Zugehörigkeit zu einer religiösen Gruppierung sowie der Bildungsstand sind die in der Suizidforschung am meisten beleuchteten Ergebnisse. Bei den Suiziden ist vor allem der Risikofaktor Vereinsamung bei älteren Männern ein bedeutsamer psychosozialer Risikofaktor, was ebenso für Arbeitslosigkeit gilt.

> **Psychosoziale Risikofaktoren für Suizid – Übersicht**
>
> - Familienstand
>   - Alleine lebend, keine Beziehung
>   - nie verheiratet
>   - geschieden, verwitwet
>   - Risikofaktoren vor allem bei Männern (geschieden, jüngere Verwitwete)
> - Arbeitslosigkeit
>   - Suizidenten waren in vielen Autopsiestudien signifikant häufiger arbeitslos,
>   - Arbeitslosigkeit gilt als Risikofaktoren für Suizidalität
> - Migration
>   - Suizidenten signifikant häufiger Immigranten (1 Psycholog. Autopsiestudie Chen et al. 2000: 25 %)
>   - Migranten haben via psychosoziale Folgen der Migration ein erhöhtes Suizidrisiko
> - Religion
>   - Religion ist ein signifikanter protektiver Faktor gegen Suizid, außer es liegt eine schwere psychische Achse-I-Erkrankung vor. Islamische Religion ist weltweit mit den niedrigsten Suizidraten verbunden.

(n. Schneider 2003, Kellerher et al. 1998, Chen et al. 2000, Lester 1992, Nordström 1995, Hawton et al. 1998)

Soziodemografische Variablen von Suizidversuchen (WHO/EURO Multi-Centre Study on Suicidal Behaviour)

- In den meisten Ländern unterscheidet sich die Altersverteilung von Suizidver-

3.4 Suizidalität und psychosoziale Faktoren

suchern (SV) gegenüber der von Suizidtoten (S).
- Die Raten für SV sind am höchsten bei den 15–34-jährigen Frauen, am niedrigsten bei den über 55-Jährigen.
- SV-Methoden sind überwiegend weich. Alkohol und Verkehrsunfälle als SV-Methode sollten nicht übersehen werden.
- SV-Methoden sind über alle Altersgruppen gleich.
- Religionszugehörigkeit von SV unterscheidet sich nicht von der Allgemeinbevölkerung.
- Alleinstehende Personen weisen über alle Altersgruppen die höchsten prozentualen Anteile an SV auf.
- Die häufigste Veränderung vor einem SV ist ein Wechsel von einer sozial stabilen Situation zu Leben allein, in eine instabile soziale Situation oder in eine Einrichtung.
- Menschen mit niedrigem Bildungsstand sind bei SV überrepräsentiert im Vergleich zur Allgemeinbevölkerung.
- Arbeitslosigkeit bzw. ökonomische Inaktivität sind sehr hoch.
- Die häufigsten Diagnosen bei beiden Geschlechtern waren Anpassungsstörung (ICD-9: 309), die zweithäufigste bei Männern Alkohol- und Substanzabhängigkeit, gefolgt von affektiver Störung (bei Frauen affektive Störung), dann Persönlichkeitsstörung.
- Wiederholer von SV hatten mehr Diagnosen von Abhängigkeit, Neurosen und Persönlichkeitsstörung (Männer) bzw. Neurosen und Persönlichkeitsstörung ohne depressive Neurose (Frauen).

(n. Schmidtke und Löhr 2004)

Kapusta, Etzersdorfer und Sonneck (2009) haben den Risikofaktor Zivilstand bei Männern und Frauen, die sich 1996–2005 in Österreich suizidiert haben, betrachtet und Suizidraten in Bezug auf den jeweiligen Zivilstand errechnet. Verwitwet bzw. geschieden sein geht bei den Männern und Frauen mit den höchsten Suizidraten einher, am niedrigsten sind die Suizidraten in beiden Geschlechtern bei den verheirateten Menschen (▶ Tab. 26).

Kapusta et al. (2008) fanden bei einer weiteren Untersuchung in Österreich, dass sich das Verhältnis von Suiziden in ländlichen Regionen zu solchen in der Stadt über die letzten Jahrzehnte erhöht hat, was auf ein erhöhtes Risiko bei Landbewohnern hinweist. Mit zunehmender Größe des Wohnorts sinkt, insbesondere bei Männern, das Suizidrisiko. In einer weiteren Untersuchung fanden sie, dass in Österreich die Verkaufszahlen von antidepressiver Medikation wie auch die Dichte an niedergelassenen Psychotherapeuten negativ mit der Suizidrate korrelieren (Kapusta, Niederkrotenthaler et al. 2009). Das stellt zwar keinen kausalen Zusammenhang zwischen diesen Entwicklungen und der Suizidrate her, weist aber möglicherweise auch auf ein verändertes psychosoziales Klima in Österreich hin, das dort ebenfalls zu einem Rückgang der Suizidzahlen beigetragen haben dürfte.

Tab. 26: Suizidraten bei Männern und Frauen älter als 20 Jahre in Österreich 1996–2005 nach Familienstand (Kapusta, Etzersdorfer, Sonneck 2009)

Zivilstand	Männer	Frauen	gesamt
ledig	35,8	10,7	24,6
verheiratet	28,2	7,8	18,0
verwitwet	136,1	24,8	42,6
geschieden	74,1	20,7	43,6
gesamt	36,7	11,9	23,8

SR = Anzahl der Suizide auf 100.000 der Bezugsgruppe

3.5 Suizidmethoden

Grundsätzlich wird zwischen *sog. harten und sog. weichen Suizidmethoden* unterschieden. Zu den harten Suizidmethoden zählen Sich-erschießen, Sich-erhängen, Sturz aus der Höhe, z. B. von einem Hochhaus, aber auch sich abstürzen lassen, beispielsweise mit einem Flugzeug oder einem sich nicht öffnenden Fallschirm. Des Weiteren zählen dazu Sturz vor die Eisenbahn, vor ein Kraftfahrzeug, schwere Selbstvergiftungen z. B. mit Pestiziden und Ähnliches. Zu den weichen Suizidmethoden gehört die vorsätzliche Selbstvergiftung mit Medikamenten oder mit Gasen. Einer der bedeutsamsten Unterschiede – und für die Suizidprävention sehr wichtig – ist, dass bei den harten Methoden der Tod mit hoher Wahrscheinlichkeit und meist sofort im Rahmen der Handlung oder kurz darauf eintritt.

Bei den weichen Suizidmethoden hingegen bestehen unterschiedliche Risiken und Zeitabstände, z. B. abhängig von der körperlichen Befindlichkeit des Suizidenten, und damit Zeiten der Rettungsmöglichkeit nach Einnahme eines Mittels der Intoxikation.

Weiche Suizidversuchsmethoden werden eher dem weiblichen Geschlecht zugeschrieben, was auch als ein Erklärungsansatz für den hohen Anteil überlebter suizidaler Handlungen (Suizidversuche) bei den Frauen im jüngeren Lebensalter herangezogen wird.

▶ Tabelle 27 gibt eine Übersicht über die Suizidmethoden in Deutschland im Jahr 2007, wobei das Erhängen wie schon seit langen Jahren dominiert. Suizidmethoden bei älteren Suizidenten sind in ▶ Tab. 28 dargestellt (Schmidtke et al. 2008).

Tab. 27: Suizidmethoden in Deutschland 2007 (Gesundheitsberichterstattung des Bundes www.gbe-bund.de 28.08.2008; ICD-10: X60–X84)

Vorsätzliche Selbstbeschädigung 2007 durch:	n = 9.402 (Männer = 7.009)	
Selbstvergiftung (X60–X69.9)	n = 1 594 (Männer = 931)	(17 %)
Erhängen, Strangulieren oder Ersticken (X70)	n = 4 497 (Männer = 3 665)	(48 %)
Ersticken und Untergehen (X71)	n = 276 (Männer = 133)	
Feuerwaffe (X72–X74)	n = 865 (Männer = 778)	(9 %)
Explosivstoffe (X75)	n = 3 (Männer = 2)	
Rauch, Feuer und Flammen (X76)	n = 76 (Männer = 40)	
Wasserdampf, heiße Dämpfe oder heiße Gegenstände (X77)	n = – (Männer = –)	
scharfen Gegenstand (X78)	n = 347 (Männer = 254)	
stumpfen Gegenstand (X79)	n = 5 (Männer = 5)	
Sturz in die Tiefe (X80)	n = 888 (Männer = 553)	(9 %)
Sichwerfen oder Sichlegen vor ein sich bewegendes -Objekt (X81)	n = 572 (Männer = 431)	(6 %)
absichtlich verursachten Kfz-Unfall (X82)	n = 54 (Männer 47)	

3.5 Suizidmethoden

Tab. 27: Suizidmethoden in Deutschland 2007 (Gesundheitsberichterstattung des Bundes www.gbe-bund.de 28.08.2008; ICD-10: X60–X84) – Fortsetzung

Vorsätzliche Selbstbeschädigung 2007 durch:	n = 9.402 (Männer = 7.009)
auf sonstige näher bezeichnete Weise (X83)	n = 103 (Männer 58)
auf nicht näher bezeichnete Weise (X84)	n = 177 (Männer = 112)

▶ Tabelle 29 zeigt, dass unterschiedliche Bevölkerungsgruppen in den USA auch verschiedene Suizidmethoden/Suizidversuchsmethoden wählen. In dieser Studie von Stack und Wasserman (2005) führt in beiden Gruppen die Selbsttötung mit Feuerwaffen, was mit der enorm hohen Verbreitung von Schusswaffen in den USA in Verbindung steht, gefolgt an zweiter Stelle durch sich erhängen. In der Gruppe der Afroamerikaner werden Autoabgase und auch Medikamente seltener als bei der Vergleichsgruppe verwendet.

Tab. 28: Suizide im Alter (Schmidtke et al. 2008)

Suizidmethoden bei Suizidenten über 60 Jahre		
»harte«: Erhängen, Erdrosseln, Ersticken	Männer Frauen	55 % 40 %
Feuerwaffen, Explosivstoffe	Männer Frauen	15 % 1 %
Sturz aus der Höhe	Männer Frauen	8 % 14 %
harte Gifte	Männer Frauen	2 % 2 %
»weiche Gifte«	Männer Frauen	6 % 22 %

Tab. 29: Suizidmethoden 1990 in USA bei Kaukasiern und Schwarzen Amerikanern
Häufigste Methoden von 18.330 Suiziden von Kaukasiern und 1.250 Suiziden von schwarzen Amerikanern (African Americans) (Daten von U.S. Public Health Service 1994) (Stack und Wasserman 2005)

Methode	Kaukasier (n = 18.330)	schwarze Amerikaner (n = 1.250)
Autoabgase	1.150 (6 %)	15 (1 %)
Tranquilizer	323	21
andere Carbon-Gase	239	1
andere spezifische Medikamente	236 (1 %)	10 (1 %)
Medikamente unspezifisch	230	13

Tab. 29: Suizidmethoden 1990 in USA bei Kaukasiern und Schwarzen Amerikanern – Fortsetzung

Methode	Kaukasier (n = 18.330)	schwarze Amerikaner (n = 1.250)
Feuerwaffen	7.415 (40 %)	583 (46 %)
Erhängen	237 (13 %)	223 (19 %)
Pistole/Revolver	2.357	124
Gewehr u. Ä.	1.702	96

4 Entwicklung von Suizidalität

Bis heute gibt es keine umfassend erklärenden Modelle aller Formen suizidalen Denkens, Erlebens und Verhaltens. In den letzten Jahrzehnten wurden mehrere »Erklärungs- und Verstehensmodelle« von Suizidalität (Wolfersdorf 2000, Giernalczyk 2003, Schmidtke 2008, Rogers und Lester 2010, Schlimme 2010, Bormuth 2008, Blatt 2004) vorgestellt. Sogenannte »Entwicklungsmodelle« beschäftigen sich mit der *Beschreibung der Entwicklung eines suizidalen Geschehens von einem postulierten Beginn bis zur Durchführung der Handlung* (▶ Tab. 30), ohne dass damit eine Aussage über Ursache und Auslösung der Suizidalität abgegeben wird. Sogenannte »Ätiopathogenesemodelle« hingegen treffen auch bezüglich der Ätiopathogenese, also hinsichtlich der Verursachung und der Entstehung von Suizidalität, eine Aussage.

Tab. 30: Modelle der Entwicklung und Entstehung von Suizidalität – Beispiele

Entwicklungsmodelle	• Präsuizidales Syndrom (Ringel 1953) • Stadien suizidaler Entwicklungen (Pöldinger 1968) • Ablauf suizidale Handlungen (Wolfersdorf 2000)
Ätiopathogenesemodelle	• Krisenmodell (Caplan 1964; Cullberg 1978; Sonneck 2000), narzisstische Krise (Henseler 1974; Reimer 1985), andere Krisentypen • Krankheitsmodell: Dispositionelles und Entwicklungsmodell zum Suizid (Mann and Stanley 1986)
Komplexe Modelle	• Five-domains-Modell (Blumenthal und Kupfer 1990) • Handlungsmodell aggressiver und autoaggressiver Dynamik (Steinert und Wolfersdorf 1993) • Entwicklung zur Suizidhandlung: psychobiologische Aspekte (Wolfersdorf 2003) • Diathese-Modell suizidalen Verhaltens (Heeringen et al. 2004)

Schmidtke (2008) unterscheidet ein »psychiatrisches Modell«, welches Suizidalität als Symptom einer psychischen Erkrankung auffasst und davon ausgeht, dass die Behandlung der Grundkrankheit auch die Suizidalität beseitigt, von einem »psychodynamischen Modell«, welches Suizidalität als psychologisch erklärbar und psychotherapeutisch behandelbar versteht. Präsuizidale Entwicklungen, wie im präsuizidalen Syndrom von Ringel (1953) beschrieben, gelten dann als eigenständige »Erkrankung«. Davon abgehoben wird ein »Krisenmodell«, welches Suizidalität als Folge einer emotionalen Krise versteht und psychotherapeutische Krisenintervention einfordert. Ein sog. »transaktionelles Modell« geht vom Vorliegen von Auslösebedingungen aus, die unter dem Einfluss von Personenfaktoren zu suizidalem Verhalten führen.

Soziologische Theorien, wie die des anomischen und altruistischen Suizids von Durkheim, verstehen die Suizidrate einer Gesellschaft als Ausdruck der »psychologischen Gesamtverfassung« einer Gesellschaft oder Kultur. Sie vernachlässigen psychodynamische, Entwicklungs- und Krankheitsaspekte und sehen suizidales Verhalten als abnormes Verhalten im Kontext soziologischer Faktoren. Daneben gibt es eine Reihe *komplexer Modelle*, die das Zusammenwirken von Faktoren aus unterschiedlichen Bereichen – Biologie, Soziologie, Lebensgeschichte, gesellschaftliche Faktoren u. Ä. – zusammenfassen und in eine suizidale Handlung münden lassen.

4.1   Struktur von Suizidalität

Zu jeder suizidalen Handlung gehören neben dem zeitlichen Aspekt, einer unterschiedlich langen Vorlaufzeit bis zur Handlung, strukturelle Bestandteile, die zu Suizidgedanken oder zu Todeswünschen hinzukommen müssen, um aus der allen Menschen grundsätzlich möglichen gedanklichen Erwägung die Umsetzung in eine Handlung folgen zu lassen. So stehen *Suizidgedanken* und Todeswünsche in *bewusstem, psychoreaktivem Zusammenhang* mit Faktoren z. B. aus dem Beziehungsbereich oder dem Arbeitsfeld, die in ihrer realen (äußeren) Bedeutung oder auch durch die psychische Verarbeitung und ihr (inneres) Erleben als narzisstische Kränkung, als Existenzbedrohung für die suizidale Handlung bedeutsam werden. Hinzukommen muss weiterhin ein *spezifisches Erleben* insbesondere im affektiven und kognitiven Bereich, das von Depressivität und Verzweiflung, aber auch von Angst und Wut, Hilf- und Hoffnungslosigkeit oder fehlender Zukunftsperspektive geprägt sein kann. Hierzu kann auch eine *spezifische Psychopathologie* im engeren Sinne gehören, z. B. psychotisches Erleben wie die Angst eines psychosekranken Patienten vor Desintegration der eigenen Person, vor psychisch erfahrener Folter und Qual. Auch die wahnhafte Gewissheit um den Untergang der eigenen Person und der Welt bei einem wahnhaft depressiven Menschen mit einem nihilistischen Wahn sind anzuführen. All diese und ähnliche Phänomene verändern das Erleben, die Wahrnehmung und die Verarbeitung äußerer Ereignisse in einem pathologischen Sinne. So gelten affektive Zustände, wie z. B. eine tiefe depressive Herabgestimmtheit, oder Kognitionen wie Hilflosigkeit oder Hoffnungslosigkeit und/oder auch ein psychopathologisch verzerrtes Erleben der Welt, der eigenen Person oder auch eine existenziell bedrohlich erlebte Desintegration des eigenen Ich bereits für sich als suizidfördernd und werden als »Risiko-Psychopathologie« für Suizidalität verstanden. Neben diesen offensichtlich Suizidalität fördernden Faktoren steht der mögliche *Verlust protektiver, also schützender und suizidpräventivwirksamer Faktoren.*

Wenn Suizidgedanken grundsätzlich allen Menschen eigen und suizidale Handlungen allen Menschen möglich sind, muss es auch schützende Faktoren geben, die einer Umsetzung von Suizidgedanken und Todeswünschen entgegenstehen.

Der Mensch ist im Laufe seines Lebens vielen Entwicklungs- und Veränderungskrisen, ja auch traumatischen Krisen ausgeliefert. Manche Autoren sehen Krisen als unvermeidlich und für die psychische Entwicklung geradezu notwendig an, wie z. B. der Psychoanalytiker Erik Erikson, der darin eher einen Anstoß für die psychische Weiterentwicklung sieht. In Krisensituationen können Todeswünsche, Ruhewünsche oder auch konkrete Suizidgedanken überhaupt erst bewusstwerden oder näher rücken, jedoch müssen damit noch kein Handlungsdruck und keine Handlungsmotivation verbunden sein. Genauso wie ein drohender oder tatsächlich eingetretener Beziehungsverlust suizidfördernd sein kann, sind üblicherweise enge, förderliche, emotional positiv erlebte Beziehungen, ob in Partnerschaft, Familie, im Freundeskreis oder auch im beruflichen Feld, durchaus protektiv wirksam. Dabei darf jedoch nicht vergessen werden, dass bekannterweise in einer tiefen depressiven Erkrankung die schützende Bedeutung von Beziehung, selbst von Mutter-Kind-Beziehung, umkippen kann in die Überzeugung, durch die eigene Selbsttötung noch ein gutes Werk zu tun – altruistisch bzw. »pseudo«-altruistisch, in dem man das Feld für eine gesunde Mutter oder gesunde Partnerin frei macht. Aber ebenso gibt es psychosekranke Menschen, die selbst beim Vorliegen von Risikopsychopathologie wie z. B. imperativen Stimmen (akustische Halluzinationen), die zum Suizid auffordern, innerlich dagegen argumentieren können, und die sich einer solchen Suizidaufforderung, die als fremdbestimmt erlebt wird, vor dem Hintergrund der eigenen Autonomiebedurftigkeit widersetzen.

Die *Gruppe der protektiven Faktoren* ist dabei vielfältig. Sie umfasst zum einen Bindungen (Partnerschaften, familiäre Bindungen, Bindungen an definierte Gruppen durch die entsprechende Kohäsion, religiös), dann das Vorliegen sozialer oder auch religiöser Normen und Werte (z. B. Aggressionskontrolle, religiös motivierte Hoffnung, Sinnhaftigkeit eines Leidens, religiöses Verbot für Selbsttötung) oder auch indirekt wirksame schützende Umstände wie Gesetze oder mechanische Sperren, Zulassungsvorgänge bei Medikamenten, und andere, die den Zugang zu Suizidmitteln regeln (z. B. Waffenkontrollen, architektonische Maßnahmen wie Einschalung von Brücken). Neben diesen im psychosozialen und im psychodynamisch-lebensgeschichtlichen Bereich angesiedelten Faktoren stehen noch biologische, so z. B. die Antriebsseite, deren suizidfördernde Veränderung heute vor dem Hintergrund einer serotonergen Störung im zentralen Nervensystem als Impulskontrollstörung verstanden wird. Jede suizidale Handlung benötigt also auch eine biologische Antriebsseite, auf die auch im Zusammenhang mit Psychopharmakotherapie mit Antidepressiva und Benzodiazepinen wegen der stimulierenden Wirkung oder auch mit Antipsychotika wegen der Akathisie-Entwicklung klinisch immer wieder hingewiesen wird. Deswegen wird vielfach beim Vorliegen von Suizidalität eher die Verordnung sedierend-anxiolytischer und emotional distanzierender Substanzen favorisiert. Von der Verwendung ausdrücklich antriebssteigernder Antidepressiva wird abgeraten. Die traditionelle klinisch-psychiatrische Empfehlung zur antidepressiven Therapie bei suizidgefährdeten Menschen lautet, keine antriebssteigernden Antidepressiva zu verordnen. Gemeint ist hierbei die sog. »Antriebs-Stimmungs-Dissoziation«, worunter bei weiter bestehender depressiver Herabgestimmtheit mit Verzweiflung und Suizidalität und dem Hinzutreten einer antidepressiv bewirkten Antriebssteigerung die nun ermöglichte Umsetzung von Suizidgedanken in eine suizidale Handlung befürchtet wird. (Wolfersdorf 1997, 2000, Barg et al. 1995, Wolfersdorf et al. 2002, Möller 1995).

4.2 Zeitabläufe suizidaler Handlungen

Linden (1969) hat in seiner Situationsanalyse des Suizidversuchs die Begriffe »*Bedenkzeit*« und »*Entschlusszeit*« eingeführt. Ersteres meint die Zeitdauer vom Auftauchen der ersten Suizidgedanken im Zusammenhang mit einer aktuellen Auslösesituation bis zum Entschluss, diesen Gedanken auch in Plan und Handlung umzusetzen. Linden fand bei zwei Drittel der von ihm nach einem Suizidversuch untersuchten Patienten eine Bedenkzeit von weniger als einem Tag, so dass sich der Ablauf »Suizidgedanken – Entschluss zum Suizid/konkrete Planung – Ausführung« gleichsam im Zeitraffer, wie er es formuliert hat, abgespielt hat. Er hat dies auch als »Impulshandlung« bezeichnet. Über die Hälfte der Suizidenten, 58,5 %, haben den gefassten Entschluss schon in der ersten Stunde nach Auftauchen der ersten Suizidgedanken in die Tat umgesetzt, 61 % haben ihren Suizidversuch jedoch ohne genaueren Plan unternommen. Hier handelt es sich nach Linden überwiegend um Reaktionen auf aktuelle Schwierigkeiten im Sinne einer akuten psychosozialen Krise, wobei eine überschießende affektive Reaktion bedeutsam wird. Unter der »Entschlusszeit« versteht Linden die Dauer vom Suizidentschluss bis zur Ausführung der Suizidhandlung, was er als Maßstab für die Impulsivität einerseits und für die genaue Planung einer suizidalen Handlung andererseits nimmt. Bei 88 % der Patienten fand er eine Entschlusszeit von weniger als sechs Stunden, bei weiteren 58 % eine Entschlusszeit von nur bis zu einer Stunde und bei 38 % von bis zu einem Tag. Die Bedenkzeit ist in der Einteilung von Linden immer länger als die Entschlusszeit, kann jedoch bei einschießenden, raptusartigen und impulshaften Suizidgedanken mit sofortiger Umsetzung auch zusammenfallen.

Aus klinischer Sicht stellen diese akut einschießenden, impulshaften, raptusartigen suizidalen Handlungen das größte Problem dar, weil sie keine Vorläuferzeit im Sinne einer längerfristigen Entwicklung von Suizidalität mit möglichen Hinweisen und Appellen um Hilfe aufweisen. So gibt es immer wieder Patienten, die sich nach einer dramatischen suizidalen Handlung, z. B. einem Selbsttötungsversuch durch mehrere Messerstiche ins Herz, der nur durch sofortige chirurgische Intervention überlebt werden konnte, an keinerlei Vorläuferzeit, auslösende Faktoren oder Belastungsfaktoren erinnern, gleichzeitig keine Vorgeschichte psychischer Erkrankung aufweisen und auch in ihrem aktuellen psychosozialen Umfeld keine Kränkung oder Belastung und damit die Suizidalität fördernde Ereignisse beschreiben können. Klinisch flüchtet man sich dann häufig in die Bezeichnung »raptus melancholicus« oder raptusartige Suizidalität, führt eine mögliche cerebrale Hypoxämie oder Ähnliches als einen verursachenden Faktor an, oder diskutiert psychodynamische Vorgänge wie Verleugnung oder den Zusammenbruch des symbolischen Denkens. Letztlich bleiben diese Erklärungshilfen jedoch unbefriedigend und lenken vielleicht auch von der Ohnmacht auch der in der Suizidprävention Tätigen in solchen Situationen ab. Derartige impuls- und raptusartigen suizidalen Handlungen ermöglichen kaum eine Intervention und Rettung, wenn sie in eine harte Suizidmethode münden, z. B. einen impulshaften Sprung von einer Brücke, über die gerade gegangen wird oder einen plötzlichen Sturz von einem Felsen, auf dem man gewandert ist.

▶ Abb. 1 gibt die *zeitlichen Abläufe* vom ersten Auftritt von Suizidgedanken über den Entschluss, diese auszuführen, und die anschließende Zeit zwischen Entschluss zu einer suizidalen Handlung bis zum Entschluss der Umsetzung dieser Handlung wieder. Wie oben beschrieben können diese Zeiträume im Sinne der Bedenk- und Entschlusszeit sehr kurz sein.

Bei impulshaften oder raptusartigen suizidalen Handlungen schmilzt die Zeit zwischen Entschluss zur suizidalen Handlung, Entschluss zur Umsetzung und Durchführung der Handlung auf kurze Augenblicke zusammen, während, vor allem bei depressiven Erkrankungen, meist eine längerfristige Entwicklung beobachtet werden kann. Die Entscheidung, sich zu suizidieren, impliziert nicht automatisch eine zeitliche Aussage, wann der Entschluss umgesetzt werden soll. Daher ist die Zeitstrecke zwischen Entschluss zur Handlung und Entschluss zur Durchführung auch diejenige Zeit, in welcher suizidpräventive Maßnahmen von der Diagnostik von Suizidalität bis zur Behandlung, z. B. einer depressiven Hoffnungslosigkeit oder depressiven Wahnsymptomatik, stattfinden können. In Bezug auf die Lebenszeitsuizidalität ist zu bedenken, dass die akute Suizidprävention keine Langzeitperspektive beinhaltet: die Person soll sich jetzt nicht umbringen. Das impliziert allerdings Postvention und Nachsorge, möglicherweise langjährig. Dann geht es nicht mehr um Suizidprävention, sondern um Begleitung durch ein »irgendwie geschädigtes Leben«.

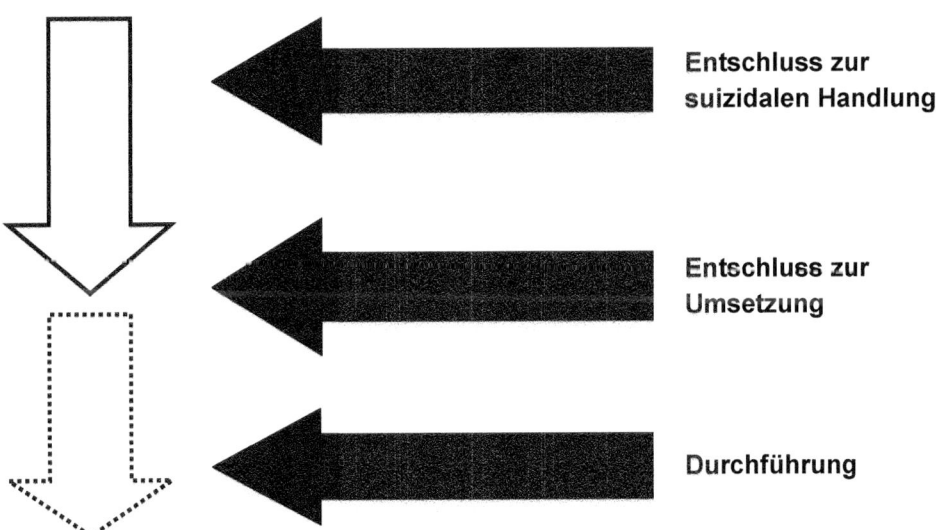

Abb. 1: Ablauf zur suizidalen Handlung (Wolfersdorf 2000)

4.3 Stadien der präsuizidalen Entwicklung nach Pöldinger

Pöldinger (1968) hat ein für die klinische Praxis außerordentlich relevantes *Modell der Stadien und der Dynamik der präsuizidalen Entwicklung* (▶ Abb. 2) ausgearbeitet.

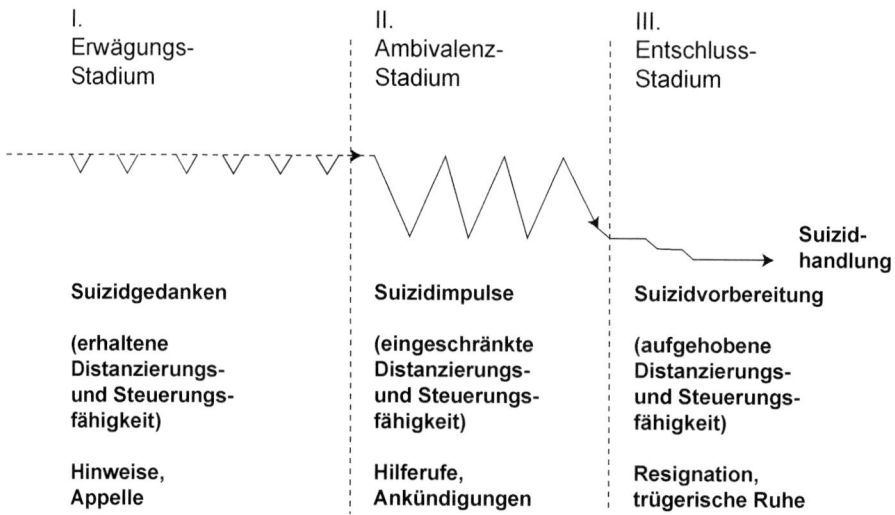

Abb. 2: Stadien und Dynamik der suizidalen Entwicklung (nach Pöldinger 1968)

Dieses erstreckt sich, ähnlich wie die o. g. zeitlichen Abläufe, bis zur suizidalen Handlung sowie auf den präsuizidalen Zeitraum und ist in ein Stadium der *Erwägung*, ein Stadium der *Ambivalenz* und ein Stadium des *Entschlusses* gegliedert. Im Stadium der Erwägung treten erstmals Todeswünsche und Suizidgedanken auf, etwa in dem Sinne »ich könnte mir ja auch das Leben nehmen«, die aber auch häufig mit Gedanken an Hilfe verbunden sind (»… wenn man mir nicht helfen kann«). Dieses erste Stadium ist also bereits mit Hinweisen auf die Beschäftigung mit Selbsttötung, mit der möglichen Beendigung des eigenen Lebens und auch bereits mit Appellen, dass Hilfe benötigt wird, wie auch der Hoffnung, dass die Hilfsbedürftigkeit auch erkannt wird, verbunden. Im zweiten Stadium, dem Ambivalenzstadium, kommt es zu einer stärkeren inneren Auseinandersetzung mit Suizidalität und einem Schwanken zwischen Nicht-mehr-leben-wollen/Nicht-mehr-leben-können und So-nicht-mehr-leben-können, was in der angelsächsischen Literatur auch als »cry for help« (Shneidman und Farberow 1961) bezeichnet wird. Hier werden dann direkte oder indirekte Zeichen der Suizidgefährdung gesetzt, wie Äußerungen gegenüber Angehörigen, Freunden oder auch Ärzten und Pflegepersonal. Direkte Hinweise sind z. B. das offene Ansprechen eigener lebensmüder Gedanken, Überlegungen, ob das Leben überhaupt noch sinnvoll sei, ob es nicht besser sei, das Leben selbst zu beenden. Als indirekte Hinweise sind zu verstehen, wenn das Thema der Suizidalität zwar nicht offen angesprochen ist, aber hinter scheinbar sachlichen, philosophischen oder weltanschaulichen Gedanken stecken kann: Das kann die überraschende Beschäftigung mit dem eigenen Testament sein, eine besondere Präokkupation mit Fragen von Tod und

Sterben, der Sinnhaftigkeit des Lebens im Allgemeinen, um nur ein paar Beispiele zu nennen. Natürlich kann nicht vom Thema selbst verlässlich darauf geschlossen werden, ob es sich um einen indirekten Hinweis auf Suizidalität handelt. Klarheit kann nur das offene, vorbehaltlose Gespräch darüber bringen. Eine eigene Untersuchung der Suizide im oberschwäbischen Raum (Wolfersdorf et al. 1992) ergab, dass sich immerhin 46%, damit also fast die Hälfte aller später durch Suizid verstorbenen Menschen, gegenüber anderen im präsuizidalen Zeitraum zu ihrer Suizidalität geäußert haben – 26% gegenüber einem Partner, 7% gegenüber Eltern und 11% gegenüber einem Arzt. So haben auch 13% von schizophren kranken Patienten, die wegen einer akuten psychotischen Episode eingewiesen worden waren, im Vorfeld Äußerungen bzgl. einer akuten Suizidgefahr gemacht (Wolfersdorf et al. 1995), und bei 80 schizophrenen Suizidenten hatten in den letzten sieben Tagen vor dem Suizid 10% der Mitpatienten sowie 8% der Angehörigen von Suizidgedanken des Patienten erfahren (Wolfersdorf et al. 1995). In einer umfangreichen Studie zu Suiziden in England und Wales (Appleby et al. 2001) bei 11.000 durch Suizid verstorbenen Menschen hatten 48% in den letzten sieben Tagen vor ihrem Suizid Kontakt mit einem psychiatrischen Dienst, 64% wiesen dabei Symptome auf, bei 85% wurde ein geringes oder kein akutes Suizidrisiko bestätigt und bei 21% wurde die Suizidhandlung für verhütbar erachtet, war also bekannt. Interessanterweise unterscheiden sich bezüglich der letzten Angabe – das Suizidrisiko ist bekannt, erscheint aber verhütbar – schizophrene Patienten kaum von solchen mit bipolar affektiven Erkrankungen, mit depressiven Störungen, Persönlichkeitsstörungen oder Alkoholabhängigkeit (22%, 26%, 25%, 11%, 16%). Das Problem einer nicht-offensichtlichen, d.h. vom Patienten mitunter auch absichtlich verschwiegenen Suizidalität ist im klinischen Bereich gut bekannt; immerhin haben um die 40% aller durch Suizid verstorbenen schizophrenen Patienten keine Aussage gemacht und keine Zeichen bzgl. ihrer akuten suizidalen Gefährdung gesetzt.

Nach Pöldinger (1968) kommt es in dieser Phase der Ambivalenz häufig zu Suizidgedanken, -ankündigungen und Hilferufen, mit denen sich suizidgefährdete Menschen noch an ihr Umfeld wenden. Leider sind diese Zeichen häufig sehr verschlüsselt, kaum erkennbar und vielfach erst post hoc, also nach einer erfolgten suizidalen Handlung interpretierbar. Wird jedoch in diesem Ambivalenzstadium der Suizident nicht gehört und wird auch nicht ernsthaft nachgefragt, wenn Verdacht besteht, dann verstummt der Suizident, fühlt sich häufig in seiner Not nicht ernst genommen, nicht verstanden, nicht gehört und in seiner inneren Vereinsamung/Einengung und Not bestätigt. Die Befürchtung ist häufig, dass sich Niemand um ihn kümmert, und die fehlende Reaktion kann auch als Bestätigung oder Unterstützung dieser suizidalen Tendenz erlebt werden. Der Weg führt dann in das Entschlussstadium, das mit einer trügerischen Ruhe im Vorfeld einhergeht, die im Klinikjargon häufig als »Ruhe vor dem Sturm« bezeichnet wird und nicht selten fälschlicherweise als Besserung der aktuellen Symptomatik missverstanden wird – oft auch gar nicht anders verstanden werden kann, denn Symptombesserung ist ja klinisch ein Zeichen für einen Fortschritt.

Für die Suizidprävention ist aus den Stadien der präsuizidalen Entwicklung nach Pöldinger abzuleiten, dass Andeutungen, Hilferufe und Appelle direkter und indirekter Art, Suizidgedanken, -ankündigungen oder sog. Suiziddrohungen immer ernst zu nehmen sind. Sie müssen ernsthaft hinterfragt werden, in dem Wissen, dass es sich um einen Menschen auf dem Weg zur Entscheidung der Umsetzung von Suizidgedanken in suizidales Verhalten handeln kann (Wolfersdorf 2000).

4.4 Das präsuizidale Syndrom nach Ringel

Das für die klinische Psychiatrie und Psychotherapie relevante Verdienst von Linden (1969) besteht darin, auf zeitliche Abläufe in der Entwicklung von einem Suizidgedanken zur suizidalen Handlung hingewiesen zu haben und damit auf verfügbare Zeiträume für suizidpräventive Maßnahmen. Pöldinger (1968) hat die Begriffe »Ambivalenz« und »Appell« eingeführt und damit darauf aufmerksam gemacht, dass es sich bei einer suizidalen Handlung häufig nicht um ein einsames und isoliertes und nur in der eigenen Innenwelt vorbereitetes Geschehen handelt, sondern dass durchaus Zeichen auch nach außen gesetzt werden, die erkannt werden sollten, aber leider häufig nicht erkannt werden bzw. nicht erkannt werden können. Es wurde bereits darauf hingewiesen, dass insbesondere die scheinbare und nur oberflächliche Beruhigung der Situation in der Entschlussphase häufig mit tatsächlicher Ruhe und Verbesserung verwechselt werden.

Ringel (1953) hat in dem von ihm beschriebenen »präsuizidalen Syndrom« den Begriff der »*Einengung*« eingeführt und damit eine bedeutsame Vorläuferbedingung einer späteren suizidalen Handlung i. S. einer fast hohlwegartigen Entwicklung zu dieser Handlung hin benannt und beschrieben (siehe folgende Übersicht). »Einengung« ist dabei als Oberbegriff zu verstehen, der die Entwicklung in verschiedener Hinsicht treffend umfasst. »Einengung« meint, dass zunehmend innere und äußere Verhaltens- und Erlebensmöglichkeiten und Ressourcen eingeschränkt werden und verloren gehen, passiv erlitten im Rahmen z. B. depressiver Hoffnungslosigkeit oder psychotischer Weltveränderung, zum anderen auch selbst herbeigeführt durch aktiven Rückzug aus der Welt, von Beziehungen und Interessen, durch Selbstisolation. Eine solche Einengung kann in der suizidalen Entwicklung hinsichtlich der Werte, die einem Menschen wichtig sind, ebenso gefunden werden, wie im emotionalen Erleben, das sich immer mehr auf pessimistische, negative Sichtweisen verengt. Einerseits sind dies innerpsychische Ebenen der Einengung, wie das emotionale Erleben oder auch das Denken; daneben können auch interaktionelle Einengungen gesehen werden, wie in sog. situativer Hinsicht, also hinsichtlich der zur Verfügung stehenden Handlungsoptionen. Beispiele hierfür sind die Hoffnungslosigkeit in einer schweren Depression, insbesondere wenn sie mit wahnhafter Ausgestaltung verknüpft ist, oder das qualvolle Erleben paranoiden Denkens z. B. in einem Verfolgungs- und Vernichtungswahn, ebenso ängstliche Gestimmtheiten z. B. in einer bedrohlich veränderten Wahnstimmung oder in einem präpsychotischen Zustandsbild mit Desorganisation des Denkens und drohender Ich-Auflösung. Zu denken ist auch an den Verlust zwischenmenschlicher Beziehungen und deren existenzsichernder Bedeutung, die damit ihren Wert für die suizidgefährdete Person verlieren und nicht mehr bindend und lebenserhaltend wirksam werden können. Diese Einengung kann sich auch in helfenden Beziehungen zeigen, bei zunehmender Suizidalität in dem Gefühl von Helfern, den Betreffenden nicht mehr zu »erreichen«, gefühlsmäßig nicht mehr in Kontakt zu kommen.

Präsuizidales Syndrom (n. Ringel 1953)

Zunehmende Einengung

- Situative Einengung
- Dynamische Einengung (einseitige Ausrichtung von Apperzeption, Assoziation, Verhaltensmustern und Abwehrmechanismen); Einengung der zwischenmenschlichen Beziehungen

4.4 Das präsuizidale Syndrom nach Ringel

Aggressionsstauung und Aggressionsumkehr

- Fehlende Aggressionsabfuhr und Wendung der Aggression gegen die eigene Person

Suizidphantasien

- Aktiv intendiert
- Passiv sich aufdrängend

Der depressiv kranke Mensch gilt geradezu als Prototyp für das präsuizidale Syndrom. Derartige Entwicklungen finden sich aber auch bei anders psychisch kranken Menschen sowie bei Menschen mit krisenhafter Zuspitzung in der Folge schwieriger psychosozialer Bedingungen, z. B. bei langjähriger Arbeitslosigkeit, bei Entwurzelung und sozialer Isolation als Migrant oder Asylsuchender. Auch kann es bei Menschen mit körperlichen Erkrankungen gesehen werden, deren Symptomatik – z. B. belastendes Aussehen oder chronisch schmerzhafte Zustandsbilder, Behandlungen wie Chemo- oder Strahlentherapien bei Krebserkrankungen – die zu Isolation, Einschränkung von Kommunikation und Rückzug zwingt. Ebenso wird eine präsuizidale Entwicklung nicht selten bei sozialer Vereinsamung, wie durch das Versterben von Freunden und Bekannten im höheren Alter, bei Verlust der Familie, des Partners oder bei traumatischen Ereignissen mit Verlust von Bezugspersonen beobachtet.

Der *Zeitraum des präsuizidalen Syndroms* ist nicht bestimmt. Darunter kann die Entwicklung eines Menschen seit dem erstmaligen Auftreten einer Symptomatik, einer Konflikt- oder Belastungssituation bzw. einer lebensverändernden Situation bis hin zum Auftreten von Suizidgedanken verstanden werden. Ebenso kann damit der konkrete Zeitraum vor einer suizidalen Handlung vom Suizigedanken bis zur Handlung selbst bezeichnet werden, wobei ersterer Zeitabschnitt oft Monate bis Jahre umfasst, letzterer Minuten bis wenige Wochen.

Die *Depression gilt als der Prototyp eines präsuizidalen Syndroms*, da es in der depressiven Herabgestimmtheit, einhergehend mit Gefühlen von Wertlosigkeit, Insuffizienz, Schuld und fehlender Wertigkeit für andere Menschen, mit Hilflosigkeit und Hoffnungslosigkeit bezüglich Veränderbarkeit in der Zukunft, eben zu diesem klassischen Phänomen der Einengung nur noch auf die eigene innere Welt kommt. Schmidtke (2008) hat diese »Endstrecke« des Denkens bei depressiv kranken Menschen beschrieben, ausgehend von einer subjektiv unerträglichen Belastung im Kontext psychischer Erkrankung, schwieriger Lebensumstände und negativer sozialer Interaktionen. Er hat dabei den Aspekt Hoffnungslosigkeit besonders hervorgehoben. In ▶ Tab. 31 und der darauffolgenden Übersicht sind Ablauf und motivationale Inhalte des präsuizidalen Syndroms im engeren Zeitraum eines späteren suizidalen Geschehens aufgelistet.

Tab. 31: Depression und Suizidalität – die Endstrecke (mod. n. Schmidtke 2008)

• Subjektiv unerträgliche Belastung • Psychische Krankheit: Wahrnehmung und Bewertung verändert • Lebensumstände belastend und subjektiv nicht mehr bewältigbar erscheinend • Negative soziale Interaktionen, unzureichende Unterstützung, fehlende Behandlung	• Endstrecke des Denkens bei Depressiven: • Hoffnungslosigkeit (»Es wird sich nichts ändern«) und • seelischer Schmerz (»Das halte ich nicht mehr aus«) • altruistisch (»Ohne mich ist es besser«)

> **Präsuizidales Syndrom – motivationale Inhalte**
>
> - Nicht(-mehr)-Aushalten-Können einer subjektiv »unerträglichen« Belastung und/oder Kränkung
> - Subjektiv unerträglicher psychischer Schmerz
> - Glaube, Überzeugung, keine Freiheitsgrade mehr zu haben
> - Schwer kontrollierbar erscheinende aggressive (selbst- und fremdaggressive) Impulse
> - Gefühle von Hoffnungs- und Perspektivlosigkeit
> - Gefühle von Zorn, Wut, Rachewünsche
> - Rigides Denken, Einengung im Denken

Ringel hat innerhalb des »präsuizidalen Syndroms« drei Aspekte bzw. »Bausteine« beschrieben. Sie existieren nebeneinander und sind nicht chronologisch angeordnet. Der wichtigste und auch für die klinische Arbeit bedeutsamste ist die Einengung. Der zweite Baustein, der manchmal salopp als »Freud'scher Baustein« des präsuizidalen Syndroms bezeichnet wird, beschreibt die gehemmte Aggression und die schlussendliche Verkehrung der Aggression gegen die eigene Person. Ringel, selbst Vertreter der von Alfred Adler begründeten Individualpsychologie, nahm damit Bezug auf Freuds Beschreibung in »Trauer und Melancholie« (Freud 1917). Dort hat Freud anhand der Beobachtungen bei depressiven Menschen beschrieben, wie eine vorher ambivalente Beziehung zu einem äußeren Objekt verinnerlicht und der ursprüngliche Hass gegen das Objekt schließlich gegen die eigene Person gerichtet wird. Ringel nahm auch Bezug darauf, dass die Suizidhandlung gewissermaßen in einem deskriptiven Sinn als Aggression gegen die eigene Person gerichtet wird und, insbesondere anderen Menschen gegenüber, häufig eine Hemmung aggressiver Gefühle beobachtbar ist. Für das klinische Abschätzen der Suizidalität hat sich dieser Aspekt des präsuizidalen Syndroms jedoch weniger bewährt als der der Einengung.

Allerdings ist das Thema »Aggression« in der Suizidprävention deshalb nicht zu vernachlässigen, wenngleich es sich eher um unbewusstes Erleben der Suizidenten handelt bzw. Aggression heute vor allem als einflussreich in therapeutischen Beziehungen angesehen wird (Etzersdorfer 2010). Zu denken ist hier auch an die nächsten Angehörigen von Suizidenten, die sich häufig zurückgewiesen, von ihm verlassen, ja im Stich gelassen fühlen, Schuld zugewiesen empfinden, da sie »ja alles getan haben«, um ihm zu helfen. Dies betrifft ebenso therapeutisch-pflegerisches Personal, das sich in seiner Fürsorge enttäuscht, ja »getäuscht« fühlen kann und so, jenseits der Not des Suizidenten, die »aggressive Zurückweisung« direkt und mit Schuldzuweisung zu verspüren glaubt. In der Psychotherapie mit Menschen nach Suizidversuch allerdings spielt das Thema »Aggression/Rache/Schuldzuweisung – »schau her, wie weit Du/man mich gebracht hast, jetzt bleibt mir nichts anderes übrig, als mir das Leben zu nehmen« erst später und nicht in der Akutsituation eine Rolle.

Bedeutsam ist aber noch der dritte Aspekt, der den Stellenwert von Suizidgedanken näher beschreibt. Ringel unterschied sogenannte aktive und passive Suizidphantasien. Ringel meinte damit den Unterschied, ob Suizidgedanken aktiv intendiert, herangezogen und auch wieder auf die Seite geschoben werden können, wie es oben auch für das Erwägungsstadium von Pöldinger beschrieben wurde. In diesem Fall drücken die Suizidgedanken eine zumindest im Moment geringere Gefahr einer Suizidhandlung aus als die passiven Suizidgedanken. Darunter verstand Ringel Suizidgedanken, die sich passiv aufdrängen, die mitunter kaum kontrolliert werden können, manchmal das gesamte Denken und Fühlen einnehmen können. Hier besteht unmittelbare

Gefahr der Umsetzung dieser Gedanken in eine Handlung, also akute Suizidgefahr. Es bleibt ein wichtiger Aspekt, um die akute Suizidalität abschätzen zu können, den Stellenwert von Suizidgedanken zu erfassen und zu unterscheiden. Häufig ist ein schrittweises Erfragen hilfreich, ob überhaupt Suizidgedanken vorliegen, wie die emotionale Haltung dazu ist (ob ängstigend, verfolgend oder bedrohlich), ob konkretere Überlegungen (Vorbereitungshandlungen) bestehen, bis hin zum Stellenwert, wie ihn Ringel in seiner Unterscheidung von »aktiven« und »passiven« Suizidgedanken versucht hat.

4.5 Motivstruktur suizidalen Handelns

Für ein vertieftes Verständnis suizidaler Handlungen ist die innewohnende Motivstruktur von Bedeutung. Diese besteht immer aus einem Bündel verschiedener Tendenzen, die jeweils beobachtbar, auffindbar und beschreibbar sind und damit auch Ansatz therapeutischer Intervention werden können. In der psychoanalytischen Literatur hat Menninger (1938) drei Motive beschrieben, die häufig unbewusst sind und erst im Laufe einer therapeutischen Behandlung erkannt werden können. Diese sind der Wunsch, getötet zu werden, der Wunsch zu töten und der Wunsch, tot zu sein. Feuerlein (1971) hatte drei zentrale Themen angeführt, nämlich den Appell, die Autoaggression und den »Wunsch nach Zäsur«, und Linden (1969) hat die beiden Gegensatzpaare Flucht und Appell sowie Autoaggression und Fremdaggression beschrieben. »Zäsur« im Sinne von Feuerlein (1971) als Unterbrechung im Leben und »Flucht« nach Linden (1969) i. S. des Sichherausnehmens aus einer unerträglich gewordenen Situation wurden von Henseler (1974) gleichgesetzt. Reynolds und Berman (1995) haben in ihrer Suizidtypologie die Motivcluster Flucht, Konfusion, Aggression, Entfremdung und Depression/Selbstwertstörung unterschieden und bei den von ihnen untersuchten 404 Suiziden am häufigsten die Motive Flucht (20 %), Aggression (19 %) sowie Depression/Selbstwertstörung (28 %) gefunden. Mit »Flucht« ist der Wunsch zu sterben, um sich aus dem Feld herauszunehmen und objektiven und/oder erwarteten Schmerz zu vermeiden, zu verstehen. »Konfusion« meint Orientierungslosigkeit und Verwirrtheit in einem intrapsychischen Konflikt bei einer chaotischen Selbstorganisation, häufig mit bizarrem Verhalten einhergehend. »Aggression« beinhaltet den Wunsch zu töten, die Feindseligkeit gegenüber einem verloren gegangenen, jedoch introjizierten Liebesobjekt, die Zuweisung der Verantwortung für das eigene Leben an andere. »Entfremdung« steht für »alt und allein«, für Anomie und sich ausgestoßen fühlen bzw. sein. Das Motiv »Depression bzw. Selbstwertstörung« meint Depressivität, erniedrigtes Selbstwertgefühl und den Wunsch, getötet zu werden.

Auch Stengel (1961) hatte im Sinne eines klinisch-pragmatischen Ansatzes demonstrativ-appellative, ambivalente und sogenannte ernsthafte Suizidversuche unterschieden, wobei mit Letzteren eigentlich misslungene Suizide gemeint waren. Der empirische Ansatz von Felber (1991, 1993) unterscheidet bei Suizidversuchen die appellativen und die ambivalenten Parasuizidtypen, bei den final auf den angestrebten Suizidtod angelegten suizidalen Handlungen die desperativen (Verzweiflungssuizide) und die dranghaften suizidalen Handlungen.

Die motivationalen Inhalte, wie sie dem präsuizidalen Syndrom zugeschrieben werden, wurden bereits aufgelistet. ▶ Tabelle 32 gibt einen Überblick zur Motivstruktur von suizidalem Denken und Handeln und unterscheidet zwischen »appellativ«, »manipulativ«, »intentional« (oftmals zusammengefasst als manipulativ-intentional), als »psychotisch«, »hoffnungslos« bzw. als »ausgeprägte Todesintention«.

Tab. 32: Motivstruktur von suizidalem Denken und Handeln

Jeweils im Vordergrund stehendes Motiv und Gegenübertragungsgefühle	
appellativ:	Ausdruck von Hilfsbedürftigkeit, Hilflosigkeit (»Cry for help«) – macht Gegenüber hilflos oder induziert besondere Aktivität
manipulativ:	Wirkt »erpresserisch«, unter Druck setzen – Gegenüber fühlt sich manipuliert
Scham, Schuldgefühle	beschämt, Schuldgefühl wegen Versagens gegenüber eigenem Selbstbild, Schamgefühl, dem Bild nicht entsprochen zu haben
intentional:	Auf ein Ziel gerichtet (oft als manipulativ-intentional bezeichnet) – Gefühl, eingesetzt zu werden
ausgeprägter Todeswunsch:	Heute häufiger »missglückter« Suizid, wenn Suizidversuch überlebt wird, obwohl methodisch tödlich angelegt – Gegenüber erschrickt und ist froh, dass SV »nicht geglückt« ist
psychotisch:	Motiv der suizidalen Handlung Angst, Hoffnungslosigkeit, wahnhaftes Erleben, Gefühl der Bedrohtheit, Halluzinationen im Rahmen psychischer Krankheit – Gefühl, Patient braucht Behandlung
hoffnungslos:	Fehlende Zukunftsperspektive, Unveränderbarkeit erwartet – Gegenüber in Gefahr der Übernahme von Hoffnungslosigkeit und der Zustimmung zur Suizidhandlung

Die klinische Bedeutung, z. B. für präventive und fürsorglich-kontrollierende Schutzmaßnahmen, ergibt sich aus dem im Vordergrund stehenden Motiv. Eine psychotisch motivierte suizidale Handlung bedingt möglicherweise einen anderen Umgang mit dem Patienten als bei einem suizidalen Handeln, bei dem der Appell als Ausdruck von Hilfsbedürftigkeit im Vordergrund steht.

5 Ätiopathogenetische Modelle von Suizidalität

Länger- und kurzfristige präsuizidale Entwicklungen sind Beschreibungen von zeitlichen Abläufen, von innerdynamischen Prozessen, dem Verhalten und den Äußerungen gegenüber dem Umfeld, die sich immer mehr auf eine, anscheinend nur noch als einzige sich anbietende »Lösung«, nämlich die Selbsttötung als Beendigung der subjektiven Not, fokussieren. Seitenwege werden dann nicht mehr gesehen bzw. nicht mehr beschritten, denn dazu müsste die Überwindung von Einengung und Rigidität der Wahrnehmung, des Fühlens und Denkens im suizidalen Prozess möglich sein. Suizidprävention würde hier u. a. bedeuten, die zunehmende Einengung von außen her durch Interesse, Zuwendung und konkretes Eingehen auf die suizidale Thematik (z. B. durch direktes, ernst nehmendes Nachfragen und notfalls auch Handeln zum Schutz des Betroffenen) zu durchbrechen, um die Möglichkeit anderer nicht-suizidaler Handlungsoptionen zu verdeutlichen.

Wieder stellt sich also die Frage nach der Beschreibung dieser Vorgänge in Suizidalität hinein – Erwägung, Ambivalenz, Appell/cry for help, Einengung, Entschlusszeit sind die wichtigen Stichworte –, was den Menschen näher an konkretes suizidales Denken und dann Handeln heranführt.

Für kausale Betrachtungen bieten sich die heutigen *Ätiopathogenese-Modelle von Suizidalität* an. Letztendlich wird dabei, wie in der Psychiatrie/Psychotherapie/Psychologie üblich, ein Zusammenhang zwischen lebensgeschichtlicher Entwicklung der Persönlichkeit und deren Charakteristika bzw. einer Störung dieser Biografie mit einem »auslösenden« innerpsychischen oder äußeren Lebensereignis gesehen, das belastender, kränkender, bedrohlicher Natur ist, wie auch das möglicherweise veränderte Erleben eigener Zukunftsmöglichkeit. Für das Erleben von Gestaltungsmöglichkeit und Veränderbarkeit nicht ertragbarer Situationen und Lebensbedingungen, den Gedanken der Wiederherstellbarkeit einer früheren »heilen Welt« oder einer zumindest erträglichen, ist ein Gefühl von Hoffnung wichtig. Aus diesem Grund sind das Gefühl und Denken von »Hoffnungslosigkeit«, neben dem anamnestischen Befund »Suizidversuch in der Vorgeschichte« (als Zeichen, einmal bereits näher an Selbsttötung geraten zu sein) der wichtigste Prädiktor für akute und auch zukünftige Suizidgefahr. Dass es sich hier wieder um Gruppenaussagen handelt, also um Aussagen bezüglich der Prädiktion zukünftigen suizidalen Verhaltens einer gesamten Gruppe, und dass individuelle Entwicklungen durchaus davon abweichen können, sei bezüglich der Problematik von Risikofaktoren und Prädiktion vorab erwähnt.

Die heutigen Vorstellungen zur Ätiopathogenese suizidalen Verhaltens lassen sich im klinischen Gebrauch zwei großen Gruppen zuordnen:

1. den sog. *Krisen* und
2. den (psychischen) *Krankheiten bzw. krankhaften psychischen Zuständen/Befindlichkeiten* von Menschen.

Beide Modelle, das »*Krisenmodell*« und das »*Krankheitsmodell*«, entstammen einem Denken, das von auslösenden Bedingungen und von Reaktionen des Individuums ausgeht, die auf einer bestimmten Konstellation, der biografischen Entwicklung und ihrer Ausgestaltung als Persönlichkeitscharakteristika beruhen. (Anmerkung: Wird diese Überlegung weitergeführt, Suizidalität im Rahmen eines medizinischen Krankheitsmodells zu erklären, überraschen die soziologische Konzeption bei Durkheim oder auch das Thanatos-/Todestrieb-Konzept bei Freud. Beide postulieren die Existenz von über das Leben entscheidenden Bedingungen – hier kulturell-gesellschaftliche Umstände, dort den einzelnen Menschen herausfordernde Triebbedürfnisse – die unabhängig von der individuellen Lebensgeschichte sozusagen die Höhe der Suizidrate einer Gesellschaft bestimmen. Auch der Bezug suizidalen Verhaltens auf Besessenheit und teuflische Einflüsse wie im früheren Mittelalter – siehe das Kapitel zu Geschichte des Suizids – geht in eine ähnliche Richtung: Etwas bricht über das Individuum herein, unabhängig von seiner Lebensgeschichte und seiner persönlichen Verarbeitung aktueller Problematik, und es tötet sich.)

In der Krankheitslehre von Suizidalität wird ein »*Krisenmodell*« von einem »*Krankheitsmodell*« unterschieden. Die schematische Trennung der beiden Modellvorstellungen wirkt künstlich, sind doch aus der praktischen Alltagserfahrung heraus große Schnittmengen bekannt. Wie unten näher ausgeführt, wird das Betonen der Trennung jedoch aus der historischen Entwicklung verständlich. Hinzu kommen als dritte Gruppe die sog. *komplexen Ätiopathogenesemodelle*, in denen jeweils versucht wird, vor dem Hintergrund eines ätiopathogenetischen Postulats Ausgangsbedingungen biologischer und psychologischer Art, lebensgeschichtliche Entwicklung sowie aktuelle Belastungen in zeitliche Abläufe sowie gesellschaftliche Rahmenbedingungen einzubetten und daraus suizidales Verhalten abzuleiten.

In ▶ Abb. 3 sind die beiden Modelle nebeneinandergestellt. Und damit wird auch deutlich, dass im therapeutischen Alltag die Gemeinsamkeiten überwiegen und es manchmal eine Frage des Blickwinkels ist, ob eine aktuelle Konfliktsituation im Vordergrund gesehen wird oder der Blick sich auf die Psychopathologie heftet, und damit auf eine veränderte Wahrnehmung und Bewertung. Während im ersten Falle das Verstehen der Belastungssituation auf dem Boden der lebensgeschichtlichen Besonderheiten im Mittelpunkt steht, wird im zweiten das Verstehen und Zuordnen von zugrunde liegenden Symptomen samt den daraus folgenden Verhaltensweisen, hier eines suizidalen Verhaltens, und die Entwicklung eines neuen Freiraums für alternative Überlegungen im Vordergrund stehen.

Ringel wird in diesem Zusammenhang der Ausspruch von der »Neurose der Lebensverunstaltung« zugeschrieben, womit die bei Menschen mit suizidalen Krisen (Anpassungs- und Belastungsreaktionen, posttraumatische Belastungsstörungen, reaktive Depressionen, emotionale Krisen, Persönlichkeitsstörungen, psychotische Reaktionen, narzisstische Krisen etc.) häufig bereits auffällige Lebensgeschichte gemeint ist.

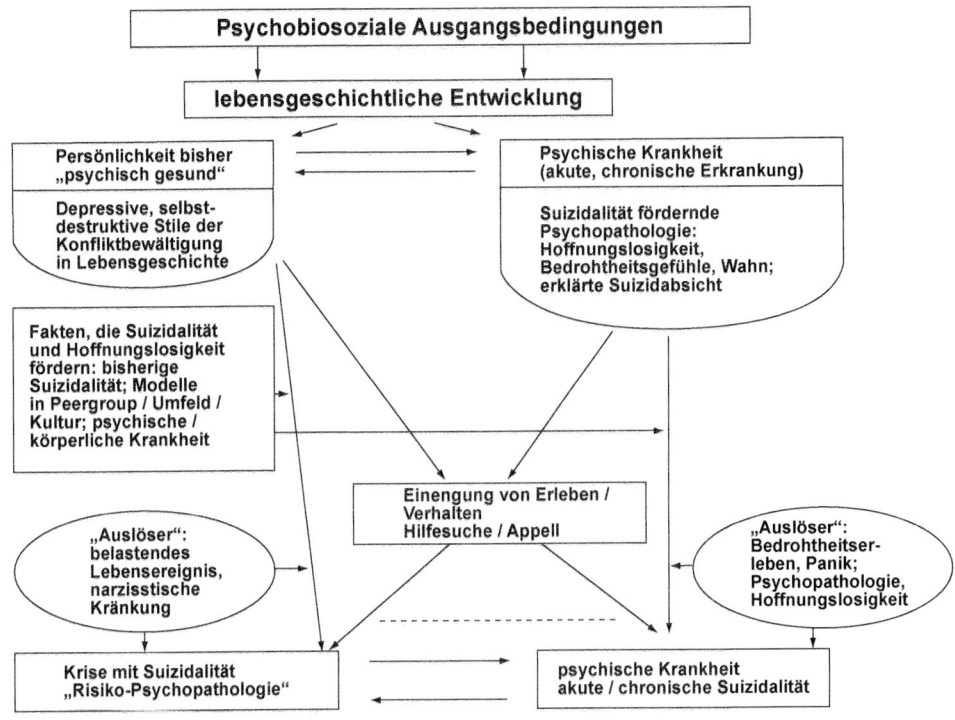

Abb. 3: Krisen- und Krankheitsmodell von Suizidalität (n. Wolfersdorf 2000, 2009)

5.1 Krisen-Modell von Suizidalität

Das oben bereits eingeführte »*Krisenmodell*« hat große Verbreitung gefunden. Entstanden ist es als Gegenentwurf des damals vorherrschenden Krankheitsmodells –«wer sich umbringt, leidet an einer depressiven Erkrankung« – als Postulat ab ca. den 1960er Jahren. Es beschreibt einen spezifischen Zugang zum Verständnis von Suizidalität. Im Folgenden werden historische Entwicklung und heutiger Gebrauch beschrieben.

Begriffe wie »*Krise*« oder auch »*psychosoziale Krise*« wurden und werden sehr unterschiedlich und insgesamt sicher inflationär verwendet. Eine umfassende historische und konzeptgeschichtliche Arbeit zum Begriff »Krise« wurde von Kahre und Felber (2001) vorgelegt. In der Medizin wurde bereits vor Jahrhunderten als »Crisis« der Punkt bezeichnet, an dem sich entscheidet, ob eine Krankheit zum Tode führt – oder zur Gesundung (Etzersdorfer 2000). Auch von Schriftstellern wird oft eine »Krise«, eine augenblicklich nicht lösbar erscheinende Situation, als Wendepunkt oder Übergangszeit in der Lebensentwicklung beschrieben. In dieser Beschreibung von »Krise« drückt sich die akute Bedeutung der Situation aus, werden aber auch die verschiedenen möglichen Ausgänge deutlich: Diese können konstruktiv, dann lebenserhaltend, aber auch destruktiv, im Falle einer suizidalen Handlung lebenszerstörend sein. Das chinesische Schriftzeichen für »Krise« drückt diese beiden Pole aus, es setzt sich aus den beiden Zeichen für »Gefahr« und für »Chance« zusammen (Sonneck 2000). Gerade dieses im Krisenbegriff ausgedrückte Spannungsverhältnis aus Konstruktivität und Destruktivität erlaubt, den Bogen verschiedener Entwicklungen in psychosozialen Krisen zu beschreiben, denn im günstigsten Fall kann eine psychische Krise, wie viele Menschen sie von sich selbst kennen, einen Entwicklungsschritt ermöglichen, im ungünstigen Falle endet eine psychosoziale Krise im Selbsttötungsversuch oder Suizid eines Menschen.

5.1.1 Zur Geschichte der Krisentheorie

Der Beginn einer eigenen Krisentheorie psychosozialer Leidenszustände kann mit den Beiträgen des deutschstämmigen Psychiaters Erich Lindemann angesetzt werden. Nach einem katastrophalen Brand im Bostoner Nachtlokal Coconut Grove Anfang der 1940er Jahre, bei dem fast 500 Menschen ums Leben kamen, behandelte er überlebende Opfer und kam dabei auch mit Hinterbliebenen in Kontakt. Diese Erfahrungen beschrieb er in verschiedenen Veröffentlichungen und sie erlaubten ihm, erstmals eine »Trauerreaktion« (grief reaction) explizit als solche in ihrem Ablauf, den verschiedenen Stadien und der zu erwartenden Zeitspanne zu beschreiben (Lindemann 1944). Erich Lindemann hatte davor bereits Einflüsse anderer belastender Erfahrungen untersucht, beispielsweise psychische Folgen von operativen Eingriffen. Er zeigte aber auch den Zusammenhang des Ausbruchs von Colitis ulcerosa, einer entzündlichen Darmerkrankung, die den klassischen psychosomatischen Erkrankungen zugewiesen wurde, mit vorherigen Verlusterlebnissen.

In seiner berühmt gewordenen Arbeit »Symptomatology and management of acute grief« (Lindemann 1944) beschrieb er typische Reaktionen auf die dramatischen Verluste, die nach der Brandkatastrophe erlitten wurden, und formulierte damit eine frühe Krisentheorie: Er beschrieb »akute Trauer« als fest umrissenes Syndrom, als ein zusammengesetztes Zustandsbild, das aus verschiedenen Symptomen besteht, die der Betreffende erlebt. Diese »akute Trauer« kann unmittelbar nach einer Krise, aber auch verzögert auftreten, und weist neben psychischen Beschwerden wie Niedergeschlagenheit, Kraftlosigkeit, Spannungsgefühl und psychischem Schmerz auch häufig körperliche Symptome auf. Anstelle des typischen Syndroms kann es auch zu verzerrten Krankheitsbildern kommen, so zu leicht verzögerten, aber auch sehr viel später auftretenden Reaktionen. Lindemann beobachtete auch Veränderungen in Beziehungen, fand manchmal übermäßige Feindseligkeit, psychosomatische Beschwerden und ein selbstbestrafendes Verhalten bis hin zur Suizidgefährdung. Er beschreibt als Beispiel einen Mann, der selbst die Brandkatastrophe überlebte und im Krankenhaus erfahren musste, dass seine Frau dabei ums Leben gekommen war. Er erschien dem Chirurgen anfänglich gefasst und kontrolliert, dekompensierte jedoch nach wenigen Tagen, wurde immer unruhiger und getriebener, aufgewühlter und voller Schuldgefühle, so dass er in stationäre psychiatrische Behandlung aufgenommen werden musste. Er geriet in eine immer stärkere wahnhaft-depressive Verstimmung, voller verfolgender Gefühle, an allem, was passiert war, schuld und selbst verloren zu sein, und deswegen sterben zu müssen. Lindemann beschreibt offen den ungünstigen Ausgang der Entwicklung bei diesem Patienten, der letztlich durch Suizid verstarb, verhehlt auch nicht, dass die Behandler den letztlich falschen Eindruck gewonnen hatten, besser in Kontakt mit dem Patienten gekommen zu sein (Lindemann 1944/1985). Das Verdienst von Lindemann besteht nicht nur darin, den Ablauf von Trauervorgängen mit ihren Komplikationen und Gefahren, bis hin zum Suizidrisiko, beschrieben zu haben. Er schlug als Erster auch eine angemessene Behandlung vor, welche er in der Beteiligung des Therapeuten bei der Trauerarbeit sah, der auf eine mögliche Überreaktion wie auch auf eine zu schwache Reaktion achten müsse. Lindemann stellte auch Überlegungen an, wie pathologische Konsequenzen verhindert werden könnten. Besonders die Unterstützung von Trauerprozessen, auch durch Sozialarbeiter oder das Personal von Rettungsdiensten, sah er als präventiv bedeutsam an und entwickelte zu deren Förderung eigene Programme, die als Vorläufer einer gemeindenahen Psychiatrie wie auch der Krisenintervention gesehen werden können.

Gerald Caplan, ein Schüler Lindemanns, interessierte sich, aufbauend auf dessen Untersuchungen, für den Einfluss von lebensverändernden Situationen auf Ausbruch und Verlauf psychischer Erkrankungen und erweiterte damit das ursprüngliche Konzept Lindemanns in Richtung eines späteren Konzepts der »traumatischen Krise«. Auch er hatte sich, wie Lindemann, mit verschiedenen belastenden Lebensereignissen befasst und entwickelte ein Konzept einer präventiven Psychiatrie (Caplan 1964). Dabei schätzte er die Möglichkeit durch Intervention sehr optimistisch ein und stellte sie im Grunde über die inneren Faktoren der Persönlichkeit und früherer Erfahrungen (ebd.). Er betonte das erhöhte Bedürfnis nach Hilfe in einer Krise und sah dies als eine Art einfacher psychosozialer Reaktion auf psychische Belastungen an. Nach seiner Einschätzung sind Menschen in Krisen durch Andere leichter beeinflussbar, woraus er gute Chancen ableitete, die psychische Gesundheit der Betroffenen stabilisieren und unterstützen zu können.

Viele der frühen Arbeiten zur Krisentheorie basierten auf psychoanalytischen Erkenntnissen über die psychischen Vorgänge bei Belastungen. Freud hatte in »Trauer und Melancholie« (1917) den Prozess der Trauer bereits als Ausgangspunkt für seine Untersuchung der Depression, damals als »Melancholie« bezeichnet, genommen. Er beschrieb die langsame Ablösung der innerpsychischen Besetzungen im Trauerprozess, was für sich kein krankhafter Vorgang ist, sondern ein allgegenwärtiges menschliches Reagieren auf Verlusterlebnisse. Freud konzentrierte sich allerdings in dieser Arbeit auf das innerpsychische Geschehen bei der pathologischen Entwicklung einer Depression und das Phänomen der Trauer diente ihm als Ausgangspunkt, um daran den Unterschied zur krankhaften depressiven Entwicklung untersuchen zu können. Diese Arbeit von Freud wurde auch dafür berühmt, dass sie eine der ersten psychoanalytischen Theorien zum Suizid aufstellte, nämlich die Wendung von ursprünglich gegen ein äußeres Objekt gerichteter Aggression gegen dieses nun verinnerlichte Objekt und damit sich selbst. Davor muss eine ambivalente geliebt-gehasste Beziehung zum Objekt bestanden haben, bei deren Verlust (oder deren drohendem Verlust) es zur Verinnerlichung des Objekts kommt, eben um sich vor diesem Verlust psychisch zu schützen.

Der Psychoanalytiker Erik Erikson (1950, 1959) beschrieb später die Notwendigkeit von »Entwicklungskrisen« (developmental crises) als notwendige Übergangsphasen auch in der normalen psychologischen Entwicklung. Seine Arbeiten waren, wie die Untersuchung von Grete Bibring über die psychischen Prozesse während der Schwangerschaft und die frühe Mutter-Kind-Beziehung (Bibring et al. 1961), einflussreich auf die frühen Stadien der Theorieentwicklung zum Phänomen »Krise«. Lindemann wie Caplan waren selbst psychoanalytisch ausgebildet, wobei insbesondere Caplan später sein Interesse eher auf den Einfluss sozialer Bedingungen verlagerte und damit zu einem Protagonisten der Mental Health-Bewegung in den USA wurde.

Als einer der »Leuchttürme« der Krisentheorie ist auch der schwedische Psychiater und Psychoanalytiker Johan Cullberg aufzuführen. Auf der Basis seiner Arbeit mit Frauen, die bei der Geburt ihr Kind verloren hatten, entwickelte Cullberg (1978) das Konzept einer »traumatischen Krise«. Später wurde er auch in anderen medizinischen Abteilungen mit »Traumen« konfrontiert, wie der Mitteilung lebensbedrohlicher Diagnosen, verstümmelnder Operationen oder chronischer Krankheiten und erlebte dabei, wie die Betroffenen häufig in große emotionale Bedrängnis gerieten, ebenso wie die Mitarbeiter des Krankenhauses, die damit ja ebenfalls konfrontiert waren. Im deutschsprachigen Raum hat Sonneck (2000) die umfassendste Verbindung hergestellt, zu erwähnen ist hier auch seine historische Übersicht zur Krisenintervention (Sonneck et al. 2008).

5.1.2 Krise – Begriffsbestimmung

Als »*Krise*« wird eine Situation bezeichnet, der entweder eine überraschende und belastende Erfahrung zugrunde liegt – dies wird als »traumatische Krise« bezeichnet – oder bei der ein lebensveränderndes Ereignis nicht bewältigt oder als positiv erlebt werden kann, sondern ebenfalls zum Ausgangspunkt einer krisenhaften psychischen Zuspitzung wird – es handelt sich dann um eine Lebensveränderungskrise. Generell sind es akute Situationen, die über einen zumeist begrenzten Zeitraum bestehen (außer wenn es zur Chronifizierung kommt), mit einem Krisenanlass beginnend, der mit Persönlichkeitsvariablen in ein Wechselspiel tritt. Krisen sind grundsätzlich lösbar, die Lebensveränderungskrisen in jedem Stadium, traumatische Krisen durchlaufen häufig einen charakteristischen Verlauf, beginnend mit einem Krisenschock (Sonneck 2000). Pathologische Lösungsmöglichkeiten bestehen im Einmünden in körperliche oder psychosomatische Erkrankungen, Substanzmissbrauch oder -sucht, in fremdaggressivem oder suizidalem Verhalten. Dabei geht das Krisenmodell idealerweise eigentlich von einer bislang psychisch gesunden Persönlichkeit aus, was nicht ausschließt, dass eine Neigung zu eher depressiven Bewältigungsstrategien, zum Interpretieren von Geschehnissen oder Erfahrungen in Richtung der Hilflosigkeit und Hoffnungslosigkeit, zu negativen Selbstbewertungen und zu einem instabilen Selbstwertgefühl bestehen kann.

Sonneck (1997) definiert eine Krise als »Verlust des seelischen Gleichgewichts bei Konfrontation mit Ereignissen und Lebensumständen, die nicht bewältigt werden können, weil diese von Art und Ausmaß die Fähigkeiten und Hilfsmittel zum Erreichen von Lebenszielen oder Bewältigung einer Lebenssituation überfordern«.

In ▶ Abb. 4 sind schematisch Krise und möglicher Krisenablauf bzw. Krisenbewältigung dargestellt (Wolfersdorf 2000, 2008).

Beim Eintreten eines Lebensereignisses – der Krisenanlass –, welches bewältigt werden muss, das mit den bisherigen Copingstrategien und Ressourcen aber nicht bewältigbar ist und bei welchem zu diesem Zweck auch nicht auf äußere Ressourcen aus Familie, Freundeskreis, Umfeld oder medizinischem System zurückgegriffen werden kann, entsteht ein innerer Spannungszustand, der sich in eine »Krisensymptomatik« weiterentwickeln kann. Meist beginnt diese mit Unruhe, Schlafstörungen, Grübeln, Gefühlen von Hilflosigkeit und Hoffnungslosigkeit, Angst, Panikzuständen, Herzklopfen, Appetit- und Schlafstörungen. Häufig sind wechselnde Gefühle von Wut und Verzweiflung zu finden, von Scham und Selbstvorwürfen, von ängstlich-dysphorischer Gestimmtheit und gereizter Gespanntheit, Depersonalisation und Derealisation bis hin zur Störung des Realitätsbezuges und der Orientierung. Solche Zustandsbilder spitzen sich, vor allem bei traumatischem Anlass, in kurzen Zeiten bis wenigen Tagen zu und können in verschiedene Zustände übergehen: Symptomfreiheit (der Betroffene nimmt vielleicht Tranquilizer, schläft die ganze Nacht durch, wacht am nächsten Tag auf und fragt sich, warum er sich so »hineingesteigert« habe) oder Exazerbation einer psychischen Erkrankung, z. B. eines dissoziativen Zustandsbildes, einer psychotischen Krise als Beginn einer schizophrenen Erkrankung oder ein agitiert-ängstlich getriebenes depressives Zustandsbild. Es kann jedoch auch zu einem fremdaggressiven Durchbruch kommen; dabei kann es vorkommen, dass jemand z. B. eine Bar oder Kneipe zu demolieren beginnt, in der er sich öfters aufhält und die in Zusammenhang mit der Krisensituation erlebt wird. Es kann der Beginn eines süchtigen Verhaltens bzw. der Wiederbeginn bei einem abstinenten Suchtkranken verursacht werden, im Sinne von »jetzt ist sowieso alles gleich« oder »das halte ich nur aus, wenn ich mich massiv dämpfe«. Es kann jedoch ebenso direkt Suizidalität sowie nicht-suizidales selbstverletzendes Verhalten auftreten. Unter Aspekten der Prädiktion und des therapeutisch-präventiven Vorgehens wäre natürlich wertvoll, mehr darüber zu wissen, welcher Mensch in welchen Ausgang von Krisen einmündet. Hier gibt es jedoch nur unzureichende Daten.

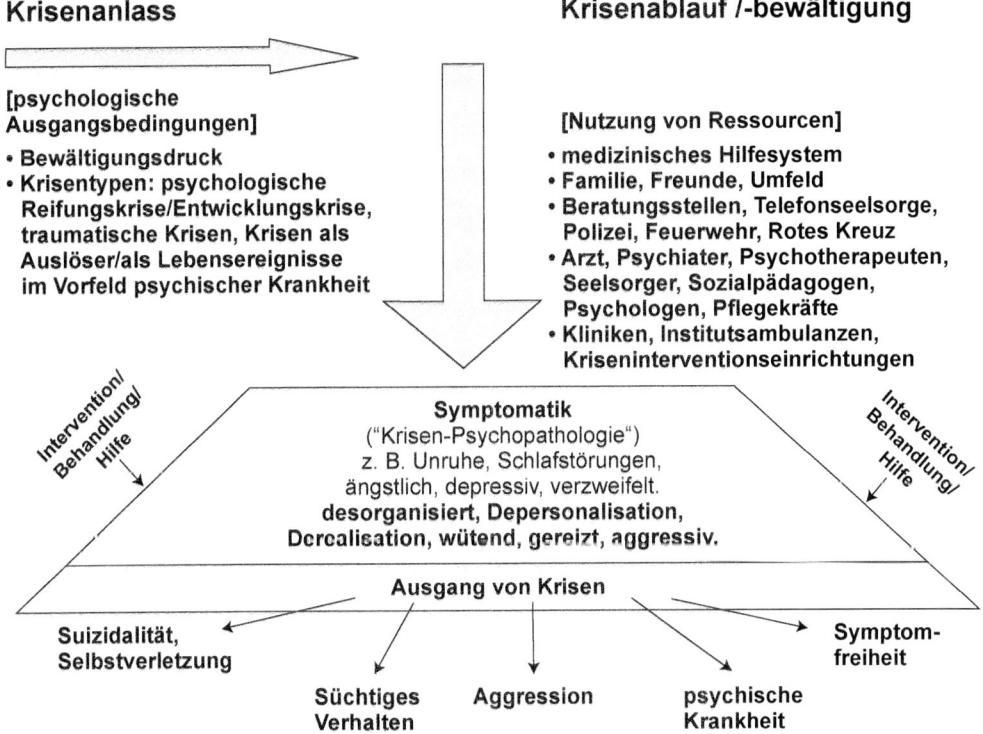

Abb. 4: Krise – Ablauf (Wolfersdorf 2000, 2008)

Für das Entstehen einer »suizidalen Krise« sind die auch sonst bekannten Risikofaktoren anzunehmen: psychische Erkrankung und unzureichende psychische Belastbarkeit, das Entstehen von Gefühlen der Hoffnungslosigkeit und Hilflosigkeit, bereits frühere suizidale Erfahrungen, Modelle in der Peer-Gruppe bzw. in der Familie oder Gesellschaft, so dass Suizidalität positiv besetzt ist und als Problemlösungsstrategie gilt. Weitere Faktoren sind überwältigender Todeswunsch und seelischer Schmerz, aus dem heraus keine andere Lösungs- und Suchmöglichkeit als die der Selbstvernichtung gedacht werden kann. Je nach im Vordergrund stehender Symptomatik und Verhaltensweise können also phänomenologisch verschiedene Typen suizidaler Krisen beschrieben werden, wie sie in folgender

Übersicht aufgelistet sind. Einige besondere Formen von Krisen, wie sie auch in der Literatur beschrieben sind – Lebensveränderungskrise, traumatische Krise, psychosoziale bzw. emotional Krisen, narzisstische Krisen, »existentiell vernichtende Krisen« (Wolfersdorf und Purucker 2009) – werden nachfolgend skizziert.

Typen suizidaler Krisen bzw. Suizidalität als Symptomatik (Wolfersdorf und Purucker 2009)

Modell der »suizidalen Krise

- narzisstische Krise, betrifft Gefährdung von Selbstwertgefühl, Identität (Lebenskonzept, Beziehungswahl)
- paranoide (prä-)psychotische Krise
- bedrohliches Erleben im Kontext von Bedrohtheit, Angst vor Vernichtung; »Misstrauen«, Persönlichkeitsstörung
- dissoziative Krise mit Selbstverletzung/ Suizidgefahr
- gereizt-gespannte Krise (Aggression, Unruhe)
- Zustand von unerträglichem seelischen Schmerz (»mental pain«, Depression)
- psychotische Hoffnungslosigkeit (Depression, Psychosen u. a.)

Voraussetzung: Krise ist immer ein akuter Zustand bei einem bis dahin psychisch unauffälligen Menschen.

Modell »Suizidalität« als Denken und Verhalten im Rahmen von psychischer Krankheit: Krankheitsmodell

- als Endpunkt von oder Reaktion auf Psychopathologie (Hoffnungslosigkeit, paranoides Erleben)
- im Kontext von Depression (Psychopathologie) Schizophrenie (Verlauf), Sucht (Rückfall) oder Persönlichkeitsstörung (Angst, emotionales Chaos)

5.1.3 Lebensveränderungskrise

Die beiden paradigmatischen Krisenverläufe werden als *»traumatische Krise«* und *»Lebensveränderungskrise«* (▶ Abb. 5) (Sonneck 2000) bezeichnet. Das Konzept der Lebensveränderungskrise (life crisis) wurde erstmals von Caplan (1964, S. 39 ff.) beschrieben. Der Beginn ist dadurch gekennzeichnet, dass die gewohnten Problemlösungsversuche bei einer veränderten Situation versagen. Dieses erste Stadium der Konfrontation bedeutet, dass eine Veränderung unabweisbar ist, aber mit den gewohnten Möglichkeiten nicht in das Erleben integriert werden kann. Die veränderten Lebensumstände können durchaus erwünscht und ersehnt sein, ob Heirat, Geburt eines Kindes, Berentung, Beförderung o. Ä. Dadurch können jedoch unangenehme Gefühle, mit dieser Veränderung nicht zurande zu kommen, verstärkt werden – unabhängig davon, ob es sich um erwünschte oder nicht erwünschte Veränderungen handelt. Die zweite Phase besteht in einem Gefühl des Versagens, die mit zunehmender innerer Spannung und unsicher werdendem Selbstgefühl verbunden ist. In der dritten Phase führt die Spannung zum Mobilisieren aller verfügbaren Möglichkeiten, vielleicht auch zum Ausprobieren neuer und bisher undenkbar gewesener Schritte auf der Handlungsebene.

Die meisten Lebensveränderungskrisen, die sich nicht selten langsam über Wochen und Monate entwickeln, können in einem dieser ersten Stadien überwunden werden, wenn die Hilfsmöglichkeiten von innen oder außen ausreichen, um diesen Kreislauf aus psychischem Druck, Angst, Schuld oder Scham und Versagungsgefühlen sowie den Versuchen, daraus herauszukommen, zu unterbrechen. Die Bewältigung ist demnach ein häufiger Lösungsweg in diesen ersten Phasen; wenn sie nicht gelingt, kann es jedoch auch zu Rückzug und Resignation oder Chronifizierung dieser Situation kommen. Es kann sich jedoch bei immer stärkeren Versagensgefühlen schließlich ein Vollbild der Krise entwickeln, das dem der Schockphase bei traumatischen Krisen entspricht (s. o.; Sonneck 2000). In diesem Vollbild der Krise mag der Betroffene äußerlich ruhig und geordnet wirken, während in seinem Inneren ein völliges Chaos an Gefühlen und Gedanken besteht, die kein Nachdenken oder Abwägen erlauben. In dieser Situation können suizidale Handlungen auftreten, da die Realität verzerrt und entstellt wahrgenommen wird und die Fähigkeit zur Realitätsprüfung stark beeinträchtigt sein kann. Wird Letzteres offensichtlich, ist in der Regel ein rasches, klares und bestimmtes Handeln, das auch ausgesprochen paternalistisch erscheinen mag, notwendig, um den zu diesem Zeitpunkt nur unzureichend zur freien Selbstbestimmung fähigen Patienten vor sich selbst zu schützen.

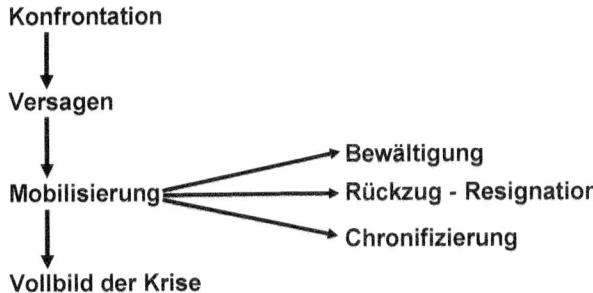

Abb. 5: Lebensveränderungskrise

5.1.4 Traumatische Krise

Das Konzept des »Traumas« wurde in die Krisentheorie erst später explizit eingeführt (Cullberg 1978), obzwar auch hier Vorläufer in der Beschäftigung mit »shell-shocks«, den »Kriegszitterern«, bis in die Zeit des 1. Weltkriegs zurückzuverfolgen sind. Als »*traumatische Krise*« wird die krisenhafte Reaktion auf ein belastendes äußeres Ereignis gesehen (▶ Abb. 6). Cullberg hatte, wie oben schon erwähnt, bereits ab den 60er Jahren Reaktionen von Frauen auf Totgeburten untersucht (Cullberg 1966a, b, 1972) und später den Ablauf einer von ihm so genannten »traumatischen Krise« beschrieben (Cullberg 1978).

Der Auslöser ist hier ein plötzlich eintretendes, unerwartetes Ereignis, das schmerzlich und unerwünscht ist. Es kann der plötzliche Tod eines nahestehenden Menschen, eine schwere Krankheit, eine plötzliche Invalidität, eine Trennung oder das Erleben einer Katastrophe sein, um nur einige Beispiele zu nennen. Auch die Traumatisierung von Kriegsopfern, Flüchtenden, Asylsuchenden (PTSD) ist hier anzuführen (Maier T 2006, Pompili et al. 2013). Auch hier können vier Phasen des Verlaufs beschrieben werden, wobei der Beginn sehr rasch mit einer Schockphase einsetzt. Im Krisenschock wird die Realität ferngehalten, mitunter verleugnet, er entspricht dem oben beschriebenen Vollbild der Krise, das auch bei Lebensveränderungskrisen entstehen kann. Die Reaktion kann von völliger Enthemmung bis zum totalen Rückzug und Erstarren (»Stupor«) reichen, gemeinsam ist die äußerst heftige und unmittelbare psychische Reaktion auf eine unerträglich erlebte Realität. Die zweite Phase wird als Reaktionsphase bezeichnet, die einige Wochen dauern kann und in der ein Pendeln zwischen einem Annähern an die Realität und weiterem Verleugnen und nicht wahrhaben wollen, was geschehen ist, zu beobachten ist. Daran schließt die Bearbeitungsphase an, die schrittweise eine Annäherung an die Realität erlaubt, nicht nur in kognitiver, sondern insbesondere in emotionaler Hinsicht. Die Reaktions- und Bearbeitungsphase können einander abwechseln, einige Zeit hin und her pendeln, mit dann jeweils entsprechend vorherrschenden Gefühlszuständen. Bei günstigem Verlauf schließt sich daran, oft erst nach Monaten, eine vierte Phase der Neuorientierung an, in der das Selbstwertgefühl wieder aufgerichtet und neues Interesse am äußeren Leben erweckt wird und die traumatische Erfahrung in die eigene Biografie integriert und als Teil der eigenen Lebensgeschichte akzeptiert werden kann.

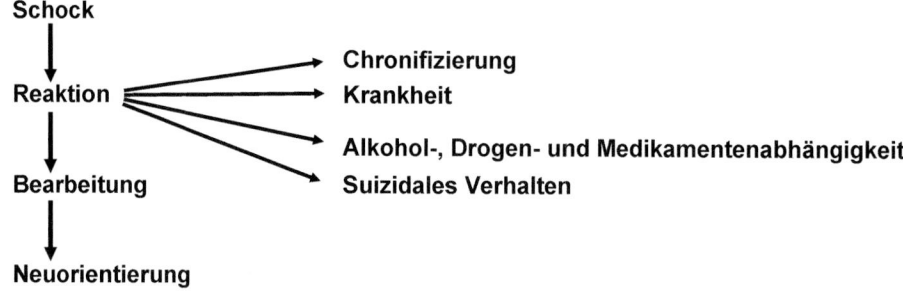

Abb. 6: Traumatische Krise (Sonneck 2000)

Bei traumatischen Krisen ist die Suizidgefahr im Krisenschock nicht unerheblich. Es ist daher auch für Rettungs- oder Polizeikräfte, ebenso wie für andere, nicht direkt im psychosozialen Bereich tätige Berufsgruppen besonders wichtig zu wissen, dass scheinbare Ruhe nach traumatisierenden Erfahrungen nicht bedeuten muss, dass der Betroffene bereits in der Lage ist, mit dem Erlebten oder Erfahrenen fertig zu werden. Suizidalität kann sich auch bei ungünstigem Verlauf in der Reaktionsphase entwickeln oder dann erst zu einer Suizidhandlung führen. Dass es dann ebenfalls die Gefahr von Suchtentwicklung und Chronifizierung der psychischen Symptomatik geben kann, sei ergänzend erwähnt.

5.1.5 Psychosoziale Krise und Suizidalität

Das Verdienst, die genannten Beiträge zu einer umfassenden *Theorie psychosozialer Krisen* gefasst und ihren Zusammenhang mit Suizidalität herausgearbeitet zu haben, kommt im deutschsprachigen Raum Gernot Sonneck (1976, 1982, 1989, 1985/2000) aus der Wiener Gruppe, die ehemals um Erwin Ringel entstanden war, zu. Er lehnt sich dabei insbesondere an die Definitionen von Caplan (1964) sowie von Cullberg (1978) an und definiert die »psychosoziale Krise« als »Verlust des seelischen Gleichgewichts, den ein Mensch verspürt, wenn er mit Ereignissen und Lebensumständen konfrontiert wird, die er im Augenblick nicht bewältigen kann, weil sie von der Art und vom Ausmaß her seine durch frühere Erfahrungen erworbenen Fähigkeiten und erprobten Hilfsmittel zur Erreichung richtiger Lebensziele oder zur Bewältigung seiner Lebenssituation überfordern« (Sonneck 2000, S. 15; s. a. Definition von Krise in ▶ Kap. 5.1.2).

Es handelt sich hierbei um eine weite Definition, die einen beschreibenden, nicht theoriegeleiteten Zugang wählt, um die psychische Situation einer Krise zu erfassen. Dabei werden bisherige Erfahrungen und Bewältigungsmöglichkeiten herausgestrichen, es werden implizit Veränderungsmöglichkeiten gesehen, wenn die Situation »im Augenblick« im

Mittelpunkt steht. Es ist aber auch eine Beschreibung, die, ganz in der Tradition der Krisentheorie, einen Gegenentwurf zur medizinischen Krankheitslehre darstellt. »Krise« wird nicht als weiteres Krankheitsbild begriffen, sondern ist an der Akuität der Situation ausgerichtet. Es handelt sich um einen Versuch, krisenhafte Zuspitzungen, die natürlich auch mit »Krisen-Psychopathologie« einhergehen, jenseits von Diagnosen und Zuordnungen zu psychischen Erkrankungen im engeren Sinne zu beschreiben. (Anmerkung: Allerdings, und das entbehrt nicht einer gewissen Ironie, bedarf im heutigen Gesundheitssystem jede Behandlungsbedürftigkeit und die Verordnung von Therapie, z. B. von Psychopharmakotherapie und längerfristiger Psychotherapie nach psychotherapeutischer Krisenintervention bei Menschen nach suizidalen Krisen, einer Zuordnung zur Internationalen Klassifikation der Erkrankungen (ICD-10) und damit auch eine Zuordnung zu einer Krankheitsgruppe: Suizidalität im Rahmen von Depressivität wird bei den affektiven Störungen in der F3-Gruppe verschlüsselt, »Krisen« lassen sich am ehesten unter Anpassungs- bzw. Belastungsstörungen, also in der F4-Gruppe der ICD-10 unterbringen) (Stieglitz 2005, Maier T 2006).

Während Lindemann die Gefahr der Suizidalität in Krisensituationen beschrieb, streicht Caplan (1964) allgemeiner die Gefahr einer ungünstigen psychischen Entwicklung in einer Krise heraus, wie z. B. der Ausbruch einer manifesten psychiatrischen Erkrankung. Dies erinnert sehr an die frühen psychoanalytischen Betrachtungen anhaltend chronischer Erkrankungen als langfristig »selbstdestruktiver suizidaler« Verhaltensweisen (Menninger 1938). Cullberg (1978) erwähnt die Suizidgefahr nur ganz knapp, auch wenn er die Gefahr der Fixierung, der selbstdestruktiven Einnahme von Alkohol oder Medikamenten, der »Neurotisierung« und der »Psychiatrisierung« durchaus im Blick hat. Sonneck (2000) betont demgegenüber sehr die Gefahr der Suizidalität und verknüpft sein Konzept der Krisenintervention direkt damit.

5.1.6 Modellhafte Typen von Krisen

Kahre und Felber (2001) sehen durchgehend zwei Modelle des Begriffs »Krise« in Verwendung:

1. Evolutionistisch-eschatologische Krisen. Dies sind in gewisser Weise zur Aufwärtsentwicklung notwendige Krisen bzw. Krisen als notwendige Entwicklungsschritte, wie sie Erikson (1950, 1959) beschrieben hat. Sie treffen am häufigsten auf Lebensveränderungskrisen zu.
2. Homöostatische Krisen. Dies sind Ausnahmesituationen in sonst stabilen Systemen, die möglichst rasch überwunden werden müssen, um ein bewährtes Gleichgewicht wiederherzustellen. Hierzu sind die traumatischen Krisen zu rechnen.

Beide Modelle gehen also von einem im Grunde funktionierenden psychischen System aus – »Krise« setzt definitionsgemäß eine psychisch im Wesentlichen gesunde Persönlichkeit voraus –, das entweder als Voraussetzung zu weiterer Entwicklung mit Krisensituationen konfrontiert sein oder durch eine äußere unerwünschte Belastung in eine Krisensituation geraten kann.

In beiden Modellen wird nicht die Bandbreite dessen abgedeckt, was heute vor allem pragmatisch im alltäglichen Versorgungsbereich unter »Krisen« oder »psychosozialen Krisen« verstanden wird; die Verwendung des Begriffs hat sich darüber hinaus erweitert. Cullberg (1978, S. 27) hat eine mögliche Ausdehnung des Begriffs, die dann »beinahe jede psychische Störung umfasst« als »natürlich unsinnig« kritisiert. Während ursprünglich unter »Krise« vorwiegend »psychogene« Störungen verstanden wurden, weitete sich das Verständnis später zunehmend auf akute Zustände im Verlauf verschiedener psychiatrischer Erkrankungen aus und wurde vielfach auch mit »psychiatrischer Notfall« gleichgesetzt. Angesichts des hohen Überschneidungsbereichs zwischen den beiden Modellen – Suizidalität als Ausdruck von Krise, Suizidalität als Krankheitssymptom (▶ Abb. 4) –, ist dies gut verständlich. Diese Erweiterung kann durchaus skeptisch gesehen werden, auch weil damit auch das Kontinuum der Interventionen von der psychosozialen Krise in Richtung akutpsychiatrischer Notfall verschoben werden könnte. Es sind jedoch auch Situationen denkbar, die nicht in die beiden beschriebenen Modelle passen. Für Psychoanalytiker war immer klar, dass eine Krise Ausdruck von zugrunde liegenden innerpsychischen Schwierigkeiten sein kann, die dazu führen, dass äußeren Belastungen nicht angemessen begegnet werden kann. Damit wird aber implizit der Begriff der Krise auch für Zuspitzungen in Situationen verwendet, die nicht als Homöostase angesehen werden können. Nicht zuletzt ist dadurch in der klinischen Praxis auch eine Überschneidung der beiden Modelle der Suizidalität entstanden, des Krisenmodells einerseits und des Krankheitsmodells anderseits (Wolfersdorf et al. 2002, S. 21). Eine exakte Trennung der beiden Modelle ist wohl unmöglich, vielleicht auch gar nicht sinnvoll.

Vor dem Hintergrund dieser etwas kritischen Anmerkungen und einer vorsichtigen Andeutung der daraus sich ergebenden Konsequenzen – ein großer Überschneidungsbereich des heutigen Krisenbegriffs und des psychiatrischen Notfalls bzw. im therapeutischen Bereich zwischen Krisenintervention und Notfallpsychiatrie – seien einige weitere Formen von Krisen nachfolgend besprochen.

5.1.7 Psychosoziale Krise

Die Bezeichnung »psychosoziale Krise« wird heute synonym für »Krise« überhaupt, für »psychische Krise« nach Cullberg (1978) oder für »emotionale Krise« (»emotional crisis«) nach Caplan (1963) verwendet. Auch der Begriff der »suizidalen Krise« wird dazu parallel verwendet, weist aber besonders auf das Vorliegen von Suizidalität bei einer Krisensituation hin. Heute hat sich für »Krise« eine Art beschreibender Zugang durchgesetzt, wie er auch in ▶ Abb. 7 deutlich wird, der eine Reihe von Aspekten beinhaltet, die das jeweilig einmalige einer Krise ausmachen. So beschrieb Sonneck (2000) als wichtige Aspekte von Krisen, die erfasst werden müssen, um sie hinreichend zu verstehen:

1. den Krisenanlass,
2. die subjektive Bedeutung,
3. die Krisenanfälligkeit,
4. die Reaktion der Umwelt und
5. den Krisenverlauf.

Anlass und subjektive Bedeutung sind eng miteinander verbunden. Bei der subjektiven Bedeutung kann nicht nur die Erinnerung an eine frühere ähnliche Situation bedeutsam sein, sondern auch das unbewusste Anklingen von vergleichbaren emotionalen Situationen, wie das Erleben, einer Situation ohnmächtig ausgeliefert zu sein, gedemütigt zu werden, sich als wertlos zu erleben, oder anderes mehr. Wenn durch den Anlass bedeutsame und konflikthafte Seiten des verinnerlichten Selbstbildes anklingen, wird die Entstehung einer Krise begünstigt (Lebensveränderungskrise) oder ihr Durcharbeiten erschwert (traumatische Krise). Auch der Aspekt der Krisenanfälligkeit hat damit zu tun und bedeutet nicht nur die Häufigkeit früher erlebter Krisen, sondern die Verletzlichkeit gegenüber belastenden Situationen, die von der eigenen Persönlichkeitsstruktur abhängt, sowie den verinnerlichten Bildern von sich, wichtigen Anderen und der Beziehungen zu ihnen. Jemand, der in seiner eigenen psychischen Entwicklung durch frühe unbewältigte Trennungserlebnisse belastet war und ist, wird in seinem späteren Leben »anfälliger« sein, befürchtete, drohende oder tatsächliche Trennungen traumatisch, existenziell bedrohlich und krisenauslösend zu erleben. Es besteht also ein Spannungsverhältnis zwischen inneren und äußeren Umständen, die beide bei jeder Krise untersucht werden müssen und in der Literatur hinsichtlich ihrer Bedeutung unterschiedlich diskutiert werden.

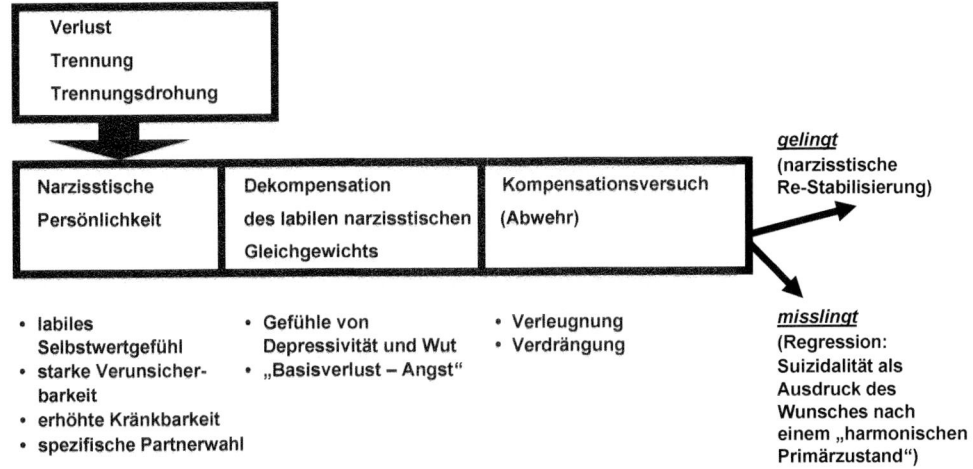

Abb. 7: Trennungserlebnisse und Suizidalität: Psychodynamik (n. Reimer 1985)

5.1.8 Narzisstische Krisen

Verschiedene psychodynamische Konzepte bei suizidalen Krisen sind in folgender Übersicht zusammengefasst.

> **Suizidalität – Psychodynamische Konzepte bei suizidalen Krisen**
>
> - Suizidalität als Ausdruck einer eigentlich gegen einen anderen gerichteten und nun gegen die eigene Person gewandten Aggression (»Mord« am anderen in sich selbst, daher »Selbstmord«)
> - Suizide als Folge einer existenziell destruktiven frühen Beziehungserfahrung (Gefühl, vom Anderen todgewünscht zu sein)
> - Suizidalität als Ausdruck einer tiefen Selbstwertkränkung einer Person oder eines Kollektivs (individuelle oder kollektive narzisstische Krise)
> - Suizidalität als Versuch der aktiven Sicherung einer Beziehung unter Einsatz des eigenen Lebens (Objektsicherung)
> - »Chronische« Suizidalität als Ausdruck innerseelischer Spannungsregulation
> - Suizidalität als Folge einer existenziell vernichtenden Situation

Die klassische Konzeption »Suizidalität als Ausdruck der gegen die eigene Person gewendeten Aggression, die eigentlich einer anderen Person gilt« steht neben der Deutung von Suizidalität als Ausdruck einer tiefen Selbstwertkränkung einer Person oder auch eines Kollektivs (individuelle oder kollektive narzisstische Krise), wie sie von Henseler (1974) beschrieben wurde. Henseler skizzierte ein psychodynamisches Modell von Suizidalität, das auf der psychoanalytischen Narzissmustheorie basiert und modellhaft das unterschiedliche Reagieren auf kränkende Ereignisse zur Beschreibung heranzieht. Henseler sieht ein gestörtes Selbstwertgefühl als grundlegend für viele suizidale Entwicklungen, die auf äußerlich oft nicht unmittelbar verstehbare Anlässe entstehen können. Für das subjektive Erleben bedeutet das, sich leichter bedroht zu fühlen, in einen Zustand totalen Verlassenseins zu geraten oder Hilflosigkeit und Ohnmacht zu fühlen, was auf einer manifesten Ebene zu Suizidalität führen kann. Dies geht mit unterschiedlich starker Realitätsverleugnung einer sowie der Idealisierung von sich und anderen, die jedoch häufig labil ist und daher auch nicht dauerhaft unterstützend wirkt. Um eine Krisensituation verstehen zu können, ist es nach Henseler (1981a) nötig, folgende Aspekte zu untersuchen:

1. Die Suche nach dem kränkenden Anlass,
2. die Suche nach dem gemeinsamen Nenner und
3. die Beobachtung der Interaktion.

Der kränkende Anlass steht in Verbindung mit lebensgeschichtlichen oder emotional bedeutsamen konflikthaften Situationen, die oft nicht direkt bewusst zugänglich sind, sondern im Gespräch erschlossen werden müssen. Der gemeinsame Nenner hinter wiederkehrenden suizidalen Krisen bezeichnet eine emotionale Situation, wie das Wiedererleben von Verlassenwerden, Abgewiesenwerden oder Kontrollverlust, um nur ein paar Beispiele zu nennen. Henseler stellt mit seinem dritten Aspekt aber auch die Bedeutung der Untersuchung der therapeutischen Beziehung für das Verständnis einer Krise in den Mittelpunkt, die bedeutsame Hinweise auf die zugrunde liegende Psychodynamik geben könne. Dies ist insbesondere für die Krisenintervention von grundlegender Bedeutung, da notwendigerweise eine verinnerlichte und durch einen äußeren Anlass aktivierte emotionale Konstellation auch in der therapeutischen Beziehung ausgestaltet wird, und der Therapeut dann nicht nur als unterstützend und hilfreich erlebt wird, sondern auch als Objekt, dem Befürchtungen, Kränkungen

und Verletzungen oder früher erlebte belastende Erfahrungen zugeschrieben werden. Wenn diese Aspekte nicht ausreichend berücksichtigt werden, kann zwar eine kurzfristige Stabilisierung durch eine neutrale, offene Beziehung – z. B. in einer neutralen konsiliarpsychiatrischen Untersuchung – erreicht werden, es geht aber die Chance verloren, die zugrunde liegende Dynamik verstehen und daraus Konsequenzen ableiten zu können.

Reimer (1985, 1986) hat die Psychodynamik von Trennungserlebnissen und Suizidalität, vor dem Hintergrund des Narzissmuskonzepts, in einer vereinfachten Darstellung für den klinischen Bedarf beschrieben (▶ Abb. 7), ausgehend einerseits von einem lebensgeschichtlich labilen Selbstwertgefühl und einer spezifischen Partnerwahl, andererseits von Verlusten, Trennung und Trennungsdrohung. Es kommt zur Dekompensation eines labilen narzisstischen Gleichgewichts, was einerseits mit Gefühlen von Depressivität und Verzweiflung, der sog. »Basisverlust-Angst« einhergeht, aber auch zu Gereiztheit, Zorn und Wut führt und Abwehrmechanismen wie Verleugnung und Verdrängung i. S. eines Kompensationsversuchs aktivieren kann. Gelingt diese Re-Stabilisierung, z. B. auch mit Hilfe einer neuen Partnerschaft, erlischt auch die suizidale Intention. Misslingt dieser Kompensationsversuch, dann mündet die Gestimmtheit in den Wunsch nach einer Herstellung des harmonischen Primärzustandes ein, der letztendlich mit Schlaf, Tod, Flucht, sich aus dem Leben nehmen gleichzusetzen ist.

Der Begriff der »narzisstischen Krise« wird heute in einem weiteren Verständnis vielfach in Psychiatrie, Psychotherapie und Psychosomatik verwendet, um die psychische Reaktion zu beschreiben – in der Regel einen narzisstischen Kränkungszustand, möglicherweise mit Erregung, Dissoziation, Selbstverletzung, Suizidalität, oder pseudohalluzinatorischem Erleben –, der im Zusammenhang mit Verlusterlebnissen im weitesten Sinne auftreten kann. Unter »Verlust« ist dann nicht nur eine Kränkung des Selbstwertgefühls, dass man verlassen wird, dem anderen wenig oder nichts wert erscheint, verstanden, sondern Verlust bezieht sich auch auf Veränderungsnotwendigkeiten des Lebenskonzepts, der Einschätzung der eigenen körperlichen Leistungsfähigkeit, des Ansehens in der Öffentlichkeit, insgesamt auf die zahlreichen Situationen, in denen eine Diskrepanz zwischen Selbstbild und vermitteltem Fremdbild auftritt.

5.1.9 Existenziell vernichtende Krisen

Blatt (2004) hat in seinen Ausführungen in »Experiences of depression« darauf hingewiesen, dass die Kombination von »self-oriented perfectionism«, »socially prescribed perfectionism« und »the sense of profound personal failure« (Blatt 2004, S. 65), also die Kombination von hohem Anspruch an die eigene Leistungsfähigkeit bzw. an die eigene Normorientiertheit, aber auch die Zuweisung von gesellschaftlich erwartetem Perfektionismus, von gesellschaftlich erwarteter Leistungsfähigkeit und Kompetenz mit dem Gefühl, einen tief greifenden persönlichen Fehler gemacht zu haben, sehr rasch zu Gefühlen von Hilflosigkeit, Hoffnungslosigkeit und Verzweiflung führen könne, vor allem zu der Überzeugung, »The one has nowhere to turn«. Menschen mit einer ausgeprägten introjektiven, d. h. selbstkritisierenden Depression können so nach Blatt (2004) schwer suizidal werden und Suizidversuche mit hoher Zielstrebigkeit durchführen. Hohe Ansprüche an sich selbst und die Annahme, dass auch andere diese Erwartung an einen haben, sind dabei bedeutsame Aspekte für suizidale Entwicklungen von ansonsten psychisch unauffälligen und aus dem Blickpunkt der Gesellschaft erfolgreichen Menschen. Dies ist einer der Ansätze, die Suizidmortalität von bisher psychisch unauffälligen und wirtschaftlich erfolgreichen Personen, die sich dann »unerwartet« suizidieren, verständlich zu machen. Sozial zugeschriebener Perfektionismus erhöht signifikant die suizidale Gefährdung – sogar über die von Depression und Gefühlen von Hoffnungslosigkeit eingebrachte Suizidalität hinaus. Dabei sind perfektionistische Menschen exzessiv besorgt, nur keine Fehler zu machen, und deswegen extrem verletzbar durch Fehlererfahrungen, was wiederum Suizidalität fördert, insbesondere, wenn ein derartiger Perfektionismus auch von der Gesellschaft zugeschrieben wird. Dieser Zusammenhang wäre nach Blatt (2004) eine Erklärung für oft unerwartete Suizidalität bei Jugendlichen oder Erwachsenen, die z. B. als besonders begabt, erfolgreich oder geschätzt gelten, oder auch für die Suizidalität gesellschaftlich angesehener, berühmter Menschen.

Die Entwicklung derartig »existenziell vernichtender Krisen« (Wolfersdorf 2009) ist in ▶ Abb. 8 schematisch dargestellt.

Drei Faktoren dieser Entwicklung sind dabei bedeutsam:

1. Das eigene Selbstbild, geprägt von einem hohen Anspruch von Perfektionismus, einer hohen Normorientiertheit, einem strengen Über-Ich und hohem Ich-Ideal,
2. die Erwartung des Umfelds, der Gesellschaft oder bedeutsamer Personen im Umfeld, dem bisherigen Erfolg und der zugeschriebenen perfektionistischen Rolle auch weiterhin nachzukommen, und
3. die persönliche Überzeugung und die objektive Einschätzung der Situation, dass selbst bei Bereinigung einer aktuellen, bspw. dramatischen wirtschaftlichen Situation eine Wiederherstellung des alten Selbstbildes (»Ich-Ideal«) und des alten Ansehens in der Gesellschaft nicht mehr möglich sein werden, also »kein Weg zurückführt«.

Dies scheint ein wesentlicher Unterschied zu sonstigen suizidalen Handlungen zu sein, die immer auch eine Perspektive von Hoffnung, so klein diese bei hohem Todeswunsch auch sein mag, enthalten, dass nämlich doch Veränderungen in die Zukunft hinein, z. B. im

Sinne der Beziehungsveränderung, der Symptombesserung, der Verbesserung sozialer Situationen, möglich sein werden. Hier jedoch, und deswegen werden diese Krisen »existenziell vernichtend« genannt, gibt es eine solche Entwicklung in die Zukunft hinein nicht, denn eine Wiederaufrichtung des ursprünglichen Bildes von sich selbst (»Ich-Ideal«) und jenem, das die Gesellschaft von einem hat, ist nicht mehr möglich. Da es nicht möglich ist, sich auf eine »einsame Insel« zurückzuziehen, bleibt für die Betroffenen einer solchen Krise nur noch der Rückzug aus dem Leben in Form der Selbsttötung.

- der eigene Perfektionismus (Selbstbild)
- der vom sozialen Umfeld zugeschriebene und erwartete Perfektionismus (Fremdbild)
- die Identifikation, bewusst und unbewusst, mit strengen, richtenden Personen und Normen aus der eigenen Lebensgeschichte
- ein drohender bzw. tatsächlich eingetretener bzw. vermuteter Fehler
- Überzeugung, es führt kein Weg zurück (weder Selbst- noch Fremdbild sind wiederherstellbar; intentionale Suizidalität nicht möglich)
- tiefe Hoffnungslosigkeit
- Depression, „mental pain"
- Suizidideen, nicht mehr leben können; suizidale Handlung (Flucht, Selbstbestrafung)

Abb. 8: Existenziell vernichtende Krisen, Perfektionismus und Suizidalität: möglicher Ablauf (Wolfersdorf 2009)

5.1.10 Umgang mit menschlichen Krisen und Kritik des Krisenkonzepts

Die aus den Krisentheorien abgeleitete bzw. in enger Verknüpfung damit entwickelte Vorgehensweise wird als »Krisenintervention« bezeichnet. An dieser Stelle sei betont, dass dabei eine neutrale, wertschätzende, vorurteilslose Beziehung das zentrale Hilfsmittel ist, das häufig unmittelbare Entlastung, insbesondere bei Vorliegen von Suizidalität, bringen kann.

Auch die Entwicklung der Krisenintervention ist eng mit psychoanalytischen Konzepten verbunden gewesen. So zog Cullberg psychoanalytische Konzepte wie das der »Containing function« von Bion und das von ihm so bezeichnete Prinzip der »stellvertretenden oder vikariierenden Hoffnung« (Cullberg 1978, S. 30) dafür heran, um hilfreiche Beziehungen in Krisensituationen zu beschreiben. Dabei ist das Aufnehmen und emotionale Ertragen der unerträglichen Gefühle des Patienten durch den Therapeuten zentral, wodurch die eigenen Bemühungen und Fähigkeiten des Patienten, sein psychisches Gleichgewicht wiederzuerlangen, unterstützt werden. Er betont die Gefahren, die entstehen, wenn Helfer diese Gefühle selbst nicht aushalten, vor ihnen flüchten und zu ungeeigneten Mitteln greifen, wie vorschnellem Beruhigen, vorschnellem medikamentösem Ruhigstellen, rein sachlichem Zuspruch oder dem Verleugnen der emotionalen Belastung. Die folgende Übersicht gibt die wichtigsten Aspekte Cullbergs wieder, die insbesondere auf traumatische Krisen zielen.

> **Inhalt der Krisentherapie (Cullberg 1978)**
>
> 1. Die Selbstheilungstendenzen des Klienten unterstützen – nicht heilen.
> 2. Ermutigen, Gefühle von Trauer, Schmerz, Schuld und Aggressivität zu zeigen.
> 3. Die Funktion als »stellvertretende Hoffnung« übernehmen.
> 4. Stützen in der Konfrontation mit der Realität, Verleugnungstendenzen und Realitätsverzerrungen entgegenwirken.
> 5. Die Hilfskräfte der Familie und evtl. andere zu mobilisieren versuchen.
> 6. Die Regression im Dienste des Ichs unterstützen (Pharmaka, kurze Krankschreibung etc.).
> 7. Schädlicher Regression entgegenwirken (Alkohol, Tabletten, vorschnelle Krankenhauseinweisung, soziale Isolation, Bitterkeit).

Einige kritische Aspekte zum »Krisenkonzept« seien nachfolgend diskutiert. Die Bedeutung des Krisenkonzepts für das Verständnis von Suizidalität liegt darin, dass damit ein Modell, das über das Vorliegen einer psychiatrischen Erkrankung im engeren Sinne hinausgeht, formuliert wurde. Ein Vorteil liegt in dem Versuch, die Akuität der Situation in den Mittelpunkt zu rücken, was sich insbesondere für die Frage der Suizidalität und des unmittelbaren Suizidrisikos bewährt hat. Das Krisenkonzept steht nicht im Widerspruch zu anderen Modellen, da Aspekte wie konstitutionelle, selbst genetische Faktoren, das mögliche Vorliegen von prädisponierenden Persönlichkeitszügen oder Charakterstrukturen oder auch von zugrunde liegenden psychiatrischen Erkrankungen nicht verleugnet wird. Das Krisenkonzept erhebt also keinen Alleinerklärungsanspruch für psychische Akutsituationen. Innerhalb des psychologischen, insbesondere psychotherapeutischen Feldes kann es ebenfalls mit verschiedenen Modellen verbunden werden, auch wenn, von verhaltenstherapeutischen Modellen abgesehen, die wichtigsten Beiträge aus psychoanalytisch-tiefenpsychologischem Blickwinkel formuliert wurden.

Ein Problem des Begriffs liegt darin, dass er sehr unterschiedlich gebraucht wird und *teilweise sehr weit und auch vage definiert ist*. So besteht ein möglicher Nachteil darin, dass ein unscharf definierter Begriff leichter ideologisch eingesetzt werden kann, was dann bedenklich wird, wenn die Notwendigkeit einer psychiatrisch-psychotherapeutischen Abklärung bei akuter Suizidalität damit vernachlässigt würde. Hier ist Cullberg (1978, S. 27) zuzustimmen, der für einen engen Krisenbegriff eintrat, der vom Neurosenbegriff ebenso wie von im engeren Sinne psychopathologischen Zustandsbildern, die psychiatrischen Krankheitsbegriffen zuzuordnen sind, abgegrenzt ist. Die vielfach beobachtbare Ausweitung des Begriffs der »Krise« auch auf akute Zustände psychiatrischer Krankheitsbilder scheint trotz vorhandener Überschneidungsbereiche nicht immer angebracht, da damit eine Verwässerung und Unschärfe befördert wird, die weder im Bereich der psychiatrischen Diagnostik und Behandlung, noch in dem der Krisentheorie und der daraus abgeleiteten Interventionsmöglichkeiten sinnvoll ist.

Auch wenn »Krise« nicht selbst eine Krankheit ist, kann sie doch mit behandlungsbedürftigen krankhaften Bedingungen verknüpft sein, beispielsweise eine schwere depressive Erkrankung, ein psychotisches Zustandsbild, eine schwere Persönlichkeitsentwicklungsstörung, eine organische oder selbst körperliche Erkrankung. Cullberg (1978) hatte bereits darauf hingewiesen, dass »reine« Krisenreaktionen im somatisch-medizinischen Kontext häufiger angetroffen werden, z. B. in der Gynäkologie oder der Chirurgie, während im psychosozial-psychiatrischen Feld meist überdeterminierte Situationen aus akut-krisenhafter Zuspitzung bei zugrunde liegenden psychischen Problemen zu finden sind. Deswegen sind Offenheit und Zusammenarbeit verschiedener Disziplinen und Therapieschulen notwendig, wie sie gerade in der Krisenintervention charakteristisch sind.

In der hier beschriebenen Verwendungsweise ist das Krisenkonzept von Suizidalität kein Modell mit einem allumfassenden Anspruch. Historisch erweitert es jedoch das Verständnis suizidaler Entwicklung über alleine an Krankheitsbegriffen orientierten Modellen (dass auch die »Vorväter« Suizidalität schon differenzierter betrachtet haben als unter einem alleinigen Krankheitsbegriff, sei in Erinnerung gerufen und auf das Eingangskapitel verwiesen). Vor allem in Verbindung mit psychoanalytisch-tiefenpsychologischen Theorien ist damit ein klinisch sehr gut brauchbares Modell von Suizidalität verfügbar, das äußere wie innerpsychische Faktoren berücksichtigt und die Bedeutung des Beziehungsaspekts (Übertragungs-Gegenübertragungsbeziehung) für die Suizidprävention unterstreicht.

Heute ist nicht mehr in gleicher Weise, wie vielleicht zu den Zeiten der Formulierung des Krisenkonzepts, eine Gegensätzlichkeit zu den Krankheitsmodellen zu sehen. Diese waren lange Zeit als Defizitmodelle formuliert worden, während das Krisenmodell demgegenüber als ein Modell gilt, das die Chance der Veränderung oder der »natürlichen« Warn- und Bewältigungsreaktion (Sonneck 2000, S. 21) betont. Heute stellt sich eher die Frage, ob ein biologistisches Krankheitsmodell zugrunde liegt, oder ein Modell, das insbesondere die psychischen und psychosozialen Bedingungen wesentlich mit einbezieht. Damit werden Gefahren des Reduktionismus vermieden, die beiden Modellen innewohnen. Bei zu engen Krankheitsmodellen fehlen wesentliche psychosoziale Bedingungen, worauf die Krisenmodelle zu Recht hingewiesen haben. Bei den Krisenmodellen wird mitunter der Aspekt der Entwicklungsmöglichkeit, v. a. wenn er als Aspekt der Persönlichkeitsstruktur verstanden wird, der Reifung und des Wachstums zu optimistisch gesehen. Wird ein sehr weiter Begriff von Krise (»life events«) verwendet, der damit im gesamten Feld psychischer Erkrankungen anwendbar wird, dann werden darunter psychotische Dekompensation, akute dissoziative Zustände, akute Depersonalisations- und Derealisationszustände, akute depressive Reaktionen u. Ä. subsumiert. Vor dem Hintergrund deren Bewältigung durch psychopharmakologische und psychotherapeutische Interventionen, also vor dem Hintergrund der Betrachtung der Akutperspektive, wird die Gesamtkrankheitskonzeption und deren Verlauf damit zu optimistisch gesehen. Allerdings ist im ambulanten psychosozial-psychotherapeutischen Versorgungsfeld der Krisenbegriff weiterhin ein gängiger Begriff, denn er legitimiert letztendlich die Tätigkeit jeglicher Form von psychosozialer Hilfe, unabhängig von den darin involvierten Berufsgruppen und Institutionen, einschließlich der schwerpunktmäßig in der Krisenintervention und Suizidprävention sowie in der Fürsorge für Angehörige von Suizidenten tätigen Einrichtungen.

Die beiden Modelle *der »Lebensveränderungskrise«* sowie der *»traumatischen Krise«* sind als prototypische Formen mit modellhaftem Verlauf weiterhin hilfreich. Dennoch ist festzustellen, dass in vielen institutionellen Zusammenhängen heute mehr Krisen angetroffen werden, die eher dem Konzept der »Lebensveränderung« entsprechen, was sich auch in Fallberichten widerspiegelt und sicher teilweise am jeweiligen Blickwinkel und an den jeweiligen institutionellen Bedingungen liegt. Es ist nach wie vor gültig, was Cullberg für somatisch-medizinische Abteilungen beschrieben hat: Dort seien eher »traumatische

Krisen« zu finden, und solche Situationen können »geradezu als Brutstätten psychischer Krisen betrachtet werden« (Cullberg 1978, S. 26). In vielen Beratungsstellen, in psychiatrischen und psychotherapeutischen Praxen wie auch in entsprechenden Kliniken werden demgegenüber häufiger länger laufende Entwicklungen anzutreffen sein, die eher dem Konzept der »Lebensveränderungskrise« entsprechen.

Ein zweiter Umstand trägt ebenfalls dazu bei, dass der Begriff der »traumatischen Krise« aus dem Blickpunkt geraten ist. In den letzten 10–15 Jahren haben sich der Begriff des Traumas, die Vorgänge bei Traumatisierung und die Bezeichnung der daraus folgenden psychosozialen Belastungen gewandelt. Dies hat auch Eingang in das aktuelle Diagnosesystem ICD-10 gefunden, wo eine »akute Belastungsstörung« (F43.0), eine »posttraumatische Belastungsstörung« (F43.1) und eine »Anpassungsstörung« (F43.2) aufgeführt sind (WHO 1993). Bei der akuten Belastungsstörung sind »akute Krisenreaktion«, »Krisenzustand« sowie »psychischer Schock« unter den dazugehörigen Begriffen aufgelistet. Die Beschreibung selbst ähnelt der einer »traumatischen Krise«. Auch posttraumatische Belastungsstörungen und Anpassungsstörungen sind Folgen von belastenden äußeren Umständen und Erfahrungen. Sie sind gegenüber der »traumatischen Krise« jedoch weitergefasst, da auch verzögerte bzw. verlängerte Reaktionen darunter verstanden werden.

Die in der Fachwelt geführte Trauma-Diskussion hat dazu geführt, dass sich verschiedene Disziplinen und Theorierichtungen dieser Fragestellung zugewandt haben. Bei der Psychoanalyse bzw. der Tiefenpsychologie ist ein wieder erwecktes Interesse am Trauma festzustellen, da Überlegungen zum Trauma zwar in der Frühzeit im Mittelpunkt der Theorieentwicklung standen, dann aber lange Zeit nicht in der gleichen Weise fortgeführt worden waren (Bohleber 2000). Dennoch haben psychoanalytisch-tiefenpsychologische Beiträge wesentlich dazu beigetragen, wie das psychische Überwältigtwerden durch ein Trauma verstanden werden kann und haben insofern auch für das Verständnis von Krisen wichtige Erklärungen gefunden. So wurde ein Durchbrechen des psychischen Raumes beschrieben, der auch die Symbolisierungsfähigkeit zerstören kann, was im Krisenschock vorherrschend ist. Fenichel (1937) beschrieb Traumen als übergroße Erregungsmenge, die nicht gebunden werden könne, wobei er dem Umstand des Unerwarteten große Bedeutung zuschrieb.

Die psychoanalytische Traumatheorie hat sich schon vor langer Zeit mit der Frage beschäftigt, welche Rolle äußeren und inneren Faktoren für das Entstehen und den Verlauf der Traumareaktion zukommt. Freuds erste Neurosentheorie, die »Verführungstheorie«, sah den Ursprung neurotischer Entwicklungen in traumatischen Erfahrungen. Er beschäftigte sich jedoch weniger mit akuten Krisen als mit langfristigen neurotischen Entwicklungen. In »Hemmung, Symptom und Angst« (Freud 1926) hat er für das Ich traumatische Situationen beschrieben, die durch innere Erlebnisse (übermäßige Triebregungen) sowie durch äußere, reale Erlebnisse entstehen können.

Die Unterteilung und das Verständnis von »Krisen« ist immer als Spannungsverhältnis zwischen äußerer und innerer Belastung bzw. Prädisposition beschrieben worden, je nach theoretischem Hintergrund unterschiedlich gewichtet. Die Life-event-Forschung hat sehr stark auf »mental disorders as reaction« gesetzt (Cooper 1986, Katschnig 1986). Lindemann (1944), eher einem psychoanalytischen Modell verpflichtet, betont in Anlehnung an Freuds »Trauer und Melancholie« den Einfluss der Persönlichkeit und der Beziehung, ohne die Bedeutung der äußeren Erfahrung gering zu schätzen. Caplan (1964) hebt den Einfluss der Familie, die Reaktionen und Ressourcen der Umgebung stärker hervor. Sonneck (2000) versucht in seinem System ein

Gleichgewicht zwischen äußeren und inneren Umständen zu finden, mit dem Vorteil, dass es, ähnlich wie das präsuizidale Syndrom von Ringel, mit verschiedenen theoretischen Konzepten grundsätzlich kompatibel bleibt. Henseler (1974) betont demgegenüber wieder mehr die Bedeutung der inneren Faktoren, auf die ein äußerer Anlass trifft, um verstehbar zu machen, warum ein Ereignis oder eine Veränderung bei manchen Menschen eine suizidale Entwicklung in Gang bringen kann, bei anderen jedoch nicht.

Es besteht heute durchaus Konsens darüber, dass Krisen von äußeren wie inneren Faktoren abhängig sind, deren Zusammenspiel im Einzelnen untersucht werden muss. Die Gewichtung der verschiedenen Anteile fällt jedoch deutlich unterschiedlich aus. Die grundlegende Frage ist letztlich, ob es Krisen, auch suizidale Krisen, auch bei psychischer Gesundheit geben kann, wenn nur genügend belastende äußere Ereignisse auftreten, oder ob das Auftreten zumindest von suizidalen Entwicklungen im Verlauf einer Krise auf zugrunde liegende Schwierigkeiten mit Krankheitswert verweist. Vielfach wird in der Literatur zu Krisen eher erstere Haltung eingenommen, am klarsten vielleicht von Caplan (1964), tendenziell vielleicht auch von Sonneck (2000).

5.2 Das Krankheitsmodell von Suizidalität

Im Krankheitsmodell wird *Suizidalität als psychopathologischer Ausdruck krankhaften psychischen Denkens, Erlebens und Verhaltens* verstanden und in direktem Zusammenhang mit der Symptomatik einer psychischen Erkrankung gesehen (▶ Abb. 9).

Über Jahrhunderte hinweg wurde Suizidalität immer in der Nähe des »raptus melancholicus«, d. h. in der Nähe der Melancholie/Depression/Depressivität gesehen – und als solches im Einzelfall dann auch exkulpiert. Traf dieses Kriterium nicht zu, dann war von »Besessenheit«, gemeint war durch den Teufel, und von »Sünde« die Rede, einhergehend mit den geschilderten religiösen und weltlichen Konsequenzen. Oder es handelte sich um einen »ehrenvollen« Suizid. Auf die große Nähe zu psychischer Erkrankung hatten ja sehr früh bereits Burton (1621) oder auch der französische Reformpsychiater Esquirol (1838) hingewiesen.

Die damalige Formulierung von Esquirol, »Der Selbstmord zeigt alle Zeichen von Geisteskrankheit« wird in dieser Weise von der Suizidologie und der Suizidprävention schon lange nicht mehr aufrechterhalten. Historisch muss aber festgehalten werden, dass damit Suizidalität aus dem Raum von Spiritualität/kirchlicher Sicht (obwohl im Alten und im Neuen Testament mehrere Suizide beschrieben sind, aber kein Suizident verurteilt wird) herausgenommen und zu einem in die Zuständigkeit von Medizin und Psychiatrie fallenden Phänomen gemacht wurde, und damit letztlich der Weg bereitet wurde, Suizidenten zu Hilfe und Fürsorge zu verhelfen. Ähnlich ist wohl Ringels Beschreibung des Suizids als »Abschluss einer krankhaften psychischen Entwicklung« im Untertitel seines Buches »Selbstmord« (1953) zu verstehen, in dem er erstmals das präsuizidale Syndrom beschrieb. Die Zuordnung zur Medizin war in erster Linie eine Möglichkeit, mehr Verständnis für suizidale Menschen in der Gesellschaft und auch in der Kirche zu erreichen, u. a. durch die Betonung, dass Suizidalität in ihrer Entwicklung bestimmten Gesetzen folge, wie es sonst bei Krankheiten bekannt ist, dass Suizidalität aber vor allem versteh- und auch umkehrbar ist.

5.2 Das Krankheitsmodell von Suizidalität

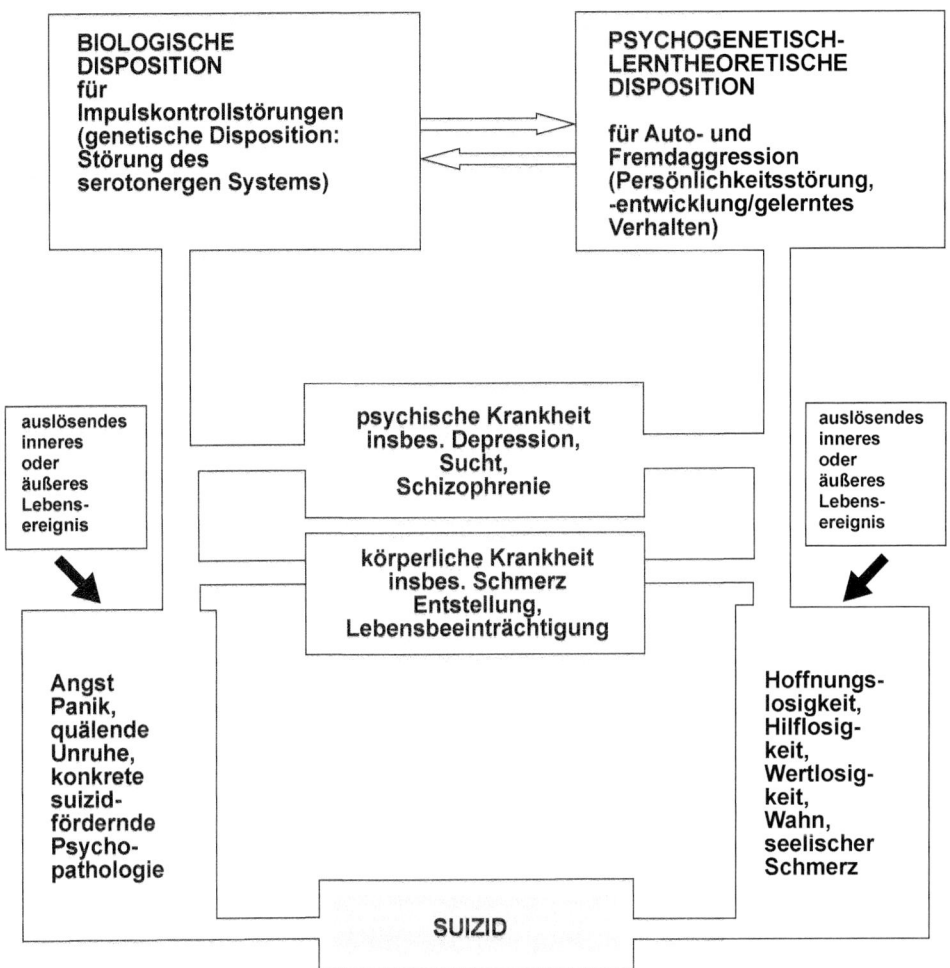

Abb. 9: Suizid – Dispositionelles und Entwicklungsmodell (mod. n. Mann and Stanley 1988, Wolfersdorf 2000)

So geht das *Krankheitsmodell von Suizidalität* letztendlich auch von einer hohen Häufigkeit depressiver Erkrankungen bei Suizidenten aus, wie dies oben bereits bei Harris und Barraclough (1997), Schneider (2003) oder auch Schaller und Wolfersdorf (2010) gezeigt wurde. Bei ihrem Überblick zu psychischen Erkrankungen bei durch Suizid verstorbenen Menschen auf der Basis psychologischer Autopsien fand Schneider (2003) einen Anteil von 17–89 % primäre depressive Störungen bei den Suizidenten. In der klassischen Studie von Harris und Barraclough (1997) liegt die beobachtete Suizidmortalität insgesamt für psychische Erkrankungen um ein Vielfaches über der erwarteten, was insbesondere für die depressiven Erkrankungen gilt. In der Übersicht von Schaller und Wolfersdorf (2010) liegt der Anteil affektiver Störungen insgesamt zwischen 23 und 87 %, der für schizophrene Erkrankungen unter den Suizidenten bei 0–19 %, bipolare Störungen schwanken zwischen 0–24 %. Dabei liegt der Anteil der Männer durchgängig bei zwei Dritteln bis drei

Viertel. Ein Blick auf die Studie von Bertolote (2004) belegt noch einmal, dass bei Suiziden in der Allgemeinbevölkerung bei 44 % eine affektive Störung als erste Diagnose bei den Suizidenten gefunden wurde, an zweiter Stelle stehen die substanzbezogenen Störungen, insbesondere Alkoholabhängigkeit, gefolgt von schizophrenen Erkrankungen und Persönlichkeitsstörungen. In einer früheren Zusammenfassung der vorliegenden Literatur hatten Wolfersdorf und Mäulen (1992) etwa 40–70 % primäre Depressionen beim Suizid in der Allgemeinbevölkerung gefunden, sodann etwa ein Drittel suchtkranke Menschen und etwa 5–7 % schizophren erkrankte Patienten. In einer Untersuchung zu den Suiziden im Raum Oberschwaben, Baden-Württemberg (Wolfersdorf et al. 1992) wurde bei 66 % von 554 durch Suizid verstorbenen Menschen die Diagnose einer Depression gefunden; die Diagnosen waren retrospektiv auf der Basis von kriminalpolizeilichen Akten erstellt worden. Appelby et al. (2001) hatten die Suizide von 1996 bis einschließlich 2002 in England und Wales untersucht (▶ Tab. 33) und dabei 42 % affektive Erkrankungen (depressive und bipolare affektive Störungen) gefunden, gefolgt von 20 % Schizophrenie, 11 % Persönlichkeitsstörung, 9 % Alkoholabhängigkeit und 4 % Drogenabhängigkeit. Allerdings hatten über die Hälfte der Patienten (52 %) auch eine psychiatrische Zweitdiagnose, was bei den meisten der bis heute vorgelegten Metaanalysen und Reviews zu den diagnostischen Verteilungen bei suizidalen Handlungen nicht verfügbar ist. Schneider B (2003) hatte immer wieder darauf hingewiesen, da Komorbidität das Suizidrisiko deutlich erhöht.

Tab. 33: Suizide 1996–2001 in England und Wales (Appleby et al. 2001)

Suizidenten mit Kontakt zu Institutionen in den 12 Monaten vor dem Suizid (Auswahl, übersetzt) N gesamt = 4 859			
	Anzahl	%	(95 % CI)
Alter (Median)	41 Jahre		(13–95)
Männer	3.198	66 %	(64–67)
Angehöriger einer ethnischen Minorität	282	6 %	(5–7)
Nicht verheiratet gegenwärtig	3.405	71 %	(70–73)
Arbeitslos/langzeitkrank	2.765	58 %	(58–60)
Alleine lebend	2.006	43 %	(41–44)
Erstdiagnosen:			
• Schizophrenie u. Ä.	960	20 %	(19–21)
• Affektive Erkrankung (depressiv & bipolar)	2.036	42 %	(41–44)
• Alkoholabhängigkeit	439	9 %	(8–10)
• Drogenabhängigkeit	216	4 %	(4–5)
• Persönlichkeitsstörung	505	11 %	(10–11)
Irgendeine psychiatrische Zweitdiagnose	2.460	52 %	(51–54)
Krankheitsdauer kürzer als 12 Monate	1.000	21 %	(20–23)
Mehr als 5 frühere Aufnahmen	712	16 %	(15–17)
Letzte Aufnahme war eine Wiederaufnahme	478	17 %	(15–18)

5.2.1 Anmerkung zur heutigen biologischen Suizidforschung

Wichtige aktuelle Überlegungen zur Neurobiologie von Suizidalität finden sich bei Bronisch (2009), Van Heeringen et al. (2004) oder auch der Versuch einer Verknüpfung von Neurobiologie und Psychodynamik bei Böker et al. (2016) (s. a. Bronisch et al. 2001, Brunner und Bronisch 1999, Maris 1986, Blumenthal und Kupfer 1990, Wolfersdorf und Kaschka 1995). Als Beginn der eigentlichen biologischen Suizidforschung ist nach Bronisch (2009) die Zeit nach dem 2. Weltkrieg zu datieren, wobei einerseits genetische Fragen suizidalen Verhaltens behandelt und andererseits Studien zur Neurobiochemie suizidalen Verhaltens durchgeführt wurden. Dabei wurde in zahlreichen Studien eine Reduktion der präsynaptischen Serotonin-Transporter und eine Erhöhung der Anzahl der postsynaptischen 5-HT-Rezeptoren im präfrontalen Kortex gefunden. Dieser Befund wurde als mögliche kompensatorische Hochregulation postsynaptischer 5-HT-Rezeptoren auf dem Boden einer postulierten reduzierten präsynaptischen serotonergen Aktivität verstanden. Insbesondere Bronisch (2009) sowie Brunner und Bronisch (1999) haben die Hypothese aufgestellt, dass eine verminderte serotonerge Innervation des ventralen präfrontalen Kortex über eine Dysinhibition Impulsivität und Autoaggressivität begünstigen könnte.

Die *neurobiochemische Suizidforschung* beginnt mit der klassischen Arbeit der Gruppe um Marie Asberg (1976), die bei Menschen mit Depressionen und mit harten Methoden durchgeführten suizidalen Handlungen signifikant häufiger einen erniedrigten Serotoninumsatz im zerebrospinalen Liquor gefunden hatten. Die Befunde konnten in mehreren Studien repliziert werden und erbrachten in Metaanalysen drei Hauptresultate (Bronisch 2009):

1. Patienten wiesen nach einem Suizidversuch niedrigere 5-HIAA-Konzentrationen im Liquor auf als entsprechende psychiatrische Kontrollen.
2. Patienten mit sog. harten Suizidversuchsmethoden wiesen niedrigere 5-HIAA-Konzentrationen auf als Menschen, die sog. weiche Methoden verwendeten.
3. Niedrige 5-HIAA-Werte wiesen einen prädiktiven Wert auf und waren mit einem erhöhten Risiko für weitere suizidale Handlungen assoziiert.

Nach Bronisch handelt es sich bei diesen erniedrigten 5-HIAA-Werten nicht in erster Linie um biologische Veränderungen, die eine zugrunde liegende depressive Erkrankung widerspiegeln, sondern um einen eher Nosologie unspezifischen Marker für impulsives und (auto-)aggressives Verhalten. Dafür spricht, dass sich die genannten Assoziationen nicht nur bei depressiven Patienten, sondern auch bei Menschen mit schizophrenen Erkrankungen oder Borderline-Persönlichkeitsstörungen, aber auch Menschen mit aggressivem oder impulsivem Verhalten, nämlich aggressiven Patienten, Gewaltverbrechern und Brandstiftern zeigten. Brunner und Bronisch (1999) haben die »*Serotonin-Hypothese der Suizidalität*« postuliert und verstehen darunter ein präsynaptisches serotonerges Defizit im präfrontalen Kontext, das zu impulsiven und autoaggressiven Verhaltensweisen disponieren könnte; daraus könnte eine *neurobiologisch determinierte Vulnerabilität für suizidales Verhalten* resultieren. Eine neurohistologische und neuroanatomische Begründung hierfür haben u. a. Baumgarten und Grozdanovic (1995) geliefert, die auf die modulierende Funktion des serotonergen Systems im zentralen Nervensystem hinweisen. Serotonerge Neuronen gehen im Wesentlichen von den Raphe-Kernen des Mittelhirns aus und erstrecken sich über das gesamte Zentralnervensystem und insbesondere in Richtung des präfrontalen Kortex; sie haben dabei impulssteuernde und modulierende Funktionen.

In den 1980er und 1990er Jahren wurden an einigen europäischen Zentren psychophysiologische Untersuchungen zur Depressivität und Suizidalität durchgeführt. Aus der schwedischen Gruppe um Marie Asberg hatten Edman et al. (1986) die Hypothese aufgestellt, Menschen mit harten Methoden bei suizidalen Handlungen weisen neben einem 5-HIAA-Defizit auch eine *erniedrigte elektrodermale Reaktivität und eine rasche Habituation* in Habituationsexperimenten auf. Ähnliche Ergebnisse hatten Straub et al. (1982), Wolfersdorf et al. (1996) sowie Keller et al. (1991) berichtet und dabei als besonders wichtig herausgestellt, dass sich solche Personen mit Suizid bzw. Suizidversuch durch harte Methode hochsignifikant durch Nichtreaktivität in der elektrodermalen Reaktivität in einem Habituationsexperiment von Depressiven ohne Suizidhandlung unterscheiden. Dieser Unterschied zeigte sich nur beim männlichen Geschlecht. Ebenso hatten sich Patienten mit Jahre später durchgeführtem Suizid mit harter Methode im zurückliegenden Habituationsexperiment durch Nichtreaktivität bei der elektrodermalen Habituationsuntersuchung unterschieden. Die Befunde wurden dahingehend gedeutet, dass sich Hypo- und Nichtreaktivität i. S. einer verminderten Anpassungsleistung auf auslösende Reize am ehesten als Ausdruck einer serotonerg vermittelten gestörten Impulskontrolle, insbesondere beim männlichen Geschlecht verstehen lässt.

Weitere Untersuchungen zum Thema Suizidalität und biologische Aspekte entstanden sozusagen im Nebengeleise der *Untersuchung des Serum-Cholesterin* für Arteriosklerose und koronare Herzkrankheit im letzten Jahrzehnt (Muldoon et al. 1990, Fritze et al. 1992, Sauter et al. 1995, Wolfersdorf et al. 1999). Es war aufgefallen, dass durch rasche cholesterinsenkende Maßnahmen zwar die kardiale Mortalität gesenkt werden konnte, allerdings die Gesamtmortalität weiterhin unverändert blieb, und dies insbesondere durch suizidale Verhaltensweisen sowie Verkehrsunfälle erklärt werden konnte. Fritze et al. (1992) oder auch Sauter et al. (1995) konnten dies nicht bestätigen, andere Autoren (Wolfersdorf et al. 1999) fanden bei Depressiven mit und ohne Suizid ebenfalls eine signifikante Erniedrigung des Gesamtcholesterins. Als Erklärung hatte Engelbert (1992) angeboten, dass die Lipidmikroviskosität biologischer Membranen durch einen höheren Cholestringehalt steige und dadurch die spezifische Bindung von Serotonin an Membranrezeptoren der Neuronen zunehme; umgekehrt führe eine niedrigere Viskosität zu einem Serotoninmangel der Nervenzellen.

Die *genetische Forschung zur Suizidalität* ist noch eine relativ junge Disziplin. Nach Maier (2001) scheinen Suizidversuche mit sog. harten Methoden eine stärkere genetische Determinierung aufzuweisen, wobei insgesamt die Ergebnislage zur genetischen Assoziation in Fall-Kontroll-Kollektiven außerordentlich inkonsistent ist. Dabei legen nach Maier auch die frühen Adoptionsstudien von Schulsinger et al. (1979) eine genetische Beeinflussung suizidalen Verhaltens nahe und auch die von Roy et al. (1991, 1995) publizierten Zwillingsstudien berichten für Suizide und für Suizidversuche eine deutlich erhöhte Konkordanzrate für monozygote Zwillinge im Vergleich zu dizygoten. Dennoch liegen die Konkordanzraten für monozygote Zwillinge in beiden Studien mit 56 % (Roy et al. 1995) bzw. 29 % und 12 % (Statham et al. 1998) deutlich unter 100 % und weisen damit auf den Einfluss nicht-genetischer Ursachenfaktoren hin.

5.2.2 Krankheitsmodell und psychische Krankheit

Dass das *Krankheitsmodell für Suizidalität* auch durch die Häufigkeit suizidalen Verhaltens und die insgesamt erhöhte Lebenszeit-Suizidmortalität bei psychischen Erkrankungen gestützt wird, wurde u. a. bei den Ausführungen zur Epidemiologie bereits erwähnt. Psychische Krankheit gilt als wichtigster Einzel-Risikofaktor für Suizid, so Schneider B (2003). Die klassischen Studien von Miles (1977) bzw. Guze and Robins (1970) haben für die primären Depressionen eine Lebenszeit-Suizidmortalität von um 15 % gefunden, für alkoholabhängige Menschen in gleicher Höhe, für schizophrene Patienten um 10 %, für Opiatabhängige ebenfalls um 10 % und für sog. psychopathische Persönlichkeiten um 5 %. Dabei ist erneut darauf hinzuweisen, dass es sich hier um eine hochselektive Klientel handelt, denn in die Studien waren jeweils Kohorten von Patienten eingegangen, die sich in stationärer Behandlung befanden, also jeweils an ihrer Erkrankung in akuter und stark ausgeprägter Form litten. Die neueren Daten von Blair-West und Mellsop (1995) bzw. Wolfersdorf (2000) liegen für die Depression deutlich niedriger, wobei allerdings alle depressiven Erkrankungsschweregrade von leichten bis sehr schweren depressiven Störungen eingerechnet wurden. Hier wird eine Lebenszeit-Suizidmortalität von durchschnittlich 3–4 % errechnet, wobei Wolfersdorf (2000) darauf hinweist, dass sich für schwere Depressionen eine Lebenszeit-Suizidmortalität von ca. 14 % ergibt. Nach derselben Rechenmethode von Blair-West und Mellsop (1995) ergibt sich für die Schizophrenie eine Lebenszeit-Suizidmortalität von 2–5 % für die USA und 0,3 % für Europa.

5.3 Einfache und integrative Krankheitsmodelle von Suizidalität

Im Diathese-Modell suizidalen Verhaltens von van Heeringen et al. (2004) (▶ Tab. 34) werden verschiedene Ansätze gegenübergestellt und psychopathologisch-kognitive sowie neurobiologisch-psychophysiologische Aspekte im Sinne eines Zwei-Komponenten-Modells formuliert: soziale Interaktion und Verhaltenshemmung.

Tab. 34: Zwei Komponenten für ein Diathese-Modell suizidalen Verhaltens (van Heeringen et al. 2004)

Ansatz	Komponente soziale Interaktion	Komponente Verhaltenshemmung
Psychiatrisch	depressives Denken	Angst/Hoffnungslosigkeit
Kognitiv-psychologisch	Empfindsamkeit für Signale von Resilienz	defiziente Problemlösung (keine Flucht), defiziente Her-stellung zukünftiger positiver Ereignisse (keine Rettung)
Neurobiologisch	5-HT-1a/Noradrenalin	5-HT-2/Dopamine
Neuropsychologisch	Aufmerksamkeit	autobiographische Erinnerungsflüchtigkeit
Neuroanatomisch	(fronto-)temporaler Hippo-campus	präfrontale Amygdala
Temperament	Belohnungsabhängigkeit	Schadensvermeidung

Die Darstellung in ▶ Abb. 9 geht auf Mann und Stanley (1986) zurück, die dieses Modell in ihrer Zusammenfassung verschiedener Artikel zum suizidalen Verhalten formuliert haben.

Die empirische Evidenz hierfür steht bis heute allerdings aus. Das Modell geht von einer biologischen Disposition für eine Impulskontrollstörung aus, welche auf der Basis einer genetisch mitgegebenen Störung des serotonergen Neurotransmitterhaushalts im ZNS entsteht. Es steht in Wechselwirkung zu einer lerntheoretisch-lebensgeschichtlich erworbenen Disposition, mündend in eine gestörte Persönlichkeitsentwicklung eines Menschen, der bei Zusammentreffen dieser Disposition mit den Moderatorvariablen psychische bzw. körperliche Erkrankung in Richtung Suizid tendiert.

Die oben genannten Modelle für Suizidalität, das Krisen- bzw. Krankheitsmodell, entsprechen dem klinischen Alltag am ehesten und kommen auch dem Bedürfnis nach einer relativen Klarheit in Verständnis und Zuordnung suizidalen Verhaltens am nächsten. Wahrscheinlich wird Suizidalität jedoch mit sog. integrativen Modellen am besten verstehbar, allerdings sind die Zusammenhänge zwischen den einzelnen Bestandteilen dieser Modelle dann nur noch schwer nachvollziehbar.

Das sog. »Overlap-Modell« für suizidales Verhalten von Blumenthal und Kupfer (1990) (▶ Abb. 10) erklärt suizidales Verhalten als Ergebnis der Überschneidung verschiedener Bereiche aus psychosozialen Bedingungen, biologischen Faktoren, psychiatrischer Erkrankung, Familiengeschichte, Genetik sowie Persönlichkeitsaspekten. Diese bilden eine gemeinsame Schnittmenge, die dann als Suizidalität benannt werden kann. Damit sind zwar umfassend all diejenigen Einflüsse dargestellt, die aktuelles suizidales Verhalten bewirken können und es sind auch unterschiedliche Forschungsansätze im biologischen, psychologisch-psychosozialen und soziologischen Feld benannt, für die praktische Suizidprävention lässt sich daraus jedoch wenig ableiten.

In ▶ Abb. 11 ist ein Modell suizidaler Dynamik vorgestellt, das speziell für die Entwicklung suizidalen Verhaltens bei depressiv kranken Menschen konzipiert wurde. Auch hier geht es um das Zusammenwirken aktueller Auslösefaktoren wie akuter Kränkungen, Trennungen und Trennungsdrohungen, chronische Lebensbelastungen, schmerzhafte körperliche Erkrankungen und anderem mehr, mit der zugrunde liegenden Persönlichkeitsstruktur, hier eines Typus melancholicus, einer depressiven Persönlichkeitsstruktur, und den zugehörigen Abwehrmechanismen bzw. Copingstrategien, wie auch den Einflüssen des aktuellen psychosozialen Umfeldes. Einengung im Ringel'schen Sinne sowie Ambivalenz, verstanden im Sinne von Pöldinger, Wegfall von Ressourcen im psychosozialen Feld einerseits, intrapsychischer Lösungs- und Selbstrettungsfantasien andererseits stehen dann an letzter Stelle vor der Einmündung in eine suizidale Handlung.

Steinert und Wolfersdorf (1993) haben dies in einem erweiterten Handlungsmodell aggressiver und autoaggressiver Dynamik zusammengefasst und hier diejenigen Aspekte vorgestellt, die im Rahmen der Entwicklung zunehmender Tendenz zur Auto- bzw. zur Fremdaggression aus der Literatur und vor dem Hintergrund klinischer Erfahrung integrierbar erscheinen (▶ Abb. 12). Ein ähnlicher Ansatz ist in ▶ Abb. 13 (Wolfersdorf 2008) vorgestellt.

Für alle oben angeführten Modelle gilt, dass kaum oder nur geringe empirische Evidenz zu finden ist. Es handelt sich also im Wesentlichen nicht um belegte Theorien der Entstehung von Suizidalität, sondern im weitesten Sinne um »klinische Hypothesen« oder sog. Verständnismodelle von Suizidalität (Wolfersdorf 2000, Giernalczyk 2003, Schmidtke 2008). In diesen wird Suizidalität entweder einer psychischen Erkrankung als Symptom zugeordnet (»psychiatrisches Modell«/Krankheitsmodell), oder der Verstehensaspekt von Suizidalität – psychodynamisch erklärbar und psychotherapeutisch behandelbar – wird in den Vordergrund gestellt, was als psychodynamisch-psychotherapeutisches Modell bezeichnet werden kann. Wieder andere verstehen Suizidalität als »eigenständige Erkrankung«, wodurch das »präsuizidale Syndrom« von Ringel (1953) also einen nosologischen Stellenwert erhält, oder formulieren ein sog. Krisenmodell, welches suizidales Verhalten im Kontext einer unlösbar erscheinenden Belastungssituation versteht und die psychotherapeutische Intervention in den Vordergrund stellt. Das »transaktionelle Modell« nach Schmidtke (2008) dagegen geht von Auslösebedingungen aus, die direkt in suizidales Verhalten einmünden und durch Personenfaktoren kontrolliert werden. Krisen- und Krankheitsmodell haben sich im klinischen Alltag am besten bewährt und lassen die eben genannten Modelle auch weitgehend integrieren.

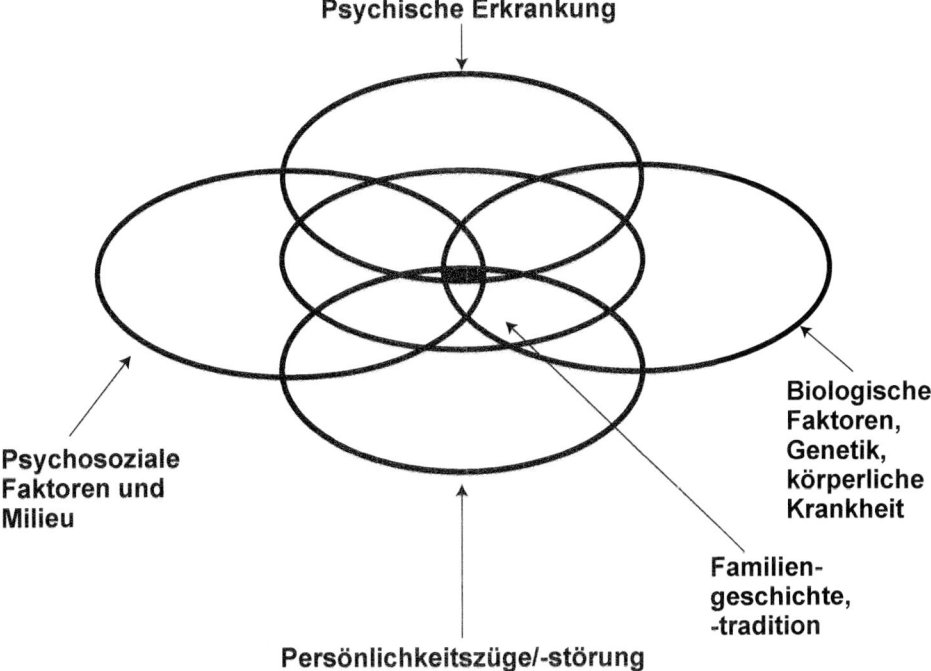

Abb. 10: »Overlap model« für Suizidrisiko (n. Blumenthal und Kupfer 1990)

5 Ätiopathogenetische Modelle von Suizidalität

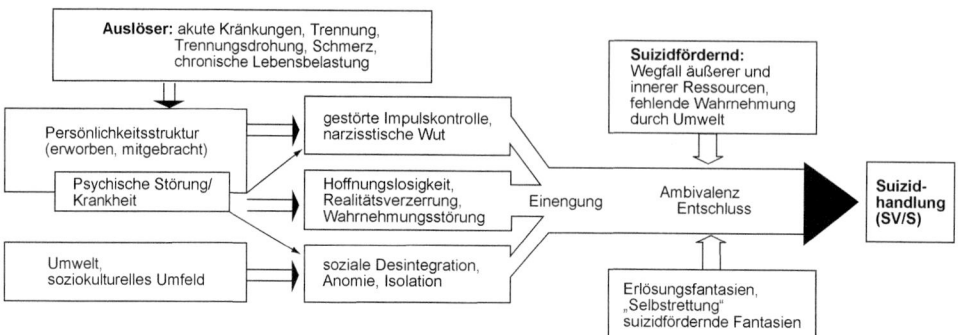

Abb. 11: Modell suizidaler Dynamik bei depressiven Erkrankungen (Wolfersdorf 1991)

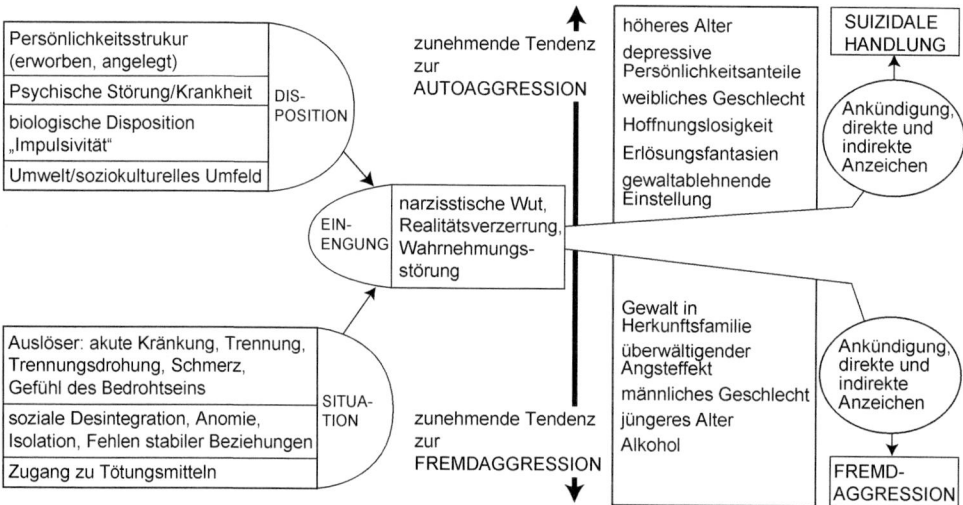

Abb. 12: Handlungsmodell aggressiver und autoaggressiver Dynamik (n. Steinert und Wolfersdorf 1993)

5.3 Einfache und integrative Krankheitsmodelle von Suizidalität

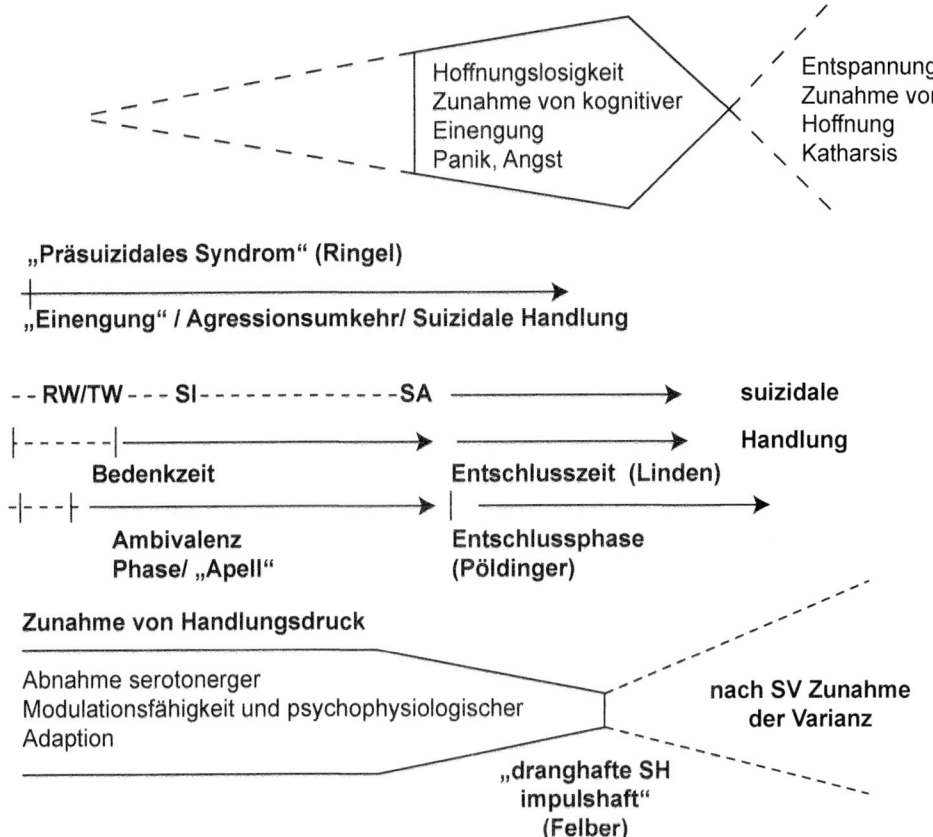

SH = Suizidale Handlung, SI = Suizidale, SA = Suizidabsicht, SV = Suizidversuch
RW = Ruhewunsch, TW = Todeswunsch
Psychopathologisches Bild vor SH häufig gekennzeichnet durch:
- kognitive Einengung (Hoffnungslosigkeit, überwertige Idee bis Wahn) und Angst-/Panikzustände (z.B. Kontrolle zu verlieren)
- Unruhe, Agitiertheit, Verlust von Impulskontrolle (Dranghaftigkeit)
- affektive Verzweiflung, Depressivität, überwältigende Gefühle von Gekränktheit, Verletztheit, Schmerz und Ohnmacht
- Schlafstörungen, Unruhe, Getriebenheit

Abb. 13: Entwicklung zur Suizidbehandlung – mögliche psychobiologische Aspekte

6 Suizidprävention und Krisenintervention

Suizidprävention ist im engeren Sinn die Verhütung der Umsetzung von Suizidgedanken in suizidale Handlungen (Wolfersdorf 2000, 2008, 2019, DGPPN et al. 2010, 2015) und damit erste Hilfe in psychischer Not:

> **Suizidprävention – Grundprinzipien (Wolfersdorf 2000)**
>
> - Suizidprävention ist Verhütung der Umsetzung von Suizidgedanken in Suizidabsicht und aktuelle Suizidhandlung
> - Suizidprävention ist Zeitgewinn für optimale Therapie und Fürsorge
> - Suizidprävention ist Minderung von aktuellem Leidensdruck, von Handlungsdruck und von Hoffnungslosigkeit.
> - → Ziel ist, der Suizident verzichtet (vorerst) auf eine suizidale Handlung
> - Minderung von aktuellem Leidensdruck, z. B. durch eine belastende psychosoziale Situation wie Arbeitslosigkeit, Migration, psychische Erkrankung etc., um überhaupt Beziehung und Kommunikation zu ermöglichen;
> - Minderung von aktuellem Handlungsdruck, Suizidgedanken und -absicht in Selbsttötung umzusetzen;
> - Minderung von Hoffnungslosigkeit, dass und wie mit Hilfe neue Perspektiven entwickelt werden können.

Führendes Ziel von Suizidprävention ist die Verhinderung einer akuten Selbsttötungshandlung, denn nach einem Suizidtod, so banal dies klingen mag, erübrigt sich die Überprüfung von Alternativen, die Entwicklung von Zukunftsgedanken und Hilfsangeboten. Ziel von Krisenintervention nach einem Suizidtod wären dann die nächsten Angehörigen und Betroffenen im Sinne von Postvention.

Eine absolute Suizidverhütung und Prävention aller suizidaler Handlungen gibt es nicht, selbst unter optimalen Rahmenbedingungen von Fürsorge, Kommunikation und Kontrolle, Diagnostik und Therapie. Das Primat einer absoluten Verhinderung um jeden Preis und mit allen Mitteln wäre selbst unter extrem repressiven Voraussetzungen nicht realistisch, und es ist auch gesellschaftlicher Konsens, dass darin nicht das Ziel besteht. Letztendlich birgt jeder Suizid auch ein Stück individuelles Geheimnis in sich, das der Suizident mit niemandem mehr teilt.

Nun wird hier nicht für eine Einstellung von Gleichgültigkeit im Sinne des unkritisch und desinteressiert klingenden Spruches »Reisende soll man nicht aufhalten« geworben. Im Gegenteil, Aufgabe der wissenschaftlichen Suizidologie mit all ihren Facetten ist es, diejenigen Faktoren zu erforschen und zu beschreiben, die zu einem vermehrten Wissen um und einem besseren Verständnis von suizidalem Denken, Handeln und den zugehörigen Rahmenbedingungen führen und damit Suizidprävention zu verbessern.

Suizidprävention und Krisenintervention (bei Suizidalität) haben eine sehr große gemeinsame Schnittmenge. Der Begriff Suizidprävention wird im allgemeinen Verständnis jedoch näher an der Medizin bzw. an notfallpsychiatrischer Intervention gesehen. Der Begriff Krisenintervention ist dagegen mehr im psychosozialen Beratungsfeld angesiedelt und zielt in erster Linie auf zahlreiche »Krisen« ab, nicht nur solche mit Suizidalität, sondern z. B. auch auf psychotische, dissoziative und emotionale Krisen usw. Krisenintervention bei Suizidalität meint also eine spezifische Subgruppe. Absicht von Krisenintervention ist die Bewältigung einer aktuell als belastend und die eigenen Ressourcen übersteigend erlebten Situation (z. B. Trennung einer Beziehung, Verlust eines Partners, Veränderung von Arbeit bzw. Arbeitsverlust, kulturelle Entwurzelung usw.), um die Entwicklung in Suizidalität hinein zu verhüten. Eben wegen der großen gemeinsamen Schnittmenge werden nachfolgend die Begriffe Suizidprävention und Krisenintervention bei Suizidalität synonym verwendet.

Suizidprävention und Krisenintervention bei akuter suizidaler Gefährdung eines Menschen setzen auf Behandlerseite voraus, Selbsttötungsgedanken bzw. die Entwicklung von der allen Menschen möglichen und per se nicht krankhaften Möglichkeit, über Selbsttötung nachzudenken, als Ausdruck seelischer Not und Hilfsbedürftigkeit wahrzunehmen und verstehen zu können. Empathisches Verstehen und Verstehenwollen ist, neben dem Wissen um Risikogruppen und suizidale Abläufe (siehe folgende Übersicht), Voraussetzung für den Umgang mit suizidgefährdeten Menschen.

> **Suizidprävention: Wichtige Aspekte für den Alltag**
>
> - Wissen darüber, wer gefährdet sein könnte, wer gefährdet ist
> - Wissen um die präsuizidalen Abläufe
> - Wissen darüber, wer wie helfen kann, welche Hilfe nötig ist
> - Wissen um die Not der Hinterbliebenen nach einer suizidalen Handlung

Danuta Wasserman schreibt in ihrem Buch »Suicide – an unnecessary death« (2001) sehr akzentuiert »Suicide is preventable« und fährt fort (hier übersetzt): »Viele junge Menschen und solche, die nie mit eigenen suizidalen Gedanken zu tun hatten, oder psychisch gesunde Menschen tendieren dazu, den Suizid als einen Akt zu verstehen, der Kontrolle über die eigene Lebenssituation und Freiheit der Wahl ausdrücke. Die Wahrheit ist jedoch, dass die meisten suizidalen Handlungen aus Situationen entstehen, in denen das Leben unerträglich geworden ist und alles als außerhalb der individuellen Kontrolle geraten erlebt wird« (S. 211).

Vom schwedischen National Centre for Suicide Research and Prevention of Mental Health wurden drei wesentliche Strategien der Suizidprävention formuliert:

- das Identifizieren von Risikogruppen,
- die Verbesserung von Diagnostik und Behandlung suizidaler Patienten, einschließlich solcher nach Suizidversuch, und
- die bessere Rehabilitation von Menschen mit Suizidversuch.

Wassermann (2001) postuliert, wie die WHO (2014) in »Suizidprävention – Eine globale Herausforderung«: »Suizid kann verhindert werden«, und sieht die adäquate Behandlung von psychisch kranken Menschen sowie die Verbesserung des Erkennens und der Behandlung psychischer Erkrankungen in der Allgemeinbevölkerung als essenzielle Strategien für die Suizidprävention.

Grob vereinfacht lässt sich Suizidprävention als »Zeit gewinnen für nochmaliges Überdenken bei optimalem Therapieangebot« bezeichnen, mit dem Ziel, die jetzt als einzige Lösung angesehene Verhaltensweise, nämlich eine suizidale Handlung, überflüssig werden zu lassen (Wolfersdorf 2008a). Im besten Falle wird sie überflüssig, weil der Betroffene selbst mit entsprechender Unterstützung seine Wahrnehmung und Einschätzung ändern kann und die Möglichkeit der Suizidhandlung dann nicht mehr in Betracht zieht. Auf therapeutischer Seite muss der Wunsch stehen, den betroffenen suizidalen Menschen am Leben zu erhalten – das bedeutet: Therapieangebot, therapeutische Verfügbarkeit, Zuverlässigkeit des Beziehungsangebots durch die suizidale Episode hindurch sowie kompetente Behandlung von Drucksituation, Krise oder Krankheit.

Für den Patienten kann es ein schwieriger Schritt sein, die eigene Hilfsbedürftigkeit zu erkennen, eigene Scham- und Schuldgefühle, wie sie z. B. aus einer depressiven Gestimmtheit heraus entstanden oder Ausdruck der Stigmatisierung von psychischer Erkrankung in der Öffentlichkeit sind, zu überwinden, und offensichtlich zu machen, dass Hilfe notwendig ist. Hier werden die Anforderungen an den suizidalen Menschen gesehen, nämlich seine Not und Hilfsbedürftigkeit zum Ausdruck zu bringen. Dabei hat auch derjenige Mensch Anspruch auf Suizidprävention, Krisenintervention, adäquate psychische Diagnostik und Therapie, der im Rahmen einer durch psychische oder somatische Erkrankung veränderten Wahrnehmung der eigenen Person, seiner Vergangenheit, seiner Umwelt und hier auch seiner Zukunftsperspektive eingeschränkt oder abgewandelt ist und der die Notwendigkeit einer Lebensrettung im Krankheitszustand nicht, vielleicht eben noch nicht, aber später, erkennen kann. Hilfsbedürftigkeit und Anspruch auf Unterstützung und Suizidprävention hängen nicht von Krankheitseinsicht und -verständnis ab; gerade bei nicht zur Krankheitseinsicht fähigen Menschen trifft die ärztliche Garantenpflicht voll zu. Sich hier auf eine »Selbstbestimmungs-/Autonomie-Diskussion« einzulassen, schadet dem Leben. So gesehen könnte es zu einem »zynischen Im-Stich-lassen« führen, wenn die Einengungen in der suizidalen Situation scheinbar sachlich als »rationale« Stellungnahme interpretiert und dann von Hilfsangeboten abgesehen würde.

▶ Abbildung 14 zeigt das Ergebnis einer systematischen Zusammenstellung von Reviews und Metaanalysen, quantitativen Studien einschließlich randomisierter kontrollierter Untersuchungen und Kohortenstudien sowie populationsbasierter Untersuchungen, die von suizidologischen Experten aus 15 Ländern in einer narrativen Synthese zusammengefasst wurden.

Als wesentliche Ergebnisse für die Suizidprävention wurden die Verbesserung der Fort- und Weiterbildung von Ärzten zu Themen der Suizidalität und die Einschränkung des Zugangs zu letalen Suizidmethoden gefunden. Andere Ansätze wie Öffentlichkeitsarbeit, Screeningprogramme, um suizidale Patienten zu entdecken, und die Verbesserung der Medienberichte wurden zwar als Strategien der Suizidprävention erkannt, benötigen jedoch, so die Autoren, mehr wissenschaftliche Bestätigung. Die Ausbildung der Ärzte sollte sich dabei auf das Erkennen und die Behandlung von Depression fokussieren. In der Abbildung werden belastende Lebensereignisse sowie affektive oder andere psychische Erkrankungen im Vorfeld des Auftretens von Suizidgedanken gesehen und als Faktoren, die bei der Entwicklung von Suizidalität eine Rolle spielen, insbesondere Impulsivität, Hoffnungslosigkeit, Imitation und Zugang zu tödlichen Methoden genannt. Diese sollten durch entsprechende Ansätze kontrolliert werden (Mann et al. 2005). Goldney (2005) schlägt in seinem Überblick von Studien zur Suizidprävention einen eher pragmatischen Umgang mit den Daten vor und verweist darauf, dass, bei aller Verschiedenheit der unterschiedlichen Forschungsstrategien, deutlich ist, dass Suizidprävention auf der Ebene der Gemeinde, der Weiterbildung für Professionelle sowie in Richtung eines verbesserten Managements von Menschen mit psychischen Erkrankungen ansetzen müsse. Auf die Bedeutung der Haus- und Familienärzte, insbesondere bei der Verhütung weiteren suizidalen Verhaltens nach einer suizidalen Krise oder einem Suizidversuch, haben Links et al. (1999) hingewiesen. Dies ist vor dem Hintergrund der Erfahrung zu sehen, dass bis zu zwei Drittel aller Patienten, die durch Suizid versterben, den Hausarzt im Monat vor ihrem Suizid gesehen hätten. Daher ist bei den oben erwähnten Initiativen zur Fort- und Weiterbildung von Ärzten gerade die Gruppe von Hausärzten und Familienärzten früh im Blickpunkt gewesen. Ein Beispiel hierfür ist das Projekt auf der schwedischen Insel Gotland, das Wolfgang Rutz in den 1980er Jahren initiiert hatte und damit erreichen konnte, das die Suizidrate in diesem relativ abgeschlossenen Einzugsgebiet mit wenig Fluktuation, was der Untersuchung entgegen kam, bis zu 60 % sank (Rutz 2001). Allerdings hatte er auch feststellen müssen, dass die Rate wenige Jahre nach Beendigung dieser Schulungsmaßnahmen wieder auf das Ausgangsniveau anstieg (Rutz et al. 1992). An dieser Stelle sei auf das vom BMG i. A. des Bundestages geförderte Projekt »Suizidprävention in Deutschland – Aktueller Stand und Perspektiven« hingewiesen, das sich in neun Projektgruppen gerade den Basisproblemen der Suizidprävention widmet.

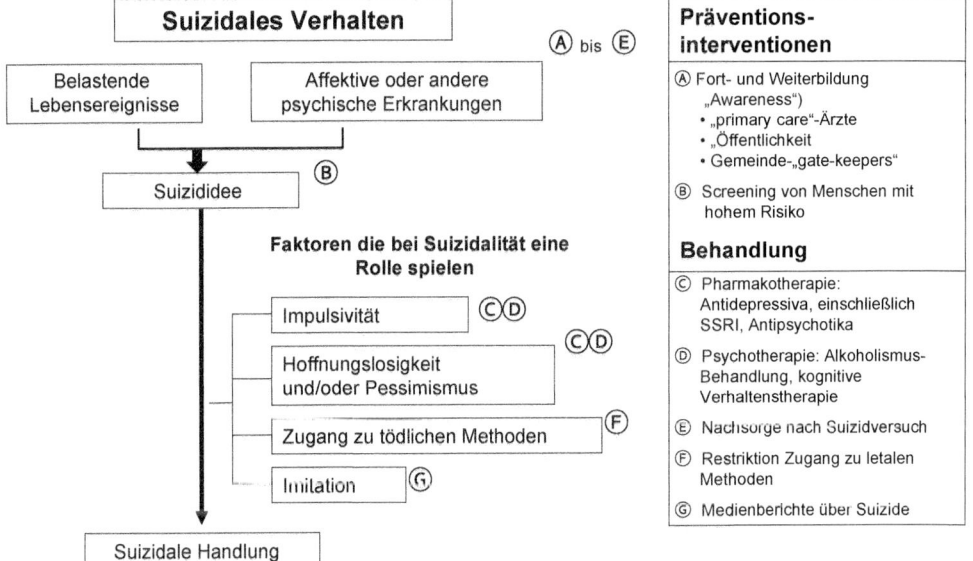

Abb. 14: Suizidprävention – mögliche Ansatzpunkte (Mann et al. 2005)

6.1 Ebenen der Suizidprävention und Krisenintervention

Suizidprävention ist also im engeren Sinn die Verhütung von suizidaler Handlung und Selbsttötung, und gehört damit als notfallpsychiatrische Intervention zur sog. Sekundärprävention. In Abgrenzung zur Suizidprävention wäre die Krisenintervention etwas früher, also in der Phase der frühen Sekundärprävention angesiedelt und damit näher an der Primärprävention.

Häufig wird zwischen Primär-, Sekundär- und Tertiärprävention unterschieden. Aktivitäten, die auf suizidales Verhalten abzielen, sind dabei in den Bereichen der Sekundär- und der Tertiärprävention angesiedelt. Primärpräventive Maßnahmen können sich folgendermaßen gestalten:

- Öffentlichkeitsarbeit, Entstigmatisierung,
- Verbesserung der Aus-, Fort- und Weiterbildung im medizinisch-psychosozialen Bereich bzgl. Suizidalität.
- Verbesserung der psychosozialen Versorgung und Angebote für Menschen in Krisen,
- Verbesserung der psychosozialen Entwicklung von Kindern und Jugendlichen, vor allem Selbstwertentwicklung und soziale Verantwortlichkeit,
- Reduktion und Verbesserung der Berichte zu Suiziden in den Medien,
- Einschränkung von Suizidmethoden durch gesetzgeberische und andere Maßnahmen.

Das Nationale Suizidpräventionsprogramm für Deutschland (NaSPro) konnte z. B. zeigen, dass mittels der Reduktion des Zugangs zu Suizidmethoden (u. a. durch Verschalung von Brücken oder Eisenbahngleisen, durch Einschränkung des Zugangs zu hohen Gebäuden) ein positiver Einfluss auf die Suizidzahl und -rate in der jeweiligen Region genommen werden kann. So zielt NaSPro, neben der Verbesserung der Behandlung psychisch kranker Menschen und Menschen in besonderen psychosozialen Lebenssituationen, auch auf die Einschränkung der Suizidmethoden bzw. der Zugänglichkeit zu letalen Mitteln ab. Eine Schwierigkeit der Prävention ist die Tatsache, dass die häufigste Suizidmethode das Sicherhängen ist; hier kann durch Maßnahmen der Zugangsbeschränkung nicht eingegriffen werden.

Das sog. Grünbuch der Europäischen Union »Die psychische Gesundheit der Bevölkerung verbessern« (Losert und Becker 2007) entstand als Reaktion auf die Aufforderung der Europäischen Ministeriellen WHO-Konferenz »Psychische Gesundheit« im Januar 2005 in Helsinki, wobei drei wesentliche Ziele angestrebt werden: die Reduktion der Zahl der Drogenabhängigkeit, der Zahl der Depressionserkrankungen sowie der Suizidmortalität in Europa. Interessante Ansätze dazu sind z. B. die »European Alliance Against Depression« (Hegerl et al. 2004) oder auch das 2008 erschienene Arbeitspapier der EU-Kommission für Gesundheit »Depression and Suicide«. Solche Initiativen haben zwar einen Schwerpunkt auf dem Zusammenhang von depressiven Erkrankungen mit Suizidalität, sie sind jedoch nicht reduktionistisch darauf beschränkt und daher nicht als eine Rückkehr zu einer früher vielleicht zu eingeengten Sichtweise auf das Problem der Suizidalität zu werten.

Die WHO (2014, deutsch 2016) wies auf drei notwendige Faktoren hin: Wissen (wissenschaftlich, durch die Praxis untermauert), öffentliche Unterstützung (politischer Wille) und eine soziale Strategie zum Erreichen der Ziele bei der Suizidprävention (2016, S. 14).

Bertolote (2004) fragt: »Suicide Prevention: At what level does it work?« und unterscheidet feststehende und möglicherweise veränderbare Faktoren als Angriffspunkte für präventive Maßnahmen (▶ Tab. 35). Er mischt dann innerhalb dieser Gruppen Faktoren, die der primären Prävention zugänglich wären, wie soziale Isolation oder Arbeitssituation, mit Faktoren, bei denen es um klassische Sekundärprävention, im Idealfall um frühes Erkennen, Einschätzen und Verhüten einer drohenden Suizidhandlung geht.

Das Institute of Medicine (Mrazek und Haggerty 1994) hat anhand eines »Mental Health Intervention Spectrum« eine Einordnung vorgenommen: An Prävention schließt sich Behandlung und Langzeitbehandlung an. Prävention umfasst »universal interventions« (entsprechend Primärprävention), dann »selective interventions« (zielt ebenfalls auf primärpräventive Maßnahmen) und »indicated interventions« im Sinne der »secondary early interventions«, also der frühen Sekundärprävention. Universale Interventionen zielen auf die gesamte Population, selektive Interventionen auf definierte Risikogruppen, bspw. definiert anhand epidemiologischer Daten oder gesundheitspolitischer Vorgaben: alte Menschen, Männer, depressiv Kranke, Migranten oder Häftlinge usw. Indikative Interventionen sind dann solche, die z. B. psychisch kranke Menschen hinsichtlich der Diagnostik und Verhütung suizidalen Verhaltens ansprechen. Der Ansatz von Bertolote (2004) zielt in eine ähnliche Richtung auf universelle und spezifische Faktoren, die auch unterschiedlichen Maßnahmen in der Suizidprävention zugänglich sind.

Tab. 35: »Major risk factors for suicide« (n. Bertolote 2004, Forster und Wu 2002)

Feststehende Risikofaktoren	Möglicherweise änderbare Faktoren
• Geschlecht • Alter • Ethnische Zugehörigeit • Sexuelle Orientierung • Frühere Suizidversuche	• Zugang zu Suizidmethoden • psychische Störung • körperliche Krankheit • soziale Isolation • Arbeitssituation • Angstzustand • Hoffnungslosigkeit • Lebenszufriedenheit

Zusammenfassend verstehen wir unter Suizidprävention all diejenigen Handlungsweisen, welche helfen, die Entwicklung eines suizidfördernden Klimas in einer Gesellschaft (Primärprävention, eher universal), das Entstehen von hoffnungslosen und suizidalen Einstellungen sowie Krisen mit Todeswünschen und Suizidgedanken zu verhindern. Die Umsetzung von Suizidgedanken über -absichten in Suizidversuche bzw. das Versterben im Rahmen einer suizidalen Handlung sollen verhütet werden (Sekundärprävention, eher indikativ). Zudem soll sie dem Wiederauftreten von suizidalen Krisen im Sinne der rezidivierenden Suizidalität bzw. der Wiedererkrankungsprophylaxe durch Behandlung von Grundkrankheit, psychosozialer Krise bzw. Anpassungs- und Belastungsstörung (Tertiärprävention) entgegenwirken.

In der folgenden Übersicht sind die beiden derzeit erkennbaren Ebenen der Suizidprävention aufgelistet, eine nationale bzw. internationale Ebene, zu der die oben angeführten EU-Programme zählen, und eine personenbezogene Ebene, auf welcher die Therapeut-Patient-Beziehung angesiedelt ist (Wolfersdorf 2008).

Ebenen der Suizidprävention – nationale/internationale Ebene

- Definition von allgemeinen High-risk-groups für Suizidalität (z. B. psychische Erkrankung: Depression; alte Menschen (WHO), EU Grünbuch (Suizidprävention neben Prävention von Drogenmissbrauch und Depressionserkrankungen), Präventionsprogramm Depression and Suicide, WHO (2014 bzw. 2016): Suizidprävention: Eine globale Herausforderung
- Nationale Suizidpräventionsprogramme (z. B. Awareness-Programme, Interventionsprogramme), in Deutschland Nationales Suizidpräventionsprogramm (NaSPro), Einbeziehung aller mit Menschen in suizidalen Krisen befassten Einrichtungen
- Suizidpräventionsprogramme i. R. anderer gesundheitspolitischer Aktivitäten (z. B. Leitlinienentwicklung, spezifische Gesundheitsprogramme: gesundheitsziele.de AG Depression, u. a.), Förderung spezifisch suizidprä-

ventiver und Krisenintervention-Einrichtungen
- Aktivitäten nationaler und internationaler Gesellschaften/Vereine zur Suizidprävention, z. B. Deutsche Gesellschaft für Suizidprävention – Hilfe in Lebenskrisen e. V. (DGS), Arbeitsgemeinschaft zur Erforschung suizidalen Verhaltens/DGS, Internationale Gesellschaft für Suizidprävention e. V. (IASP), International Academy for Suicide Research e. V. (IASR), Deutsche Gesellschaft für Psychiatrie, Psychotherapie und Nervenheilkunde e. V. (DGPPN): Referat Suizidologie, AGUS Deutschland
- Fachlich wissenschaftliche und versorgungspolitische Programme: z. B. Kompetenznetz Depression/Suizidalität
- Reduktion von Suizidmethoden bzw. Erschweren des Zugangs dazu (Waffengesetze, Haus- und Autogasentgiftung, Zugang zu Brücken, Hochhäusern, Bahnstrecken)
- Medienarbeit (z. B. Berichterstattung in Medien entschärfen, angemessene Berichterstattung unterstützen, Vermeidung von Nachahmung)

Ebenen der Suizidprävention – personenbezogene Ebene

- Identifikation erhöht suizidgefährdeter Personen und Gruppen (z. B. depressiv Kranke, alte Männer, Menschen nach Suizidversuch)
- Definition allgemeiner Risikogruppen (z. B. psychisch Kranke, Menschen in Krisen, Menschen nach Suizidversuch, Menschen in besonderen Lebenssituationen: Migration, Arbeitslose, Homophile, u. a.)
- Awareness-Programme zum Erkennen und Behandeln von Risikogruppen
- Verbesserung des Erkennens von Suizidalität in der hausärztlichen, fachärztlichen, psychologischen und sozialpädagogischen sowie theologischen Versorgung, Weiterbildung von sog. Krisenteams (z. B. BRK, Notfallseelsorge)
- Erarbeitung von Empfehlungen der Diagnostik und des Managements von Suizidalität
- Erarbeitung der Prinzipien von Suizidprävention/Krisenintervention (z. B. Psychotherapie, Psychopharmakotherapie, fürsorgliche Sicherung und Kontrolle, ambulante und stationäre psychiatrisch-psychotherapeutische Behandlung)
- Verbesserung der Langzeitbehandlung (Psychotherapie, Prophylaxe) bei Suizidalität bzw. psychischer Krankheit und Suizidalität
- Unterstützung und Hilfsangebote für Angehörige/Nahestehende und Suizidenten

Grob vereinfacht lassen sich die suizidpräventiven Ansätze damit, ähnlich wie bei Wasserman (2001) (▶ Abb. 15), in zwei Schwerpunkte gliedern: Ein Schwerpunkt wären sämtliche Aktivitäten, die auf gesellschaftspolitischer Ebene angesiedelt sind, der gesetzlichen Regelung bedürfen, z. B. auf verkehrstechnische Aspekte einwirken, die Medien beeinflussen bzw. Aus-, Fort- und Weiterbildungsprogramme verbessern. Der andere Schwerpunkt wäre dann die individuelle Arzt-Patienten-Beziehung und deren Gestaltung, wo die Diagnostik, die Einschätzung und die Behandlung von Suizidalität und der Umgang miteinander unter suizidpräventiven Gesichtspunkten im Mittelpunkt stehen.

An dieser Stelle sei noch eine Anmerkung zur Akuität von Suizidprävention angeführt. Üblicherweise handelt es sich bei Suizidprävention und Krisenintervention um die Verhütung akuten suizidalen Handelns und insbesondere des Versterbens im Rahmen von Selbsttötungshandlungen. Es handelt sich nicht um die Verhütung von Lebenszeitsuizidmortalität. Allerdings ist mit der akuten

Krisenintervention und dem Beginn einer adäquaten, meist psychiatrisch-psychotherapeutisch orientierten Behandlung auch die Hoffnung auf eine Reduzierung der mit der Erkrankung üblicherweise einhergehenden Basis- und Lebenszeitsuizidalität verbunden. Nach klinischer Evidenz scheint eine adäquate stationäre Depressionsbehandlung, wie sie auf Depressionsstationen angeboten wird (Wolfersdorf 1997), mit einer Reduzierung der Suizidmortalität einherzugehen; die Langzeittherapie affektiver Störungen im Rahmen der Lithiumprophylaxe hat bzgl. der Lebenszeitsuizidmortalität ähnliche Effekte (Ahrens 1995, Haußmann et al. 2016, Wolfersdorf et al. 2016).

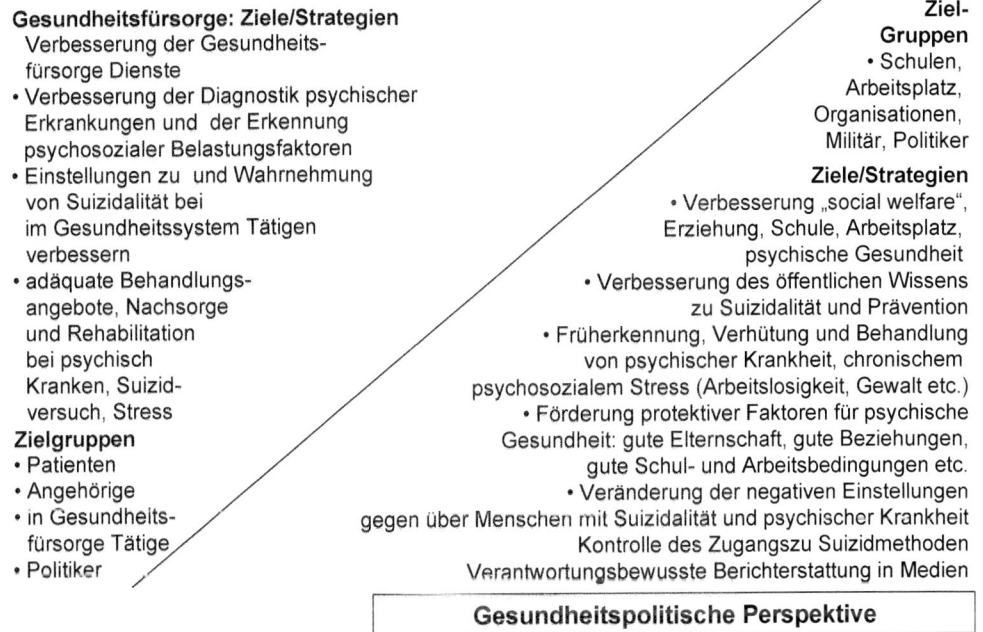

Abb. 15: Strategien für Suizidprävention (mod. n. Wasserman 2001, S. 213)

Festzuhalten ist also, dass es sich bei Suizidprävention und Krisenintervention bei Suizidalität immer um Intervention bei einem akuten Ereignis handelt.

6.2 Einrichtungen der Suizidprävention

Suizidprävention und Krisenintervention sind Aufgaben der Gesundheits- und Gesellschaftspolitik (Politik, Kultur, Religion, Familie) sowie von Institutionen und Verantwortungsträgern im sozialen Bereich (Ärzte, Psychiater, Psychotherapeuten, Psychologen, Theologen, Sozialpädagogen, Pflegekräfte, Beratungs- und Kriseninterventionseinrichtungen, Telefonseelsorge, Polizei, Kirchengemeinde, Justiz, Schule, etc.). Zunehmend werden in diesem Bereich neben den traditionell zuständigen Helfern, die vorrangig und regelmäßig mit Suizidalen arbeiten, auch Feuerwehr, Polizei, Krisendienste des Roten Kreuzes, der Theologen sowie aus der Gemeindepsychiatrie und ähnliche Einrichtungen angesprochen, die auch häufig mit sehr gewalttätig imponierender Suizidalität konfrontiert und auch selbst emotional dadurch belastet sind (Schneyder und Sauvant 1993). Mittlerweile werden auch die Angehörigen von durch Suizid verstorbenen Menschen in Überlegungen hinsichtlich Suizidprävention oder bzgl. Diagnostik und Therapie posttraumatischer Belastungsstörungen und Depressionen einbezogen, zumal deren erhöhte psychische Belastung inzwischen bekannt, allgemein akzeptiert und auch in ihrer Behandlungsbedürftigkeit anerkannt worden ist.

Eine nach wie vor gültige Übersicht der Zuständigkeiten für die Suizidprävention hat Wedler (1992) vorgelegt. Im Rahmen des psychosozialen Versorgungsnetzes kommt nach Wedler für die Krisenintervention bei Suizidalität Folgendes in Betracht (▶ Abb. 16):

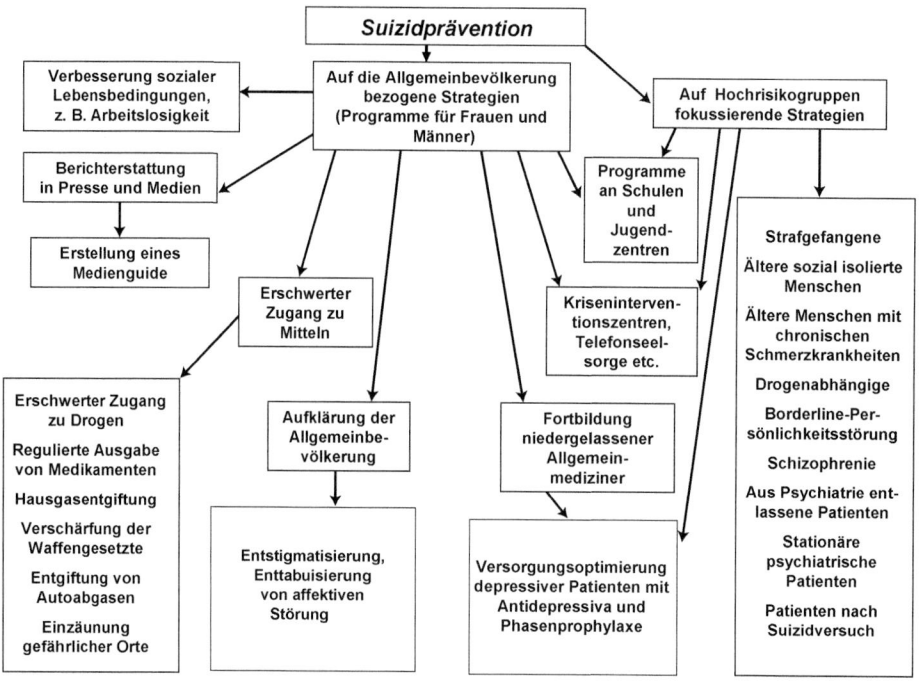

Abb. 16: Suizidpräventive Maßnahmen (Althaus und Hegerl 2001; Wolfersdorf 2009)

1. Krisenhilfe bei räumlicher Trennung des Hilfesuchenden und des Hilfeanbietenden über das Telefon, z. B. Telefonseelsorge;
2. Hilfe, die am Ort des Helfers angeboten wird, z. B. ärztliche und psychologische Psychotherapeuten, Fachärzte für Psychiatrie und Psychotherapie oder für Psychosomatische Medizin, Fachärzte anderer Fachrichtungen, Beratungsstellen u. Ä.;
3. Aufsuchen des suizidalen Menschen durch Helfer/Therapeuten, z. B. bei mobilen Krisendiensten oder auch beim

Hausbesuch durch den Haus-/Familien-/Allgemeinarzt;
4. Herausnahme des suizidalen Menschen aus dem Krisenumfeld, z. B. durch eine stationäre Aufnahme in ein Krankenhaus oder in einer Kriseninterventionseinrichtung, die für akute Krisen auch stationäre Betten führt (Wedler 1992, Wolfersdorf 2000).

Eine Liste von Anlaufstellen und Hilfsangeboten, die regelmäßig aktualisiert wird, findet sich auf der Website der Deutschen Gesellschaft für Suizidprävention e. V. (DGS): www.suizidprophylaxe.de.

Der Arbeitskreis der Vertreter der obersten Landesbehörden der Gesundheitsministerien (AOLG) hat 2007 bei der Beschreibung der Versorgung psychisch kranker Menschen in Deutschland auch eine Übersicht zur Häufigkeit von Beratungseinrichtungen erstellt. Es ist davon auszugehen, dass in diesen Einrichtungen das Thema Suizidalität in unterschiedlicher Deutlichkeit auftritt, stärker dort, wo es sich um existenzielle Bedrohungen, um psychische Erkrankung, um psychosoziale Bedrohtheit, oder um die Betreuung psychisch kranker Menschen handelt.

Von den ambulanten, nicht psychiatrisch-psychotherapeutisch oder psychosomatisch-psychotherapeutisch orientierten Einrichtungen ist die bekannteste die Telefonseelsorge, die bis heute anonyme Gespräche, d. h. Laienhilfe, inzwischen z. T. auch SMS-Kontakte oder Chat anbietet. So hat die Telefonseelsorge Düren/Heinzberg-Jürlich in ihrem Jahresbericht 2004 von 16 791 Gesprächen, die tatsächlich geführt wurden, berichtet, wobei als hauptsächliche Themen Familienprobleme, Partnerschafts- und Beziehungsfragen, psychische und körperliche Krankheit, Sinnfragen und religiöse Themen, Sexualität, finanzielle Notlagen sowie Probleme in der Arbeitswelt und mit Kollegen besprochen wurden. Der Anteil von 43 % Männern erscheint hoch. Das Thema Suizid ist bei ca. 1 % der Anrufer angesprochen worden. In einer früheren Studie (Wolfersdorf et al. 1989) zu einmaligen Anrufen in der Telefonseelsorge Oberschwaben fanden sich 1986 bei 581 Anrufern innerhalb von 3 Monaten 4 % mit Suizidversuch in der Vorgeschichte, weitere 10 %, bei denen während des Gesprächs vom Helfer die aktuelle Suizidalität als mittel bis hoch eingeschätzt wurde, davon bei 4 % eine mittel bis hohe Ereigniswahrscheinlichkeit für suizidales Verhalten innerhalb der nächsten 24 Stunden erwartet wurde und bei jeweils 1 % Vorbreitungen zum Suizidversuch bereits getroffen waren bzw. ein Suizidversuch mit niedrigem oder auch hohem Versterbensrisiko begonnen worden war. Damit wird deutlich, dass die Telefonseelsorge und ähnlich gelagerte Angebote eine wichtige Rolle in der psychosozialen Betreuung der anrufenden Menschen in der Allgemeinbevölkerung spielt, der Bereich der konkreten Suizidprävention und Krisenintervention bei bestehenden suizidalen Krisen jedoch relativ gering erscheint. Allerdings wird dadurch auch eine mögliche Entwicklung in eine suizidale Krise hinein eben durch das freundschaftlich-therapeutische Gespräch im weitesten Sinne verhindert.

Des Weiteren gibt es in Deutschland spezifische suizidpräventive Krisenintervenionseinrichtungen wie »die Arche« in München, »NEUhland« in Berlin oder »Horizont« in Regensburg. Das »Therapiezentrum für Suizidgefährdete (TZS)« in Hamburg, nicht anonym, überwiegend psychosozial-psychotherapeutisch orientiert (z. T. mit psychiatrisch-psychotherapeutischer Unterstützung), welches Beratung, Krisenintervention und Psychotherapie bei Suizidalität anbot, wurde zwischenzeitlich eingestellt; es war ein Modell psychoanalytisch-tiefenpsychologischer Arbeit und hat viele wissenschaftliche Arbeiten hervorgebracht. Ähnlich arbeiten die sog. Arbeitskreise Leben (AKL) in Baden-Württemberg, die psychosoziale Beratungsstellen mit suizidpräventivem Kriseninterventionsschwerpunkt darstellen und Beratung sowie Psychotherapie anbieten. In Österreich blickt das Wiener

Kriseninterventionszentrum, das sowohl telefonische als auch persönliche Hilfe anbietet, inzwischen auf eine mehr als 40-jährige Geschichte zurück. In einer Katamnese über 15 Jahre, von 1992 bis 2006, in die Krisenintervention von 14.248 Personen mit 113.200 Kontakten einflossen, wurde in vier Suizidalitätsklassen, nach dem Ausmaß der Suizidalität unterschieden. Bei immerhin 16,3 % der Klienten wurde die Suizidalität als hoch eingeschätzt, mit vorliegenden Suizidgedanken, eingeschränkter Affizierbarkeit und depressiver Symptomatik. Interessanterweise überwiegen in dieser Gruppe Männer mit 52,9 %, während in der Gesamtpopulation der Betreuten, wie in vergleichbaren Einrichtungen, Frauen mit 65 % überwiegen (Sonneck et al. 2008).

Seit nun 25 Jahren gibt es AGUS (Angehörige um Suizid), gegründet als Verein 1995, für die Angehörigen von durch Suizid Verstorbenen, heute ein bundesweiter Selbsthilfeverband: Unterstützung von Angehörigen und Nahestehenden ist Suizidprävention.

Auf die suizidpräventive Bedeutung der niedergelassenen Fachärzte in den Bereichen Psychiatrie, Psychotherapie und Psychosomatik, der Allgemeinärzte/Internisten und Fachärzte anderer Richtung sowie auf die Bedeutung der Psychologischen Psychotherapeuten im ambulanten Bereich für die Krisenintervention kann hier nur hingewiesen werden; Daten im engeren Sinne sind dazu bislang nicht veröffentlicht. Im stationären psychiatrisch-psychotherapeutischen oder psychosomatisch-internistisch-psychotherapeutischen Bereich finden sich weiters Psychiatrische Notfallpraxen, Psychiatrische Institutsambulanzen und Polikliniken als Anlaufstellen, deren Bedeutung für die Notfallpsychiatrie und Krisenintervention bei Suizidalität aufgrund der höheren Inanspruchnahme kontinuierlich wächst, dazu kommt der psychiatrisch-psychotherapeutische Konsiliar- und Liaisondienst, wie er in allgemeinmedizinischen Kliniken, meist von Seiten der Psychiatrie, Psychotherapie und Psychosomatik angeboten wird. Stationäre Suizidprävention im engeren Sinne leisten dabei die Kriseninterventionsstationen an heutigen Kliniken für Psychiatrie und Psychotherapie bzw. Kliniken für Psychiatrie, Psychotherapie und Psychosomatik, aber auch die zahlreichen spezialisierten Behandlungseinheiten in modernen Kliniken für Psychiatrie und Psychotherapie für depressiv kranke Menschen (sog. Depressionsstationen). Ebenso wird sie für Patienten auf Psychotherapiestationen (Stationen für Psychotherapeutische Medizin und Psychotherapie) oder auch auf den Suchtaufnahmestationen oder den Stationen für die allgemeine notfallmäßige Akutpsychiatrie geleistet.

Dass Kriseninterventionseinrichtungen einen Einfluss auf Suizidraten haben, konnten Lester (1997) sowie Leenaars und Lester (2004) am Beispiel des Zusammenhangs zwischen Anzahl von Kriseninterventionseinrichtungen und Korrelationen mit der Suizidrate der Jahre 1979–1998 für Kanada zeigen. Die Ergebnisse zeigten einen nicht signifikanten, aber dennoch deutlichen präventiven Einfluss im Sinne einer Abnahme der Suizidrate durch die wachsende Zahl der Suizidpräventionseinrichtungen. Die Korrelationen zwischen den Suizidraten in den einzelnen Provinzen und der Anzahl der dortigen Präventionseinrichtungen waren bei 8 von 12 Korrelationskoeffizienten negativ, d. h. je mehr Einrichtungen desto niedrigere Suizidraten.

Schätzungsweise jeder Dritte schwer depressive Patient in Deutschland, der in eine Klinik für Psychiatrie, Psychotherapie und Psychosomatik aufgenommen wird, hat bereits eine suizidale Handlung in der Vorgeschichte. Zudem wächst der Anteil an immer schwieriger zu behandelnden, z. T. schon im jugendlichen Alter chronifizierten psychosekranken Menschen mit Erkrankungen aus dem schizophrenen Formenkreis – dies sind auch unter suizidologischen Gesichtspunkten die schwierigsten Patientengruppen. Vor diesem Hintergrund ist die suizidpräventive Wirkung einer psychiatrischen Klinik nicht hoch genug zu bewerten. Da diese Einrichtungen mit Menschen arbeiten, die ein sehr hohes Risiko für

Suizidhandlungen aufweisen, sind auch in den Kliniken bzw. während stationärer oder teilstationärer Behandlung Suizidhandlungen zu beobachten und werden nie völlig verschwinden. Die durchschnittliche Zahl von Suiziden in einer modernen Klinik für Psychiatrie und Psychotherapie mit einer Aufnahmezahl um ca. 3.000 pro Jahr und mit Vollversorgungsauftrag – damit auch mit Versorgungsauftrag für schwer und schwerst kranke und suizidgefährdete Menschen – liegt nach klinischer Evidenz bei 2–3 pro Jahr und damit in einem überraschend niedrigen Bereich. Diese Erfahrung deckt sich mit dem, was früher bereits von den Psychiatern immer wieder klinisch mitgeteilt wurde, nämlich dass sich schizophren Erkrankte im Kontext ihres Krankheitsverlaufs suizidieren, also im Wesentlichen im ambulanten oder Nicht-Versorgungsbereich, während depressiv Kranke ihr höchstes suizidales Risiko in der Situation der akuten Erkrankung und mit großer Nähe zur depressiven Psychopathologie aufweisen, daher auch vermehrt während stationärer Behandlung.

6.3 Grundzüge der Suizidprävention

Die Grundprinzipien der personenbezogenen Suizidprävention bzw. notfallpsychiatrischen Krisenintervention bei Suizidalität sind die *vier Säulen Beziehung, Diagnostik, Fürsorge und Therapie* (▶ Tab. 36, 37, 38).

Tab. 36: Grundzüge der Suizidprävention

Beziehung	• Zeit, Raum • Akzeptanz, Verständnis als Notsignal • »Sicherung durch Beziehung«
Diagnostik	• Art von Suizidalität, Handlungsdruck • psychische Störung/Krise • Psychopathologie • Belastungs-, Konfliktfaktoren
Fürsorge	• ambulant, stationär • Notfall, längerfristige Therapieplanung • Angehörige • »Kommunikation und Kontrolle«
Therapie	• Psychotherapeutische und psychosoziale Krisenintervention • Psychopharmaka (+ Anxiolytikum und/oder Hypnotikum, abhängig von evtl. vorliegender Grunderkrankung) • Psychotherapie • Soziotherapie • Behandlung der Grundkrankheit, Planung Langzeitbegleitung

Jede *Beziehungsgestaltung* und Fürsorge für Menschen in akuter Suizidgefahr setzt eine ernst nehmende und empathische Akzeptanz suizidalen Verhaltens als Ausdruck von seelischer Not voraus. Dies manifestiert sich in einem offenen, direkten und sachlichen Ansprechen von Suizidalität, wobei ausreichend Zeit und Raum zur Verfügung gestellt

(Zuwendungsangebot) und eine beruhigende Versicherung (Entspannung) herbeigeführt werden müssen. Giernalczyk (2003) kennzeichnete die Aktivitäten des Helfers/des Therapeuten im Umgang mit Menschen in akuter suizidaler Gefährdung mit den Begriffen Beziehungsaufbau, Bearbeitung der Suizidalität, der Krise/Krankheit, Analyse der Gegenübertragung und szenisches Verstehen der Situation, und findet dabei als Effekte eine emotionale Beruhigung, eine kognitive Distanzierung, eine Abschwächung des Handlungsdrucks zur Umsetzung suizidaler Impulse und auf Seiten des Helfers ein verbessertes szenisches Verstehen dessen, was geschehen ist.

Tab. 37: Notfallpsychiatrische Suizidprävention

Beziehung/Fürsorge	• Ernstnehmende Akzeptanz von Suizidalität als Ausdruck seelischer Not; Offenheit, direktes Ansprechen: »sichernde Fürsorge« (Beziehungsdichte, Regelung von Ausgang, Freiraum, Besuchsdichte)
Diagnostik	• Aktuelle Suizidalität: Ruhe-, Todeswunsch, Suizidgedanken, -absichten (auch nach Therapieangebot); Z. n. Suizidversuch (auch Haltung zu aktuell nicht geglücktem SV), frühere suizidale Krisen (Anzahl, Methode, Bewältigung) • Jetziger Handlungsdruck (beherrschbar, Angst vor Kontrollverlust, impulshaft, Fremdkontrolle nötig, Bereitschaft zum Aufschub, Hoffnung annehmen); Vertrags-, Absprachefähigkeit • Aktuelle Psychopathologie und Psychodynamik, Grunderkrankung, Risikogruppe, Risikopsychopathologie, Motivstruktur, Beschreibung/Deutung/Übertragungsgefühl; präsuizidale Entwicklung, »schwierige Lebens-, Beziehungssituation«, noch in Veränderung befindliche Belastungen

Tab. 38: Strukturelle und behandlungstechnische Merkmale von Kriseninterventionen (mod. n. Farberow 1972, Kurz und Möller 1984)

Setting	Sitzung, Blickkontakt
Sitzungsfrequenz	Engmaschig, regelmäßig, nach Bedarf
Zeitdauer insgesamt	1–10 Sitzungen (Kurzpsychotherapie)
Zeitdauer pro Sitzung	30–40 Min., d. h. bis Patient ausreichend stabil
Fokus	Gegenwärtiges Hauptproblem, definiert, eng (Kränkung, Verletzung, Verlust, Unrecht, Krankheit etc.)
Ziele	Symptomreduktion, Stabilisierung der Persönlichkeit (»ambulante Lebensfähigkeit«, sonst stationäre Einweisung), Beziehungsherstellung, Stützung; Problemanalyse, Reflexion; Initiative, Zukunftsperspektive, Ablösung und Weiterbetreuung
Stützung	Maximale Ich-Stützung
Aktivität	Hoch von Therapeutenseite, besonders anfangs direkter
Beziehung	Eng, positiv, empathisch, patientenbezogen
Deutung	In der Phase der Sicherung des Patienten anfangs keine Interpretation, später vorsichtig

Tab. 38: Strukturelle und behandlungstechnische Merkmale von Kriseninterventionen (mod. n. Farberow 1972, Kurz und Möller 1984) – Fortsetzung

Bezugsperson	Obligatorisch einbeziehen (Kränkungspartner anfangs nicht)
Medikation	Sofern psychisch krank ja; bei psychosozialen Krisen überwiegend nicht nötig, außer befristete Anxiolyse, Sedation (Schlafstörung!)
Anderes	Einbeziehung von Sozialarbeiter, Telefonseelsorge (TL), Arbeitskreise Leben (AKL), Behörden etc.

Kurz und Möller (1984) haben in ihrer Behandlungstechnik beim Gespräch mit suizidalen Patienten neben der Symptombesserung die Herstellung einer positiven Beziehung und der ambulanten Lebensfähigkeit als Ziele genannt und dazu eine hohe Ich-Stützung des Patienten, eine empathische, enge und fürsorgliche Beziehung sowie eine hohe Aktivität des Therapeuten gefordert. Zusätzlich plädieren sie für die Einbeziehung positiver Bezugspersonen, psychosozialer Dienste sowie eine Medikation zur Behandlung psychischer Erkrankung sowie Anxiolyse und Sedation zur Unterstützung in der suizidalen Situation. Wichtig erscheint dabei, Suizidalität als inadäquate Problembeendigungsstrategie zu erkennen, weiterhin die auslösende Situation (Psychodynamik) sehen zu können, dadurch ein szenisches Verstehen und Rekonstruieren der Suizidalität fördernden Entwicklung zu ermöglichen und eine Verbesserung von Problemlösestrategien abzuleiten.

Henseler (1981a) hatte sein Konzept der psychotherapeutischen Krisenintervention, vor dem Hintergrund eines psychoanalytischen Narzissmuskonzeptes, unter den Wahlspruch »vom bewussten zum unbewussten Konflikt des Suizidanten« gestellt. Für ihn geht es

1. um die Suche nach dem kränkenden Anlass – die Frage nach den Gründen, die Suche nach dem Hauptgrund, das Erkennen von nicht offen kommunizierten und unbewussten Gründen, das Erkennen des Zusammenhangs von kränkendem Anlass und unbewusstem Konflikt,

2. um die Suche nach dem gemeinsamen Nenner mit früheren vergleichbaren Situationen, sowie
3. um die Beobachtung der aktuellen Interaktion und deren Deutung.

Die Suche nach dem Motiv werde erschwert, wenn Vorurteile der Helfer oder der Umgebung über die Hintergründe von Suizidhandlungen durch vorschnelle Beschuldigung äußerer, sog. objektiver Belastungsfaktoren, deren Stellenwert für Suizidalität ja nur aus der subjektiven Sicht des Patienten geklärt werden kann, überwiegt. Dies korrespondiert zu der Entstellung des bewussten Erlebens des Patienten durch Abwehrvorgänge, wodurch die wesentlichen Anteile der Motivation ins Unbewusste verdrängt werden können. Nach Henseler (1981a) werden suizidale Krisen nicht durch unspezifische Belastungen, wie sie meist unmittelbar genannt werden, alleine ausgelöst, sondern durch solche, die als Kränkungen erlebt werden. Der kränkende Anlass erweise sich als der inhaltlich spezifische, mit der Lebensgeschichte und der Persönlichkeit in Verbindung stehende, und müsse daher immer gesucht werden. Hinsichtlich der Art der Gesprächsführung sei es wichtig, dem Patienten ein wohlwollendes Interesse entgegenzubringen, dem Patienten die Strukturierung des Gesprächs zu überlassen und sich als Begleiter, als Ersatzpartner auf Zeit, anzubieten. Dabei wird die therapeutische Beziehung jedoch durch die innerpsychische Situation des Patienten mit seiner jeweils spezifischen Kränkbarkeit geprägt. Dies müsse erkannt und therapeutisch angemessen begleitet werden, um letztlich eine Entspannung für den Patienten und auch für die therapeutische Beziehung zu erreichen (siehe folgende Übersicht).

> **Krisenintervention »Vom bewussten zum unbewussten Konflikt des Suizidenten« (n. Henseler 1981a)**
>
> 1. Suche nach dem kränkenden Anlass
>   - Die Frage nach den Gründen
>   - Die Suche nach dem Hauptgrund
>   - Geheimgehaltene oder unbewusste Gründe
>   - Der Zusammenhang von kränkendem Anlass und unbewusstem Grundproblem
> 2. Die Suche nach dem gemeinsamen Nenner
> 3. Die Beobachtung der Interaktion
>   - Interaktion
>   - Deutung

Reimer und Arentewicz (1993) haben ein Kurzpsychotherapiekonzept in sechs Sitzungen mit Fokussierung auf Gefühlsqualitäten für suizidale Patienten entwickelt, wobei die Gefühle Trauer, Verzweiflung und Protest, Wut sowie Distanzierung und Neuorientierung in den Vordergrund gestellt werden. Dabei sollten ambulant oder stationär sechs Sitzungen in drei bis fünf Tagen mit täglich 2 x 45 Minuten stattfinden, und der Schwerpunkt sollte im Hier und Jetzt liegen. Götze (1994) hat darauf hingewiesen, dass es sich bei der tiefenpsychologisch-psychoanalytischen Behandlung suizidaler Patienten um eine Kurzpsychotherapie handle, auf der Basis psychoanalytischer Theorie, mit Vermeidung von Regression oder Übertragungsneurose. Ziel sei Symptombesserung und nur bedingt strukturelle oder triebdynamische Veränderung, wobei der Fokus im Bezug zum aktuellen Beschwerdebild liege. Der scheinbare Widerspruch des Konzepts von Henseler, das einen deutlichen Schwerpunkt auf die Untersuchung der therapeutischen Beziehung und der auftretenden Übertragungsmomente legt, zu dem von Götze lässt sich insoweit auflösen, dass Götze eine »klassische« Übertragungsneurose, wie sie in analytischen Langzeittherapien im Mittelpunkt steht, als eher zu vermeiden beschreibt, dass er jedoch die wesentliche Formung der therapeutischen Beziehung durch Übertragungsaspekte ebenso betont (siehe folgende Übersicht).

> **Kurz- oder Fokalpsychotherapien in der Krisenintervention bei Suizidalen (n. Götze 1994)**
>
> - Kurzpsychotherapie ist nicht psychoanalytische Therapie, wenn sie nur die psychoanalytische Theorie nutzt, nicht aber psychoanalytische Methoden verwendet (z. B. Analyse von Widerstand, Interpretation)
> - Kurzpsychotherapie verwendet meist die psychoanalytische Theorie und die Theoriemethoden; berührt nicht Kernkonflikte; vermeidet eine Regression und auch die Ausbildung einer Übertragungsneurose aktiv; positive Übertragungsphänomene sind erwünscht
> - Ziele: Symptombesserung, nur bedingt struktur- und triebdynamische Veränderungen zu erwarten
> - Therapeutische Haltung ist »aktiver«, »selektiver«, das Assoziieren des Patienten »gerichteter« als in der Psychoanalyse
> - Stundenzahl 10–40, im Sitzen
> - Fokus muss im Wesentlichen in Bezug zum aktuellen Beschwerdebild, zur suizidalen Krise stehen. Der Fokus soll stabil bleiben und Patienten und Therapeut sollen sich darüber einig sein
> - Patient soll ein begrenztes Beschwerdebild, ein psychogenes Verständnis bei hohem Leidensdruck, der Therapeut (seinen üblichen) Enthusiasmus mitbringen

Die suizidpräventive Säule »*Beziehung*« geht zwanglos in das Thema Management bzw. »*Fürsorge*« über, denn ernst nehmende Akzeptanz suizidalen Verhaltens als Ausdruck einer innerpsychischen Not und »sichernde Fürsorge« im Sinne der Verhütung suizidaler Selbstzerstörung schließen sich logisch aneinander an. Dazu gehört auf der praktischen Ebene die Klärung verschiedener Fragen, nämlich

1. die Frage ambulante oder stationäre Behandlung,
2. unter ambulanten Behandlungsbedingungen engmaschige Begleitung durch eine genügend positiv erlebte Bezugsperson, unter stationären Behandlungsbedingungen engmaschige bzw. sogar Einzelbetreuung wegen drängender Suizidalität,
3. die Frage nach der Kontaktdichte mit externen Personen, die möglicherweise in die suizidale Psychodynamik verwoben sind,
4. die Klärung von Weglaufgefahr bzw. der Bereitschaft des Patienten, sich auf die stationäre Therapie einzulassen.

Unter Aspekten der »*sichernden Fürsorge*« ist bei Weglaufgefahr bzw. fehlender Absprachefähigkeit die Unterbringung auf einer geschlossenen Station oder das Schließen fakultativ geschlossener Bereiche notwendig; auf einer offenen Stationen ist auch eine Sitzwache im Sinne der Einzelbetreuung möglich (die Sitzwache muss nicht neben einem suizidgefährdeten Patienten sitzen, sondern mit ihm in Kommunikation stehen und Kontrolle ausüben können). Die geschlossene Tür einer sog. beschützenden Station macht für Suizidprävention nur dann Sinn, wenn ein Patient wirklich unmittelbar weglaufgefährdet ist. Eine »geschlossene Tür« einer solchen Station darf nicht mit einer verminderten Kontaktdichte verbunden bzw. verwechselt werden, weil der Patient dann durch die Verlegung mehrfach beeinträchtigt wird. Er fühlt sich dann durch die Unterbringung auf der geschlossenen Station »eingesperrt« oder (zu Recht) bestraft, da er ja die Schutzfunktion ohne ein angemessenes Beziehungsangebot nicht erlebt Er fühlt sich durch verminderte Kontaktdichte vernachlässigt, in seiner Not nicht wahrgenommen, was die Gefühle von Einengung und Kränkung noch verstärkt. Die »gestaltete Beziehungssituation« enthält also eine Reihe von Punkten, die die Psychodynamik des suizidgefährdeten Patienten wiederbeleben, evtl. sogar wieder aktivieren und damit neue Problembereiche, jetzt im Bereich der Klinik, auslösen können.

Zur Gestaltung von Beziehung/Fürsorge gehört neben der bereits angeführten Klärung von Kontaktdichte und sichernder Fürsorge, auch dem offenen Gespräch darüber mit dem Patienten, ebenfalls die ganz konkrete Regelung der Besuchsdichte sowie von Ausgang und Freiraum. Hier ist anzuraten, bei Patienten, bei denen der Konfliktpartner oder Menschen aus dem engeren Umfeld in die suizidale Psychodynamik stark eingebunden sind, vorerst keine Besuche zuzulassen und nur die Besuche von nahestehenden und v. a. positiv erlebten Bezugspersonen zu genehmigen. Auch auf einer Intensivstation besteht nicht immer Zugang zum in lebensbedrohlicher Situation befindlichen Patienten. Die Möglichkeiten zum Ausgang bei Menschen in suizidalen Krisen sind naturgemäß sowohl unter präventiven Gesichtspunkten für den Patienten als auch unter haftungsrechtlichen Gesichtspunkten für Therapeuten und pflegerische Mitarbeiter begrenzt. Hier kann es nur um die Genehmigung von Ausgang in Begleitung von Pflegepersonal oder positiv erlebten, erwachsenen Bezugspersonen gehen, nicht aber um die Genehmigung z. B. des Rauchens vor der Station, was wie ein verstecktes Einverständnis in das Entweichen und letztlich zu einer suizidalen Handlung missverstanden werden kann. Eine hohe Beziehungsdichte mit vielen multiprofessionellen Kontakten, die durchaus nicht immer umfänglich sein müssen, ist hier das entscheidende Stichwort.

»*Diagnostik*« ist die zweite Säule der Suizidprävention und notfallpsychiatrischen Krisenintervention bei Suizidalität. Das Stichwort Diagnostik bezieht sich

1. auf das konkrete Fragen nach Suizidalität, also die Einschätzung von Suizidalität und deren akute Umsetzungsgefahr,
2. dann auf die Diagnostik der aktuellen psychopathologischen und nosologischen Situation, sprich von psychischer Erkrankung und psychosozialer Krise, die mit erhöhter Suizidgefährdung einhergehen, sowie von suizidfördernder Psychopathologie (»Risikopsychopathologie«), die für sich selbst das suizidale Niveau bei Vorliegen einer Erkrankung anheben.

▶ Tabelle 39 und die nachfolgende Übersicht geben eine Anleitung zur Einschätzung und zum Erfragen von Suizidalität, um eine Klärung der Situation sowie eine Distanzierung herbeizuführen. Dabei geht es um ein offenes und direktes, ernsthaftes und ausführliches Besprechen von Suizidalität hinsichtlich der Formen, der Faktoren, die das Suizidrisiko erhöhen, hinsichtlich des aktuellen Handlungsdrucks oder auch der Faktoren, die im Leben halten und bindend sind. Eine Bagatellisierung ebenso wie eine Dramatisierung muss vermieden werden. Oftmals haben Patienten, die sich bereits näher an Suizidalität fühlten, erfahren, dass sie beim Ansprechen dieser Thematik in ihrem Umfeld Erschrecken, Unverständnis, Ablehnung oder auch »Psychiatrisierung« erfahren. Schon allein deswegen ist es wichtig, durch Fragen nach Suizidalität deutlich zu machen, dass man darüber wie über »Fieber« reden kann.

Tab. 39: Fragen nach Suizidalität – Suizidalität vorhanden?

Frühere suizidale Krisen? Suizidversuche?	
In welcher Form?	Todes- und Ruhewünsche Suizidgedanken mit/ohne Pläne
Faktoren, die das Suizidrisiko erhöhen?	Psychopathologie, Hoffnungslosigkeit, Wahn usw.?
Akuter Handlungsdruck jetzt?	Fantasien zum morgigen Tag, nächsten Monat? Nächstes Jahr?
Faktoren, die im Leben halten bindend sind?	Externe Bindungen (Familie, Partner, Kinder, drohende Schande, usw.), Bindungen für sich (Glaube, Hoffnung und Veränderung, usw.)
Zukunftsperspektiven entwickelbar?	Entlastet durch Gespräche? Weitere Planung möglich? Zusagen bei Verschlechterung möglich?

Was gehört zu jeder Einschätzung aktueller Suizidalität?

Fragen nach

1. *Suizidalität*: Konkret nach Todeswünschen; Suizidgedanken; Suizidabsichten; einschießende Suizidimpulse
2. *Handlungsdruck*, dabei Äußerung diesen kontrollieren zu können oder Angst vor Kontrollverlust
3. *Hoffnung* oder Hoffnungslosigkeit vorhanden
4. *Will Hilfe* oder »man kann mir sowieso nicht helfen«

5. Kann Patient *auf Umsetzung* aktueller Suizidgedanken für Therapie/Hilfe *verzichten*?
6. Risikopsychopathologie für erhöhtes Suizidrisiko vorhanden?

Fragen nach Suizidalität: wann immer?

- Im Erst-/Aufnahme-Gespräch obligat
- In jeder Krisensituation
- In laufenden Therapien
  - Bei Krisen
  - Bei jeder neuen Befunderhebung (neben der laufenden psychiatrisch-psychotherapeutischen Gesprächstherapie)
  - Bei Verdacht auf nicht-offenen Umgang mit Suizidalität
  - Bei fremdanamnestischen Hinweisen

Fragen nach Suizidalität: wann nicht?

- Bei kontinuierlich »gut« laufenden Therapien mit stabiler positiver therapeutisch-pflegerischer Beziehung
- Bei eingangs glaubhaft verneinter Suizidalität ohne Hinweise auf Zunahme von Hoffnungslosigkeit oder Todeswünsche

→ Diagnostik von Suizidalität beruht i. W. auf den Aussagen des Patienten.
Eine Aussage zur Suizidalität ist eine Kurzzeitprognose.

Am Ende eines Erstkontakts muss eine Reihe von Fragen geklärt sein, wie sie in der folgenden Übersicht enthalten sind.

Suizidalität und Erstkontakt

Was muss diagnostisch am Ende eines Erstkontakts/Gesprächs geklärt sein?

- Hat Patient Suizidgedanken/Todeswünsche oder Suizidabsichten?
- Hat er einen hohen Handlungsdruck, Suizidgedanken in eine suizidale Handlung umzusetzen oder nicht?
- Hat er Hoffnung auf Hilfe/Veränderung jetzt und entlastet das Gespräch/der Kontakt ihn?
- Planungen für die nächste Zukunft? Realistisch?
- Kann er bzw. hat er akute Suizidabsichten »auf später aufgeschoben«, d. h. ist aus Entschluss wieder Ambivalenz und Inanspruchnahme von Hilfe geworden?
- Verleugnet der Patient trotz Ansprechens, trotz anders lautender Information Suizidalität?
- Scheint er »glaubwürdig«, ist er »offen«?
- Ist Patient überhaupt geschäftsfähig?
- Hat er psychopathologisch suizidfördernde Symptome, z. B. Wahn, Halluzination, altruistische Ideen o. Ä.?

Wann muss von einem aktuell erhöhten Suizidrisiko ausgegangen werden?

- Sog. Risikogruppen Depression, Sucht, Schizophrenie, Persönlichkeitsstörung vom emotional instabilen Typus
- Bei üblicherweise mit Suizidförderung einhergehender Psychopathologie,
- z. B. Wahn, Agitiertheit/Unruhe, quälende Schlafstörung, paranoide Angst/Panik, imperative Stimmen
- Bei Psychodynamik:
- narzisstische Kränkung, Rache- (Aggressions-) Thema, existentielle Bedrohtheit, depressiv-hoffnungslose Selbstaufgabe, Todessehnsucht/Erwartung von Veränderung
- Bei traumatischen Ereignissen,
- z. B. Gewalterfahrung, sexueller Missbrauch, Verlust anderer, Schuld an Tod im Straßenverkehr, Ausweglosigkeit einer Situation, Vorwegnahme eines qualvollen Todes (Krankheit, Gewalt)

- Bei bekanntem suizidalem Verhalten in Krisen,
- bekannter Impulskontrollstörung, bekannter Fremd- und Autoaggression

Zur Einschätzung aktueller Suizidalität (sog. Assessment) gehören also Fragen nach Suizidalität, nach Hoffnung oder Hoffnungslosigkeit, nach Risikopsychopathologie für erhöhtes Suizidrisiko und nach dem vorliegenden Handlungsdruck. Unter Handlungsdruck ist das Ausmaß an Antrieb, auch biologisch mitbestimmt, zu verstehen, aktuelle Suizidgedanken in eine akute suizidale Handlung umzusetzen. Für die Suizidprävention ist die Frage wichtig, ob der Patient auf die Umsetzung von aktuellen Suizidgedanken zugunsten von Inanspruchnahme von Therapie und Hilfe vorerst verzichten kann oder ob er weiterhin einen enormen psychobiologischen Druck verspürt, seine aktuelle Selbsttötungsidee umgehend zu verwirklichen. Es geht also um die Frage, einen Spannungsbogen bis zu einer nächsten Sitzung, zu einem nächsten Gespräch, aushalten zu können.

Bertolote (2004) hat in seiner Arbeit über Risikofaktoren für Suizid psychische Störungen, Angstzustände und Hoffnungslosigkeit als im Sinne der Suizidprävention veränderbare Faktoren bezeichnet.

Sogenannte »high-risk-groups« für suizidales Verhalten, also Gruppen mit einer Suizidrate von über 100 (pro 100.000 und Jahr) bezogen auf die Bezugsgruppe, können im Wesentlichen zu drei Gruppen zusammengefasst werden:

- Menschen mit psychischen Erkrankungen,
- Menschen, die bereits näher an Suizidalität waren oder sind und
- Menschen in besonders belastenden Lebenssituationen.

Erkrankungen und Lebenskonstellationen mit erhöhter Suizidalität finden sich in folgender Übersicht. Diese betreffen im Wesentlichen schwere depressive Erkrankungen mit einer großen Nähe zu suizidfördernder Psychopathologie, jüngere schizophren erkrankte Patienten mit Einsicht in den Verlauf ihrer Erkrankung und bilanzierenden gedanklichen Inhalten, suchtkranke Menschen mit hoher Rückfallhäufigkeit trotz Therapie, Demenzkranke zu Beginn ihrer Erkrankung mit Einsicht in die Zukunftsperspektive, Menschen mit quälenden, Lebensqualität schädigenden Störungen (aus objektiven oder subjektiv so erlebten Gründen), und Menschen mit schweren sozialen und wirtschaftlichen Belastungen und Bedrohung der eigenen Existenz.

Gruppen mit erhöhtem Risiko für suizidales Verhalten

1. **Menschen mit psychischen Erkrankungen**
Depressive (primäre Depression, depressive Zustände, reaktive Depression)
Suchtkranke (Alkoholkrankheit, illegale Drogen)
Schizophrenie (in stat. Behandlung, Rehabilitation)
Angststörungen
Persönlichkeitsstörungen, insb. vom emotional instabilen Typus
2. **Menschen mit bereits vorliegender Suizidalität**
Suizidankündigungen (Appell in der Ambivalenz); Suizidale Krise
nach Suizidversuch (10 % Rezidiv mit Suizid)
3. **Alte Menschen**
mit Vereinsamung, mit schmerzhaften, chronischen einschränkenden Krankheiten, nach Verwitwung
mit psychischer und körperlicher Erkrankung (Komorbidität)
4. **Junge Erwachsene, Jugendliche**
mit Entwicklungskrisen, Beziehungskrisen (innerer Vereinsamung)

Drogenproblemen, Familiären Problemen, Ausbildungsproblemen
5. **Menschen in traumatisierten Situationen und Veränderungskrisen**
Beziehungskrisen, Partnerverlust, Kränkungen
Verlust des sozialen, kulturellen, politischen Lebensraumes
Identitätskrisen
chronische Arbeitslosigkeit
Kriminalität, Z. n. Verkehrsdelikt (z. B. mit Verletzung, Tötung eines Anderen)
6. **Menschen mit**
schmerzhaften, chronischen, lebenseinschränkenden, verstümmelnden, körperlichen Erkrankungen, insb. des Bewegungs- und zentralnervösen Systems, terminale Erkrankungen mit Siechtum und extremer Pflegebedürftigkeit

Offensichtlich suizidgefährdet sind also alle Menschen mit Suizidgedanken oder Suizidabsichten, direkt oder indirekt angekündigt, sowie Menschen mit offensichtlich direkt oder indirekt selbstdestruktivem Verhalten oder mit heimlich selbstgefährdendem Verhalten (»stille Suizidalität«), auch im Sinne der Non-Compliance oder des Sichsterbenlassens in Altenheimen. Weiterhin sind dies Menschen mit Suizidversuchen in der bisherigen Lebensgeschichte, insbesondere in der unmittelbaren Vorgeschichte oder mit mehreren Versuchen (Gefahr des Methodenwechsels mit zunehmender Lebensgefährdung), also Menschen, die bereits näher an Suizidalität als andere sind. Ob ein erhöhtes Suizidrisiko vorliegt, muss bei jeder Zugehörigkeit zu einer Gruppe psychisch Kranker nachgefragt werden. Gefährdet sind dabei insbesondere Menschen mit der Kombination psychische Erkrankung und offensichtliche oder verheimlichte, verneinte Suizidalität, dann vor allem Menschen mit depressiven Erkrankungen bzw. depressiven Störungen auch bei anderen psychischen Erkrankungen, Menschen mit einer Suchterkrankung, mit einer akuten schizophrenen Erkrankung mit ängstigenden und bedrohlich erlebten Wahninhalten, mit imperativen Stimmen, die zum Suizid auffordern, mit Angst vor Ich-Destruktion und mit Wissen um einen langwierigen, rezidivierenden und unter Umständen auch lebensbeeinträchtigenden Krankheitsverlauf, Menschen, bei denen zu einer nicht-affektiven psychischen Erkrankung zusätzlich noch depressive Verstimmungen kommen, Menschen mit bipolaren affektiven Störungen, insbesondere solche mit depressiven Episoden, aber auch mit gereizt-ängstlichen Mischbildern, und Menschen mit einer depressiven Verstimmung zu Beginn einer demenziellen Erkrankung. Ein erhöhtes suizidales Risiko liegt vor und muss auch nachgefragt werden bei Menschen in krisenhaften Lebenssituationen, z. B. aufgrund von Entwicklungsnotwendigkeiten (Ablösung vom Elternhaus, Autonomie, biologische Entwicklungen wie Schwangerschaft, Geburt, Klimakterium, psychologischer Reifungsprozesse, berufliche Veränderungsnotwendigkeiten u. Ä.), aufgrund schicksalhafter Lebensereignisse und Belastungen (z. B. Verlust, Trennung, Tod von signifikanten Bezugspersonen; Verlust von Arbeitsexistenz, Lebenskonzept, Lebensraum durch äußere und nicht beeinflussbare Bedingungen; Verlust von religiöser, ethnischer, kultureller Einbettung, Entwurzelung durch Migration, Status als Asylant, subjektives Erleben oder objektive Gewissheit drohender Vernichtung, Massenvernichtung, Inhaftierung, Kriminalität), aufgrund von narzisstischen Krisen, d. h. Störungen und Bedrohungen des Selbstwertgefühles bei in ihrem Selbstwertgefühl kränkbaren Menschen, durch Bedrohung und Beeinträchtigung durch alters- oder krankheitsbedingte Veränderungen im körperlichen, psychischen und sozialen Bereich, also eine besondere Form der narzisstischen Verletzung, ebenso wie bei Vorhandensein von psychischen oder körperlichen Erkrankungen und deren Folgen, insbesondere Behinderung und Beeinträchtigung, was verletzend und kaum ertragbar erlebt werden kann.

Die folgende Übersicht gibt eine Übersicht zur allgemeinen *Risikopsychopathologie*, also zu der Symptomatik bei psychischen Erkrankungen, die per se mit einer erhöhten suizidalen Gefährdung einhergeht, ergänzt durch Zusammenfassung von Risikopsychopathologie bei Depression und schizophrene Erkrankungen.

Risikopsychopathologie, die das Risiko der Umsetzung von Suizidgedanken in Handlung erhöht

- Tiefe depressive Herabgestimmtheit, »mental pain«
- Zum Suizid auffordernde Halluzinationen (imperative bzw. massiv entwertende Stimmen mit Aufforderung zur Selbsttötung)
- Tiefe (psychotische) Hoffnungslosigkeit
- Pseudoaltruistische Ideen, die Familie, Kinder, Welt seien besser daran ohne den Patienten
- Zustand nach Suizidversuch, ohne froh über Überleben zu sein
- (wahnhafte) Befürchtungen von elendem Sterben, von Untergang (Familie, Kinder, Welt), von (unrettbarer) existenzieller Bedrohtheit (soziale, wirtschaftliche Situation, Verfolgung, Zerstörung, Verhungern u. Ä.)
- Massive quälende innere und äußere Unruhe
- Ausgeprägte Schlafstörungen über längere Zeit

Die American Psychiatric Association APA (2003) hat in ihren Praxisleitlinien für die Einschätzung und Behandlung von Patienten mit suizidalem Verhalten auch Faktoren aufgelistet, die protektiv gegen Suizid wirken; diese sind im Folgenden zusammengefasst.

Faktoren, die protektiv gegen Suizid wirken (American Psychiatric Association 2003)

- Kinder zu Hause[1]
- Gefühl der Verantwortlichkeit für die Familie[2]
- Schwangerschaft
- Religiosität
- Lebenszufriedenheit
- Fähigkeit zur Realitätsüberprüfung[2]
- Positive Bewältigungsstrategien[2]
- Positive Problemlösungsstrategien[2]
- Positive soziale Unterstützung
- Positive therapeutische Beziehung[2]

[1] mit Ausnahme bei Patienten mit Postpartum-Psychose oder affektiver Erkrankung
[2] Assoziation mit einer reduzierten Suizidrate basiert eher auf klinischer Erfahrung, weniger auf Forschungsdaten

---

Die wesentlichen Kernpunkte eines Erstgesprächs mit einem suizidalen Patienten sind also Herstellung einer Beziehung, mit Gesprächs- und Beziehungsangebot, wobei dieses Gespräch auch einen umfänglichen diagnostischen Anteil enthält, der der Einschätzung des aktuellen suizidalen Risikos (Handlungsdruck) sowie der weiterhin bestehenden Gefährdung dient. Dabei sind auch äußere und innere Faktoren der Suizidprävention beim Patienten selbst zu eruieren, wie Bindung durch Familie, Kinder, Religion usw., oder durch persönliche Hoffnung auf Hilfe, durch gute frühere Erfahrungen, durch Vertrauen in den Therapeuten und dessen Vermittlung von Hoffnung, Hilfe, Veränderungschancen und Zukunftsorientierung.

Die vierte Säule, Therapie, lässt sich kurz abhandeln. Hier handelt es sich erstens um die grundsätzliche Frage der unterstützenden Psychopharmakotherapie bei Suizidalität – letztendlich läuft dies auf die Verordnung von Tranquilizern, Anxiolytika, Hypnotika oder atypischen Antipsychotika hinaus. Zweitens geht es um die Frage nach einer unterstützenden psychotherapeutischen Krisenintervention bei Suizidalität. Dabei ist festzuhalten, dass es eine spezifische Psychotherapie der akuten Suizidalität nicht gibt, sondern dass sich alle Psychotherapieverfahren der Aspekte Herstellung von Beziehung, Etablierung eines beschützenden, persönlich aber auch institutionellen und formalen Rahmens, Vermittlung von Hoffnung und Entspannung der aktuellen, insbesondere emotionalen Situation, bedienen. Diese »Therapie der Suizidalität« (Psychopharmakotherapie, psychotherapeutische Krisenintervention) wird dann durch die Behandlung der zugrunde liegenden Erkrankung oder psychosozialen Krisensituation modifiziert, etwa im Sinne einer antidepressiven psychopharmakologisch-psychotherapeutischen Behandlung oder einer antipsychotischen Erstbehandlung oder Rezidivprophylaxe usw. Die Einbeziehung von positiv erlebten Bezugspartnern und nach ausreichender Stabilisierung auch der Einbeziehung von möglichen Krisenpartnern in die Bearbeitung der akuten suizidalen Krise und einer möglicherweise zugrunde liegenden psychogenen Störung hat dann ebenfalls einzusetzen.

Eine abschließende Zusammenfassung von Aspekten des Gesprächs und des Umgangs mit akut suizidalen Patienten gibt folgende Übersicht.

Gespräch und Umgang mit suizidalen Menschen

- Gesprächsmöglichkeit und -atmosphäre schaffen
- Suizidalität offen und direkt ansprechen (Todeswunsch, Intensität, Suizidgedanken, aktive Suizidabsichten und -pläne)
- Suizidalität ist (meist) Krisenzeit im Leben, in einer Krankheitsepisode, die nahe liegt, aber vorbeigehen kann
- Ernstnehmen, nicht beschönigen oder verharmlosen, aber auch nicht dramatisieren
- Bindungen im Leben ansprechen (Familie, religiöse Bindungen, Partner sofern vorhanden), auch eigene Wertigkeit (Hoffnung für sich)
- Diagnostik körperlicher und psychischer Erkrankungen und aktueller Behandlungsnotwendigkeit
- Bedeutsame Bezugspersonen einbeziehen (sofern derzeit positiv erlebt) Kontakte herstellen
- Einbeziehung psychosozialer Dienste in der Gemeinde
- Klärung der sozialen Situation (Wohn-, Versorgungs-, Betreuungssituation)
- Medikamentöse Therapie (Psychopharmaka) bedenken (Compliance, Problematik der Psychopharmakotherapie)
- Einweisungsnotwendigkeit in stationäre internistische, chirurgische oder psychiatrische Behandlung abklären
- Einweisung in psychiatrische Klinik bei akuter Suizidalität bzw. hohem Suizidrisiko, bei Suizidankündigung trotz Therapieangebot (fehlende Entlastung), bei wahnhaft depressiver Symptomatik, Verwirrtheit, Hilflosigkeit, Vereinsamung, schwieriger sozialer Situation, eigenem Wunsch etc.
- Weiteren Therapieplan festlegen, kurzfristige Gesprächstermine anbieten

6.4 Krisenintervention

Ähnlich wie beim Begriff der »Krise« wird heute auch der Begriff »Krisenintervention« sehr heterogen verwendet. Unter »Krisenintervention« wird mitunter allgemeine Unterstützung, auch durch Laien, verstanden, aber auch die Beschreibung spezifischer psychotherapeutisch orientierter Techniken, bis hin zu begrenzten psychiatrischen Behandlungen, die eigentlich besser zur »Notfallpsychiatrie« gezählt werden sollten (Berzewski und Nickel 2002, Duben und Weiss 1993, Riecher-Rössler et al. 2004, Wolfersdorf 2002, Etzersdorfer 2008c, Purucker 2008, Wolfersdorf 2000, Wolfersdorf et al. 1989, Katschnig und Konieczna 1986). Sonneck (2000, S. 61) definiert Krisenintervention als »jene Form psychosozialer Betreuung und Behandlung, die sich mit Symptomen, Krankheiten und Fehlhaltungen befasst, deren Auftreten in engerem Zusammenhang mit Krisen steht«. Mit Krisen meint Sonneck hier psychosoziale Krisen. Er definiert diese als »Verlust des seelischen Gleichgewichts, den ein Mensch verspürt, wenn er mit Ereignissen und Lebensumständen konfrontiert wird, die er im Augenblick nicht bewältigen kann, weil sie von der Art und vom Ausmaß her seine durch frühere Erfahrungen erworbenen Fähigkeiten und erprobten Hilfsmittel zur Erreichung wichtiger Lebensziele oder zur Bewältigung seiner Lebenssituation überfordern« (Sonneck 2000, S. 15).

Wie beim Begriff der »Krise« war auch die Begriffswahl »Krisenintervention« historisch gesehen ein Versuch der Abgrenzung von der medizinischen und insbesondere klassisch-psychiatrischen Denkweise, die sich auf Krankheiten und deren Behandlung konzentrierte. Da es anderseits auch eine große Schnittmenge gibt, entstanden verkrampft wirkende Konstruktionen wie »notfallpsychiatrische Krisenintervention bei Suizidalität« u. Ä. Wie eine »Krise« nicht per se als Krankheit zu verstehen ist, wird Krisenintervention von vielen Fachleuten nicht als Behandlung im engeren Sinn, sondern vielmehr als Unterstützung zur Selbsthilfe angesehen. So schreibt Sonneck (2000, S. 62): »Das Ziel der Krisenintervention ist die Unterstützung der eigenen Fähigkeiten des Betroffenen und seiner Umgebung, sich selbst zu helfen. Nicht der Ersatz von Verlorenem oder die Verleugnung der schmerzlichen Realität, sondern die Stütze und das Mitgefühl (Empathie) sowie die Ermutigung, Gefühle von Trauer, Schmerz, Feindseligkeit und Aggression zu zeigen, ist die Funktion des Helfers. Dieses Ziel muss kurzfristig realisierbar sein, eine tiefgreifende Persönlichkeitsänderung zu diesem Zeitpunkt anzustreben, wäre nicht sinnvoll. Die Mehrzahl der Kriseninterventionen geht außerhalb des professionellen Systems zum Beispiel im Verband der Familie, des Betriebes, der Gemeinde etc. durchaus effizient vor sich.« In diesem Sinn ist Krisenintervention eine allgemeine psychosoziale Unterstützung, die eine Entlastung geben und Zuspitzungen und Komplikationen in Krisensituationen verhüten kann.

Davon zu unterscheiden sind allerdings spezifische, insbesondere psychotherapeutische Formen der Krisenintervention (diese werden unten näher ausgeführt), die als Formen psychotherapeutischer Kurztherapie bezeichnet werden können. Auf die Abgrenzung zwischen Krisenintervention und Psychotherapie wird ebenfalls unten eingegangen.

6.4.1 Zur Historie

Erich Lindemann (1946) war nicht nur einer der ersten Autoren, der die Stadien von Trauerprozessen beschrieb, sondern auch ein Vorläufer in der Entwicklung von Krisenintervention. Er beschrieb bereits in den frühen Arbeiten, dass zeitlich befristete Interventionen mit Krisenzuständen von Wert sein können (Lindemann 1944). In seinen Behandlungen von Hinterbliebenen nach einer Brandkatastrophe in Boston stellte er fest, dass in der Regel acht bis zehn Gespräche zur Unterstützung der Trauerreaktion ausreichten. Er erkannte, dass Trost alleine in einer Verlustsituation nicht ausreicht, vielmehr der Helfer sich an der Trauerarbeit des Betroffenen beteiligen müsse. Er sah die Bedeutung von Krisenintervention auch in der Prävention langfristiger Einschränkungen und meinte: »Wenn wir Krisen früh erkennen und durch geeignete Interventionen lösen helfen, dann lassen sich auch krankhafte Entwicklungen vermeiden« (Lindemann 1946, zit. n. Kutter 1985, S. 5).

Unter dem Einfluss der Mental-Health-Bewegung wurden sozialwissenschaftliche Ansätze in die klassische psychiatrische Behandlung integriert. Neben Lindemann war einer der Vorläufer auch Gerald Caplan (1964), der das Konzept der primären, sekundären und tertiären Prävention und ein Konzept der »Lebensveränderungskrisen« entwickelte.

Krisenintervention war historisch früh mit Suizidprävention im engeren Sinn verknüpft, in den USA durch Edwin Shneidman, Norman Farberow und Robert Litman sowie mit der Gründung des Los Angeles Suicide Prevention Centers (Farberow and Shneidman 1961, Shneidman et al. 1970, Katschnig und Konieczna 1986, Wolfersdorf et al. 1989, Riecher-Rössler et al. 2004). Im deutschsprachigen Raum geschah dies insbesondere durch Erwin Ringel als Gründer der Lebensmüdenfürsorge in Wien (im Rahmen der Caritas der Erzdiözese Wien) 1948, Gernot Sonneck als Gründer des Wiener Kriseninterventionszentrums 1977 (Sonneck et al. 2008, Sonneck et al., 2016) und mit der Kriseninterventionsstation an der Psychiatrischen Klinik des Max-Planck-Instituts in München (z. B. Bronisch 2004).

6.4.2 Krisenintervention – Notfallpsychiatrie

Die Abgrenzung von Krisenintervention und Notfallpsychiatrie ist mitunter schwer zu treffen, was mit der Ausweitung des Begriffs der Krise auf akute Situationen bei verschiedensten psychischen Störungen in den letzten Jahrzehnten zu tun hat (Etzersdorfer 2000). Ein wichtiger Unterschied besteht darin, dass die Notfallpsychiatrie, als Subdisziplin der Psychiatrie, am Paradigma der Notfallmedizin, dem medizinischen Notfall orientiert ist, bei dem eine rasche medizinische Intervention nötig ist, um Gefahr für Gesundheit oder Leben des Betroffenen abzuwenden. Beim psychiatrischen Notfall findet sich eine formale Erweiterung der Gefährdung, da hier auch Gefahr für Gesundheit oder das Leben anderer Personen bestehen kann (Katschnig und Konieczna 1986, Katschnig und David 1990), aber auch Gefahr für die soziale Existenz des Betroffenen oder Anderer, z. B. bei einer akuten Manie oder bei einer »psychotischen Krise« (wobei in dieser Wortwahl sowohl Schnittmenge als auch Problematik Krankheit – Krise formuliert sind). Im Wesentlichen werde in der klassischen Notfallpsychiatrie das gleiche diagnostische und therapeutische Vorgehen wie in der Psychiatrie angewandt, so Katschnig und Konieczna (1986), nur unter einem die Entscheidungsfindung erschwerenden Zeitdruck, der zu vereinfachenden Schematisierungen und Verkürzungen zwingt. So nannte Heim (1981) neben den einer Krisenintervention zugänglichen psychosozialen Krisen drei Syndromgruppen, bei denen anfangs die medikamentöse Behandlung im Vordergrund stehe, nämlich psychomotorische Erregungszustände, Verwirrtheit und delirante Syndrome sowie Wahn und Sinnestäuschungen; damit sind eindeutig notfallpsychiatrische Diagnostik und Intervention angesprochen. Neben der historisch gewachsenen Notfallpsychiatrie im engeren Sinne stehen nach Katschnig und

Konieczna (1986) aufgrund der in den vergangenen Jahrzehnten in den USA und in Europa bedeutsamen Triebkräfte für die Schaffung spezialisierter Dienste und Einrichtungen die sog. gemeindenahe Psychiatrie sowie die Suizidprävention und Krisenintervention, wobei die beiden letzteren einen deutlichen Überschneidungsbereich haben. Es gibt jedoch auch spezielle suizidpräventive Einrichtungen im Kriseninterventionssystem mit Nähe zur Notfallpsychiatrie. Wolfersdorf (2005) kritisiert eine künstliche Trennung von Notfallpsychiatrie und Krisenintervention und betont, dass ein zeitgemäßes Herangehen in beiden Situationen beziehungsorientiert, beginnend mit der Kontaktaufnahme, vorgehen müsse.

6.4.3 Stationäre Krisenintervention

Die weite Verwendung des Begriffs »Krisenintervention« hat dazu beigetragen, dass mitunter auch kurze stationäre psychiatrisch-psychotherapeutische Behandlungen, selbst bei akuten psychotischen Zuständen, als Krisenintervention (s. o. »psychotische Krise«) bezeichnet werden. Das mag zwar im besten Sinne als Versuch der Entstigmatisierung verstanden werden, weitet die Bedeutung aber deutlich aus und schafft damit Unschärfen. Eigene Einrichtungen stationärer Krisenintervention sind relativ selten zu finden (Bronisch 2003). Der Schwerpunkt liegt aber auch hier eher in psychosozialen Krisen als in Zuspitzungen im Verlauf von psychischen Krankheiten, auch wenn die Namenswahl, z. B. der früheren Kriseninterventionsstation am Max-Planck-Institut für Psychiatrie in München, mitunter die schwierige Abgrenzung erkennen lässt, wenn derartige Einrichtungen z. B. als »Station für Notfallpsychiatrie und Krisenintervention« (Feuerlein et al. 1983) oder als »Station für psychiatrische Krisenintervention« (Bronisch et al. 1986) bezeichnet wurden. Ein tiefenpsychologisch orientiertes Modell stationärer Kurzpsychotherapie nach Suizidversuch wurde von Reimer und Arentewicz (1993) entwickelt. Im Rahmen eines Forschungsprojekts wurden 6–12 Sitzungen innerhalb von wenigen Tagen angeboten und mehrere Nachuntersuchungen durchgeführt. Dabei erwies sich die Kurztherapie in Bezug auf Rückfälle als nicht überlegen, jedoch fühlten sich die Therapiepatienten gegenüber der Kontrollgruppe psychisch besser und nahmen häufiger weiterführende Behandlungen wahr. Ein ähnliches Ergebnis zeigte die Evaluation der Kriseninterventionsstation in München (Bronisch 2003). Auch hier führte das therapeutische Angebot nicht zu einer Reduktion der Suizidversuchszahlen, jedoch zu einer hohen Zufriedenheit mit dem Angebot und zu einer deutlich höheren Bereitschaft, weitere Behandlungen anzustreben.

6.4.4 Prinzipien von Krisenintervention

In diesem beschreibenden Sinn, in dem Krisenintervention häufig definiert wird, liegt der Vorteil, dass der Ansatz mit verschiedenen psychotherapeutischen Theorien kompatibel ist. Der Nachteil liegt in einer möglicherweise ungenauen oder vagen Beschreibung der eigentlich relevanten psychischen Vorgänge.

So wie unter »Krise« jedenfalls akute Situationen (unterschiedlicher Genese) bezeichnet werden, meint »Krisenintervention« immer eine zeitlich befristete Intervention. Ursprünglich eher als Methode der Kurzpsychotherapie entwickelt, hat sich die Definition von »Krisenintervention« wohl auch deswegen erweitert, weil es nötig wird, flexibel verschiedene Ansätze zu verbinden, insbesondere psychologische, biologische, und sozialpädagogische Ansätze, auch wenn das Paradigma zumeist das einer psychologischen Hilfe bei psychosozialen Krisen ist. Sonneck (2000, S. 663; Sonneck et al. 2016) hat einige Kernstücke von Krisenintervention mit allgemeiner Gültigkeit formuliert:

1. rascher Beginn,
2. Aktivität,
3. Methodenflexibilität,
4. Fokus: aktuelle Situation/Ereignis,
5. Einbeziehen der Umwelt,
6. Entlastung und
7. Zusammenarbeit.

Der notwendige rasche Beginn versteht sich aufgrund der Akuität einer Krisensituation und stellt einen Unterschied zu länger planbaren Interventionen, z. B. der Planung einer Richtlinienpsychotherapie, dar. Es handelt sich um eine organisatorische Aufgabe für Kriseninterventionseinrichtungen, die bereits früh als wichtiger Parameter erkannt wurde, so auch von Jacobson (1974), der den problemlosen Zugang neben der Kurzbehandlung als die wichtigsten Kennzeichen eines krisenorientierten Ansatzes sah.

Die Aktivität des Therapeuten ist jedenfalls höher als z. B. in einer analytischen Psychotherapie, in der durch den Therapeuten mehr Raum für die Entfaltung der psychischen Situation gegeben werden kann und soll. Allerdings erscheint die Betonung dieses Unterschieds häufig eher durch klischeehafte Vorstellungen der psychoanalytischen Grundhaltung (z. B. als einer völlig inaktiven und distanten) überbetont. Die Grundhaltung in einer psychoanalytischen Krisenintervention und einem psychoanalytischen Erstgespräch ist nicht unterschiedlich, nur wird sich aufgrund der Akuität der Situation die Beziehung augenblicklich anders entfalten, die Reaktionen des Analytikers werden sich möglicherweise unterscheiden (mitunter blitzhafte und äußerst heftige Gegenübertragungsreaktionen) und daraus werden sich andere Interventionen zwingend ergeben.

Dies bedeutet nicht, dass nicht auch in einer Krisenintervention der Patient die Situation gestalten kann und soll, jedoch wird in manchen sehr akuten Situationen mehr aktives Nachfragen und früheres Benennen von wahrgenommenen Gefühlen und Eindrücken durch den Therapeuten nötig sein.

Die Methodenflexibilität spricht den Umstand an, dass in der Krisenintervention ein neutrales, offenes Beziehungsangebot die Grundvoraussetzung bildet, die nötigen Unterstützungen sich aber im Laufe einer Krisenintervention unterschiedlich gestalten können: So können diese neben der psychotherapeutischen Arbeit bspw. eine unterstützende medikamentöse Therapie, sozialpädagogische Interventionen, Paar- oder Familiengespräche, etc., beinhalten.

Es versteht sich von selbst, dass der Fokus auf der aktuellen Situation besteht. Ein frühes Konzentrieren z. B. auf lebensgeschichtliche Aspekte in einer druckvollen, emotional aufgeladenen Situation müsste sonst ein Gefühl, nicht verstanden oder in der unmittelbaren Not nicht ernst genommen zu werden erzeugen. Das Einbeziehen der Umwelt kann unterschiedlich aussehen, vom Einbeziehen des Partners, von Familienmitgliedern oder Freunden bis hin zur Überlegung, welche Ressourcen in der Umwelt für die erste Zeit der akuten Krise verfügbar sind. Die Entlastung von der unmittelbaren psychischen Not steht vorerst im Vordergrund und kann mitunter in einer akuten Krise relativ einfach erreicht werden, wenn keine komplizierenden Umstände vorliegen. Zusammenarbeit meint die Zusammenarbeit verschiedener Helfer, die in einer Krisenintervention gefragt sein können, auch verschiedener Einrichtungen oder Angebote.

6.4.5 Konzepte von Krisenintervention

Ausdifferenzierungen von Konzepten der Krisenintervention gibt es in großer Zahl und es ist mitunter schwer zu erkennen, worin die Unterschiede begründet liegen. Es ist Konsens, dass psychosoziale Krisen, in einer weiten Definition verstanden, sowohl biologische, psychologische wie auch soziale Bedingungsfaktoren aufweisen. Die Gewichtung innerhalb einzelner Modelle ist jedoch unterschiedlich und so lassen sich, verkürzt formuliert, Konzepte der Krisenintervention unterscheiden, die sich eher in der Nähe von Notfallpsychiatrie befinden und als psychiatrisch orientiert gelten können, solche, die eher einen psychotherapeutischen Zugang präferieren und aufweisen, und solche, die eher sozialpädagogisch orientiert sind.

Die ersten Konzepte von Lindemann (1944) und Caplan (1964) entstanden aus einer psychiatrisch geprägten Herangehensweise, die vor allem bei Lindemann psychoanalytisch orientiert war, und die selbst das damalige psychiatrische Verständnis von Prävention und Behandlung psychischer Störungen, wie auch von Suizidprävention veränderten. Ein Beispiel für ein sozialpädagogisch geprägtes Konzept ist das von Naomi Golan (1978), die in der Krisenintervention ein methodisches Instrument der Sozialarbeit sieht. Die Entwicklung eher psychiatrisch orientierter Konzepte lässt sich heute bis zu Manfred Wolfersdorf (Wolfersdorf und Kaschka 1996, Wolfersdorf 2000) weiterzeichnen, der einen integrativen Standpunkt einnimmt. Der Großteil der Kriseninterventionskonzepte kann heute als psychotherapeutisch orientiert angesehen werden, wobei verhaltenstherapeutische Überlegungen zu finden sind (Schmidtke und Schaller 1992); die überwiegende Mehrheit ist jedoch psychoanalytisch-tiefenpsychologisch orientiert. Dies beginnt im Grunde mit den Beiträgen von Erwin Ringels, in den USA mit denen von Edwin Shneidman, Norman Farberow und Robert Litman, später im deutschen Sprachraum mit den Konzepten von Gernot Sonneck, Hans Wedler, Heinz Henseler, Christian Reimer, Paul Götze und Mitarbeitern am Hamburger Therapiezentrum für Suizidgefährdete, um nur einige zu nennen. Ein praxisnahes Handbuch der Krisenintervention, in enger Verbindung mit der Wiener Schule um Gernot Sonneck (Sonneck et al. 2016) wurde von Claudius Stein (2020) vorgelegt.

Sonneck (1985/2000, Sonneck et al. 2016) hat ein allgemeines Interventionskonzept der Krisenintervention entwickelt, das aus folgenden Aspekten besteht:

> **Intervention bei suizidalen Krisen**
>
> 1. Akzeptieren des suizidalen Verhaltens als Notsignal
> 2. Verstehen der Bedeutung und subjektiven Notwendigkeit dieses Notsignals
> 3. Bearbeitung der gescheiterten Bewältigungsversuche
> 4. Aufbau einer tragfähigen Beziehung (s. Beziehungsfördernde Grundhaltung)
> 5. Wiederherstellung der wichtigsten Beziehungen (Ermutigung zu …)
> 6. Gemeinsame Entwicklung alternativer Problemlösungen
> 7. Gemeinsame Entwicklung alternativer Problemlösungen auch für künftige Krisen (Prinzip Hoffnung), Coping-Behavior
> 8. Kontaktangebot als Hilfe zur Selbsthilfe

Folgende Aspekte stehen in der Krisenintervention in Mittelpunkt:

1. Beziehung,
2. emotionale Situation, spezifische Gefahren,
3. aktueller Anlass,
4. soziale Situation, vorhandene Hilfsmöglichkeiten,
5. weiteres Vorgehen erarbeiten und
6. Beendigung.

Wie bei jedem psychotherapeutisch orientierten Kriseninterventionskonzept steht auch hier die die Beziehung zwischen dem Menschen in einer Krise und dem Helfer im Mittelpunkt. Von Seiten des Helfers ist eine offene, vorurteilslose, nicht urteilende Haltung gefordert; Kulessa (1985) beschrieb dazu allgemein einige Aspekte einer beziehungsfördernden Grundhaltung.

> **Beziehungsfördernde Grundhaltung (n. Kulessa 1985)**
>
> 1. Ich nehme den anderen an, wie er ist.
> 2. Ich fange dort an, wo der andere steht.
> 3. Ich zeige, dass ich mit ihm Kontakt aufnehmen möchte.
> 4. Ich verzichte auf argumentierendes Diskutieren.
> 5. Ich nehme die in mir ausgelösten Gefühle wahr (worauf weisen sie mich hin?)
> 6. Ich verzichte auf das Anlegen eigener Wertmaßstäbe.
> 7. Ich orientiere mich an den Bedürfnissen.
> 8. Ich arbeite an Partnerschaft und vermeide objektivierende Distanz.

Sonneck (2000, 2016) weist darauf hin, dass es hierbei jedoch nicht um eine allein bewusst eingenommene und einfach aufrechtzuerhaltende Haltung geht. Er beschreibt die Pole der Nähe-Distanz-Relation, die sich ungünstig auswirken können: Eine zu große emotionale Distanz des Helfers wird das Verstehen auf Seiten des Helfers beeinträchtigen, der Betroffene wird sich nicht verstanden fühlen können. Ein zu starkes emotionales Verwickeltsein wiederum wird die Handlungsfähigkeit des Helfers, und damit seine Möglichkeit, tatsächlich hilfreich tätig zu werden, außer Kraft setzen, und letztlich dem Betroffenen ebenfalls keine Entlastung bieten können.

Die emotionale Situation des Patienten steht im Mittelpunkt der Krisenintervention. Hier ist insbesondere die Frage der Suizidalität zu beachten und aktiv zu erfragen. Konzepte wie das präsuizidale Syndrom von Ringel (1953, 1969; siehe Übersicht in ▶ Kap. 4.4) oder das der suizidalen Entwicklung von Pöldinger (1968, ▶ Abb. 2) sind dabei hilfreich.

Ringel (1953) beschrieb das präsuizidale Syndrom als charakteristisch für die Entwicklung einer suizidalen Krise. Zentral ist dabei der Aspekt der Einengung, der sowohl situativ erlebt wird, als Einengung der eigenen Möglichkeiten, aber auch dynamisch im Sinne der Einengung von Wahrnehmung, Gefühlen und Verhaltensmustern. Ebenso ist eine Einengung der bedeutsamen Werte im Zuge der suizidalen Entwicklung zu erkennen. Daneben beschrieb Ringel die gegen die eigene Person gerichtete Aggression, die zum Abschätzen der akuten Suizidalität allerdings weniger spezifisch ist. Bedeutsamer ist der Stellenwert von Suizidgedanken, bei denen Ringel sog. aktive Suizidphantasien, die aktiv herangezogen und auch wieder weggeschoben werden können, von passiven Suizidphantasien unterscheidet, die sich aufdrängen, äußerst quälend und unabweisbar werden können und deren Vorhandensein auf ein unmittelbares Suizidrisiko hinweist.

Pöldinger (1968) hatte drei Phasen in der suizidalen Entwicklung beschrieben: die Phase der Erwägung, der Abwägung, und des Entschlusses. Während Gedanken an Suizid in der ersten Phase aktiv intendiert werden können, als eine Lösungsmöglichkeit unter vielen, entsteht in der zweiten Phase ein Kampf zwischen lebenserhaltenden und lebenszerstörenden Aspekten. Hier sind direkte Suizidankündigungen zu erwarten, die allerdings gehört und ernst genommen werden müssen. In der Phase des Entschlusses werden allenfalls noch indirekte Suizidankündigungen gegeben, durch den Entschluss zum Suizid kann eine äußere Ruhe eintreten, die eher eine »Ruhe vor dem Sturm« ist und nicht fälschlich als Beendigung oder Überwinden der Krisensituation verstanden werden darf.

Das Ausmaß der emotionalen Belastung des Patienten in der unmittelbaren Situation stellt auch die Weichen dafür, ob weitere oder andere Hilfsmöglichkeiten heranzuziehen sind. Unter der Konzentration auf die aktuelle Situation versteht Sonneck das Befassen mit dem Krisenanlass, auch der Situation im Hier und Jetzt der Situation. Dazu ist das Erfassen der sozialen Situation, der Hilfsmöglichkeiten und bestehender Hilfssysteme unabdingbar.

Bereits im Erstgespräch wird aktiv das weitere Vorgehen besprochen: weitere Kontakte, das mögliche Einbeziehen anderer Personen, Zeit und Anzahl der Kontakte, persönliche, telefonische Kontakte, Möglichkeiten und Grenzen der Krisenintervention usw. Das Stichwort der Beendigung gibt zu verstehen, dass Krisenintervention ein zeitlich begrenztes Vorgehen bedeutet, wobei Sonneck 10–12 Gespräche angibt. Dies beinhaltet auch das Klären des weiteren Vorgehens, zum einen die Frage einer stationären Behandlungsbedürftigkeit oder auch die Frage einer weiterführenden Psychotherapie bzw. einer kombinierten psychopharmakologisch-psychotherapeutischen Behandlung.

In allen Beschreibungen zur Krisenintervention wird die Bedeutung der Beziehung herausgestrichen, gerade im Umgang mit suizidalen Menschen. Vielfach erfolgt eine sehr allgemeine Beschreibung, wie etwa bei Ringel, der die »Bindung an den Arzt« als zentralen Bestandteil der antisuizidalen Therapie beschrieb: »Die Erfahrung lehrt, dass man […] Patienten, mit denen man wirklich Kontakt gewonnen hat, nicht verliert« (Ringel 1961, S. 129). Früh wurde jedoch auch beschrieben, dass Schwierigkeiten in der therapeutischen Beziehung auftreten können, ja vielleicht sogar zu erwarten sind. So fordert Tabachnik (1961) eine warme, akzeptierende, mütterliche Qualität im Kontakt mit suizidalen Menschen, beschreibt aber auch die Möglichkeit von »Gegenübertragungskrisen«, unter denen er die Abwehr eigener aggressiv-sadistischer Regungen im Therapeuten versteht, die auf den Patienten projiziert und dort bekämpft werden können, was klarerweise zu Verwicklungen führt. Später beschrieben Maltsberger und Buie (1974) den sog. »Gegenübertragungshass«: heftige ablehnende Gefühle gegenüber einem suizidalen Menschen, die im Therapeuten induziert werden können und oft schwer tolerierbar sind, weil sie dem eigenen Anspruch an die therapeutische Arbeit entgegenlaufen. Kind (1992) oder auch Giernalczyk (1994, 2003) bzw. Giernalczyk und Kind (2002, 2008) haben sich immer wieder mit dieser Fragestellung der Gegenübertragung und dem Beziehungswunsch bei suizidalen Menschen auseinandergesetzt und für die Nutzung negativer Gegenübertragungsgefühle im therapeutischen Prozess plädiert.

Schritte der Krisenintervention im Erstkontakt (mod. n. Giernalczyk 1997)

1. Gesprächsschwerpunkt aktuelle Lebenssituation. Helfer versucht, nachzuvollziehen im Gespräch, warum Krise/Suizidalität eine verständliche Folge auf Ereignisse im Leben des Klienten. Erfahrung mit früheren Krisen
2. Helfer ermutigt, schwer aushaltbare Gefühle von Schmerz, Schuld, Aggression zu äußern. Helfer ist »Container«, teilt dem Klienten mit, was er verstanden hat
3. Helfer konfrontiert den Klienten mit seiner Sicht der Realität
4. Helfer übernimmt Funktion stellvertretender Hoffnung, setzt seine Erwartung der Besserung der akzeptierten Hoffnungslosigkeit des Klienten gegenüber
5. Mögliche Suizidalität wird direkt ausgesprochen und unter Bezug auf Handlungsdruck eingeschätzt
6. Angehörige des Umfeldes und sofern erforderlich andere professionelle Hilfe werden einbezogen
7. Helfer befürworten Pausenwünsche des Klienten (kurze Krankschreibungen, Psychopharmaka, Klinikeinweisung)
8. Helfer arbeitet riskanten Pausenwünschen (z. B. Alkohol- und Medikamentenabusus, sozialer Rückzug, Flucht aus Alltag) entgegen

6.4.6 Psychotherapeutische Krisenintervention

Henseler (1981a) entwickelte ein Konzept der psychotherapeutischen Krisenintervention, das auf seinen früheren Überlegungen zum Zusammenhang suizidaler Krisen mit narzisstischen Kränkungen basiert (Henseler 1974). Er sieht drei wesentliche Aspekte der psychotherapeutischen Krisenintervention:

1. die Suche nach dem kränkenden Anlass,
2. die Suche nach dem gemeinsamen Nenner und
3. die Beobachtung der Interaktion.

Sein Konzept ist spezifischer psychotherapeutisch auf psychoanalytischer Grundlage orientiert. In zahlreichen Beispielen zeigt er, wie unter »Anlass« nicht nur der bewusste äußere Anlass zu verstehen ist, sondern die jeweils individuellen, auch unbewussten Zusammenhänge bedeutsam dafür sind, dass eine Krisensituation und auch Suizidalität entstehen können. So schildert er das Beispiel eines 17-jährigen Schülers, der einen Suizidversuch unternommen hatte, als seine Freundin möglicherweise schwanger wurde, er mit ihr Streit bekam und danach suizidal geworden war (Henseler 1981a, S. 138). Er zeigt, wie verschiedene Angehörige und Helfer zu vereinfachten Erklärungsmodellen griffen, um die Suizidalität zu erklären, von Befürchtungen der Mutter, er sei in merkwürdige philosophische Gedanken geraten, der Interpretation eines Pfarrers, dass er einen Sinnverlust erlitten habe, der Haltung einer Ärztin, er sei zu schwächlich und ohne Halt, bis zur Haltung einer Sozialarbeiterin, welche die drohende Schwangerschaft betonte. Im Gespräch stellte sich heraus, dass dem Streit der Wunsch der Freundin, intim zu werden, vorausgegangen war, er dem nicht entsprechen konnte oder wollte, worauf sie ihn wegen seiner sexuellen Gehemmtheit kritisiert hatte. Es stellte sich dann heraus, dass der junge Mann große Zweifel bezüglich seiner Männlichkeit hatte, die durch den Streit aktualisiert wurden, weiterhin, dass er an Schuldgefühlen bezüglich seiner Onaniegewohnheiten litt und Zweifel an seiner Liebesfähigkeit insgesamt hatte. Henseler beschreibt, wie das Gespräch über diese Themen, die dem jungen Mann zum Zeitpunkt des Suizidversuchs nicht bewusst gewesen waren, jedoch im Gespräch offenbar bewusstseinsfähig wurden, bereits halfen, die akute Suizidalität zum Verschwinden zu bringen.

Unter der Suche nach dem gemeinsamen Nenner versteht Henseler gemeinsame unbewusste Konflikte oder Konstellationen, die als Grundproblematik zu verstehen sind, die zu wiederkehrenden Krisen führen können. Das Einbeziehen der Interaktion umfasst auch die Reaktionen des Helfers, die einen Hinweis auf die zugrunde liegende Problematik geben können. Dies setzt ein sorgfältiges Beobachten der Gegenübertragungsreaktionen voraus.

Die folgende Übersicht listet häufige Fehler im Umgang mit suizidgefährdeten Menschen auf, die ebenfalls die Bedeutung der therapeutischen Beziehung herausstreichen. Reimer (1992) hat diesbezüglich immer wieder insbesondere auf die einseitige Betonung der Aggressionsthematik, wie sie aus den frühen tiefenpsychologisch-psychoanalytischen Überlegung zur Depression und Suizidalität abgeleitet waren, verwiesen. Weiterhin betont er, Bagatellisierungstendenzen eines Patienten nicht mitzumachen und vor allem auch die Gefahr erneuter Trennungsängste nicht zu übersehen.

> **Häufige Fehler im Umgang mit Suizidpatienten (Reimer 1992)**
>
> - Trennungsängste übersehen (z. B. Urlaub, Stationswechsel, Entlassung bzw. Beendigung der Therapie)
> - Provokationen persönlich nehmen (Agieren von Ablehnung
> - Bagatellisierungstendenzen des Patienten mitmachen (Abwehr)

- Einseitige Betonung der Aggressionsproblematik
- Suizid-Pakte
- Mangelnde Exploration der jetzigen und evtl. früherer Umstände, die zu Suizidalität geführt haben
- Zu rasche Suche nach positiven Veränderungsmöglichkeiten (Abwehr)
- Internalisierte Klassifikation von Suizidversuchen anwenden

Wolfersdorf definiert Kriterien zu stationärer Therapiebedürftigkeit.

Kriterien für Einweisung in eine Klinik für Psychiatrie und Psychotherapie bei vermuteter Suizidgefahr bzw. bekannter Suizidalität. Kriterien, die bedacht werden müssen

1. Akute Suizidalität, angekündigt (insb. wenn gegenüber Garanten), mit hoher Durchführungswahrscheinlichkeit und Versterbensgefahr (Methode, Handlungsdruck)
2. Weitere akute Suizidabsicht trotz bzw. unter Therapie (fehlende Entlastung, gestörte Arzt-Patient-Beziehung, Zuspitzung)
3. Schwere Depressivität mit generalisierter Hoffnungs- und Hilflosigkeit
4. Wahnhafte Einengung von Wahrnehmung und Erleben (depressiver Wahn, insb. wenn mit Selbstbestrafungstendenz; imperative Stimmung zum Suizid bzw. zur Selbstgefährdung; angstmachende paranoide Ideen von Verfolgung, Bedrohung, Tötung, wahnhafte Überzeugung vom körperlichen Zerfall/Untergang mit Wunsch, dieses Elend zu vermeiden; Überzeugung, bereits tot zu sein u. Ä.)
5. Starke Agitiertheit und Angst oder Stupor mit Suizidalität
6. Ausgeprägtes Fluchtverhalten, Weglaufgefahr, Angst vor Kontrollverlust über sich, fehlende Bindungsfähigkeit und -bereitschaft bei Suizidalität
7. Akutes oder chronisches hirnorganisches Psychosyndrom, delirante Zustandsbilder mit Suizidalität, Verwirrtheit, auch bei körperlicher Grundkrankheit
8. Suizidalität und Alkohol- bzw. Tabletteneinfluss
9. Vorliegen einer psychischen Krankheit, insb. einer Psychose
10. Verschlechterung des Beschwerdebildes, fehlende ambulante Besserung mit zunehmend drängender Suizidalität, Einengung mit Rückzug und Selbstisolierung
11. Weiter bestehende chronische Suizidalität (häufig suizidale Krisen, mehrere Suizidversuche) mit hoher Wahrscheinlichkeit suizidalen Handelns und von Methodenwechsel (zunehmend »härter«)
12. Sozial desolate Situation, insbesondere Isolation und Vereinsamung, Fehlen jeglicher Einbindungen, drohende Abschiebung (Asylanten), Migrationsprobleme
13. Suizidalität nach krimineller Handlung, nach schwerem Verkehrsunfall, insbesondere wenn verschuldet und mit Todesfolge, bei wirtschaftlicher Katastrophe (z. B. Geschäftszusammenbruch mit Beeinträchtigung von Familie, Status, Verlust von Lebensinhalt)
14. Suizidale Äußerungen mit Andeutung der Einbeziehung anderer (z. B. Mutter-Kind in schwerer Depression)
15. Suizidalität im hohen Alter, bei Verwitwung, Altersdepression, in Kombination mit schweren körperlichen Krankheiten
16. Suizidalität, Suizidversuche, die zunehmend instrumentellen (»erpresse-

rischen«) Charakter in chronischen Beziehungskrisen annehmen
17. Suizidalität bei akutem tragischen Partnerverlust, bei Mitteilung prognostisch infauster (AIDS, Karzinome) und lebensbeeinträchtigender Diagnosen
18. Ausdrücklicher Wunsch eines Patienten, der zunehmend Angst vor Kontrollverlust bei Suizidalität (z. B. Strick animiert zum Erhängen) hat
19. Patienten nach Suizidversuch mit stationärer somatischer Behandlungsbedürftigkeit, wenn entsprechende somatische Versorgungsmöglichkeiten bestehen

Götze beschreibt ein fokaltherapeutisches Vorgehen für Menschen nach einem Suizidversuch, das ebenfalls psychoanalytisch orientiert ist und am Hamburger Therapiezentrum für Suizidgefährdete entwickelt wurde (Götze 1994, Götze und Mohr 2003). Das Konzept ist eine modifizierte psychoanalytische Psychotherapie, bei dem Wartezeiten vermieden werden, absolute Therapeutenkontinuität gegeben ist, eine hohe Flexibilität bezüglich des Settings (Anzahl und Dauer der Behandlungsstunden) und eine aktive Haltung des Therapeuten besteht (Gerisch et al. 2000). Götze sieht einige Gemeinsamkeiten mit Fokaltherapien sowie Unterschiede zu psychoanalytischen Langzeittherapien:

- Kürzere Dauer (10–40 Stunden)
- Formulieren eines Fokus auf der aktuellen Verstehensebene
- Aktivere therapeutische Haltung
- Zentrieren der therapeutischen Arbeit auf den Fokus
- Vermeiden von Regression
- Vermeiden einer Übertragungsneurose
- Erwünscht sind vor allem positive Übertragungsphänomene
- Nur zurückhaltend Traum- und Übertragungsdeutungen
- Widerstandsanalyse steht im Vordergrund
- Begrenztes Therapieziel

Demgegenüber hebt Lindner (2005) stärker die Verstrickung des Therapeuten hervor und beschreibt sie eindrücklich in einer ausführlichen Fallgeschichte, auch mit Hilfe des Konzepts des »szenischen Verstehens« von Argelander und seiner Weiterentwicklung durch Klüwer im »Handlungsdialog«: »Die sich in der Behandlungssituation darbietende Szene ist ein Splitter einer ihr zugrunde liegenden wichtigen unbewussten Beziehungssituation des Patienten« (Klüwer 2001, S. 349).

Vor dem Hintergrund psychoanalytischer Überlegungen zur Krisenintervention muss aus psychoanalytischer Sicht darauf hingewiesen werden, dass die Aspekte der »beziehungsfördernden Grundhaltung« wünschenswerte und ideale Vorstellungen über die helfende Beziehung darstellen, in der konkreten Situation aber durch verschiedene Aspekte beeinflusst werden: Der emotionale Druck des Betroffenen in der Krise, insbesondere bei Vorliegen von Suizidalität, wird sich bewusst wie unbewusst mitteilen und Reaktionen im Helfer auslösen, die sowohl hilfreich wie auch ungünstig wirken können. Die eigene Persönlichkeit des Helfers, seine eigenen Grenzen und Möglichkeiten, emotionale Not zu ertragen, spielen dabei eine große Rolle. Daher kommt bei professioneller Krisenintervention sowohl der Selbsterfahrung eine große Rolle zu, als auch kontinuierlicher Supervision und der Zusammenarbeit in einem funktionierenden Team, das ebenso wie der Helfer selbst als »Container« im Sinne von Bion funktionieren kann.

Bion beschrieb das Modell »Container – contained« (Behälter – Inhalt) als prototypische Erklärung der emotionalen Vorgänge in der Beziehung zwischen Mutter und Säugling (Bion 1962). Der Säugling kann seine eigene psychische Not anfangs nur mittels des psychischen Mechanismus der projektiven Identifizierung der Mutter mitteilen und muss hoffen, dass die Mutter in der Lage ist, unerträgliche Gefühle des Säuglings psychisch aufzunehmen. Über einen inneren Verarbeitungsvorgang der Mutter werden vorher unerträgliche Gefühle soweit erträglich, dass sie vom Säugling wieder aufgenommen und bei sich behalten werden können. Dieses Modell wird von vielen Analytikern heute als grundlegend für jede Entwicklung psychischer Vorgänge wie auch des Denkens gesehen, aber auch als eine grundlegende Kommunikationsweise in analytischen Behandlungen, ebenso wie in Beziehungen generell.

Für die Krisenintervention bedeutet dies, dass der Helfer sich als »Container« für äußerst heftige, oft nicht ertragbare Gefühle zur Verfügung stellen muss, diese aushalten muss und dadurch erreichen kann, dass sie damit auch für den Betroffenen ertragbar werden, was sich in der unmittelbaren emotionalen Entlastung in der Situation auswirkt. Dies bezieht den Helfer als Person jedoch in heftiger Weise ein, was seit langem bekannt ist und z. B. an den oft äußerst heftigen Gegenübertragungsgefühlen beschrieben wurde. So wiesen Maltsberger und Buie (1974) auf die oft starken ablehnenden Gefühle hin, die in der Arbeit mit suizidalen Menschen im Helfer induziert werden können, was sie mit dem Wort »Gegenübertragungshass« belegten. Der Begriff wurde zuerst von Winnicott (1949) verwendet, Maltsberger und Buie (1974) bringen ihn in erster Linie mit einem tiefen Gefühl von Verlassensein oder dessen Erwartung, Sehnsucht wie Angst vor Nähe oder daraus abgeleiteten Abwehrmanövern in Verbindung.

Cullberg hat bereits in seiner Arbeit über Krisen und Krisenintervention, in der er die prototypischen Modelle von Krisen beschrieben hat, auch das Konzept der »containing function« von Bion erwähnt: »Diese »containing function« bewirkt, dass man Krisentherapie, wie im übrigen jede dynamische Psychotherapie, nicht allein mit technischen Termini beschreiben kann« (Cullberg 1978, S. 31). Auch in dem von ihm geprägten Begriff der »stellvertretenden oder vikariierenden Hoffnung« (ebd., S. 30) ist dieses Denkmodell implizit enthalten. Es weist auch darauf hin, dass der Therapeut letztlich durch seine eigene innere Stabilität, den Rückgriff auf eigene gute verinnerlichte Objekte, in der Lage ist, selbst sehr bedrohliche und belastende emotionale Zustände zu ertragen, indem er im Gegensatz zu dem Menschen in einer akuten Krise nicht nur bewusst und gedanklich, sondern auch emotional Hoffnung auf eine Lösung einer unlösbar erscheinenden Situation behalten kann. Dabei geht es nicht so sehr um das Aussprechen von Hoffnung oder gar ein Gut-Zureden (das sogar auf ein »Zusammenbrechen« des »Containers« hindeuten könnte), sondern um das Bewahren der eigenen Sicherheit, des eigenen Denkvermögens, oder um das Wiederherstellen dieser Fähigkeit auch in der therapeutischen Situation selbst, wenn sie kurzfristig gefährdet sein mag.

6.4.7 Abgrenzung Krisenintervention – Psychotherapie

Bei der Frage der Abgrenzung der Möglichkeiten mittels Krisenintervention sind vorerst ihre Grenzen zu beachten. Krisenintervention ist in akuten Krisensituationen, auch solchen mit hohem Suizidrisiko, ein sehr taugliches Mittel zur Entspannung der psychischen Situation. Sie ist jedoch nicht geeignet bei chronischen Krisen oder sog. chronischer Suizidalität (Henseler 1981b). Ebenso ist sie bei akut psychotischen Zuständen, die ungenau mitunter ebenfalls als »Krisen« bezeichnet werden, nicht wirksam.

Bei einer von der Arbeitsgemeinschaft zur Erforschung suizidalen Verhaltens im Frühjahr 2003 auf Schloss Reisensburg bei Günzburg organisierten Tagung über »Klinische Fallstudien zur Suizidalität« (Etzersdorfer et al. 2005) war ein Abschnitt dem Thema der Schnittstelle zwischen Krisenintervention und Psychotherapie gewidmet. In erster Linie zeigte sich an den Beiträgen, dass beide Interventionsformen sehr unterschiedlich verstanden werden können. So betont Götze (2005) Unterschiede zwischen Krisenintervention und psychoanalytischer Psychotherapie Suizidaler. Er sieht in der Krisenintervention eine »gute« Beziehung vor allem durch die Bereitschaft des Therapeuten gegeben, im Hier und Jetzt einer realen Beziehung als Person da zu sein. Der Patient würde den Therapeuten daher eher als gutes Objekt wahrnehmen, was das Weiterbestehen eines »virulenten suizidalen Restpotenzials« ermöglicht. In der Psychoanalyse sieht er unbewusste Ambivalenzkonflikte deutlicher hervortreten, was er insgesamt für deren Bearbeiten günstiger einschätzt.

Wolfersdorf (2005) trat der Unterscheidung von Krisenintervention und Psychotherapie aus eher pragmatischer Sicht entgegen und betont, dass in Akutsituationen theoriefrei und handlungsorientiert vorgegangen werden müsse. Der Unterschied von Krisenintervention und Psychotherapie sollte letztlich nicht in der Haltung, auch nicht in der Bedeutung liegen, die der Therapeut für den Patienten bekommen möchte bzw. bekommen wird, vielmehr in der psychischen Verfassung und damit auch Aufnahmefähigkeit des Patienten begründet sein. Je akuter eine Situation, desto mehr Handlung und Aktivität wird vom Therapeuten gefordert sein, und er wird dieser Notwendigkeit auch nachkommen, wenn er in einem analytischen Setting mit dem Patienten arbeitet. Als Grundhaltung von Seiten des Therapeuten ist nicht grundsätzlich ein anderes Vorgehen oder eine andere Haltung nötig. Es wäre eine falsch verstandene Krisenintervention, selbst nur ein »gutes« Objekt sein zu wollen. Vielmehr werden auch negative Übertragungsaspekte bereits in einem Erstgespräch auftauchen können und sollten auch nicht übersehen oder durch Aktivität oder gar Direktivität weggeschoben werden. Die Frage, die sich aber ebenso in Langzeittherapien stellt, ist vielmehr, was zu welchem Zeitpunkt sinnvollerweise angesprochen werden kann.

Goll (2005) hat ein Transkript einer Krisenintervention zur Verfügung gestellt, worin sie die akute Krise einer Frau beschreibt, die vordergründig in der Arbeit Ängste entwickelte, Spott und Hohn befürchtete und auch Suizidgedanken bekam. Die Krisenintervention bringt eine rasche und eindrucksvolle Entlastung und führt sehr anschaulich die oben beschriebenen Aspekte der Krisenintervention vor Augen, gerade auch die einer offenen, wertfreien, wohlwollenden Grundhaltung. In der Diskussion dazu wurde deutlich, wie sich blitzschnell, eigentlich bereits am Gang in das Gesprächszimmer, eine Übertragungs-Gegenübertragungsbeziehung zu entwickeln beginnt (Etzersdorfer 2005). Dabei treten bereits in diesem Erstgespräch durchaus auch Aspekte negativer Übertragung auf, wenn auch versteckt ausgedrückt, und sie bringen die Therapeutin, die diese Gefühle aufnimmt, zu Interventionen, die als Mini-Enactment bezeichnet werden können. Damit ist jedoch keine Kritik des Vorgehens gemeint – dieses Hineingezogenwerden in eine Beziehung ist vielmehr unausweichlich und möglicherweise in gewissem Umfang auch notwendig, um die sehr bedrohlichen Gefühle aufnehmen zu können. Mit psychoanalytischem Verständnis können die Vorgänge in der Interaktion besser verstehbar werden, letztlich auch Rückschlüsse auf das innere Erleben der Patientin gezogen werden. An der unmittelbaren klinischen Situation lässt sich auch der Unterschied zu einer verhaltenstherapeutisch orientierten Krisenintervention am besten veranschaulichen, die stärker strukturierend vorgeht (Schaller 2005). An diesem Fallbeispiel kann jedoch auch diskutiert werden, dass zumindest die Grundhaltung in der Krisenintervention der in einer Psychotherapie entspricht.

7 Suizidprävention – Einfluss von Waffengesetzen und der Verfügbarkeit von Suizidmitteln

Der Einfluss von gesetzlichen Regelungen, insbesondere von Waffengesetzen, auf Suizidraten, betrifft den Bereich der indirekten Suizidprävention. Er wurde auch unter dem Schlagwort der »Verfügbarkeit« (in der internationalen Literatur »availability«), in diesem Fall der Verfügbarkeit von Schusswaffen, seit langem diskutiert und es liegen inzwischen viele Untersuchungen vor, die hier ein suizidpräventives Potenzial belegen.

Die Überlegung hinter solchen Initiativen basiert auf der aus der praktischen Suizidprävention gewonnenen Erfahrung, dass eine suizidale Zuspitzung mitunter einen impulsiven dranghaften Charakter annehmen kann, und dass in solchen Situationen bedeutsam ist, ob ein Suizidmittel unmittelbar und ohne großen Aufwand verfügbar ist. Diese inzwischen belegte Vermutung legt nahe, dass in vielen Fällen damit die Wahrscheinlichkeit einer Suizidhandlung steigt. Im Umkehrschluss bedeutet dies, dass ein Erschweren des Zugangs zu Suizidmitteln sowohl die Wahrscheinlichkeit einer impulsiven Suizidhandlung verringert wie auch die von konstruktiven Lösungen einer suizidalen Situation erhöhen kann. Die sehr umfassende Übersicht von Zalsman et al. (2016) über die Belege verschiedener Suizidpräventionsstrategien betont die hier beschriebene Strategie als wirkungsvoll in verschiedenen Bereichen, in den letzten Jahren zeigte sich z. B. die restriktivere Verschreibungsmöglichkeiten von Analgetika in Großbritannien als signifikant wirksam im Hinblick auf deren Verwendung als Suizidmittel.

Clarke und Lester (1989) beschrieben diesen Komplex unter dem Begriff »Closing the exits« und stellten eine Übersicht der Ende der 1980er Jahre bereits verfügbaren Untersuchungen zusammen, die sich neben der Rolle der Waffengesetzgebung auch mit weiteren Bereichen beschäftigten. Historisch der erste erfolgreiche Versuch der Suizidprävention durch Beeinflussung der Suizidmethode war wohl die Detoxifizierung von Hausgas ab den 1960er Jahren. Die Ergebnisse waren uneinheitlich: Zwar konnte in England und Wales zwischen 1963 und 1975 ein Rückgang der Suizidraten um 40 % beobachtet werden, der mit der Entgiftung des Hausgases in Verbindung gebracht werden kann, jedoch war der Effekt der gleichen Bemühungen z. B. in Schottland oder den Niederlanden weitaus geringer. Als mögliches Gegenargument gegen die Wirksamkeit solcher Bemühungen wird die Möglichkeit der Verschiebung der Methodenwahl diskutiert. Das bedeutet, dass die Einschränkung einer Methode, im Fall des Hausgases die Entgiftung, die es als Suizidmittel unbrauchbar machte, zwar zum Rückgang dieser Methode führt, zugleich jedoch den Anstieg anderer Methoden, die den erreichten Rückgang kompensieren, zur Folge haben kann, sodass insgesamt kein tatsächlicher präventiver Effekt in Hinsicht auf die Gesamtsuizidzahlen erzielt würde. Das ist ein ernstzunehmender Einwand, der jedoch in zahlreichen Untersuchungen häufig ausgeschlossen werden kann. Kompliziert wird die Untersuchung solcher Veränderungen auf einem sog. Makro-Niveau dadurch, dass auch andere Einflüsse wirksam werden können, wie ein ansteigender oder abfallender Trend der Suizidalität in einem Land, wodurch Effekte im Sinne des »closing the exits«

verzerrt werden können (sowohl scheinbar verstärkt, als auch scheinbar verringert). So argumentieren Clarke und Lester (1989) aufgrund der verfügbaren Daten, dass der geringere Effekt der Entgiftung von Stadtgas in Schottland und den Niederlanden vermutlich nicht einer Verschiebung zuzuschreiben ist, sondern mit dem zu diesem Zeitpunkt ansteigenden Trend der Suizidzahlen in diesen Ländern zu erklären ist. Erst kürzlich wurde untersucht, welchen Effekt die Entgiftung von Stadtgas (bzw. die Umstellung auf das nicht giftige Erdgas) in Sachsen auf die Suizidzahlen hatte, und es konnte mittels einer sehr genauen Untersuchung auf Kreisebene (und der Verknüpfung mit dem jeweiligen Umstellungszeitpunkt) gezeigt werden, dass der Rückgang in diesem Bundesland zwischen 1990 und 1997 überwiegend auf diesen Vorgang zurückzuführen ist: Bei Frauen beträgt der rechnerische Anteil 71,6 %, bei Männern sogar 76,9 % des Rückgangs (Petzold et al. 2005).

Auch die im nachfolgenden Kapitel beschriebenen Einflüsse von Medienberichten über Suizide auf nachfolgende Suizidhandlungen und das Auslösen von sog. »Imitationssuiziden« kann im Grunde unter dem gleichen theoretischen Herangehen diskutiert werden, dass also die »Verfügbarkeit« eines Suizidmittels, in diesem Fall eines suggestiven, eine bestehende Suizidalität final verstärkenden Artikels, von Bedeutung dafür ist, ob und wie viele Imitationssuizide zu beobachten sein werden. Dies wurde durch eine Untersuchung unterstrichen, die in Österreich nach der sehr extensiven Berichterstattung eines Prominentensuizids in dem einflussreichsten Boulevard-Medium durchgeführt wurde, das wiederum regional sehr unterschiedlich verbreitet ist. Es fand sich ein »Dosis-Wirkungs-Effekt« in dem Sinn, dass die Intensität von Imitationssuiziden direkt mit der Verbreitung des Boulevard-Blattes in den österreichischen Bundesländern korrelierte, und keine andere vernünftige Erklärung (wie z. B. mögliche regionale Unterschiede der Suizidraten oder von einzelnen Methoden) für diese Verteilung gefunden wurde (Etzersdorfer et al. 2004).

Der vielleicht bedeutsamste Bereich, in dessen Zusammenhang die Verfügbarkeit untersucht wurde, ist jedoch die der Verfügbarkeit von Schusswaffen. Da Erschießen eine nicht seltene, zudem mit hoher Mortalität verbundene, Suizidmethode darstellt, und zugleich Möglichkeiten der Beeinflussung der Verbreitung von Waffen durch gesetzliche Vorgaben oder Vorschriften der Lagerung usw. bestehen, handelt es sich hier um eine naheliegende Fragestellung. Tatsächlich zeigt schon der oberflächliche Blick auf die unterschiedliche Häufigkeit von Suiziden durch Erschießen in verschiedenen Ländern, dass die Häufigkeit und damit die Verfügbarkeit von Schusswaffen offenkundig einen Einfluss auf die Häufigkeit dieser Suizidmethode hat: In Ländern mit sehr liberalen Waffengesetzen, wie den USA oder auch der Schweiz, wo zudem ein Aspekt der nationalen Identität und der Verteidigungsbereitschaft mit der Verpflichtung erwachsener männlicher Bürger, die Waffe zu Hause aufzubewahren, verknüpft ist, finden sich auch sehr hohe Anteile dieser Methode an allen Suiziden. In einer Kohortenuntersuchung in Kalifornien wiesen Waffenbesitzer deutlich erhöhte Suizidraten durch Erschießen auf, nicht aber bei anderen Suizidmethoden (Studdert et al. 2020), Die Korrelation zwischen Waffenbesitz und Waffensuiziden in den USA wird einer Studie der Daten von 1981 bis 2013 als »stark« bezeichnet (Siegel und Rothman 2016). Für die USA konnte auch eine Korrelation der Waffenverfügbarkeit mit Suiziden von Jugendlichen gezeigt werden (Knopov et al. 2019). Die Schweiz verfügt aus diesem Grund über die höchste Zahl von Haushalten mit Schusswaffen im internationalen Vergleich (36 %), in den USA liegt dieser Anteil mit 32 % ebenfalls sehr hoch (Ajdacic-Gross et al. 2006). In den USA ist Erschießen mit 51 % sogar die am häufigsten angewandte Suizidmethode, in der Schweiz ist sie mit 21 % im internationalen Vergleich ebenfalls sehr hoch

(Michel 2008). In Deutschland beträgt der Anteil demgegenüber ca. 9 % (▶ Tab. 27), in Österreich ca. 14 % (Kapusta 2009). Bei den Schußwaffensuiziden in der Schweiz zwischen 2000 und 2010 wurde in 39,1 % die Armeewaffe als Suizidmittel herangezogen (Thoeni et al. 2018), die in der Schweiz verpflichtend zu Hause aufbewahrt werden muss. Zeitgleich mit der Armeereform 2003, mit einer deutlichen Reduzierung von Armee wie Waffen, war auch ein deutlicher Rückgang an Waffensuiziden bei Männern mit Armeewaffen zu beobachten, wie auch der Suizidrate insgesamt (Thoeni et al. 2018).

Inzwischen ist es gut belegt, dass Suizidprävention durch schärfere Waffengesetze möglich und effektiv ist und entsprechende Forderungen werden von Seiten der Suizidprävention klar und einhellig aufgestellt (Mann et al. 2005). Dabei gibt es auch Studien, die keine so eindeutigen Ergebnisse fanden, wie Zalsman et al. (2016) in ihrem Review, der insgesamt 14 Studien zum Einfluss der Verfügbarkeit von Schußwaffen berücksichtigt, zeigen. Es gibt insgesamt eine große Anzahl von Studien, die in drei Kategorien geteilt werden können:

1. Studien, die den Zusammenhang der Verfügbarkeit von Schusswaffen und deren Korrelation mit Suizidraten in verschiedenen Ländern vergleichen. So zeigte eine Erhebung in Österreich, dass die Zahl der Waffenpässe (einem Maß für die Verfügbarkeit von Waffen in Haushalten) in den einzelnen Bundesländern mit dem Anteil von Erschießen an den Suiziden korreliert, jedoch mit keiner anderen Methode oder der Suizidrate des Bundeslandes insgesamt (Etzersdorfer et al. 2006).
2. Korrelationen zwischen den unterschiedlich restriktiven Gesetzen der amerikanischen Bundesstaaten und der jeweiligen Suizidrate (für eine ältere Übersicht siehe Kapusta et al. 2007; für eine neuere Untersuchung siehe Siegel und Rothman 2016).
3. Quasi-experimentelle Untersuchungen der Auswirkungen von Gesetzesänderungen auf die Entwicklung bei dieser Suizidmethode.

So lässt sich zeigen, dass die Verfügbarkeit von Schusswaffen im Haushalt ein Risikofaktor für deren Verwendung als Suizidmittel darstellt, ebenso wie für Gewalttaten. Eine Verschärfung der Gesetze bewirkte einen Rückgang von Waffensuiziden in den USA, Kanada, Australien und Neu-Seeland. In Europa konnte in Österreich ein Rückgang beobachtet werden, nachdem 1997 eine Gesetzesänderung in Kraft getreten war, die generell den Zugang erschwert, zudem eine »cooling-off-Periode« (drei Tage Wartezeit) verordnet, eine psychologische Testung vorschreibt sowie die Lagerungsvorschriften verschärft (Kapusta et al. 2007). Mit der Gesetzesänderung ging sowohl die Zahl der Waffenpässe zurück als auch die Suizide durch Erschießen, ohne dass es zu einer Verschiebung von Suiziden zu anderen Mitteln gekommen wäre. Im Gegenteil kam es zu einem Rückgang der Gesamtsuizidrate. Erstaunlicherweise kam es bei Jugendlichen (unter 19 Jahren) nach der Gesetzesänderung zuerst zu einem Anstieg der Waffensuizide, bevor auch hier ein deutlicher Rückgang zu beobachten war, was als mögliche ungünstige Auswirkung der starken Medienpräsenz des Themas um die Zeit der Gesetzesänderung angesehen wurde (Niederkrotenthaler et al. 2009). In den verfügbaren Ergebnissen können zusammenfassen starke Belege für diese Art der Suizidprävention gesehen werden, auch wenn von Seiten der Waffenlobby, aus recht offenkundigen Interessen, deren Sinn nach wie vor heftig und teilweise emotional in Frage gestellt wird. Es steht jedoch außer Frage, dass, abgesehen von politischen oder kulturellen Interessen, die Zugangsbeschränkung zu Schusswaffen einen wirksamen suizidpräventiven Effekt hat, und politisch Verantwortlichen muss klar sein, dass eine Liberalisierung von Waffengesetzen Anstiege von Suiziden (und

Gewalttaten) durch Schusswaffen billigend in Kauf nimmt.

In den USA, wo allein 2014 ungefähr 21.000 Waffensuizide verzeichnet wurden, wurden die Aktivitäten von Beschränkungen des Waffenbesitzes, die offenkundig politisch nicht durchsetzbar sind, zu Einschränkungen des Zuganges für gefährdete Menschen verlagert (Mann und Michel 2016, Kposowa et al. 2016, Anestis und Houtsma 2018). Das Bemühen scheint sich darauf zu konzentrieren, zumindest jederzeit verfügbare und geladene Waffen einzuschränken wie auch die Lagerungspraxis zu beeinflussen (Kposowa et al. 2016). Belege für die Wirksamkeit solcher Bemühungen stehen bislang jedoch aus.

8 Suizidprävention – Presseberichte, Medien, Suizidforen

Das inzwischen enorm erweiterte Wissen um die Auswirkung von Medienberichten auf Suizidhandlungen, bekannt geworden unter dem Begriff »Werther-Effekt«, wie auch die Ausarbeitung von Leitlinien für die Berichterstattung in Medien, sind ein wichtiges Beispiel von Suizidprävention, die nicht im unmittelbaren Kontakt mit dem Suizidgefährdeten ansetzt, sondern indirekt, in diesem Fall über die Vermittlung der Medien. Da inzwischen eine große Zahl an Untersuchungen vorliegt, kann dieser Zugang zur Suizidprävention als bedeutsam und gut belegt eingeschätzt werden, wie auch an den weltweit zu findenden Aktivitäten, Medien auch präventiv in die Suizidprävention einzubinden, zu sehen ist.

Die Rolle der »Imitation« wird in der Suizidprävention seit langem diskutiert, lange Zeit allerdings vor allem im Sinne der »sozialen Imitation«. So schrieb Farr bereits im 19. Jahrhundert: »No fact is better established in science, than that suicide is often committed from imitation« (Farr 1841, S. 82). Erst durch die zunehmende Bedeutung von Massenmedien rückte auch die Möglichkeit der Vermittlung von Suizidhandlungen durch Medienberichte in den Blickpunkt. David Phillips prägte den Ausdruck »Werther-Effekt«, um zu beschreiben, dass Medienberichte über Suizide weitere Suizidhandlungen, sog. »Imitationssuizide«, begünstigen können (Phillips 1974). Inzwischen ist die Rolle der Medien bei Vermittlung wie Verhütung von Suizidhandlungen unstrittig und gut belegt. Es kann auch hier bereits betont werden, dass nicht jeder Bericht ungünstige Auswirkungen haben muss, und das Ziel nicht darin besteht, über Suizidhandlungen in Medien gar nicht zu berichten, was womöglich die früher starke Tabuisierung von Suizidalität neu aufleben lassen könnte.

8.1 Werther-Effekt

Der Begriff »Werther-Effekt« bezieht sich auf Goethes 1774 veröffentlichtes Buch »Die Leiden des jungen Werther«, das den Suizid eines jungen Mannes beschreibt und beschuldigt wurde, eine Epidemie von Suiziden hervorgerufen zu haben. Das zugrunde liegende allgemeine Modell des »Werther-Effekts« besagt, dass die Konfrontation mit suizidalem Verhalten in einer subjektiv dafür empfänglichen emotionalen wie kognitiven Verfassung ein Risikofaktor für eigene Suizidhandlungen werden kann.

An der Geschichte von Goethes »Werther« können einige der heute aktuellen Diskussionsstränge bereits historisch vorweggenommen angetroffen werden: So kann überlegt werden, ob die Veröffentlichung des Werther einen ersten Versuch einer »Empfehlung« über die Berichterstattung von Suizidhandlungen zur Folge hatte. Es wurde hervorgehoben, dass Werthers Suizid ursprünglich als unausweichlich beschrieben war (Steinberg 1999), was noch heute ein Kritikpunkt bei ungünstigen Medienberichten ist. Es gab Restriktionen, um die Verbreitung des vermeintlich gefährlichen Buches einzudämmen: Der Verkauf des Buchs wurde in Leipzig und Kopenhagen verboten, in Mailand die gesamte Auflage aufgekauft und vernichtet (Eisenberg 1986). Es gibt aber auch konkrete Hinweise für Vorschläge, wie das Buch verändert werden sollte, um nicht mehr »schädlich« zu wirken: Gotthold Ephraim Lessing schlug in einem Brief an Johann Joachim Eschenburg eine Änderung des Schlusses vor. »Haben Sie tausend Dank für das Vergnügen, welches Sie mir durch Mitteilung des Goetheschen Romans gemacht haben [...]. Wenn aber ein so warmes Produkt nicht mehr Unheil als Gutes stiften soll: meinen Sie nicht, dass es noch eine kleine kalte Schlussrede haben müsste?« (Lessing 1774/1984). Wilke (1998) ergänzte ein biografisches Detail: Goethe habe der Suizid einer guten Bekannten, Christiane von Laßberg, nur vier Jahre nach dem Erscheinen des Werther, in große seelische Not gebracht. Dabei sei nicht ohne Bedeutung gewesen, dass ein Exemplar des »Werther« in ihrer Tasche gefunden worden sein soll. Wilke führt auf diese Erfahrung Goethes zurück, dass er schließlich den »Werther« tatsächlich überarbeitete, stärker auf Distanz zum Helden ging, und das Suizidmodell damit weniger attraktiv machte. Dieser letztere Umstand ist weniger bekannt, kann aber auch wie ein Vorläufer der aktuellen Versuche gesehen werden, durch die Beeinflussung der Qualität der Darstellung zur Prävention beizutragen.

Zusammengefasst kann am historischen »Werther« gezeigt werden, dass er 1) möglicherweise ein einseitiges Bild der Suizidhandlung gab, 2) dass die Veröffentlichung Restriktionen zur Folge hatte, um die Verbreitung einzuschränken, 3) dass es Versuche gab, das »Modell« zu verändern und 4) dass die »Berichterstattung« tatsächlich verändert wurde – Goethe veränderte den Text.

8.2 Heute: »Papageno-Effekt«

In einer früheren systematischen Übersicht zu Möglichkeiten der Suizidprävention insgesamt wurde bereits die Rolle der Medien für die Suizidprävention besonders herausgestrichen (Mann et al. 2005). Diese Einschätzung bezog sich in erster Linie auf potenzielle negative Auswirkungen von Medienberichten auf nachfolgende Suizidhandlungen. Inzwischen wird jedoch zunehmend auch die Möglichkeit in Betracht gezogen, dass Massenmedien genauso im Sinne der Suizidprävention wirksam sein können. Phillips und Lesyna (1995) hatten bereits beschrieben, dass einige Medienberichte wie eine Werbung für die Idee, zu sterben, verstanden werden können und vorgeschlagen, Wissen aus der Werbung dafür zu verwenden, gewissermaßen Werbung für präventive Strategien, letztlich wie eine Werbung für das Leben zu machen. Inzwischen ist es gelungen, solche »positiven« Effekte von Medienberichten, also nachfolgende Rückgänge von Suizidraten, zu belegen, und zwar für Berichte in österreichischen Printmedien über Suizidalität, die nicht mit einer Suizidhandlung verknüpft war, und Berichte von suizidalen Krisen, die überwunden werden konnten. Dieses Phänomen eines protektiven Effektes von Medienberichten, gewissermaßen das Gegenteil des »Werther-Effektes«, wurde in Anlehnung an die Figur des Papageno in Mozarts »Zauberflöte«, der in eine suizidale Krise gerät, diese aber mit Hilfe überwindet, als »Papageno-Effekt« bezeichnet (Niederkrotenthaler et al. 2010).

Es können verschiedene Phasen der Beschäftigung mit der Rolle der Medien unterschieden werden (Etzersdorfer 2008a), die heute parallel weiter wichtig geblieben sind: In einem ersten Stadium wurden einzelne Hinweise auf Imitationssuizide/Nachfolgesuizide nach Medienberichten veröffentlicht, so in der bahnbrechenden Arbeit von David Phillips aus dem Jahr 1974, in der er auch den Begriff »Werther-Effekt« formulierte, übrigens genau 200 Jahre nach der Publikation des historischen »Werther«. Im deutschen Sprachraum besonders einflussreich war die Arbeit von Schmidtke und Häfner (1988), die Imitationssuizide nach der Fernsehserie »Tod eines Schülers« fand. Diese waren häufig »modellnah«, was bedeutet, dass eine Zunahme von Suiziden besonders in der Gruppe junger Männer zu finden war, analog dem »Modell« in der Fernsehserie, und häufiger mit der gleichen Methode, dem Eisenbahnsuizid. Diese Untersuchung war besonders besorgniserregend, da die Serie einen aufklärerischen Anspruch hatte, jedoch durch die offenbar zu suggestive Darstellung des Suizids negative Auswirkungen hatte, die nach der Ausstrahlung jeder der sechs Folgen gefunden wurden. Inzwischen liegen mehr als 150 Studien zum Werther-Effekt vor, die die Möglichkeit von Nachahmungssuiziden nach Medienberichten klar belegen, insbesondere bei Berichten über den Suizid Prominenter. Um nur ein eher rezentes Beispiel zu erwähnen: nach dem Suizid des bekannten Schauspielers Robin Williams 2014 stieg die Suizidrate in den Monaten danach in den USA um fast 10 % (Fink et al. 2018). Belege liegen sowohl für Effekte nach Berichten über »reale« Suizide wie über fiktive Darstellungen (wie in der Serie »Tod eines Schülers«) vor. Hohe Aufmerksamkeit erhielt die Netflix-Serie »Tote Mädchen lügen nicht« (im Original »13 reasons why«), die schon bei der Ausstrahlung für eine stark einseitige, im Grunde idealisierende Darstellung des Suizids eines jungen Mädchens kritisiert wurde. Untersuchungen fanden deutliche Anstiege der Suizide bei jungen Menschen, am stärksten bei Mädchen in der Altersgruppe 10 bis 19 Jahre um 21,7 % (Niederkrotenthaler et al. 2019) in der Zeit nach der Ausstrahlung, nicht jedoch in anderen Altersgruppen. Auch andere Untersuchungen fanden einen signifikanten Anstieg der Suizidrate von Jugendlichen (Sinyor et al. 2019, Bridge et al. 2020), wie auch der stationären Aufnahmen nach Suizidversuchen (Cooper et al. 2018). Aus der Sicht der Suizidprävention ist erfreulich, dass schließlich auch Reaktionen der produzierenden Firma für die nachfolgende Staffel bewirkt werden konnten.

Die Art der Berichte über Suizide ist seit langem diskutiert worden und inzwischen ist gut belegt, dass der Einfluss größer ist, wenn Suizide dramatisch oder prominent berichtet werden, mit Fotografien oder Schlagzeilen, was lange als Hypothese formuliert war (Hawton und Williams 2002). Die stärksten Effekte werden durch Berichte über Suizide Prominenter ausgelöst, wie ein systematisches Review von Niederkrotenthaler et al. (2020) zeigen konnte. Das Suizidrisiko stieg in der Zeit nach der Veröffentlichung eines Berichtes über einen Prominentensuizid (im Median 28 Tage) um 13 %, bei Beschreibung der Suizidmethode stiegen die Suizide mit derselben Methode um 30 %. Die Autoren diskutieren, dass durch die Berichterstattung die Methode »kognitiv verfügbarer« und damit wahrscheinlicher wird, auch in eine Handlung umgesetzt zu werden (Niederkrotenthaler et al. 2020). Hegerl et al. (2013) vertraten davor schon die Meinung, dass solche »Suizidmodelle« stärker suizidfördernd wirken als wirtschaftliche Probleme eines Landes. Gunnell und Briddle schreiben in ihrem Editorial zu dem systematischen Review von Niederkrotenthaler et al. (2020), dass das Berichten über Suizide »Leben kosten könnte« (Gunnell und Briddle 2020). Sie vergleichen in Hinblick auf die Berichterstattung der Methode etwas plakativ, dass bei Nachrichten über einen Prominenten, der an einem Herzanfall verstorben ist, auch nicht beschrieben wird, welche Koronararterie betroffen war. Bei der Frage, ob möglicherweise eine Regulierung von Aspekten der Berichterstattung nötig sein könnte, schließen sie aus dem Review von Niederkrotenthaler et al. (2020), dass die Antwort »möglicherweise ja« lauten könnte (Gunnell und Briddle 2020). Damit ist die Einschätzung zu Medienberichten über Suizide inzwischen über die letzten Jahrzehnte im Grunde nicht nur fundierter, sondern auch kritischer geworden.

Ein zweites Stadium kann darin gesehen werden, dass Empfehlungen zur Berichterstattung formuliert und den Medien bekannt gemacht wurden. In dieses Stadium gehört auch die erste Wiener Untersuchung zu den U-Bahn-Suiziden (Etzersdorfer et al. 1992; Etzersdorfer und Sonneck 1998). Unter der maßgeblichen Initiative von Gernot Sonneck waren in den 80er Jahren in Wien Empfehlungen zur Berichterstattung über Suizidhandlungen in den Massenmedien formuliert worden, die vermutlich die weltweit ersten Empfehlungen waren, die eigens formuliert und den Medien zur Kenntnis gebracht wurden. Die Anstrengungen in diesem Bereich haben sich seitdem enorm verstärkt, es gibt heute eine Vielzahl an nationalen wie internationalen Empfehlungen, so etwa auch spezifisch an Filmemacher gerichtet von der Weltgesundheitsorganisation WHO (2017). Die erwähnte Netflix-Serie »Tote Mädchen lügen nicht« führte auch zu raschen Reaktionen mit Empfehlungen, auch im Umgang mit Schülern und der Serie (Arendt et al. 2017, Till und Niederkrotenthaler 2018). Empfehlungen haben heute Eingang z. B. in den deutschen Pressekodex oder den Ehrenkodex des Österreichischen Presserates gefunden.

Das dritte Stadium der Forschung ist mit dem zweiten untrennbar verbunden und besteht im erfolgreichen Reduzieren von Suiziden durch das Verändern von Medienberichten. Der Erfolg der Studie bestand nicht in erster Linie in der Kooperation der Wiener Massenmedien, v. a. einer großen Boulevard-Zeitung, über Suizide nicht mehr dramatisch und reißerisch zu berichten. Der eigentliche Erfolg dieser Untersuchung, der ein quasi-experimentelles Design zu Grunde lag, bestand darin, dass die veränderte Berichterstattung zu einem Rückgang der U-Bahn-Suizide um 80 % führte (Etzersdorfer et al. 1992). Eine Schweizer Untersuchung zeigte, dass Berichte in Hinblick auf ihre sensationsheischende Aufmachung wie auch auf ihre Länge durch eine Kampagne beeinflusst werden konnten (Michel et al. 2000). Allerdings stieg die Zahl potenziell gefährlicher Artikel zehn Jahre später wieder an (Michel et al. 2007), was v. a. auf die Notwendigkeit kontinuierlicher Medienarbeit hinweist.

Eine wichtige weitere Entwicklung bestand u. a. in der Ausdifferenzierung von »guidelines«. So wurde 2006 eine Task Force »Suicide and the Media« innerhalb der »International Association for Suicide Prevention« (IASP) gegründet, worin sich in erster Linie die gestiegene Aufmerksamkeit und Bedeutung des Themas in internationalen Gremien der Suizidprävention widerspiegelt. Über die Website der IASP können heute über 30 Leitlinien abgerufen werden, inzwischen wurde auch die offizielle Empfehlung der Weltgesundheitsorganisation (WHO) überarbeitet und ist dort ebenfalls einsehbar.

Heute ist gut belegt, dass Medienberichte auch die Wahl der Suizidmethode beeinflussen können (Niederkrotenthaler et al. 2020), woraus sich wiederum Schlüsse für die Prävention ziehen lassen. Die Methode sollte nicht detailliert, nicht mit Bildern oder suggestiv wirkenden Beschreibungen berichtet werden. Die Frage ist weiter zu diskutieren, ob die Methode überhaupt berichtet werden sollte. Auch ein »Dosis-Wirkungs-Zusammenhang« konnte im Zusammenhang mit Medienberichten gefunden werden: Je höher die Verbreitung der Tageszeitung mit reißerischen Berichten nach einem Suizid eines Prominenten (Dosis), desto größer war der

Werther-Effekt in den jeweiligen österreichischen Bundesländern (Etzersdorfer et al. 2004). Insgesamt kann festgestellt werden, dass Suizide Prominenter häufiger berichtet, aber auch mit einer höheren Wahrscheinlichkeit verbunden sind, zu Imitationssuiziden zu führen (Stack 2003, Niederkrotenthaler et al. 2020).

Lange wurde vermutet, dass Imitationssuizide eher kurzfristig zu erwarten sind (Hawton und Williams 2001), wie es in den ersten Untersuchungen gefunden wurde, inzwischen gibt es aber auch Hinweise, dass Medienberichte auch längerfristige Auswirkungen haben könnten. So berichten Fu und Yip (2007), dass Berichte über einen Prominentensuizid in Hong Kong neben kurzfristigen auch langfristige Effekte nach sich zogen, die sich in dem Ausmaß starker Suizidgedanken in Abhängigkeit der Betroffenheit durch die Medienberichte noch bis zu 15 Monate später ablesen lassen.

Verbindungen zwischen Medienberichten und nachfolgenden Suizidhandlungen konnten lange Zeit nur auf einem »Aggregatniveau« gefunden werden, also mittels Suizidzahlen in einer Region oder einem Einzugsgebiet des Mediums. Naturgemäß sind Untersuchungen schwer anzustellen, die die unmittelbare Auswirkung eines Medienberichtes auf eine individuelle Suizidhandlung direkt oder gar kausal belegen können, sodass vielfach, v. a. in der Anfangszeit, Korrelationen, aber keine direkten Beweise gefunden wurden. Dennoch ließen einige Anstiege keinen anderen sinnvollen Erklärungszusammenhang zu. Inzwischen gibt es jedoch auch Untersuchungen von Suizidversuchern, die solche Zusammenhänge zeigen: Cheng et al. (2007a) untersuchten Suizidversucher (kurz nach extensiven Medienberichten über einen Prominentensuizid) mit einem strukturierten Interview und fanden bei 23,4 % einen Einfluss der Berichte. Sie fanden dabei ein höheres Risiko bei Menschen mit einer Geschichte eines früheren Suizidversuchs im vorangegangenen Jahr, was wiederum die Wechselwirkung zwischen zuvor bestehendem Suizidrisiko und Vulnerabilität für Medienberichte unterstreicht. Aus der gleichen Arbeitsgruppe stammt auch eine Arbeit, in der Interviews mit depressiven Menschen kurz nach Medienberichten durchgeführt wurden: auch hier waren 38,8 % nach eigenen Angaben durch die Berichte beeinflusst, am stärksten Patienten mit einer schweren Depression zum Zeitpunkt der Berichte (Cheng et al. 2007b).

Es handelt sich hier um einen Forschungsbereich, der zeigt, dass die Verbindung zwischen klinischem Denken und der epidemiologischen Arbeit gut möglich ist, und so bestehen heute auch Modelle, wie das Phänomen der Imitation psychologisch verstanden werden kann, so auch aus einer psychoanalytischen Perspektive (Etzersdorfer 2008b).

Ein viertes Stadium in der Beschäftigung mit der Auswirkung von Medienberichten kann vielleicht in der Bestätigung des oben beschriebenen »Papageno-Effektes« gesehen werden, also der Möglichkeit, mittels Medienberichten über Suizidalität Suizidraten zu senken, d. h. Prävention zu leisten. Dies wurde zwar lange überlegt, floss in viele Medienempfehlungen ein und steht auch in Einklang mit der klinischen Erfahrung der Suizidprävention, der empirische Nachweis kann aber zu einem Meilenstein in der zukünftigen Arbeit mit Medien werden. Die Forschung zum Papageno-Effekt hat sich inzwischen auch ausdifferenziert, und so konnten randomisierte, kontrollierte Studien zeigen, dass Berichte über überwundene suizidale Krisen die Suizidalität verringern können (Arendt et al. 2016; Till, Arendt et al. 2018). Ebenso konnte in Studien gezeigt werden, dass sich das Wissen über Suizidprävention erhöhte und die Einstellung zu Hiilfsangeboten verbesserte. Eine rezente Studie fand suizidpräventive Effekte besonders ausgeprägt bei denjenigen Personen, die in der Zeit davor einen Suizidversuch unternommen hatten, also als besonders vulnerabel einzuschätzen sind (Niederkrotenthaler und Till 2019).

8.3 Schlussfolgerungen

Das Wissen um Imitationssuizide/Nachahmungssuizide hat sich seit dem Beginn der wissenschaftlichen Auseinandersetzung mit dieser Frage in den 70er Jahren des letzten Jahrhunderts deutlich erweitert. Wir wissen heute auch, dass es grundsätzlich möglich ist, Medienberichte zu beeinflussen, und dass dadurch Suizide verhütet werden können. Eine österreichische Untersuchung zeigte, dass durch die Medieninitiative in den 80er Jahren ein landesweiter Rückgang der Suizidzahlen erreicht werden konnte (Niederkrotenthaler und Sonneck 2007). Mit der Zunahme der Bedeutung von Medien insgesamt steigt auch die Bedeutung von Berichten über Suizidhandlungen in den Medien. In den letzten Jahrzehnten wurden auch Einflüsse des Internets zunehmend aufgegriffen, das sich weiter in rasanter Veränderung befindet. Erste Beschäftigungen lassen sich auch im deutschsprachigen Raum nach dem Jahrtausendwechsel finden (Etzersdorfer et al. 2003). Der aktuelle Wissensstand muss hier jedoch als weiter unbefriedigend eingestuft werden.

Viele der Annahmen, die vor Jahrzehnten als Hypothesen formuliert wurden, sind inzwischen wissenschaftlich belegt und allgemein anerkannt. Das trifft besonders auf Hypothesen und Annahmen zu, die Gernot Sonneck mit der Arbeitsgruppe der österreichischen Gesellschaft für Suizidprävention (ÖGS, damals noch Österreichischer Verein für Suizidprävention, Krisenintervention und Konfliktbewältigung, ÖVSKK) formuliert hatte. Bei einer Durchsicht der damaligen, wohl weltweit ersten Empfehlungen für die Berichterstattung über Suizidhandlungen in den Medien lässt sich feststellen, dass es keine Annahme gibt, die inzwischen widerlegt wäre, jedoch zahlreiche, die inzwischen auch empirisch fundiert sind. Das trifft für die damalige Annahme zu, dass sensationsheischende, dramatisierende, einseitige und verkürzende Berichte besonders ungünstig sind. Es trifft für die Annahme zu, dass psychologisch besonders vulnerable Individuen besonders empfänglich für solche Berichte sind. Es trifft aber auch für die damalige Position zu, dass die Zusammenarbeit mit Medienverantwortlichen gesucht werden muss, im Sinne einer Kooperation und nicht im Sinne eines paternalistischen Vorschreibens des richtigen Verhaltens, auf das Journalisten besonders ablehnend reagieren. Ebenso ist weiter gültig und Standard, dass der Dialog mit Medien kontinuierlich geführt werden muss, um eine fruchtbare und dauerhafte Zusammenarbeit zu erreichen. Nicht zuletzt ist auch die Annahme, dass es auch günstige Effekte von Medienberichten geben kann, durch die empirische Bestätigung des »Papageno-Effektes« (Niederkrotenthaler et al. 2010, 2020) heute wissenschaftlich belegt.

8.4 Internet, Neue Medien, Suizidforen

Gegenwärtig liegen auch zunehmend mehr Studien zur Rolle des Internets für Suizidhandlungen vor, und auch die Bedeutung des Internets für Imitationssuizide ist inzwischen besser untersucht, auch wenn das Internet methodisch durch die Allgegenwärtigkeit und grenzenlose Verfügbarkeit von Websites schwerer zugänglich ist. Zalsman et al. (2016) schätzten in ihrem Review von wenigen Jahren die Qualität der verfügbaren Studien noch als eher niedrig ein. Es kann aber auch beobachtet werden, dass hier viele kreative und neue Wege gefunden wurden, die diesen Fragen nachgehen. Anfangs kam durch einige wenige Fälle, insbesondere Verabredungen zum Doppelsuizid über Internet oder Foren, teils heftige Kritik an diesem Medium insgesamt auf. Andererseits wird inzwischen auch die mögliche suizidpräventive Wirkung des Internets viel stärker gesehen, und damit wurde die Diskussion insgesamt erweitert und sicherlich auch weniger einseitig. Insbesondere der Doppelsuizid ist geschichtlich kein neues Phänomen, in der deutschen Geschichte am bekanntesten bekannt ist vielleicht der Suizid von Heinrich von Kleist und Henriette Vogel. Für gemeinsame Suizide, die über das Internet angebahnt wurden, hat sich in Japan inzwischen der Begriff »Cybersuicide« durchgesetzt (Schmidtke et al. 2008). Eine der wenigen empirischen Untersuchungen zum Thema der Doppelsuizide zeigte Häufungen von Aufrufen und fand damit mögliche Hinweise auf Imitationshandlungen (ebd.), jedoch sind hier noch viele Fragen offen. Sicher sagen lässt sich, dass die zunehmende Verbreitung des Internets nicht global zu einer Zunahme von Suizidhandlungen geführt hat. Auch der Umstand, dass sich manche Menschen über lange Zeiträume in Suizidforen aufhalten, selbst in solchen, die aus suizidpräventiver Sicht als problematisch, weil affirmativ oder suizidfördernd eingestuft werden müssen, zeigt, dass die subjektive Bedeutung dabei sehr unterschiedlich und, auch wenn das paradox klingen mag, für manche Menschen auch lebenserhaltend wirken mag. Eine frühe Bestandsaufnahme zu diesem komplexen Thema wurde bei einer Tagung der Deutschen Gesellschaft für Suizidprävention kurz nach der Jahrtausendwende versucht, deren Ergebnisse veröffentlicht wurden (Etzersdorfer et al. 2003). Inzwischen sind die präventiven Chancen des Internets mehr in den Fokus gerückt (siehe z. B. Till und Niederkrotenthaler 2014). In einer inhaltsanalytischen Studie wurden auch mögliche positive Effekte in Bezug auf Suizidalität gefunden, stärker, wie nicht überraschend, in »Anti-Suizid-Foren« (Niederkrotenthaler, Gould et al. 2016). So hat sich die Haltung zum Internet in Bezug auf mögliche Risiken und Nutzen inzwischen sicherlich in eine ausgewogenere Richtung bewegt (siehe auch Totaro et al. 2016), auch wenn viele Fragen noch näher untersucht werden müssen (Zalsman et al. 2016).

9 Depressive Erkrankungen und Suizidprävention

Depressive Erkrankungen sind zweifellos die häufigsten psychischen Störungen in der Allgemeinbevölkerung, werden neben den primären affektiven Störungen auch diejenigen depressiven Syndrome einbezogen, die sich im Rahmen anderer psychischer Erkrankungen oder auch als sekundäre depressive Zustandsbilder bei körperlichen Erkrankungen diagnostizieren lassen. Dabei ist der depressiv kranke Mensch auch der Prototyp des Suizidgefährdeten, denn keine andere psychische Störung führt wie die Depressivität mit ihrer lebensverneinenden und selbstdestruktiven Tendenz zur Entwertung der eigenen Person, mit Gefühlen der existenziellen Bedrohtheit, der Hoffnungslosigkeit und Zukunftslosigkeit so nahe an Suizidalität heran. Wie eingangs bereits ausgeführt, haben deswegen die Suizidenten mit Melancholie oder im sog. »raptus melancholicus« immer auch die kirchliche Exkulpation durch die Nähe zur offensichtlichen Erkrankung genossen. Über die Jahrhunderte hinweg haben Autoren wie Aretaeus von Kappadocien im 1. Jh. n. Chr. (Hole 1973) oder das Corpus Hippocraticum (Hole 1973), Robert Burton (1621), Auenbrugger (1783) oder von den moderneren Autoren Esquirol (1838) oder auch Griesinger (1845) Suizidalität in der Nähe von Depression, früher Melancholie genannt, gesehen. Psychologische Autopsiestudien stellen weltweit übereinstimmend fest, dass 60 % aller Suizide von Personen mit affektiven Erkrankungen, insbesondere depressiven Störungen, durchgeführt werden (Barraclough et al. 1974, Robins et al. 1959, Dorpat und Ripley 1960, Isometsä et al. 1995, Mann 2002, Lehle 2004, Schaller und Wolfersdorf 2010). Schneider (2003) stellt fest, dass affektive Störungen, hier unipolare Depressionen, diejenigen psychischen Erkrankungen seien, die am stärksten mit Suizid assoziiert sind. Die klassischen Studien von Guze and Robins (1970) bzw. von Miles (1977) geben eine *Lebenszeitsuizidmortalität* für depressive Erkrankungen von bis zu 15 % im Laufe eines Lebens an (siehe folgende Übersicht). Blair-West and Mellsop (1995) haben diese Angaben korrigiert – vor dem Hintergrund, dass es sich bei den beiden genannten Metaanalysen um Kohortenstudien ehemals stationärer depressiver Patienten, also schwerst kranker depressiver Menschen handelte – und selbst eine Suizidmortalität von 3–4 % gefunden, ähnlich wie Wolfersdorf (2000) oder auch Inskip et al. (1998), die ein Lebenszeitsuizidrisiko für affektive Störungen von 4 bzw. 6 % fanden, oder wie Boardman and Healy (2001), deren Ergebnis bei 2–3 % lag.

Depression und Suizidmortalität (Guze und Robins 1970, Miles 1977, Blair-West und Mellsop 1995, Wolfersdorf 2000, Schneider 2003)

- Depression im Vorfeld bzw. zum Zeitpunkt von Suiziden (psychologische Autopsien)
  = 40–60 %
- Depression und Suizidmortalität (Kohortenstudien)
  - alle Schweregrade von Depression = 3–4 %
  - schwere depressive Episoden = 12–15 %

- Suizidgedanken/-versuche bei Depression
  - Suizidgedanken haben 70–80 %
  - Suizidversuche haben 20–30 %

Dabei ist die *Prädiktion eines aktuellen Suizidrisikos* bei depressiven Menschen von der *Prädiktion eines Lebenszeitsuizidrisikos* zu unterscheiden. Die Prädiktion des akuten Suizidrisikos, also der unmittelbaren Suizidgefährdung, hängt von Risikofaktoren wie z. B. akuter Psychopathologie, konkreten Zeichen von Suizidalität wie Todeswünschen, Suizidgedanken und Suizidankündigungen, früheren Suizidversuchen, akuten Lebensereignissen, und weiteren Faktoren ab. Es handelt sich demnach um eine sehr schwierig zu treffende, personenbezogene prognostische Aussage, die sich unter Umständen in kurzer Zeit auch ändern kann. Demgegenüber erfasst die Prädiktion der Lebenszeitsuizidmortalität, also des statistischen Risikos einer Personengruppe über das ganze Leben hinweg, immer die Gesamtgruppe z. B. von unipolar depressiven oder bipolar affektiv erkrankten Menschen. Daraus lassen sich zwar besondere Risikogruppen ableiten und Vergleiche zwischen verschiedenen Gruppen anstellen, die unmittelbare und individuelle Suizidgefahr lässt sich daraus jedoch nicht ablesen. So lässt sich aus unserem Wissen um die Lebenszeitsuizidmortalität affektiv erkrankter Patienten, selbst unter der Annahme der Zahl von 15 % für schwer depressiv kranke Menschen, mit Murphy (1971, 1983a, b) durchaus darüber klagen »Why is it so difficult to predict suicide?« Darin liegt die Problematik jeder individuellen Suizidprädiktion. Juristische Fragestellungen gehen immer in die Richtung, ob nicht vor einem Suizid schon Hinweise auf eine individuelle erhöhte suizidale Gefährdung gegeben seien. Zwar können ganz konkrete psychopathologische suizidfördernde Hinweise wie imperative Stimmen, die zum Suizid auffordern, vorliegen – aber selbst dies ist kein absolut verbindliches Kennzeichen, dass darauf nur eine suizidale Handlung folgen kann; es gibt durchaus psychosekranke Menschen, die sich auch dann im Sinne eines inneren Widerstandes eben nicht fremdbestimmen lassen. Ein konkreter Hinweis wäre die unmittelbare Ankündigung eines Menschen, er werde sich hier und jetzt suizidieren. Davon abgesehen handelt es sich jedoch um eine Gruppenaussage, dass depressive Menschen erhöht suizidgefährdet sind, und damit zwar um eine Aussage über das hohe Lebenszeitsuizidrisiko der Gesamtgruppe, was aber im Einzelfall nicht immer hilfreich ist und keine akute Einschätzung vorwegnimmt.

Unabhängig von kritischen Anmerkungen ist festzuhalten, dass die Depression diejenige Erkrankung ist, die den einzelnen Menschen näher oder sogar am nächsten an Suizidalität heranführt bzw. zumindest an die Frage, ob unter dem gegebenen Zustand überhaupt noch die eigene Existenz oder die der Familie, eine Besserung und Zukunft möglich sein können.

9.1 Anmerkungen zur Epidemiologie

Einige Daten zur Epidemiologie suizidalen Verhaltens bei primär depressiven Erkrankungen seien vorangestellt. Nach Kay Jamson (1985) haben 45–70 % aller durch Suizid verstorbenen Menschen an einer affektiven Erkrankung gelitten. In einer Übersicht zu psychologischen Autopsiestudien finden Schaller und Wolfersdorf (2010) Angaben von 36–87 % Suizidenten mit affektiven Störungen; der Anteil der Männer liegt bei 62–85 % (Wolfersdorf

2019). In einer älteren eigenen Studie zur Suizidalität von akut stationär behandlungsbedürftigen Depressiven (Marschall 1988, Wolfersdorf 1991) in einer versorgungspflichtigen psychiatrische Klinik hatten 26 % von 232 Patientinnen und Patienten Ruhewünsche, Unterbrechung im Leben geäußert, 16 % den Wunsch, nicht mehr leben zu wollen, Suizidversuch gaben 29 % von 564 Patienten an, bei 39 % war ein erhöhtes Suizidrisiko aktueller Einweisungsgrund und bei 20 % ein Suizidversuch Aufnahmegrund (Wolfersdorf 2019).

Die Untersuchung von Hall und Platt (1999) (▶ Tab. 40) zeigt, dass bei 100 Patienten mit Suizidversuch vor dem suizidalen Ereignis bereits bei 43 % eine primäre depressive Erkrankung und bei 15 % eine Anpassungsstörung mit Angst und Depression, ersteres also aus der ICD-10-Gruppierung F3, letzteres aus F4, diagnostiziert worden waren. Die klassische Studie von Harris und Barraclough (1997), in welcher Suizid als Endergebnis psychischer Erkrankung untersucht wurde (▶ Tab. 41), zeigt ein deutlich höheres Auftreten von Suiziden bei der »Major Depression« und der bipolaren affektiven Erkrankung als erwartet.

Tab. 40: Psychiatrische Diagnosen gestellt vor dem suizidalen Ereignis bei n = 100 Patienten mit Suizidversuch (Hall und Platt 1999)

Diagnose	% von n = 100
Primäre depressive Erkrankung	43 %
Anpassungsstörung mit Angst und Depression	15 %
Angststörung	10 %
Schizophrenie	2 %

Tab. 41: Suizide bei affektiven Erkrankungen

	Suizide beobachtet n	erwartet	SMR n	95 % CI n
Schwere depressive Störung	351	17,25	2,035	1,827–2,259
Bipolare affektive Störung	93	6,18	1,505	1,225–1,844
Dysthymia	1.436	118,45	1,212	1,150–1,277
Psychische Erkrankungen insgesamt	5.787	478,53	1,209	1,178–1,241

Metaanalyse: 23 englischsprachige Studien, Zeitraum 1966–1993 (Medline) (n. Harris und Barraclough 1997)

In einer neueren Studie hatten Sokereo und Mitarbeiter (2003) in Finnland 269 Patienten mit einer DSM-IV Major Depressive Disorder (MDD) u. a. in Hinblick auf Suizidalität untersucht. Während der aktuellen depressiven Erkrankung wiesen 58 % aller Patienten Suizidgedanken und 15 % Suizidversuche auf; von letzteren hatten 95 % davor Suizidgedanken angegeben. Signifikante Risikofaktoren für Suizidgedanken waren Hoffnungslosigkeit, Alkoholmissbrauch bzw. -abhängigkeit, schlechte soziale Integration, z. B. Arbeitslosigkeit, und geringe soziale Unterstützung. Als Risikofaktoren für Suizidversuch wurden schwere Depression, Alkoholmissbrauch, jüngeres Alter und schlechte soziale Anpassung gefunden. Ebenfalls in Finnland untersuchten Vuorilehto et al. (2006) 1.119 Patienten in allgemeinärztlicher Behandlung (primary-care patients) bzgl. Depressivität und fanden bei 37 % ein ernsthaftes Erwägen eines Suizids in der jetzigen depressiven Erkrankung und bei 17 % bereits Suizidversuche in der Vorgeschichte. In der gegenwärtigen depressiven Episode war ein Suizidversuch am verlässlichsten durch die Schwere der Depression vorhergesagt. Angst und Mitarbeiter fassten in ihrer Langzeitkatamnese von 40–44 Jahren aus dem Züricher Raum 406 Patienten mit affektiven Erkrankungen zusammen (Angst et al. 2005) und fanden im Vergleich zur Suizidmortalität in der Schweizer Allgemeinbevölkerung eine signifikant erhöhte Suizidmortalität insbesondere bei unipolar affektiven Störungen, aber auch bei bipolar erkrankten Patienten (▶ Tab. 42).

Tab. 42: Suizide bei »mood disorder«-Patienten (Schweizer Langzeitkatamnese 40–44 Jahre)

	% von allen Verstorbenen		% von Patienten		SMR	
	unipolar	bipolar	unipolar	bipolar	unipolar	bipolar
	(n = 154)	(n = 176)	(n = 186)	(n = 220)	(n = 154)	(n = 176)
Suizide	17.5	10.2	14.5	8.2	26.4*	11.7*

p < .05 im Vergleich zur Schweizer Bevölkerung, SMR = Standard Mortality Ratio
(Angst et al. 2005)

9.2 Das präsuizidale depressive Syndrom: Risikopsychopathologie und Fragen nach Suizidalität

Eine Zusammenfassung der Literatur zur Risikopsychopathologie bei depressiven Erkrankungen ergibt die in folgender Übersicht aufgelistete Symptomatik.

Risikopsychopathologie bei Depression, die das Risiko der Umsetzung von Suizidgedanken in Handlung erhöht

- Tiefe depressive Herabgestimmtheit, »mental pain«
- Zum Suizid auffordernde Halluzinationen (imperative bzw. massiv entwertende Stimmen mit Aufforderung zur Selbsttötung)
- Tiefe (psychotische) Hoffnungslosigkeit, aktuell und für die Zukunft quälende Angstzustände
- Pseudoaltruistische Ideen, die Familie, Kinder, Welt seien besser daran ohne den Patienten
- Zustand nach Suizidversuch, ohne froh zu sein, überlebt zu haben
- (wahnhafte) Befürchtungen von elendem Sterben (durch Krankheit, existentielle Bedrohung: Verelenden, Verarmen, Verhungern) von Untergang (Familie, Kinder, Welt), von (unrettbarer) existentieller Bedrohtheit (soziale, wirtschaftliche Situation, Verfolgung, Zerstörung)
- Quälende innere und äußere Unruhe
- Auffällige »Ruhe vor dem Sturm«, d. h. Symptombesserung und Verhaltensänderung, die als positiv gewertet werden, aber therapeutisch-pflegerisch nicht ausreichend erklärt werden können

- Ausgeprägte Schlafstörungen über längere Zeit insbesondere nächtliches Wachliegen und Grübeln, Morgentief

Neben der klassischen strengen Psychopathologie, z. B. zum Suizid auffordernde Halluzinationen, sind es vor allem die tiefe depressive Herabgestimmtheit und eine tiefe, psychotisch anmutende Hoffnungslosigkeit hinsichtlich der aktuellen Behandlungs- und Hilfsmöglichkeiten sowie eine *Hoffnungslosigkeit* für die Zukunft, die ja als Langzeitprädiktor für weitere suizidale Gefährdung auch nach behandelter Depression gilt. Quälende Angstzustände sind berichtet, ebenso wie wahnhafte Befürchtungen, psychotische Symptome im Rahmen einer Depression, die einhergehen können mit pseudo-altruistischen Überlegungen, Familienmitglieder, z. B. Kleinkinder mit einzubeziehen in die eigene suizidale Handlung, um diese vor erwartetem Leid, Elend und Untergang zu retten. Das Thema der erweiterten suizidalen Handlung – bspw. Mütter, die ihre Kinder töten – bewegt Medien und Öffentlichkeit, wobei, hier schlagwortartig formuliert, bei den erweiterten suizidalen Handlungen unter Einbeziehen eines Kindes bei den Müttern vor allem schwere wahnhafte depressive Störungen, bei den Vätern eher paranoide Erkrankungen eine Rolle spielen. Im körperlichen Bereich sind es vor allem quälende innere und äußere Unruhe, manchmal im Zusammenhang mit medikamentösen Nebenwirkungen, sowie ausgeprägte Schlafstörungen, die über längere Zeit anhalten und bis zur Schlaflosigkeit reichen, die suizidfördernd sein können. Auch hier ist klar, dass die Symptomatik einen Teil des komplexen Geschehens präsuizidaler Entwicklung darstellt, zu der, neben dem Leidensdruck, die biologische Handlungsfähigkeit, der Verlust protektiver Faktoren und das Auftreten von Suizidgedanken, welche die Möglichkeit überhaupt erst in die Nähe der eigenen Erwägung schieben, gehören muss. Auch das Vorliegen eines Modells – ein nahestehender und/oder öffentlich bekannter Mensch mit Suizid – mag im Einzelfall eine Rolle in Richtung Suizidförderung spielen.

In ▶ Tab. 43 sind die kognitiven, psychomotorischen, psychosomatischen und Verhaltenssymptome im präsuizidalen Zeitraum, wie es die Literatur derzeit ableiten lässt, noch einmal zusammengefasst (Schaller und Wolfersdorf 2010, Wolfersdorf 2000). Neben den eher biologisch anmutenden Symptomen wie innerer Unruhe und Getriebenheit sowie den bereits erwähnten anhaltenden Schlafstörungen stehen vor allem die kognitiven Störungen, hier die Gedanken von Wertlosigkeit, Schuld, Pseudoaltruismus, Schamgefühle, und auch wahnhafte Einengung auf eine bestimmte Thematik im Vordergrund.

Tab. 43: Symptomatik des suizidal-depressiven Patienten – präsuizidales klinisches Bild (mod. n. Schaller & Wolfersdorf 2010, Wolfersdorf 2019)

| Kognitive Symptome | • Gedanken von Wertlosigkeit, eine Belastung für andere zu sein
• Gedanken von Schuld und Selbstanklage sowie Scham
• (pseudo-)altruistische Gedanken, es wäre besser für die Welt, Familie ohne die eigene Person
• fehlendes Selbstbewusstsein
• Gedanken von Verlust der eigenen Wertigkeit für andere und die Welt
• Gefühle, Gedanken von Hoffnungslosigkeit und Hilflosigkeit
• Einengung im Denken, Unfähigkeit zur Ablenkung
• Depressiver Wahn vom Untergang der eigenen Person (hypochondrischer Wahn, nihilistischer Wahn) und der Welt, von existentieller Bedrohtheit (Verarmung, Verelendung, Verhungern), von Schuld und Sühne, bedrohlich erlebte Halluzinationen |

Tab. 43: Symptomatik des suizidal-depressiven Patienten – präsuizidales klinisches Bild (mod. n. Schaller & Wolfersdorf 2010, Wolfersdorf 2019) – Fortsetzung

Psychomotorische Symptome	• Innere Unruhe, äußere Agitiertheit • zunehmender Antrieb – trotz depressiver Gestimmtheit (Stimmungs-Antriebsdissoziation)
Psychosomatische Symptome	• Ausgeprägte und anhaltende Schlafstörungen • quälende Schlaflosigkeit
Verhalten	• Rückzug aus Kontakten, Kontaktverlust und Beziehungsverlust zu anderen • abweisende Zurückweisung von externer Kontaktaufnahme, Dissimulation, nicht-offene Suizidgedanken • Appelle Hilfe zu benötigen, oder es bleibe einem nichts anderes übrig, als sich zu töten, verbale Andeutungen der Ambivalenz

Coryell und Young (2005) und vor allem früher bereits die Gruppe um Fawcett et al. (1990) haben sich Gedanken über zeitbezogene Prädiktoren gemacht, um die große Spannweite mit fehlender Information zwischen der akuten Depression und der Aussage zur Lebenszeitsuizidmortalität zu füllen.

Verlaufsbezogene Risikofaktoren für Suizidalität bei Depression

- Suizide innerhalb des 1. Krankheitsjahres vs. danach (Coryell und Young 2005):
  - Suizidale Tendenzen signifikant häufiger bei späten Suiziden (1 Jahr nach akuter Depression) als früh nach Depression
- Zeitbezogene Prädiktoren (Fawcett et al. 1990):
  - Kurzzeit-Pprädiktoren (Jahr der Depression) sind Anhedonie, Schlafstörungen, Angstzustände, Konzentrationsstörungen
  - Bester Langzeit-Prädiktor (1 Jahr nach Depression und später) ist Hoffnungslosigkeit
- Langzeit-Prädiktion für die Jahre nach Index-Depression (Beck et al. 1990, Keller und Wolfersdorf 1993, Schneider et al. 2001) sind:
  - Hoffnungslosigkeit (höherer Wert noch am Ende der Index-Depression)
  - Psychotische Symptome während Index-Depression (wahnhafte Depression)

(Beck et al. 1990; Coryell und Young 2005; Fawcett et al. 1990; Keller und Wolfersdorf 1993; Schneider, Philipp, Müller 2001; Schaller und Wolfersdorf 2010)

Insbesondere Fawcett und Mitarbeiter (1990) haben zwischen Prädiktoren für ein erhöhtes suizidales Risiko in der Zeit unmittelbar nach einer Depression, definiert als »Jahr nach der Depression«, und Langzeit-Prädiktoren unterschieden. Im Jahr der Depression sind es vor allem Schlafstörungen, Angstzustände, Konzentrationsstörungen und die Unfähigkeit, Gefühle zu empfinden (Anhedonie), die sich bei durch Suizid verstorbenen Menschen in signifikant größerer Häufigkeit als bei nicht durch Suizid verstorbenen Depressiven finden. Als Langzeitprädiktor ist die Hoffnungslosigkeit, wie sie z. B. von Beck et al. (1990) oder Keller und Wolfersdorf (1993) ebenfalls beschrieben wurde, als wichtigster Prädiktor für ein auch weiterhin und zukünftig bestehendes Suizidrisiko, möglicherweise insbesondere im ersten Jahr nach der depressiven Erkrankung, zu finden. In der folgenden Übersicht ist dies schematisch zusammengefasst.

> **Zeiten erhöhten Suizidrisikos bei Depressionen im akuten und Langzeitverlauf**
> **Suizide außerhalb von Behandlung**
>
> **Akut**
>
> - Akute depressive Episode
>   - ca. 60 % Suizidgedanken, ca. 20 % stationäre Aufnahme nach Suizidversuch; 40–60 % aller Suizidenten in der Allgemeinbevölkerung weisen zum Suizidzeitpunkt eine depressive Episode auf
>   - Suizidrisiko erhöht bei Hoffnungslosigkeit, Wahn, Verzweiflung, Angst, Schlafstörungen, kognitiven Störungen, Suizidversuchen in der Vorgeschichte
>   - Suizidgefahr am höchsten anfangs (aktuelle Psychopathologie), dann in abklingender Phase der depressiven Stimmung bei steigendem Antrieb und nicht gelöster Problematik (Stimmungs-Antriebs-Dissoziation), bei Besserung von Wahn und verbleibender depressiver Herabgestimmtheit
>
> **Langzeitverlauf Jahre**
>
> - Langzeitverlauf und erhöhte Suizidgefahr
>   - Zwischen depressiven Episoden bei normothymer Gestimmtheit: akute Krise, Angst vor Wiedererkrankung, Isolation/Vereinsamung
>   - Wiedererkrankung, insbesondere bei fehlender Langzeitbehandlung (Prophylaxe psychopharmakologisch, psychotherapeutisch) und fehlender Kenntnis/Inanspruchnahme von Hilfseinrichtungen (z. B. Ambulanz von Depressionsstationen)
>   - Hoffnungslosigkeit bzgl. Lebenskonzeption/-verlauf (hohes Alter, Vereinsamung, keine Therapie, komorbid Alkohol o. Ä.)

9.3 Diagnostik und Behandlung suizidaler depressiver Patienten

Die Untersuchung depressiv kranker Menschen beinhaltet immer auch das Erfassen von Suizidalität. Eine Checkliste hierfür ist in ▶ Tab. 44 zusammengefasst und bietet sich für das Erstinterview und die erste Anamnese für depressiv Kranke an. Checklisten sind üblicherweise keine abzuarbeitenden Listen, die mit einer zunehmenden Anzahl von Betroffenheitsantworten im Sinne von vorliegender Suizidalität eine erhöhte Gefährdung anzeigen, sondern es sind Listen, die standardmäßig zu stellende Fragen enthalten. Dabei ist davon auszugehen, dass depressiv kranke Menschen in einem hohen Ausmaß offen und ehrlich auf derartige Fragen antworten, dass sie sich durch das Gespräch eher entlastet fühlen, und dass, entgegen dem bestehenden Vorurteil, eine Simulation von Suizidalität nicht erfolgt. Suizidalität kann auch nicht in einen depressiv kranken Menschen »hineingeredet« werden, wenn er sich nicht bereits auf einer suizidalen Schiene befindet. Das heißt: direktes Fragen schadet nicht und macht niemanden suizidal, der es nicht ist. Erfahrungsgemäß sind die meisten depressiv kranken Menschen froh, darüber reden zu können und bei jemanden Verständnis zu finden. Ein derartiges Gespräch kann beispielsweise mit der in der ▶ Tab. 44 angeführten Eingangsbemerkung zum Leidenszustand, der kaum mehr ertragbar ist, beginnen und dann Fragen aus der Checkliste aufgreifen. Diese Checkliste bzw. die Fragen erklären sich aus jahrzehntelanger Arbeit der Autoren z. B. im Rahmen von Depressionsstationen mit der dortigen akuten Klientel.

Tab. 44: Checkliste zum Fragen nach Suizidalität (Wolfersdorf 2009b)
Eingangsbemerkung: »Wenn es jemand so (schlecht) geht wie Ihnen, wenn jemand so etwas erleidet, ist es nahe liegend, dass er/sie denkt, das will ich nicht mehr erleben, lieber will ich tot sein. Wie ist das bei Ihnen? Geht Ihnen Ähnliches durch den Kopf?«

Fragen nach Suizidalität:

1. Gingen Ihnen in der letzten Zeit öfters Gedanken durch den Kopf, alles ist hoffnungslos und Nichts wird sich ändern? [Wenn Sie »Nein« ankreuzen, bitte trotzdem fortfahren] ☐ Ja ☐ Nein

2. Haben Sie in der letzten Zeit öfter daran gedacht, das halte ich bald nicht mehr aus. Lieber will ich nicht da sein? ☐ Ja ☐ Nein

3. Haben Sie in der letzten Zeit öfter daran denken müssen, das was geschehen ist, verletzt mich so, kränkt mich so, dass ich am liebsten nicht mehr da wäre? ☐ Ja ☐ Nein

4. Hatten Sie aktuell schon den Gedanken, das Alles macht mich so wütend, am liebsten würde ich mich/mich und andere aus dem Feld, aus dem Leben befördern, damit alles vorbei ist ☐ Ja ☐ Nein

5. Waren Sie schon einmal näher an Selbsttötungsabsichten? Hatten Sie schon einmal Gedanken, sich selbst töten zu wollen? ☐ Ja ☐ Nein

6. Hatten Sie schon einmal in Ihrem Leben versucht, sich das Leben zu nehmen, einen Selbsttötungsversuch unternommen? ☐ Ja ☐ Nein

7. Haben Sie jetzt, in den letzten Tagen vermehrt Gedanken, alles ist hoffnungslos es wird sich nie bessern und das Beste wäre, es gäbe mich nicht mehr? ☐ Ja ☐ Nein

8. Haben Sie aktuell konkrete Suizidgedanken, sich das Leben nehmen zu wollen? ☐ Ja ☐ Nein

9. Gäbe es etwas, was Sie von Ihrer aktuellen Selbsttötungsabsicht abhalten könnte? ☐ Ja ☐ Nein

10. Könnten Sie mit jemand darüber reden? ☐ Ja ☐ Nein

11. Glauben Sie, es wäre besser für Andere, es gäbe Sie nicht mehr auf der Welt? ☐ Ja ☐ Nein

12. Haben Sie das Gefühl, Schuld auf sich geladen zu haben und dafür büßen zu müssen? ☐ Ja ☐ Nein

13. Kommt in letzter Zeit der Gedanke, häufiger der innere Druck und Schmerz wird so groß, dass er nicht mehr aushaltbar ist? ☐ Ja ☐ Nein

Tab. 44: Checkliste zum Fragen nach Suizidalität (Wolfersdorf 2009b) – Fortsetzung

Fragen nach Suizidalität:	
14. Ist die innere Unruhe so stark und quälend, dass man nur heraus will aus dem Zustand?	☐ Ja ☐ Nein
15. Haben Sie den Eindruck, es gibt eine innere Stimme in Ihnen oder hören Sie geradezu jemand in sich, der Ihnen nahelegt, sich das Leben zu nehmen?	☐ Ja ☐ Nein

Nun ist hier nicht der Ort, Grundsätzliches über heutige Depressionsbehandlung auszuführen; siehe dazu auch die S3/NVL Unipolare Depression (DGPPN et al. 2010 bzw. 2015, Version 3.0 2022): Die *wichtigsten Säulen der Behandlung und des Umgangs mit depressiv kranken Menschen mit Suizidalität in der akuten depressiven Erkrankung* bestehen aus:

- Psychotherapeutisches Basisverhalten/Richtlinien-Psychotherapie,
- Psychopharmakotherapie (Antidepressiva, evtl. Antipsychotika, Tranquilizer; Hypnotika; Phasenprophylaxe),
- Psychoedukation/Soziotherapie: Angehörigenarbeit, Arbeits- und Lebenssituation einbeziehen,
- Selbsthilfeorganisationen (Depressionsgruppe), Angehörigenverbände.

Eine Übersicht zur Behandlung depressiv Kranker, bei denen Suizidalität erhoben wurde, gibt ▶ Tab. 45, wobei es im Wesentlichen neben der psychotherapeutischen Kommunikation und dem Kontakt auch um entlastende psychopharmakotherapeutische Maßnahmen und um psychosoziale Entlastung geht. Dass dabei immer auch die Frage der stationären Behandlung zu erwägen ist, gleichgültig ob es sich um eine offene oder um eine geschlossene Station handelt, sei erwähnt.

Tab. 45: Depressionsbehandlung bei Suizidalität

Depression und Suizidalität	
akut	• Psychotherapeutische Krisenintervention/ Gespräche unter Einbeziehung des Umfeldes (fachlich adäquat, zeitnahe) • Sicherung durch Fürsorge (engmaschig, evtl. stationäre – beschützend auch gegen den aktuellen krankhaft bestimmten Willen des Patienten) und Kommunikation (ambulant, stationär, regelmäßig, zeitlich eng) • Psychopharmakotherapie: Antidepressiva (nicht toxische), sedierende (auch anxiolytisch wirkende) Antipsychotika, Hypnotika, Tranquilizer/Anxiolytika (ausreichende Dosierung!) • Entlastung des Umfeldes (Angehörige), Einbeziehung positiv erlebter Angehöriger, Freunde
langfristig	• Pharmakotherapeutische Langzeittherapie und Phasenprophylaxe • regelmäßige psychotherapeutische Gespräche mit Abklärung von Suizidalität und individueller Langzeitperspektive/Langzeitpsychotherapie • Einbeziehung von Angehörigen, evtl. Arbeitgeber, unterstützenden Institutionen • Vermittlung von Krankheits- und Langzeit-/Behandlungskonzept

Die Psychopharmakotherapie ist in folgender Übersicht schlagwortartig aufgelistet, gefolgt von einigen Gedanken zur aktuellen Diskussion um Antidepressiva oder Antipsychotika bei Suizidalität.

> **Psychopharmakotherapie bei Depressionen mit akuter Suizidalität**
>
> - Grundsätzlich:
>   Depressionsbehandlung und Psychopharmakotherapie der Suizidalität
> - Antidepressivum
>   - + Anxiolytikum
>   - + Hypnotikum
> - bei wahnhafter Depression:
>   Antidepressivum
>   - + Neuroleptikum
>   - + Anxiolytikum/Hypnotikum
>   - + Hypnotikum/

> **Was muss man bei der Diskussion Antidepressiva und Suizidalität bedenken?**
>
> 1. Es gibt eine Diskussion um »*Förderung von Suizidalität*« (»promotion«, »new-onset suicidality«), nicht um die Frage von Suizidalität bzw. Suizdgefahr *bei psychischer Erkrankung* überhaupt!
> 2. *Psychische Erkrankungen weisen per se ein erhöhtes Selbsttötungsrisiko auf*, bei Depression: Unruhe Hoffnungslosigkeit, Schuldgefühl, Pseudo-Altruismus; bei Schizophrenie: Verlaufsbilanzierung (Wiedererkrankung, Verlust von Lebensqualität, Beziehungsverlust), Depressivität und narzisstische Kränkung, imperative Stimmen mit Aufforderung zum Suizid.
> 3. *Suizidalität beinhaltet strukturell affektive Aspekte*: Depressivität, Gereiztheit; kognitive Aspekte: Hoffnungslosigkeit, Gedanken von Bedrohtheit, intentionale und somatische Aspekte: Antriebssteigerung, Angespanntheit und Unruhe, »seelischer Schmerz«, d. h. Psychopharmaka können sich i. W. auf die Antriebsseite auswirken
> 4. *Suizidalität bereits vorhanden oder neu unter Therapiebeginn/-verlauf aufgetreten?* Es ist zu erwarten, dass bei allen psychischen Erkrankungen bei erneuter Verschlechterung bzw. bei Erkennen eines möglichen zukünftigen Krankheitsverlaufs bzw. bei einbrechender Beziehungsproblematik Suizidalität immer näher rückt: Verschlechterung bei Depression, Beziehungsverlust bei Manie oder Schizophrenie bei erneuter Psychose usw.
> 5. *Studien zur Therapie der Depression mit Antidepressiva bilden nicht die Realität schwer depressiv Kranker ab*: Ausschlusskriterien sind u. a. fast immer Wahn, Komorbidität schwer somatisch oder psychisch, Suizidgedanken bzw. Suizidabsicht oder Suizidversuch im Vorfeld. Das heißt, klinisch sind ca. 2/3 aller Patienten nicht geeignet und gerade wegen »akuter Suizidalität« ausgeschlossen. Aussagen zu einer »antisuizidalen Wirksamkeit« sind kaum möglich.
> 6. *Der Kenntnisstand zu »Antipsychotika und Suizidalität« ist gering*. Unabhängig von methodischen Problemen – z. B. was ist ein suizidaler Patient – hat man den Eindruck, dass
>   a) nebenwirkungsarme Psychopharmakotherapie (Vermeidung von Akathisie),
>   b) regelmäßige Kontakte
>   c) und eine Langzeitkonzeption die entscheidenden antisuizidalen Maßnahmen sind.

Unabhängig von der theoretisch-akademischen Diskussion über die Nachweisbarkeit der Effektivität von Antidepressiva oder über mögliche suizidfördernde oder verhütende

Effekte antidepressiver Behandlung ist davon auszugehen, dass sich die moderne Behandlung depressiver Erkrankungen heute auf die Pfeiler Kommunikation/hilfreiche Beziehung/Psychotherapie, adäquate Psychopharmakotherapie mit geringstmöglichem Intoxikationsrisiko, psychosoziale Interventionen und Einbeziehen von Selbsthilfegruppen oder Angehörigen sowie Langzeitbegleitung therapeutisch stützt.

Das aus klinischer Sicht angestrebte Ziel antidepressiver Medikation ist nicht primär die Verhütung suizidalen Verhaltens, denn Kliniker und auch ambulant arbeitende Therapeuten sind sich durchaus im Klaren über die Komplexität suizidalen Verhaltens. Ziel antidepressiver, sedierender und emotional entspannender Medikation ist die Minderung der Symptome sowie des subjektiven Leidensdrucks, die emotionale Entspannung und Distanzierung, die Unterstützung des Schlafes und damit ein Abstand von belastenden Ereignissen und Erlebnissen, auch z. B. des inneren psychotischen Erlebens. *Symptomminderung und damit Minderung von Leidensdruck* sind also das erste Ziel einer antidepressiven Medikation, in der Hoffnung, dass dies auch den suizidalen Druck und insbesondere den Druck, Suizidgedanken in Handlung umzusetzen, mindert. Mehr wird von einem Antidepressivum oder Neuroleptikum hierzu nicht erwartet. Vor diesem Hintergrund erscheint die leidige Diskussion um »suicide promotion« und »new onset suicidality« unter Antidepressiva an den Bedürfnissen und Notwendigkeiten ambulanter und klinischer Depressionsbehandlung vorbeizugehen bzw. diese nicht wahrzunehmen.

9.4 Anmerkung zur Prävention von Depression und Suizidalität

Es ist gängig, präventive Überlegungen bzgl. Erkrankungen und damit auch psychischen Erkrankungen, also auch bzgl. Depression und Suizidalität, anzustellen. Eine Zusammenstellung von primär-, sekundär- und tertiärpraventiven Ansätzen bei Depression und Suizidalität ist ▶ Tab. 46 zu entnehmen.

Tab. 46: Suizidprävention bei Depression und Suizidalität

Ansätze zur Prävention	
Primärprävention	• Genetische Beratung • Betreuung gefährdeter Mütter mit Kindern (Post-partum-Depression, Schwangerschaften), Väter-Beratung • Kindergarten-Programme • Schulprogramme (Sucht, Selbstwert) • Awareness-Programme • Entschärfung von allgemein suizidfördernden Faktoren • Förderung eines selbstwertfördernden antisuizidalen Klimas • Entstigmatisierung von psychischer Erkrankung • Entstigmatisierung von Alter und Altersproblematik • Beratung bei bedrohlicher akuter und bei langfristiger Arbeitslosigkeit

Tab. 46: Suizidprävention bei Depression und Suizidalität – Fortsetzung

Ansätze zur Prävention	
Sekundärprävention	• Längerfristige psychosoziale Betreuung von Migranten bzw. Menschen mit Migrationshintergrund • Psychosoziale Betreuung von Gefangenen (Häftlingen) • Awareness-Programme für Ärzte, Psychotherapeuten, Lehrer, Theologen, Sozialpädagogen, Arbeitgeber, Betriebsärzte, Personalräte, Politiker • Früherkennung, Frühbehandlung von Depressionen und Depressivität auch im Bereich körperlicher Erkrankungen • Verbesserung der Diagnostik: Fragen nach Suizidgedanken und -absichten, Hoffnungslosigkeit, Suizidrisikofaktoren • Verbesserung der Depressionserbehandlung (nicht toxische Antidepressiva, Akut- und Langzeitpsychotherapie, psychosoziale Interventionen), Verbesserung der Behandlung suizidgefährdeter Gruppen: Depression, Sucht, alte Menschen, ältere und alte Männer, psychische und somatische Komorbidität • Depressionsspezifische stationäre und ambulante psychiatrisch-psychotherapeutische und psychosomatische Behandlung, bei Bedarf beschützender Rahmen
Tertiärprävention	• Sicherstellung von Langzeit-Psychotherapie und zeitlich ausreichender Psychopharmakotherapie, insbesondere bei suizidgefährdeten Gruppen: Depression, Sucht, Schizophrenie, alte Menschen • Sicherstellung des Zugangs zu adäquater und zeitnaher fachärztlicher und fachpsychotherapeutischer Betreuung • Phasenprophylaxe bei rezidivierenden Depressionen, antisuizidale Phasenprophylaxe (insbesondere Lithium) • Adäquate akute Schmerzbehandlung, Vermeidung von Abhängigkeiten • Fachspezifische Betreuung von Altenheimen, Seniorenstiften u. ä. Einrichtungen, aufsuchende Pflege (allgemein, fachpsychiatrisch)

Wird dies zu »Überschriften« zusammengefasst, zielt die Primärprävention auf eine Besserung von Selbstwertgefühl und Entwicklung eines antisuizidalen Klimas in der Gesellschaft hin, während Sekundärprävention die Früherkennung und die Frühbehandlung anstrebt und Tertiärprävention im Wesentlichen auf die Sicherstellung von Langzeitbehandlung fokussiert. Dass derartige präventive Ansätze erfolgreich sein können, zeigen z. B. die Ergebnisse des »Nürnberger Bündnis gegen Depression« oder des »Regensburger Bündnis gegen Depression«, wie in folgender Übersicht kurz zusammengefasst.

»Bündnisse gegen Depression«: Was bringen derartige Projekte für die Suizidprävention? (Hegerl et al. 2006; Spießl et al. 2007)

»Nürnberger Bündnis gegen Depression«
(2-Jahres-Interventionsprogramm, 4-Ebenen-Programm 2001–2002 in Nürnberg, Kontrollregion Würzburg ohne Intervention):

• signifikanter Rückgang aller suizidaler Handlungen
• 2000 vs. 2002 (- 24 %; $p = 0.004$)

- Suizidversuche signifikanter Rückgang 2000 vs. 2002 (-26,5 %; p < 0.001)
- Signifikanter Rückgang vor allem der sog. High-Risk-Methoden
- Kein signifikanter Rückgang der Suizide (stärkerer Rückgang in der Kontrollregion)
- In der Kontrollregion keine Abnahme der Suizidversuche (2000 vs. 2002: +24 %) bzw. aller suizidaler Handlungen (2000 vs. 2002: +7,7 %)

»Regensburger Bündnis gegen Depression«
Implementierung 2002 (analog Modellprojekt Nürnberg) Vier-Ebenen-Ansatz:

1. Kooperation mit Hausärzten,
2. Aufklärung der Öffentlichkeit,
3. Einbeziehen von Multiplikatoren (Lehrer, Apotheker, Polizei usw.),
4. Angebote für Betroffene und Angehörige.
   - Signifikanter Rückgang der Suizidrate in Regensburg 2003–2006 im Vergleich zur Baseline 2002. In den Kontrollregionen Landkreis Regensburg und Landkreis Neumarkt keine signifikante Reduktion der Suizidraten
   - Regensburg Stadt:
     2002: 23,8/2003: 12,8 (-46,5 %)/2004: 6,7 (-72,1 %)/2005: 15,8 (-33,6 %)/2006: 11,9 (-50,3 % gegenüber Baseline 2002)
   - Signifikante Abnahme der Suizidrate bei Männern:
     2002: 40,7/2003: 19,4 (-52,5 %)/2004: 8,2 (-79,8 %)/2005: 25,7 (-36,8 %)/2006: 17,4 (-57,4 % gegenüber Baseline 2002)

Abschließend ist zum Thema Depression und Suizidalität bzw. Depression und Suizidprävention festzuhalten, dass in den letzten 30 bis 40 Jahren enorme Fortschritte sowohl im psychopharmakologischen wie auch im psychotherapeutischen und psychosozialen Behandlungsfeld für depressiv kranke Menschen gemacht wurden. Möglicherweise ist dies eine der Ursachen für die seit Mitte der 1980er Jahre zurückgehenden Raten der Suizidmortalität – wenngleich weltweit eine Mio. Suizidtote pro Jahr selbstverständlich immer noch eine Mio. zu viel sind. Hier sei auch auf die »Depressionsstaionen« für schwer depressiv Kranke hingewiesen.

Die Aufgabe der Depressionsbehandlung wird zukünftig schwerpunktmäßig einerseits bei der Allgemeinmedizin/den Hausärztinnen und -ärzten liegen, die den größten Teil depressiv kranker Menschen als erstes sehen und sich von daher ihrer Verantwortung auch im Bereich der Suizidprävention bewusstwerden; nach aktuellem Eindruck hat sich hier insbesondere durch das hierfür zuständige Referates Suizidologie der DGPPN im letzten Jahrzehnt einiges getan. Zum anderen wird sich die Aufgabe für die schwer depressiv kranken Menschen auf die Fachärzte für Psychiatrie und Psychotherapie und für Psychosomatische Medizin und Psychotherapie fokussieren, aber auch auf die Psychologischen Psychotherapeuten, auf Psychiatrische Institutsambulanzen (z. B. Depressionsambulanzen) und auch auf all diejenigen, die sich im »psychosozialen« Feld bewegen und mit depressiv kranken Menschen in Kontakt kommen. Vor allem im ambulanten Feld sind nach wie vor Versorgungslücken und Defizite zu sehen. Im stationären psychiatrischen Bereich dagegen hat sich in den letzten drei Jahrzehnten die Situation der Depressionsbehandlung in Deutschland positiv verändert, nicht zuletzt durch die stationäre Behandlung auf sog. Depressionsstationen, in welchen neben der psychotherapeutischen, biologisch-psychopharmakologischen, psychoedukativen und selbsthilfeorientierten Behandlung von schwer depressiv kranken Patienten auch die Suizidprävention ein zentrales therapeutisches Ziel geworden ist (Wolfersdorf und Müller 2007).

10 Schizophrene Erkrankungen und Suizid

10.1 Einleitung

Die Suizidforschung hat die Suizidalität bei an Schizophrenie bzw. einer anhaltenden wahnhaften Erkrankung/Paranoia erkrankten Menschen lange vernachlässigt; die Melancholie bzw. Depression stand immer im Mittelpunkt. Pohlmeier (1971) konnte sich in seiner Anfang der 1970er Jahre erschienen Arbeit zu »Depression und Selbstmord« Suizidalität immer nur im Kontext von Depressivität vorstellen. Hawton und van Heeringen (2009) haben wiederholt darauf hingewiesen, dass die meisten Menschen, die durch Suizid versterben, an einer psychischen Erkrankung leiden. Ebenso haben sie in diesem Zusammenhang affektive Störungen, Substanzabhängigkeiten, Angststörungen, Psychoseerkrankungen und Persönlichkeitsstörungen genannt und auch darauf hingewiesen, dass die Komorbidität häufig sei. Heute kann angenommen werden (siehe auch eingangs die historischen Bemerkungen), dass die klassische Melancholie bzw. Depression der Ausgangspunkt von Überlegungen zur Suizidalität und zur Suizidprävention waren. Letztendlich beschreibt das präsuizidale Syndrom von Ringel (1953) eine idealtypische depressive Entwicklung und Symptomatik, und dabei wurden implizit die psychosenahen suizidalen Verhaltensweisen vernachlässigt bzw. die Bedeutung von Psychoseerkrankungen hinsichtlich ihrer suizidalen Gefährdung unzureichend erkannt. So gilt heute, dass Depressivität, mit den damit verbundenen Gefühlen von Hoffnungslosigkeit und Hilflosigkeit, mit Angstzuständen und depressionsspezifischer Pathologie wie z. B. Wahnsymptomatik, ein Hauptrisikofaktor für Suizidalität ist, dass aber an einer schizophrenen Erkrankung leidende Menschen eine weitere Hochrisikogruppe für Suizid konstituieren. Wolfersdorf et al. (1993) hatten 1993 vor dem Hintergrund der Patientensuizidforschung an psychiatrischen Großkrankenhäusern »Schizophrene als neue Risikogruppe« bezeichnet, die Deutsche Gesellschaft für Suizidprävention hatte im Jahre 1994 erstmals eine Wissenschaftliche Veranstaltung zum Thema »Psychose und Suizidalität« (Wolfersdorf und Felber 1995) durchgeführt. Allerdings liegen bis heute nur wenige Arbeiten (insbesondere im deutschsprachigen Raum) zur Suizidalität bei schizophrenen Psychosen vor, viele der verfügbaren Studien stammen aus dem angloamerikanischen Raum (Farberow et al. 1962, Warnes 1968, Drake et al. 1984, Allebeck und Wisted 1986, Caldwell und Gottesman 1990, 1992, Fenton et al. 1997, Heilä et al. 1997, Harkavy-Friedman et al. 1999, Rhode et al. 1988, Allebeck 1989, Roy 1982, 1986, 1992, Radomsky et al. 1999, Schüttler 1987, Eddington und Eddington 1992, Wolfersdorf und Felber 1995, Wolfersdorf et al. 1995, 1993, 2002, Wolfersdorf und Neher 2003, Neuner et al. 2009). Die Suizidforschung der letzten Jahrzehnte – gerade Langzeitkatamnesen und psychologische Autopsien – und die Erfahrung mit Suizidhandlungen unter stationären psychiatrisch-psychotherapeutischen Behandlungsbedingungen zeigten, dass an einer Schizophrenie erkrankte Menschen in der akuten und postakuten Phase (nach Entaktualisierung psychotischer Symptome) und in Bezug auf ihren Langzeitverlauf ein erhöhtes suizidales Potential aufweisen. Eine aktuelle Übersicht zu »Suizidalität und Schizophrenie« wurde vor kurzem von Bronisch (2020) vorgelegt.

Schüttler et al. (1976) bzw. Schüttler (1991) fanden in der klassischen Bonn-Studie, einer langzeitkatamnestischen Erfassung von 755 Patienten, die zwischen 1945 und 1959 in der Bonner Universitätsnervenklinik wegen einer schizophrenen Erkrankung behandelt wurden, nach internistischen Todesursachen den Suizid als zweithäufigste Todesursache (24,2 % der verstorbenen Patienten) bei insgesamt 4,9 % des Ausgangskollektivs. Mundt (1987) berichtete über 10 % Suizide aus einer 8-Jahres-Katamnese von schizophrenen Patienten nach Suizidversuch. Schneider (2003) bezeichnete in ihrer umfassenden Übersicht den Suizidtod als die häufigste Ursache eines vorzeitigen Versterbens bei Schizophrenen und gab an, dass bis zu 15 % der Patienten mit Schizophrenie sich das Leben nehmen würden. Man kann vielleicht festhalten, dass das enorme Risiko schizophrener Menschen, durch Suizid zu versterben, seit langem festgehalten wird, zugleich aber auch, dass die Bandbreite der Angaben des Risikos doch variieren. Miles (1977) hatte 10 % angegeben, während Nordentoft (2007) diese Zahl für zu hoch hielt. Pompili et al. (2007) vertreten auch eine eher breite Angabe, wenn sie schreiben, dass die Forschung »zeigt«, dass zwischen 5 und 13 % schizophrener Menschen durch Suizid versterben. Die Metaanalyse von Inskip et al. (1998) fand ein Lebenszeitrisiko für Suizid bei Schizophrenie von 4 %. Palmer et al. (2005) unterschieden in ihrem Review, ob Studien bei Krankheits- oder Behandlungsbeginn begannen oder auch im Verlauf schizophrener Erkrankungen, und fanden eine höhere Lebenszeitprävalenz (5,6 %) von Suiziden bei früh begleiteten Kranken als bei Studien, die in späteren Stadien aufgenommen wurden. Zusammen fanden sie jedoch ebenfalls ein etwas niedrigeres Risiko von 4,9 % Lebenszeitprävalenz für das Risiko, an einem Suizid zu versterben. Auch ein weiteres systematisches Review von Hor und Taylor (2010) fand ein Risiko von circa 5 %. Wenn diese Unterschiede überraschen, muss doch darauf hingewiesen werden, dass große methodische Schwierigkeiten bestehen, insbesondere um das Lebenszeitrisiko, also ein nicht auf einen bestimmten Zeitraum, sondern für das gesamte Leben erhobenes Risiko, angemessen zu erfassen. Dazu kommen Veränderungen in den Diagnosekriterien über die lange Zeit, unterschiedliche Untersuchungs- und Behandlungsangebote in verschiedenen Ländern, und vieles mehr, das Einfluss auf die Ergebnisse nehmen könnte.

Auch wenn man von der Gruppe der Suizidenten insgesamt ausgeht, ist der Anteil schizophrener Menschen bedeutsam. Betrachtet man psychologische Autopsie-Studien, so findet sich bei bis zu 19 % der Suizidenten eine schizophrene Erkrankung (Schneider 2003). Schaller und Wolfersdorf (2010) gaben in ihrem Überblick 7–12 % an. Dabei handelt es sich um Studien von schizophren erkrankten Patienten, die aufgrund der Schwere ihrer Erkrankung das psychiatrisch-psychotherapeutische Hilfesystem in Anspruch genommen haben, also überwiegend in ehemals stationärer Behandlung waren. Bronisch (2020) fasst zusammen, das Lebenszeitsuizidrisiko für Suizid werde auf 5 % und für Suizidversuch auf 25–50 % geschätzt.

Retterstöl (1987) hat schon vor Jahren gemeint, dass schizophren Kranke sich weniger im Zusammenhang mit akuter psychopathologischer Symptomatik, sondern sich eher mit Blick auf ihren möglichen Krankheitsverlauf suizidieren. Schüttler (1991) fand nur bei 5–10 % der Suizide schizophrener Patienten ein sog. uneinfühlbares Motiv im Sinne einer ichfremden und als aufgezwungen erlebten Handlung. Jantz (1951) hatte schon früher auf die Bedeutung der Angst für suizidales Verhalten hingewiesen, die sich aus dem psychotischen Erleben ergebe und Motor suizidalen Handelns im Sinne einer noch autonom selbst bestimmten Vorwegnahme einer Fremdzerstörung, z. B. beim Verfolgungswahn, werde. Mundt (1987) hatte im Zusammenhang mit der Psychodynamik suizidalen Verhaltens bei schizophren Erkrankten auf das Zusammenwirken psychoreaktiver und psychopathologischer Faktoren hingewiesen.

Wolfersdorf (1989, 1995) hatte im Rahmen der Diskussion um motivationale Aspekte suizidaler Handlungen bei Schizophrenen eine »schizophrenie-spezifische Risikopsychopathologie für suizidales Verhalten« zusammengestellt und folgende Faktoren herausgehoben: Wahnstimmung ängstlichen Gepräges, Erleben bedrohlicher Veränderungen in der Umwelt, Angst vor bzw. wegen Verfolgungs- und Beeinträchtigungsideen aufgrund von Bedrohtheitserleben, Verzweiflung aufgrund von Wahninhalten, akustische Halluzinationen im Sinne imperativer Stimmen mit Suizidaufforderung, akute Angst und Panik aufgrund drohender Ich-Desintegration, Depersonalisation, Derealisation und Orientierungsverlust sowie psychotisch-psychoreaktive Mischbilder aus präpsychotischer Symptomatik, Depressivität und gescheitert erlebter Rehabilitation.

Damit ist bereits das Thema psychopathologischer Risikofaktoren im präsuizidalen Vorfeld einer Suizidhandlung von an Schizophrenie erkrankten Menschen angesprochen.

Die Diskussion um die Suizidalität schizophren erkrankter Menschen hat in den letzten drei Jahrzehnten eine deutliche Intensivierung erfahren, die insbesondere auf eine Veränderung der psychosekranken Menschen hinsichtlich ihres Gefährdungsprofils, auf eine Zunahme depressiver Zustandsbilder (Komorbidität, »psychose-eigene« Depressivität, reaktive Depressivität bzgl. Krankheitsfolgen und Zukunftsperspektive) während Psychoseerkrankungen, auf die Diskussion von suizidpräventiver oder suizidfördernder Wirkung von Antipsychotika bzw. auf die Diskussion von Suizidgefahr unter institutionalen Aspekten, z. B. die Veränderung des Behandlungsstils für psychosekranke Menschen in der Folge der Psychiatriereform, zurückzuführen ist. Dabei wurde auf die Patientensuizidforschung (sog. Kliniksuizid/«inpatient suicide«)abgehoben, eine Forschungslinie, die sich mit dem Suizidtod von Patienten insbesondere unter stationären psychiatrisch-psychotherapeutischen Behandlung befasst, zumal dort bald auffiel, dass im Gegensatz zur Diagnoseverteilung beim Suizid in der Allgemeinbevölkerung mit einem Überwiegen depressiver Erkrankungen im stationären psychiatrisch-psychotherapeutischen Bereich die Suizidenten zu 40–60 % dagegen der Gruppe der Schizophrenien angehören; dies ist übrigens eine weltweite Beobachtung (Wolfersdorf 1989, Wolfersdorf et al. 1996, Schneider et al. 2017, Bronisch 2020, Bertolote et al. 2004, Hawton und van Heeringen 2009, Neuner et al. 2008).

Heydt (1991) meinte, die Suizidalität bei Patienten mit schizophrenen Erkrankungen spiele zwar in der Allgemeinbevölkerung zahlenmäßig keine herausragende Rolle, stelle jedoch für den Nervenarzt eine sehr wesentliche Thematik dar, nicht zuletzt wegen des führenden Anteils bei den Patientensuiziden in den Kliniken. Schwierigkeiten im Umgang mit suizidalen Schizophrenen ergeben sich aus seiner Sicht oft aus der begrenzten Einfühlbarkeit in das psychotische Erleben des Patienten. Heydt (ebd., S. 256–257) fragt: »Sind wir in der Lage, wahnhafte Inhalte, Beeinträchtigungs- und Verfolgungsideen, Schuldwahn, das Drängen imperativer Stimmen, eine depressive Verstimmung im Zusammenhang mit der schizophrenen Symptomatik und Trauer über Leistungsnachlass im Defekt-Syndrom nachvollziehen und hinsichtlich suizidaler Gefährdung ermessen zu können?« Und antwortet konsequent als klinischer Psychiater: »Wohl sicher nicht in jedem Fall.« Unter den suizidpräventiven Maßnahmen nennt er die Bearbeitung der vom Patienten selbst erkannten Defizite, die eine narzisstische Kränkung bedeuten, und sieht als wesentliche Themen therapeutischer

Begleitung einerseits die Trauerarbeit bzgl. der nicht mehr verfügbaren Fähigkeiten und der labilisierten Beziehungen zur Umwelt, andererseits die Aufgabe im Aufsuchen, Benennen und Fördern vorhandener gesunder Anteile. Mit einem solchen Vorgehen ließe sich wohl eine Reihe von suizidalen Krisen vermeiden, so Heydt (1991), die aufgrund einer Bilanzierung zustande kämen, die der Patient ohnehin, wenn nicht mit dem Therapeuten zusammen, dann »in einsamer Stille« vornehme.

Ein weiteres Thema der Beurteilung von Suizidalität bei schizophren erkrankten Patienten ist die Frage der »nicht-offensichtlichen« Suizidalität bzw. des »nicht-offenen Umgehens« des Patienten mit seiner Suizidalität. Neher und Wolfersdorf (1999) haben in ihrer Vergleichsstudie von 80 schizophrenen Suizidenten mit einer Kontrollgruppe von 80 schizophrenen Nicht-Suizidenten in der Vorgeschichte bei 30 % der Suizidenten eine signifikant häufigere Beschäftigung mit Sterben und Tod als bei der Nicht-Suizid-Kontrollgruppe gefunden (30 % vs. 1 %). Hinsichtlich der Häufigkeit suizidaler Krisen als Aufnahmegrund zur Indexbehandlung unterschieden sich beide Gruppen nicht signifikant (12,5 % bei den Suizidenten vs. 13,7 % bei der Kontrollgruppe). Auch Suizidversuche waren als Aufnahmegrund in beiden Gruppen gleich häufig verteilt (12,5 % vs. 13,7 %), wobei 26,2 % der späteren Suizidenten bei Aufnahme Suizidgedanken angaben (Kontrollgruppe 13,7 %, signifikant), allerdings verneinten auch 48,7 % der späteren Suizidenten bei der Aufnahme jegliche Suizidgedanken. 20 % der späteren Suizidenten wiesen während des stationären Aufenthaltes suizidale Krisen auf (nur 1,2 % der Kontrollgruppe, signifikant); allerdings hatten auch 61,2 % der späteren Suizidenten keine suizidale Krise angegeben und 72,5 % waren während der Indexbehandlung ohne Suizidversuch. Das bedeutet, dass die ansonsten als relativ hart geltenden Kriterien für eine erhöhte suizidale Gefährdung, wie geäußerte Suizidgedanken und -absichten, suizidale Krisen in der Vorgeschichte, suizidale Krisen und Suizidversuche, während der stationären Behandlung sich zwar im Einzelfall und dann möglicherweise auch signifikant von Nicht-Suizidenten unterscheiden, dass allerdings der Anteil der im präsuizidalen Zeitraum nicht-suizidal erscheinenden Patienten, die sich dann trotzdem suizidieren, zu über der Hälfte bis Zweidrittel keine klassischen Hinweise auf ihre Suizidalität aufweist. Dies ist, im Gegensatz zu depressiv kranken Menschen, eines der größten Probleme in der Beurteilung von akuter Suizidalität und des suizidalen Risikos bei schizophren und wahnhaft erkrankten Patienten überhaupt. So hatten von 80 späteren Suizidenten mit der Diagnose Schizophrenie 39 (49 %) und damit fast die Hälfte, bei Aufnahme in eine psychiatrische Klinik Suizidgedanken verneint; nur 13 % hatten Suizidgedanken und 14 % Suizidabsichten erklärt (Wolfersdorf et al. 1995). In einer anderen Studie waren zwar 35 % von 157 schizophrenen Suizidenten wegen Suizidalität eingewiesen worden, aber 58 % hatten Suizidgedanken bei Aufnahme verneint, nur 15 % gaben Suizidgedanken bzw. -absichten an (Wolfersdorf et al. 2002).

Unklar bleibt dabei letztendlich bis heute auch, ob es sich bei den späteren Suizidenten ohne Hinweise auf Suizidalität bei Aufnahme in eine Klinik bzw. im präsuizidalen Vorfeld um Menschen gehandelt hat, die ihre Suizidalität verleugnet und versteckt haben, also ihre eigene Suizidalität wahrgenommen, aber nicht mitgeteilt haben, um z. B. keine sichernden Maßnahmen (z. B. Unterbringung) zu erfahren. Oder ob es sich um Patienten handelte, die aus einer akuten Gestimmtheit, infolge von außen nicht erkennbaren Auslösern und Anlässen oder erst später entstandenem psychotischem Erleben heraus die suizidale Handlung akut (»Raptus«), also ohne längere vorherige Planung, durchführten.

Im Gegensatz zur Suizidalität bei depressiv kranken Menschen, die in den meisten Fällen eine präsuizidale Vorlaufzeit mit zunehmender Hoffnungslosigkeit und dann evtl. auffälliger Besserung der Symptomatik in der Phase der Entscheidung aufweisen, die auch offen über ihre Suizidalität bei direktem Ansprechen reden und die letztendlich (»Ruhe vor dem Sturm«) Hilfe und nicht den Tod suchen, ist die raptusartige Suizidalität Schizophrener eruptiv, plötzlich einschießend, aktuelle Gelegenheiten nützend und wird damit häufig kaum erkennbar und auch in der aktuellen Situation oft kaum verhinderbar.

Hinzu kommt, dass die Suizidalität schizophrener Menschen sich über viele Zeitpunkte der akuten Erkrankung des langfristigen Verlaufs erstrecken kann, wobei die Patientensuizidforschung (Wolfersdorf 1989) als besondere Risikozeiten die ersten Wochen einer stationären Behandlung in der akuten psychotischen Episode und, insb. nach Abklingen der akuten Psychosesymptomatik, den Wechsel in eine eher rehabilitative Phase, und während des Langzeitverlaufs bei abrupten Veränderungen des Lebens- und Behandlungssettings erkannte. Damit kann sich Suizidalität letztendlich über die gesamte Spanne eines schizophren kranken Lebens erstrecken. Die Suizidalität depressiv Kranker lässt sich wegen ihrer größeren Nähe zur akuten Psychopathologie eher auf den akuten Erkrankungszeitraum oder auf die Zeiten einer akuten Wiedererkrankung fokussieren und wird damit zum Thema der Akutbehandlung und der Wiedererkrankungsprophylaxe. Die Suizidalität schizophrener Patienten ist eine, meist akut jeweils einschießende Suizidalität im Bezug auf den Verlauf der gesamten Erkrankung, wie schon die psychiatrischen Vorväter erwähnt haben.

10.2 Epidemiologische Studien zu Risikofaktoren bei schizophrenen Patienten

Schneider (2003) hat den Suizid als die häufigste vorzeitige Todesursache bei Schizophrenie bezeichnet und auf der Basis ihrer Übersicht zu psychologischen Autopsien bis zu 15 % Lebenszeitsuizidmortalität angegeben. Inskip et al. (1998) berechneten in ihrer Metaanalyse 4 % Lebenszeitsuizidmortalität. In der bekannten 30–40-Jahre-IOWA-500-Langzeitstudie fanden Winokur und Tsuang (1975) zum Katamnesezeitpunkt bei der Gruppe der 170 schizophren Kranken 10 % Suizide (bei 76 manisch Erkrankten 8,5 %, bei 182 Depressiven – Diagnosen bei Indexaufnahme – 10,6 %). Nach Drake et al. (1984), Caldwell und Gottesman (1990) oder Harkavy-Friedman und Nelson (1997) versterben 10–13 % aller schizophren Kranken durch Suizid. Siris (2001) gibt die »übliche Schätzung« mit 10 % an. Wie oben schon erwähnt, finden andere Autoren wie Palmer (2005) oder Hor und Taylor (2010) niedrigerer Werte um 5 %. Wolfersdorf (1989) findet in einer klinischen Klientel ein deutliches Überwiegen schizophren erkrankter Patienten mit 40–60 % bei den Suizidenten, im Vergleich zu ca. 25 % Suiziden von Menschen, die an einer Depression erkrankt sind. In der bereits erwähnten Metaanalyse von Bertolote et al. (2004) (▶ Tab. 21) findet sich die Schizophrenie bei 7,5 % als Hauptdiagnose bei Suiziden in der Allgemeinbevölkerung und bei 19,9 % als Hauptdiagnose bei stationären psychiatrischen Patienten, die durch Suizid verstarben. Psychologische Autopsiestudien zeigen nach Schneider (2003) für die Schizophrenie eine Häufigkeit von 2–19 % unter den durch Suizid Verstorbenen, was sich im Wesentlichen mit den Angaben von Schaller und

Wolfersdorf (2010) von 2–19 % Anteil an Schizophrenie erkrankten Suizidenten an Suizidstudien in der Allgemeinbevölkerung deckt.

Ein »Review« zu Schizophrenie und Suizidrisikofaktoren (Hawton et al. 2005) umfasst 29 Studien und insgesamt 1.635 Suizide schizophrener Menschen, wobei in verschiedenen Studien 1.303 schizophren Kranke ohne Suizid als Kontrollgruppe untersucht wurden. Faktoren mit einer robusten Evidenz für die Erhöhung eines Suizidrisikos waren: frühere depressive Episoden, frühere Suizidversuche, Drogenmissbrauch, Agitiertheit oder motorische Unruhe, Angst vor psychischer Desintegration, geringe Therapiemotivation und gegenwärtiger Verlust. Das Vorliegen von Halluzinationen, in der Literatur als ein Hochrisikofaktor für Suizidalität angesehen, war sogar ein Faktor für reduziertes Suizidrisiko.

Schizophrenie und Suizidrisikofaktoren – Review

29 Studien wurden ausgewertet

1. prospektive Kohortenstudien (3),
2. retrospektive Kohortenstudien (3),
3. »nested case control«-Studien (3),
4. »Case-control«-Sudien mit vergleichbaren Kontrollen hier Wolfersdorf et al. 1989, Wolfersdorf & Neher 2003) (14),
5. »Case-control«-Studien mit unklaren Kontrollen (7)

Insgesamt n = 1 635 Suizide schizophrener Patienten und n = 1.303 Kontrollen (schizophren Kranke ohne Suizid)

Faktoren mit robuster Evidenz für Erhöhung eines Suizidrisikos waren

1. frühere depressive Episoden (OR = 3.03, 95 % CI 2.06–4.46)
2. frühere Suizidversuche (OR = 4.09, 95 % CI 2.79–6.01)
3. Drogenmissbrauch (OR = 3.21, 95 % CI 1.99–5.17)
4. Agitiertheit oder motorische Unruhe (OR = 2.61, 95 % 1.54–4.41)
5. Angst vor psychischer Desintegration (OR = 12.1, 95 % CI 1.89–81.3)
6. geringe Therapiemotivation (OR = 3.75, 95 % CI 2.20–6.37)
7. gegenwärtiger Verlust (OR = 4.03, 95 % CI 1.37–11.8).

Faktor für reduziertes Suizidrisiko war

- Vorliegen von Halluzinationen (OR = 0.50, 95 % CI 0.35–.71)

Schneider (2003) unterscheidet bei den Risikofaktoren für Suizid bei Schizophrenie allgemeine von speziellen Risikofaktoren für Suizid bei Schizophrenie und erstellt daraus eine Übersicht, die u.a. folgende Faktoren enthält:

- junges Lebensalter,
- männliches Geschlecht,
- häufigere Krankenhausaufenthalte,
- kürzliche Krankenhausbehandlung wegen körperlicher Erkrankung,
- kürzliche Entlassung aus stationärer Behandlung,
- soziale Isolation,
- gutes prämorbides Funktionsniveau und bessere Schulbildung,
- früh erkrankt im Verlauf der Schizophrenie-Erkrankung,
- Unverheiratetsein und alleinlebend,
- Alkoholabusus, insbesondere bei Männern,
- Drogenkonsum,
- schlechte prämorbide soziale Anpassung,
- weiße Hautfarbe,
- kein eigenes Einkommen,
- hoher IQ,
- chronischer Verlauf,
- Suizid in der Familienanamnese,
- Non-Compliance der Behandlung,

- Verlusterlebnisse in den letzten 6 Monaten,
- seltene Symptomfreiheit,
- geringe Krankheitseinsicht,
- Depression und Hoffnungslosigkeit,
- früherer Suizidversuch und Zahl der Suizidversuche,
- Suizidgedanken und -absichten,
- Wertlosigkeits- und Schuldgefühle,
- psychomotorische Agitiertheit,
- Identitätsstörungen,
- gereizter Affekt und Impulsivität,
- psychotische Phänomene,
- Misstrauen und Wahnvorstellungen,
- inadäquater Affekt und
- Furcht vor seelischer Desintegration.

Sie kommt zu dem Ergebnis, dass schizophrene Suizidenten verhältnismäßig jung und mehr als 75 % von ihnen männlich und unverheiratet seien. Weiterhin seien Suizidhandlungen bei Schizophrenen, die schon lange krank seien und plötzlich die soziale Unterstützung verloren hätten, nicht ungewöhnlich. Dies wurde aus der klinischen Erfahrung der letzten Jahrzehnte in der Patientensuizidforschung ebenfalls deutlich. Wolfersdorf und Neher (2003) hatten analog zu Siris (2001) ähnlich beschrieben: jung, männliches Geschlecht, oft hochintelligent, gehobene sozioökonomische Schicht, hohe Zukunftserwartung an sich selbst, meist unverheiratet, oft gerade erst aus stationärer psychiatrischer Behandlung entlassen, dabei häufig gute stationäre Behandlungsergebnisse, weiterhin Wissen um Erkrankung und deren möglicher Verlauf, vermindertes Selbstwertgefühl, Gefühle der Stigmatisierung durch die Erkrankung, Leiden unter einer akuten Verlustsituation, Gefühle von Hoffnungslosigkeit und Depressivität, soziale Isoliertheit, Substanzmissbrauch und Noncompliance bzgl. Therapie sowie psychotische Symptome.

In einer anderen Studie verglichen McGirr und Durecki (2008) 43 Suizidenten mit einer schizophrenen bzw. schizo-affektiven Erkrankung auf der Basis eines strukturierten Interviews und fanden im Vergleich mit mehreren hundert anderen Suizidenten mit anderen Diagnosen bei den schizophren Erkrankten deutlich erhöhte Werte für impulshaft-aggressives Verhalten, insgesamt weniger weitere psychiatrische Diagnosen im Sinne der Komorbidität als bei den Vergleichsgruppen, weiterhin geringere Depressivität, weniger gegenwärtigen und Lebenszeit-Alkoholmissbrauch und auch seltener Persönlichkeitsstörungen im Vergleich zur Kontrollgruppe. Caldwell und Gottesman (1990) betonen die Bedeutung von Depression und insbesondere von subjektiv erlebter Hoffnungslosigkeit als wichtige Faktoren für ein erhöhtes Suizidrisiko und verweisen in ihrer US-amerikanischen Studie vor allem auf das hohe Risiko bei jungen weißen schizophren Erkrankten mit hohem prämorbidem Funktionslevel und hoher Erwartung an sich selbst; schizophren kranke Frauen würden sich hier analog den jungen Männern verhalten. Erneut Caldwell und Gottesman (1992) weisen daraufhin, wie schwierig es sei, suizidales Risiko bei schizophren Kranken während einer stationären Aufnahme und während einer akuten Erkrankungsphase zu evaluieren; insbesondere Depressivität und Suizidgedanken seien hierbei bedeutsam. Weiterhin stellen sie fest, dass die Suizid-Lebenszeitinzidenz für schizophren Kranke bei 10–13 % liege und damit nahe an die affektiver Störungen heranreiche, dass sich aber aus der Lebenszeitmortalität der Gruppe, also aus der statistischen Vorhersage, ein individuelles Suizidrisiko nicht effektiv ableiten lasse. Fenton et al. (1997) fanden in einer 19-Jahres-Katamnese von 187 Patienten mit Schizophrenie 46,5 % mit schizo-affektiver Erkrankung, 8 % mit schizoformer Erkrankung sowie 17,6 % mit einer schizotypen Persönlichkeitsstörung. Bei 40 % der Patienten fanden sie Suizidgedanken, bei 23 % Suizidversuche und bei 6,4 % ein Versterben durch Suizid. Letztere wiesen signifikant niedrigere Werte bei den sog. Negativsymptomen auf, dagegen signifikant häufiger die Symptome Misstrauen sowie Wahnideen. Patienten mit deutlich erhöhtem paranoidem Misstrauen und gleichzeitigem Fehlen von Negativsymptomen stellen, so die Autoren, eine Hochrisikogruppe für Suizidalität dar. Harkavy-Friedman und Mitarbeiter (1999) verglichen 52 Patienten mit Suizidversuch, die an einer Schizophrenie bzw. an einer schizo-affektiven Psychose erkrankt waren, mit 104 Patienten gleicher Diagnose ohne Suizidversuch und fanden keine Unterschiede bzgl. der demografischen Daten, Krankheitsdauer, Häufigkeit von Depressionen im Krankheitsverlauf oder von Substanzmissbrauch. Radomsky et al. (1999) untersuchten 1.048 stationäre Patienten mit einer DSM-III-R-Diagnose psychotische Erkrankung: 30,2 % hatten bereits Suizidversuche in der Vorgeschichte, 7,2 % berichteten von Suizidversuchen im Monat vor der stationären Aufnahme. Patienten mit schizo-affektiver Erkrankung sowie Depressive mit psychotischen Symptomen wiesen die höchsten Raten im Monat vor der stationären Aufnahme in der Vorgeschichte auf, schizophren Erkrankte bedurften bei ihren Suizidversuchen höherer medizinischer Versorgung und ihre Suizidversuche wiesen eine höhere Gefährlichkeit für das Leben auf.

Die Ergebnisse von Altamura et al. (2003) bzw. Kim et al. (2003) sind in den folgenden beiden Übersichten zusammengefasst. Haw et al. (2005) stellten eine systematische Review von Risikofaktoren bei schizophren Kranken mit Suizidversuch zusammen und konnten 14 Studien hierfür heranziehen. Von 29 Variablen, die untersucht wurden, waren 5 mit einem erhöhten Risiko für Selbstverletzungsverhalten verbunden: Frühere oder gegenwärtige Suizidgedanken, früheres Selbstverletzungsverhalten, frühere depressive Episode, Drogenmissbrauch oder Drogenabhängigkeit, höhere Anzahl von psychiatrischen Aufnahmen; mit einem reduzierten Risiko war überraschenderweise Arbeitslosigkeit verbunden. Die Autoren betonen, dass schizophrene Patienten mit diesen Risikofaktoren eine sorgfältige Beobachtung und Nachsorge benötigen und insbesondere die Behandlung komorbider Depressivität oder komorbiden Drogenmissbrauchs. Pompili et al. (2009) hatten in einer Fall-Kontroll-Studie 20 männliche Patienten mit einer Schizophrenie, die durch Suizid verstorben waren, mit 20 lebenden Patienten mit Schizophrenie verglichen und fanden folgende statistisch bedeutsame Risikofaktoren: Agitiertheit und motorische Unruhe, Selbstentwertung, Hoffnungslosigkeit, Schlafstörungen, mentale Desintegration und Suizidversuche. Eine schlechte Compliance bzgl. Medikation war ebenfalls für Suizid prädiktiv, wobei die Suizidenten insgesamt nur eine geringe Compliance zeigten. Fenton (2000) verwies noch einmal auf die besondere Bedeutung von Depression im Rahmen der Suizidprävention schizophrener Erkrankungen.

Schizophrene Patienten mit bzw. ohne Suizidversuch in der Vorgeschichte – Klinisch trennende Variablen (n. Altamura et al. 2003)

Retrospektive Studie bei 103 Patienten mit der Diagnose (DSM-III-R) chronische Schizophrenie oder schizoaffektive Störung; Vergleich Patienten mit vs. ohne Suizidversuch.

Patienten mit Suizidversuch (Chi-Quadrat-Test)

- haben eine signifikant höhere Rate von Nikotinmissbrauch und -abhängigkeit ($p < .05$),
- haben signifikant mehr depressive Episoden in der bisherigen Lebensgeschichte ($p < .002$),
- weisen signifikant mehr Zeiten unbehandelter Psychose > 1 Jahr auf ($p < .02$) und
- erhielten signifikant häufiger typische Antipsychotika ($p < .05$).

> **Schizophrenie und Suizidalität: Zur Bedeutung von Hoffnungslosigkeit und Krankheitseinsicht für suizidales Verhalten (n. Kim et al. 2003)**
>
> Prospektive Studie bei 333 Patienten mit der Diagnose einer chronischen Schizophrenie hinsichtlich aktueller sowie Lebenszeitsuizidalität.
> Messinstrumente SADS, HAMD, BPRS, neurokognitives Instrumentarium (Aufmerksamkeit, Verbal/Working Memory, usw.).
> Ergebnisse:
>
> - Hoffnungslosigkeit, Substanzmissbrauch und tiefere Krankheitseinsicht waren signifikant häufiger mit aktuellen Suizidgedanken und -versuchen verknüpft
> - Patienten und Lebenszeitsuizidalität, aber nicht gegenwärtig suizidal, erreichten signifikant bessere Ergebnisse in Tests zur Psychomotorischen Geschwindigkeit, Aufmerksamkeit, im verbalen bzw. Arbeitsgedächtnis, in der verbalen Flüssigkeit und in Exekutivfunktionen
> - Hoffnungslosigkeit war bei Patienten mit gegenwärtiger und Lebenszeitsuizidalität am stärksten ausgeprägt; Hoffnungslosigkeit war der signifikant stärkste Prädiktor in einer Multiplen Regressionsanalyse von Hoffnungslosigkeit, Substanzmissbrauch, Krankheitseinsicht und kognitive Faktoren für gegenwärtige (beta = .41; p = .0001) und Lebenszeitsuizidalität (beta = .35; p = .01).
>
> → Hoffnungslosigkeit, Substanzmissbrauch, tiefe Krankheitseinsicht und bessere kognitive Funktionen sind mit starker ausgeprägter Suizidalität bei chronischer Schizophrenie verbunden; Hoffnungslosigkeit scheint der stärkste Prädiktor zu sein.

Karvonen et al. (2007) sahen bei den von ihnen untersuchten männlichen Suizidenten vor allem einen engen Zusammenhang von Depression mit Suizid nach letzter stationärer Behandlung wegen einer schizophrenen Erkrankung und wiesen der Behandlung von Depression und insbesondere von schizophrenen Patienten mit depressiven Störungen eine Schlüsselposition für die Suizidprävention zu. Heilä et al. (1997) fanden in ihrer finnischen Studie, bei der 7 % der Suizidenten in der Allgemeinbevölkerung als schizophren erkrankt identifiziert worden waren, bei 78 % vor allem eine aktive Erkrankung und bei 64 % eine depressive Symptomatik hoch prävalent unmittelbar vor dem Suizid sowie bei 71 % eine Vorgeschichte von Suizidversuchen. Auffällig war, dass sich Frauen mehr während einer akuten Exazerbation der Erkrankung suizidierten. Alkoholmissbrauch war bei den männlichen Suizidenten mit 45 % sehr häufig, bei den Frauen waren es depressive Symptome bei 88 %. Insbesondere die jungen Männer führten ihre Suizide dabei häufig mit sehr gewaltsamen Methoden durch.

Die Studie von Bourgeois et al. (2004) untersuchte die Wahrnehmung der eigenen Erkrankung im Zusammenhang mit suizidalem Verhalten mit 980 Patienten mit schizophrenen und schizo-affektiven Erkrankungen über zwei Jahre hinweg. Sie fanden ein erhöhtes Risiko für suizidale Ereignisse insbesondere bei den Patienten, die sich ihrer psychiatrischen Erkrankung bewusst waren, wobei dieser Zusammenhang durch Depression und Hoffnungslosigkeit vermittelt wurde.

> **»Awareness« von Erkrankung und Suizidrisiko in der Behandlung schizophren kranker Patienten (Bourgeois et al. 2004)**
>
> **Ergebnisse aus der InterSept-Studie (International Suicide Prevention Trial)**
>
> - InterSept ist eine 2-Jahres-Studie (randomisiert, open label, blinded rater) bei 980 Patienten mit Schizophrenie (n = 609) bzw. schizoaffektiver Erkrankung (n = 371) aus 67 Zentren in 11 Ländern. 477 Patienten erhielten Olanzapin, 479 Clozapin, 21 keine Med., 3 Dropouts.
> - Alle Patienten waren »at high risk for sucide« wegen eines Suizidversuchs oder wegen Hospitalisation aufgrund eines Suizidversuchs in den letzten 3 Jahren bzw. wegen schwerer Suizidgedanken mit depressiven Symptomen oder imperativen Stimmen mit Aufforderung zur Selbstverletzung in der Woche bevor Studienbeginn
> - Depression und Awareness wurden bei Baseline, Woche 24, 52 und 104 bzw. Endpunkt (Suizid) erhoben (Calgary Depression Scale: Gesamt-score, hopelessness item, Scale of Functioning)
>
> **Ergebnisse:**
>
> - Awareness-Mittelwert: 2,33 (SD = 0.87) für Schizophrenie 2,69 (SD = 0.87) für schizoaffektive Erkrankung; kein Unterschied
> - In beiden Gruppen Verbesserung von Awareness und Depression
> - Patienten mit SV signifikant weniger Besserung in Depression als Patient ohne SV (2.49 vs. 5.58; p < 0.0001)
> - Höhere Awareness-Werte sagten Zeit bis zu einem Suizidereignis voraus (hazards ratio, p < 0.04)
> - Männliches Geschlecht, jüngeres Alter, Depression (bzw. Hoffnungslosigkeit) gemeinsam mit Awareness sign. Prädiktor für Suizidereignisse (hazards ratio, p < 0.0001)
> - »Baseline Awareness« war ein absoluter Risikofaktor für Suizidereignisse. Die Zunahme von Awareness im Behandlungsverlauf ging jedoch mit einer signifikanten Abnahme des Suizidrisikos (hazards ratio, p < 0.0001) einher.

Ergebnisse aus einer eigenen Untersuchung (Wolfersdorf et al. 2002) zum Suizid schizophrener bzw. affektiv psychotisch erkrankter Patienten sind in ▶ Tab. 47 dargestellt und zeigen, dass in der letzten Woche vor dem Suizid bei den schizophren erkrankten Patienten ein depressiv imponierendes Zustandsbild mit Krankheitseinsicht, Leidensgefühl und Freudlosigkeit im Vordergrund stand.

Der Arbeit von Neher und Wolfersdorf (1999) bzw. Wolfersdorf et al. (2002) entstammt ▶ Tab. 48. Basis ist eine Kontrollgruppenuntersuchung von 80 schizophrenen Patienten, die durch Suizid verstorben waren, im Vergleich mit der Kontrollgruppe, die in den nachfolgenden 3 Jahren nach Untersuchung keinen Suizid aufwiesen. Alle aufgeführten Symptome sind signifikant unterschiedlich zu den Kontrollen. Am häufigsten finden sich in der Suizidentengruppe wiederum bestehende Krankheitseinsicht, Leidensgefühl, Ambivalenz, Grübeln, Minderwertigkeitsideen, Sorge um die soziale Situation, Versagensideen, letztendlich also ein depressives Zustandsbild, wobei bei immerhin 12 % auch imperative Stimmen im Sinne akustischer Halluzinationen, die zum Suizid drängten, signifikant häufiger in der Suizidentengruppe vorlagen.

Dies erlaubt, im Zusammenhang mit der oben geschilderten Literatur, Suizidalität bei schizophren kranken Patienten im Zusammenhang mit den in der folgenden Übersicht aufgelisteten Aspekten zu sehen: Leidensdruck, Selbstwertproblematik, Depressivität und Hoffnungslosigkeit, spezifisches psychotisches Erleben, und unerträgliche Nebenwirkungen von medikamentöser Behandlung.

Tab. 47: Suizide schizophren (ICD-9.x) bzw. affektiv (ICD-9: 296.1/3) psychotischer Patienten: Die zehn häufigsten Symptome in der letzten Woche vor dem Suizid

296.1/3 Symptome	%	295.x Symptome	%
Freudlosigkeit	84	Krankheitseinsicht	66
Leidensgefühl	74	Leidensgefühl	59
Versagensideen	72	Freudlosigkeit	56
Schuldgefühle	72	Ambivalenz	53
Krankheitseinsicht	71	Minderwertigkeitsgefühl	49
Hilflosigkeit	67	Grübeln	48
Traurigkeit	66	Versagensideen	47
Hoffnungslosigkeit	65	Schuldgefühle	47
Grübeln	64	Hoffnungslosigkeit	46
Innere Unruhe	61	innere Unruhe	44

Tab. 48: Suizide schizophrener Patienten vs. Kontrollen (Alter, Geschlecht, Diagnose Schizophrenie) ohne Suizid – Psychopathologie letzte Woche vor Suizid vs. Aufnahmebefund Kontrollen (signifikante Unterschiede 1 %-Niveau, Chi2-Test; kA = keine Angabe) (Wolfersdorf et al. 2002)

Symptomatik vorhanden	Suizide (n=80)			Kontrollen (n=80)		
	n	(kA)	%	n	(kA)	%
Ambivalenz	44	(8)	55	3	(39)	4
Grübeln	38	(3)	47	3	(42)	4
inkohärentes Denken	7	(2)	9	28	(29)	35
Denkzerfahrenheit	10	(2)	12	24	(32)	30
Minderwertigkeitsideen	35	(14)	44	6	(42)	7
Schuldgefühle	26	(16)	32	1	(49)	1
Beschäftigung mit Tod/Sterben	21	(10)	26	0	(44)	0
Krankheitseinsicht	47	(11)	59	7	(47)	9
Leidensgefühl	45	(7)	56	3	(23)	4
Sorge um Gesundheit	6	(5)	7	0	(52)	0
Sorge um soziale Situation	32	(5)	40	2	(kA)	2

Tab. 48: Suizide schizophrener Patienten vs. Kontrollen (Alter, Geschlecht, Diagnose Schizophrenie) ohne Suizid – Psychopathologie letzte Woche vor Suizid vs. Aufnahmebefund Kontrollen (signifikante Unterschiede 1 %-Niveau, Chi2-Test; kA = keine Angabe) (Wolfersdorf et al. 2002) – Fortsetzung

Symptomatik vorhanden	Suizide (n=80)			Kontrollen (n=80)		
	n	(kA)	%	n	(kA)	%
Sorge um Gesundheit u. soziale Situation	7	(kA)	9	4	(kA)	5
Zönästhesien	13	(4)	16	0	(25)	0
Zwangsgedanken	12	(9)	15	1	(14)	1
Versagensideen	35	(15)	44	9	(40)	11
Antrieb gehemmt	19	(28)	24	32	(20)	40
Antrieb agitiert	22	(kA)	27	27	(kA)	34
Antrieb wechselnd	11	(kA)	14	1	(kA)	1
Imperative Stimmen zum Suizid	10	(14)	12	0	(26)	0
Sorge um Gesundheit/Hypochondrie	18	(13)	22	1	(47)	59
Halluzinationen	19	(5)	24	24	(30)	30

Aspekte der Suizidalität bei schizophren kranken Patienten – Zusammenfassung (Wolfersdorf 2000)

Suizidalität bei schizophren kranken Patienten hat zu tun

- im Wesentlichen mit »Leidensdruck«, der sich aus Wissen um Krankheit und deren Verlauf ergibt (Patientensuizid-Daten!)
- mit »narzisstischer Kränkung« durch krankheitsbedingte Einschränkungen (Selbstwertproblematik)
- mit »Depressivität« und »Hoffnungslosigkeit« (postremissiv, reaktiv)
- mit spezifischem psychotischem Erleben und Wahrnehmen (akustische Halluzinationen, paranoides Bedrohtheitserleben)
- mit unerträglichen Nebenwirkungen (Akathisie)

10.3 Suizidprävention bei schizophren Kranken

Das Erkennen akuter Suizidgefährdung und die Suizidprävention bei schizophren kranken Patienten ist zweifellos eine der schwierigsten diagnostischen und therapeutisch-pflegerischen Aufgaben im ambulanten und klinischen psychiatrisch-psychotherapeutischen Alltag. Mehrere große Probleme ergeben sich immer wieder:

1. Das *Vorliegen allgemeiner Risikofaktoren*, wie sie aus der sonstigen Suizidforschung bekannt sind, weist auf eine grundsätzlich erhöhte Basissuizidalität der Gruppe schizophren Kranker im Allgemeinen hin, berechtigt bei alleinigem Vorliegen jedoch kaum zu spezifischen Maßnahmen wie sichernde Fürsorge, Kontrolle und Freiheitseinschränkung zum Schutze vor Selbstaggression.
2. Der hohe Anteil von Patienten mit *nicht kommunizierter Suizidalität* – der Betreffende spricht nicht darüber, obwohl direkt angesprochen, bzw. verneint Suizidalität – kann Therapeuten und Pflegepersonal in »scheinbarer Sicherheit« wiegen, insbesondere wenn eine gleichzeitige Besserung der Psychopathologie beobachtbar ist. Andererseits, was soll dann das entscheidende Kriterium sein, wenn Suizidprävention in erster Linie »Beziehungsarbeit« ist, die auf die Kommunikation, vor allem auf eine offene Kommunikation, angewiesen ist? Es kann ja nicht sein, grundsätzlich allen Patienten mit der Diagnose einer schizophrenen Erkrankung misstrauisch gegenüberzustehen, wenn sie die Frage nach Suizidgedanken und -absichten, nach aktuell akuter und drängender Suizidgefahr verneinen. Ebenso wenig kann, auch wenn der Patient in der längerfristigen Vorgeschichte einen Suizidversuch oder suizidale Krisen aufweist, in der aktuellen Behandlung auf sozialpsychiatrische Maßnahmen der gezielten Wiedereingliederung, der Belastungserprobung, z. B. durch Beurlaubungen nach Hause, oder auch auf eigenständigen sog. freien Ausgang verzichtet werden, wenn dies im Therapieverlauf an der Zeit ist, vom Betreffenden selbst verlangt wird und Selbst- oder Fremdaggression glaubhaft verneint werden. Dass solche Entscheidungen jeweils eine ernsthafte Überprüfung von Suizidalität und auch eine Besprechung unter Einbeziehen des gesamten Teams mit seinen verschiedenen Berufsgruppen und Blickwinkeln erfordert, ist selbstverständlich.
3. Heutige therapeutische Standards stützen sich auf die offene und zuverlässige Mitarbeit eines Patienten an seinem Behandlungskonzept und -prozess und setzen so ein *Bündnis* zwischen Therapeuten und Patient voraus. Dabei spielen Einflüsse von krankhaftem Erleben, Einschätzung der Zukunftsperspektive durch den Patient, Einflüsse von familiärer und Umweltseite, Beziehungsaspekte und Aspekte der beruflichen Situation eine bedeutsame Rolle und können therapeutische Bemühungen im sozialpsychiatrischen Verständnis von kurzer Therapiedauer (möglichst kurze stationäre Verweildauer) und intensiven Wiedereingliederungsmaßnahmen, nach Abklingen der Akutsymptomatik, besonders schwierig werden lassen. Schizophren kranke Patienten rücken ja oft gerade im postakuten Zustand nach äußerlichem Abklingen von psychotischer Symptomatik im Blick auf ihre soziale Perspektive, auf anstehende Einschränkungen ihrer beruflichen Zukunft und mit Blick auf einen möglichen zukünftigen Krankheitsverlauf näher an Suizidalität heran. Zugleich sind die bei schizophrenen Erkrankungen immer wieder im Vordergrund stehenden Veränderungen des Denkens und Erlebens auch ein potenzielles Hindernis für das Erarbeiten einer dauerhaft tragfähigen therapeutischen Beziehung.
4. Schizophren kranke Patienten neigen zu *»bilanzierendem« Denken* über ihre Zukunft und vor diesem Hintergrund eher zu *spontanen*, dann vielfach kaum vorhersehbaren suizidalen *Handlungen*. Das gilt besonders für junge schizophren kranke Männer, die in kurzer Zeit mehrfach erkrankt sind. Insbesondere, wenn Suizidgedanken oder Suizidabsichten in der akuten Befunderhebung, in der akuten

Kommunikation verneint werden, kann der Patient wegen möglicher bilanzierender Suizidalität nicht dauernd in sichernder Kontrolle gehalten werden, sondern muss letztendlich auch im sozialpsychiatrischen Sinne mit dem Ziel der Rückführung in die Gesellschaft belastet werden. Dabei bleibt offen, wie schon erwähnt, ob der Begriff des »bilanzierenden« Denkens wirklich umfassend die innerpsychischen Vorgänge in der so beschriebenen Situation erfasst, da der Begriff der Bilanz implizit immer ein rationales, sachlich geleitetes Abwägen voraussetzt, das bei einer psychotischen Erkrankung verändert oder zeitweise auch aufgehoben sein kann.

Nun heißt das nicht, dass Suizidprävention bei Psychosekranken nicht gelingt bzw. nicht gelingen kann. In einer Untersuchung zur Basissuizidalität eines psychiatrischen Versorgungskrankenhauses (Wolfersdorf 1989) wiesen von den schizophren Kranken (ICD-9: 295.0–.9) 6 % eine akute Suizidgefahr auf, 11,5 % waren als chronisch, d. h. rezidivierend, suizidal eingeschätzt worden, als fraglich suizidal weitere 18 %; die Gesamtsuizidalität der psychosekranken Gruppe betrug 34,7 %. Vor diesem Hintergrund – 69 Patienten von 199 schizophren Kranken, die eine größere Nähe zur Suizidalität aufwiesen – und einem letztendlich äußerst geringen Anteil von durch Suizid verstorbenen Patienten während stationärer Therapie erweist sich stationäre psychiatrisch-psychotherapeutische Behandlung als höchst suizidpräventiv.

In der Literatur wird durchgängig die Bedeutung von Depressivität und Hoffnungslosigkeit (hier auch als »Bilanzieren« zu bezeichnen), auf das Problem der Krankheitseinsicht, Krankheitsperspektive und -folgen sowie die Bedeutung, wenngleich nachrangig, von psychotischen Symptomen im Sinne imperativer Stimmen mit Suizidaufforderung betont. Eine Zusammenstellung möglicher Zusammenhänge ist folgender Übersicht zu entnehmen.

Schizophrenie, Psychosen und Suizid (ICD-9: 295.x; ICD-10 F2x.xx)

Entstehung und Entwicklung von Suizidalität im Zusammenhang mit akuter psychotischer/präpsychotischer Symptomatik

- Wahnhafte Befürchtung von Verfolgung, Vernichtung, Bedrohung, Untergang, damit Angst und Panik: Vorwegnahme des Untergangs durch Selbsttötung
- Akustische Halluzinationen: Stimmen, die zum Suizid bzw. zum Vollzug dessen, was man sowieso schon sei, nämlich tot, auffordern
- Depersonalisation, Derealisation: Ich-Störung, damit Angst; Panik: Vorwegnahme der Auflösung und Ich-Desintegration durch Selbsttötung
- Wahnstimmung und Gewissheit von Desintegration, Untergang: Suizid als Vorwegnahme, »Panik-Reaktion«
- Selbsttötung zur Vermeidung von Fremdschädigung z. B. bei psychotischer Überzeugung von Besessenheit, Teufel, Tod u. Ä.
- Grandiose Verschmelzungsphantasien mit Natur, Welt, All, Gott im überwältigenden Glücksgefühl

Entstehung und Entwicklung von Suizidalität im Zusammenhang mit akuter depressiver bzw. dysphorischer Gestimmtheit

- Angstzustände, Dysphorie, Depressivität als affektiver Teil der Akutsymptomatik gemeinsam mit psychotischen Symptomen: Suizidalität als Ausdruck der Affektivität
- Depressivität, Hoffnungslosigkeit im sog. postremissiven Erschöpfungssyndrom nach Abklingen paranoid-halluzinatorischer Symptomatik: Suizidali-

tät aus z. B. hoffnungsloser Zukunftssicht
- Depressivität und akinetisches Syndrom, neuroleptisches Parkinsonsyndrom: Suizidalität im Zusammenhang mit nichtakzeptablen Nebenwirkungen
- Akathisie und Depressivität, Dysphorie als Antipsychotika-Nebenwirkungen: Suizidalität z. B. im Zusammenhang mit quälender Unruhe
- Depressivität als Reaktion auf narzisstische Krise/ Selbstwertkrise: Nicht-leben-können mit Krankheit und Krankheitsfolgen, z. B. Einschränkungen, Verlusten im Beziehungs- und Leistungsbereich

Krankheitsverlauf

- Nicht-leben-können bzw. -wollen mit Stigma: Suizidalität als Folge von gesellschaftlicher Ächtung
- Nicht-leben-können bzw. -wollen mit Perspektive, immer wieder zu erkranken, evtl. die eigene Persönlichkeit zu verändern: Suizidalität als Ausdruck von »Bilanzierung«
- Nicht-leben-können bzw. -wollen mit den psychosozialen Folgen der Erkrankung: Beziehungsverlust, Arbeitsplatzverlust, Leistungseinschränkung, sozialer Abstieg, Verlust der eigenen Wohnung

Behandlungsfolgen

- Verlust der psychotischen Weltsicht, -struktur, in der man sich eingerichtet hat, durch Therapie: Suizidalität als Ausdruck von Orientierungslosigkeit
- Überforderung durch Rehabilitation z. B. auf der Arbeits- oder Wohnachse: Suizidalität als Ausdruck schmerzhaft erlebten subjektiven Scheiterns
- Verlust von stützendem Rahmen (»Heimat-Klinik«) durch Klinifizierung von »Heil- und Pflegeanstalten«, »forcierte Enthospitalisierungen«, fachlich nicht begründbare, zu kurze Behandlungsdauern
- Nebenwirkungen von Antipsychotika, sofern quälend und Lebensqualität beeinträchtigend erlebt: Suizidalität bei Akathisie, bei neuroleptischem Parkinsonsyndrom, bei kognitiven Störungen durch Antipsychotika, bei nicht akzeptablen sexuellen Störungen
- krankheits- bzw. verhaltensbedingte Einschränkungen: Suizidalität z. B. bei Freiheitsentzug (Unterbringung), Zwangsbehandlung
- Veränderung von Behandlungsbedingung, z. B. Suizidalität nach Verlust eines jahrelangen Ergotherapieplatzes bei einem chronisch schizophrenen Kranken

Daraus ergeben sich als suizidpräventive Schwerpunkte die aus der folgenden Auflistung ableitbaren Empfehlungen: Sichernde Fürsorge, Mitbehandlung von Depressivität, Beachtung der Wahrnehmung von Krankheit, Krankheitsperspektive und Krankheitsverarbeitung (»Awareness«), sorgfältige Planung von Wiedereingliederung, Einbeziehen von Angehörigen.

Suizidfaktoren bei Schizophrenie: Was scheint gesichert zu sein?

- Depression, insbesondere anfangs und im Verlauf
- Awareness der Erkrankung, insbesondere anfangs
- Bereits Suizidversuche in Vorgeschichte
- Imperative Stimmen mit Aufforderung zur Selbstverletzung, zum Suizid
- Hoffnungslosigkeit und Bilanzierung
- Eher jüngere Patienten, jünger bei Ersterkrankung

- Männliche Patienten mehr als weibliche
- Eher Patienten mit wenig Negativsymptomatik
- Patienten mit mehreren Behandlungsepisoden und raschen Wiederaufnahmen
- In den ersten 5–10 Jahren die meisten Suizide
- Gefährdung hoch anfangs, post-akut nach Abklingen psychotischer Symptomatik, vereinzelt im Langzeitverlauf
- Höheres Bildungsniveau
- Akathisie

Suizidpräventive Maßnahmen bei schizophren Kranken

- Diagnostik von Suizidalität, unter Einbeziehung fremdanamestischer Angaben
- »sichernde Fürsorge«, d.h. beispielsweise beschützende Unterbringung auf einer geschlossenen Station bei Weglaufgefahr, unzuverlässiger Therapieeinsicht und -motivation
- Engmaschige therapeutische und pflegerische Beziehung und Überwachung, evtl. hohe pflegerische Beziehungsdichte
- Mitbehandlung depressiver Symptomatik und adäquate medikamentöse Psychosetherapie
- Psychoedukation/Psychotherapeutische Maßnahmen bzgl. Wahrnehmung der eigenen Erkrankung und Krankheitsfolgen
- Wiedereingliederungsplanung, schrittweise, Einbeziehen von Angehörigen und Umfeld

Suizidprävention bei psychosekranken Menschen führt an die Grenzen von Suizidprävention heran, denn selbst bei gutem therapeutisch-pflegerischem Standard bleibt gerade die impulshafte, raptusartige Suizidalität bei dieser Patientengruppe aus ihrem inneren psychotischen Erleben heraus auch ein persönliches Geheimnis des Betroffenen. Dass Suizidprävention trotzdem erfolgreich sein kann, zeigen obige Vergleichsdaten zur hohen Basissuizidalität bei Psychosekranken im stationären psychiatrisch-psychotherapeutischen Bereich und die letztlich dann doch sehr geringen Suizidzahlen (siehe späteres Kapitel »Kliniksuizid«) selbst. Das sei nicht als »zynisches« Argument missverstanden, sondern ist als Hinweis auf die Grenzen von Suizidprävention zu verstehen und als Aufforderung, diese mit angemessenen Mitteln soweit wie möglich zu verschieben.

11 Persönlichkeitsstörungen, insbesondere Borderline-Persönlichkeitsstörung, und Suizidprävention

11.1 Einleitung

Die Diagnosegruppe der sog. Persönlichkeitsstörungen spielt in der klinischen Psychiatrie und Psychotherapie von jeher eine große Rolle. Nach Bronisch (1996) kann aufgrund epidemiologischer Studien mit 10–20 % Persönlichkeitsstörungen in der Allgemeinbevölkerung gerechnet werden. In einem ambulanten hausärztlichen Versorgungssetting erhalten 5–8 % der Patienten diese Diagnose als Achse I-Diagnose, in Kliniken für Psychiatrie und Psychotherapie wird bei 40–50 % der stationären Patienten bei Anwendung eines multiaxialen Diagnosesystems auch die Diagnose einer Persönlichkeitsstörung auf Achse I oder Achse II vergeben. Nach Bronisch (1996, 2008) weisen nach verschiedenen Studien die Borderline-Persönlichkeitsstörung sowie die antisoziale Persönlichkeitsstörung ein erhöhtes Suizid- und Suizidversuchsrisiko auf. Allerdings scheint auch die narzisstische Persönlichkeitsstörung nach Dammann (2008) oder Stone (1996) mit einem erhöhten Suizidrisiko einherzugehen, wobei gerade die narzisstische Persönlichkeitsstörung häufig in Komorbidität mit anderen Persönlichkeitsstörungen und anderen psychischen Erkrankungen aufzutreten scheint.

Dammann (2008) legt Wert darauf, dass vor allem die Impulsivität und affektive Instabilität der Patienten mit Persönlichkeitsstörungen ein Risikofaktor für Suizidalität ist, verbunden mit Häufigkeit und Ausprägung anderer psychopathologischer Kriterien, wie sie bei Persönlichkeitsstörungen diagnostisch angeführt werden. Bronisch (2008b) erwähnt auch noch die depressive Persönlichkeit bzw. Persönlichkeitsstörung, die aus der klassischen Psychiatrie und Psychotherapie bekannt, jedoch unter den depressiven Erkrankungen subsumiert ist.

Die Gruppe der Patienten mit sog. *Borderline-Persönlichkeitsstörungen* stellen für die Suizidprävention eine besondere Herausforderung dar, weil ihre Symptomatik häufig von besonderer Heftigkeit und ausgeprägter Impulsivität geprägt ist und damit verbunden nicht selten mit Suizidalität einhergeht. Moeller et al. (2001) haben die hohe Komorbidität von Impulsivität mit anderen psychischen Erkrankungen, insbes. Persönlichkeitsstörungen, Substanzabhängigkeit und bipolaren Erkrankungen, unterstrichen und deren Einbeziehung in biopsychosoziale Ansätze der Diagnostik und Therapie in der Psychiatrie und besonders in der Suizidprävention gefordert.

Der Begriff »Borderline« ist zwar seit mehr als 100 Jahren im psychiatrisch-psychotherapeutischen Kontext immer wieder aufgegriffen worden, wird in seiner heutigen Bedeutung aber erst seit wenigen Jahrzehnten verwendet. Ursprünglich wurden mit »Borderline«, entsprechend dem Wortsinn »Grenzfall«, Menschen bezeichnet, die sich mit ihren Schwierigkeiten an der Grenze zwischen Psychose und Neurose bewegen bzw. bei denen diese Grenze schwer zu ziehen war. »Borderline« wurde teilweise für eine Unterform der Schizophrenie verwendet, aber auch für Erkrankungen, die eher dem neurotischen Spektrum zuzuordnen waren. Später hat sich, hier vereinfacht formuliert, die Zweiteilung von Erkrankungen aus dem psychotischen Formenkreis einerseits und Erkrankungen aus dem neurotischen Spektrum andererseits verändert und ist in eine Dreiteilung gemündet, die lange Zeit die Diagnosesysteme dominierte. Zwischen der Gruppe der Psychosen und der neurotischen Erkrankungen wurde eine Gruppe der Persönlichkeitsstörungen oder Persönlichkeitsentwicklungsstörungen eingefügt. Die Borderline-Störungen zählen zu dieser mittleren Gruppe, wobei deren Definitionen auch heute noch sehr unterschiedlich weit getroffen werden können und auch in ICD-10 und DSM-V nicht gänzlich deckungsgleich sind. In der 11. Revision des ICD, die sich in Vorbereitung befindet, ist zudem eine deutliche Verschiebung hin zu dimensionalen Kriterien der Erfassung zu erwarten.

Otto Kernberg, einer der Psychoanalytiker, der sich maßgeblich mit der psychodynamischen Diagnostik und auch Behandlung von Borderline-Persönlichkeitsstörung beschäftigt hat, formulierte das Konzept einer »Borderline-Persönlichkeitsorganisation« (BPO), die er als Grundlage für Persönlichkeitsstörungen ganz allgemein sieht (Kernberg 1975, 1984). In Kernbergs Definition der Borderline-Persönlichkeitsorganisation steckt ein sehr weites Konzept, das gewissermaßen die Basis darstellen soll, auf der Persönlichkeitsstörungen verschiedenster Ausformung auf Symptomebene entstehen können. Davon sind die Definitionen von Borderline-Persönlichkeitsstörungen in den internationalen Klassifikationssystemen der ICD-10 oder des DSM-V zu unterscheiden. Letztere sind weitaus enger, und das andere Extrem zur Borderline-Persönlichkeitsorganisation bildet die Definition in der ICD-10, in der die Borderline-Persönlichkeitsstörung nur als eine Unterform der emotional-instabilen Persönlichkeitsstörung erscheint. Wird über Borderline-Persönlichkeitsstörungen gesprochen, ist diese unterschiedliche begriffliche Weite stets im Blick zu behalten, da unter diesem Schlagwort immer wieder sehr unterschiedliche Probleme diskutiert werden. Nun ist eine weitergehende Diskussion dieser Fragen zwar interessant, aber nicht Thema des Buches.

Wegen des lange Zeit eindeutigen Überwiegens (s. u.) der Borderline-Persönlichkeitsstörung bei Untersuchungen zum Suizid in den psychologischen Autopsiestudien zum Suizid in der Allgemeinbevölkerung bzw. in Katamnesestudien zum Langzeitverlauf von Borderline-Persönlichkeitsstörungen wird nachfolgend der Schwerpunkt auf dieser, eben der Borderline-Persönlichkeitsstörung im Sinne von ICD-10 liegen. Die Borderline-Persönlichkeitsstörung zählt dabei gemeinsam mit der antisozialen, der histrionischen und der narzisstischen Persönlichkeitsstörung zum Cluster B bei den Typologien der Persönlichkeitsstörungen (Bronisch 1996). Cluster A umfasst paranoide, schizoide und schizotype Persönlichkeitsstörungen, Cluster C die selbstunsicher ängstliche, die abhängige, die anankastische Persönlichkeitsstörung. Dabei ist es erlaubt, unter dem Schlagwort Borderline-Persönlichkeitsstörung auch die im Cluster B befindlichen antisozialen, histrionischen, Borderline- und narzisstischen Persönlichkeitsstörungen zusammenzufassen, da selten eine einzige Störung für sich diagnostiziert wird. Üblich sind die Komorbidität und das gemeinsame Auftreten, gemeinsame Kennzeichen sind die emotionale Instabilität sowie die andauernde und ausgeprägte Identitätsstörung einschließlich der Selbstbild- und der Beziehungsstörung. Gegenwärtig geht die Richtung in eine stärker dimensional geprägte Erfassung, auch unterschiedlicher Schweregrade, und weniger einer kategorialen Unterscheidung der einzelnen Ausformungen von Persönlichkeitsstörungen. Dennoch hat sich gerade der Begriff der narzisstischen Persönlichkeitsstörung immer stärker etabliert, teils auch in öffentlichen Diskussionen um einzelne Führungspersönlichkeiten wie den damaligen US-amerikanischen Präsidenten Donald Trump. In Verbindung mit suizidalem Verhalten wurden die narzisstischen Persönlichkeitsstörungen vor kurzem als »untererforscht« bezeichnet (Coleman et al. 2017).

Borderline-Störungen sind von einer oft vielfältigen, »bunten« Symptomatik geprägt, die von impulsivem und stark emotionalem Erleben dominiert sein kann, oft mit massiven Ängsten oder auch Verzweiflungsgefühlen, und anderen starken und schwer kontrollierbaren Gefühlen, wie Aggression, Wut oder Verletztheit z. B. bei Verlassenwerden. Häufig entwickeln sich als Komplikationen Konsequenzen aus dem impulshaften Verhalten, wie Alkohol- oder Drogenmissbrauch, die Entwicklung einer Abhängigkeitserkrankung, auch dissoziale Tendenzen, aber eben nicht selten auch suizidales Verhalten. Das Konzept der Borderline-Persönlichkeitsorganisation von Kernberg ist für das Verstehen von Suizidhandlungen ein gutes Erklärungsmodell, da es die innerpsychischen Vorgänge bei diesen Menschen näher zu beschreiben hilft. Für die Unterteilung der Persönlichkeitsorganisation werden drei Aspekte herangezogen:

1. die Frage nach einer integrierten Identität vs. einer so genannten Identitätsdiffusion,
2. die vorherrschenden reifen vs. unreifen Abwehrmechanismen und
3. die Fähigkeit zur Realitätsprüfung.

Bei der Borderline-Persönlichkeitsorganisation liegt typischerweise eine Identitätsdiffusion vor, worunter verstanden wird, dass wenig integrierte, emotional verbundene Bilder von sich selbst und anderen wichtigen Bezugspersonen verinnerlicht werden konnten. Dies führt dazu, dass das Bild von sich selbst unsicher, wechselnd und brüchig bleibt, ebenso aber auch wenig Sicherheit in der Wahrnehmung und insbesondere der emotionalen Bezugnahme zu anderen wichtigen Menschen möglich ist. Sogenannte Teilobjekt- und Teilselbstrepräsentanzen herrschen in der inneren Welt vor, die jeweils sehr rasch wechseln und gleichzeitig sehr intensiv erlebt werden können. Daraus ergibt sich ein Erklärungsmodell, warum die Wahrnehmung anderer Menschen wie auch von sich selbst bei den Betroffenen häufig sehr intensiv, zugleich aber auch stark schwankend erlebt werden kann.

Ätiologisch wird die Störung in diesem Modell mit einer ungünstigen psychischen Entwicklung in Verbindung gebracht. So müssen das Integrieren emotional unterschiedlich besetzter Erfahrungen mit den primären Bezugspersonen sowie die unterschiedlichen Wahrnehmungen von sich selbst schrittweise zu einem integrierten verinnerlichten Bild zusammengefügt werden. Inkonstante primäre Bezugspersonen, Erfahrungen von Gewalt, Missbrauch oder von Vernachlässigung können hier ungünstig einwirken. Der zweite, von Kernberg beschriebene Aspekt der Reife der Abwehrmechanismen zeigt typischerweise bei Borderline-Persönlichkeitsstörungen ein Vorherrschen von unreifen Abwehrmechanismen wie projektiver Identifizierung, Idealisierung und Entwertung, Verleugnung und anderen mehr. Der dritte Aspekt der Fähigkeit zur Realitätsprüfung zeigt jedoch eine Möglichkeit, die Realitätsprüfung aufrechtzuerhalten, worin auch ein Unterschied zur psychotischen Persönlichkeitsorganisation gesehen wird.

Menschen mit Persönlichkeitsstörungen und insbesondere mit Borderline-Persönlichkeitsstörungen weisen ein erhöhtes Suizidrisiko auf, das sich aus den beschriebenen Zusammenhängen ableiten lässt. Lange Zeit wurde vermutet, dass zwar Suizidhandlungen gehäuft bei dieser Patientengruppe auftreten, jedoch überwiegend appellativ oder manipulativ intendiert seien. Wolfersdorf (2000) hatte hier sogar von einem eher »depressiven Modus« der suizidalen Beziehungsgestaltung in Unterscheidung von einem »manipulativ-intentionalen Modus« von Beziehungsgestaltung bei Menschen mit Borderline-Persönlichkeitsstörung gesprochen und als praktische Empfehlung im klinischen Alltag die Klarstellung der Situation und der Intention empfohlen. Tatsächlich sprechen die verfügbaren Befunde jedoch dagegen, dass suizidales Verhalten bei Borderline-Persönlichkeitsstörungen bzw. bei der Gesamtgruppe (Cluster B) der hier vereinigten Patienten mit einem emotional instabilen Schwerpunkt, mit narzisstischen und histrionischen Anteilten überwiegend durch suizidales Verhalten, jedoch nicht durch Suizide als solches gekennzeichnet seien. In Langzeitkatamnesen zur Persönlichkeitsstörungen, wobei hierzu nur Daten zur Borderline-Persönlichkeitsstörung bzw. zur antisozialen Persönlichkeitsstörung vorliegen (s. Bronisch 2008b), findet sich eine Suizidrate zwischen 2,4 % bis 9 % im Rahmen von Katamnesestudien mit einer Dauer von 3–16 Jahren. Häufig finden diese Suizide dann im jüngeren Erwachsenenalter statt (ebd.). Wird das Entstehen von Suizidalität bei diesen Patienten näher untersucht, zeigt sich, dass Borderline-Patienten rasch in stark schwankende Gefühlsstände von Verlassenwerden, Aufgegebenwerden oder im Stichgelassenwerden kommen können, die zu einer verzweifelten, suizidalen Gefühlslage führen können.

Andere Persönlichkeitsstörungen, die ebenfalls mit instabilen verinnerlichten Bildern von sich und anderen Menschen einhergehen, können auch andere Entstehensweisen von Suizidalität aufweisen: Bei paranoiden Persönlichkeitsstörungen kann das Projizieren aggressiver und destruktiver Gefühle zu massiven Verfolgungs- und Beeinträchtigungsideen führen, wobei Suizidalität dann aus der Enttäuschung über eine insgesamt ungünstig, ablehnend oder verfolgend erlebte äußere Welt entstehen kann. Bei dependenten Persönlichkeitsstörungen kann das Verhalten von Objekten leicht als Zurückweisung oder Abwendung des anderen erlebt werden und subjektiv dann zu einem hilflosen Gefühl führen, einhergehend mit der Entwicklung von Suizidalität. Kernberg (1999) sieht besonders bei Borderline-Persönlichkeitsstörungen ein Vorherrschen aggressiv besetzter verinnerlichte Objektbeziehungen und verknüpft diese Pathologie mit einer pathologischen Entwicklung des Über-Ichs. Er unterscheidet verschiedene psychodynamische Bedingungen, die zu Suizidalität und Suizidhandlungen führen können. So kann intensiv erlebte Wut direkt in Selbstverletzungen oder Suizidhandlungen umgesetzt werden, was eine Identifizierung mit einem als »böse« erlebten Objekt oder einer Projektion des »Opfers« in den eigenen Körper bedeuten kann. Suizidales Verhalten kann aber auch symbolisch einen Angriff auf das verhasste Objekt widerspiegeln, was gerade bei chronischer Suizidalität häufig zu finden ist. Bei Patienten mit sadomasochistischer oder depressiv-masochistischer Persönlichkeitsstruktur kann Suizidalität auch Ausdruck unbewusster Schuld sein, was häufiger bei Patienten mit höher strukturierter Persönlichkeitsorganisation zu finden ist. Dammann (2008) verweist auf die Regulationsfunktion von Suizidalität je nach Persönlichkeitsorganisation. Er unterscheidet zwischen Suizidalität als Ausdruck einer extremen Dysbalance bzw. einer Krise bei normalen Persönlichkeiten und neurotischen Störungen, während bei narzisstischen Störungen die Suizidalität zur Wiederherstellung der Selbstwert-Balance diene und beim destruktiven Narzissmus schließlich selbst zu einem tief verankerten Teil dieser Balance, der Aufrechterhaltung dieser Balance, geworden sei. Dort könne es gerade der »Verlust« von Suizidalität, etwa im Verlaufe einer Therapie sein, der dann zur krisenhaften Bedrohung werde. Suizidalität könne dabei lange Zeit regulierend, fast wie ein »Verbündeter« des Patienten, erscheinen. Dabei sei auch die depressive Dynamik zu beachten, die ebenfalls ganz entscheidend zur suizidalen Dynamik beitragen könne. Bei der Behandlung von Suizidalität bei narzisstischen Persönlichkeitsstörungen erscheint es nach Dammann (2008) unumgänglich, sowohl die konflikthafte Aggressionsproblematik und deren Auswirkung auf das Ich wie auch gleichzeitig die narzisstische Selbst-Ökonomie im Sinne einer narzisstischen Stabilität und das Bedürfnis nach einem spiegelnden Selbst-Objekt im Therapeuten zu berücksichtigen.

Diese Einführung kann dahingehend zusammengefasst werden, dass nach heutigem Wissen Menschen mit Persönlichkeitsstörungen, insbesondere die des Cluster B, also emotional instabile, narzisstische, histrionische Persönlichkeitsstörungen, die sich einerseits durch emotionale Instabilität, durch Selbstwertproblematik und Beziehungsstörung, durch Neigung zur Impulsivität in Selbstverletzung und Suizidalität auszeichnen, eine Risikogruppe für suizidales Verhalten darstellen. Die frühere Auffassung, dass es sich hierbei im Wesentlichen um appellatives bzw. eher noch um manipulativ-intentionales Verhalten im Sinne der Selbstwert-Ökonomie handelt, lässt sich vor dem Hintergrund heutiger Katamnesedaten nicht mehr aufrechterhalten. Es handelt sich wie auch bei suizidalem Verhalten depressiv Kranker oder psychosekranker Menschen um ein suizidales Verhalten, das auf Veränderung und Beeinflussung von inneren und äußeren Welten mit dem Risiko der Selbstzerstörung abzielt.

11.2 Zur Epidemiologie

Nach heutigem Wissenstand ist eine »Borderline-Persönlichkeitsstörung« ein eigenständiger Risikofaktor für suizidales Verhalten. Die Raten für Suizide bei Patienten mit Borderline-Persönlichkeitsstörungen reichen von 3 % bis 9,5 % (McGlashan 1986, 1992, Akiskal et al. 1985, Pope et al. 1983, Stone et al. 1987, Stone 1996, 1997, Fyer et al. 1988, Bronisch 2008b). In früheren Studien (Soloff et al. 1994, Paris 1990, Shearer et al. 1988, Mehlum et al. 1994) waren Zusammenhänge zwischen Borderline-Persönlichkeitsstörung und suizidalem Verhalten gefunden worden, die nicht auf Persönlichkeitszüge fokussierten, sondern psychosoziale Faktoren wie Alter, Bildungsstand, Trennungserfahrungen in der frühen Kindheit, unzureichende Behandlung vor Hospitalisation, komorbide Diagnosen von depressiver Episode, Substanzmissbrauch und Essstörungen. Brodsky et al. (1997) untersuchten den Aspekt Impulsivität als eine spezifische Ausgestaltung der Borderline-Persönlichkeitsstörung und fragten nach dessen ätiologischer Bedeutung für suizidales Verhalten. Impulsivität war dann auch derjenige Faktor in der Regressionsanalyse, der signifikant mit dem Vorhandensein und der Anzahl früherer Suizidversuche korrelierte. Die Ausprägung der Pathologie der Störung hatte keinen Einfluss auf suizidales Verhalten, eine Lebensgeschichte mit Missbrauch in der Kindheit korrelierte dagegen mit der Anzahl von Suizidversuchen in der bisherigen Lebensgeschichte. Inzwischen zeigt eine Studie eine sehr hohe Rate (46,5 %) von Suizidversuchen in der Nachuntersuchung von Borderline-Patienten nach über zehn Jahren (Soloff und Chiappetta 2019).

In ▶ Tabelle 49 sind aus der Literatur (psychologische Autopsiestudien) (nach Linehan et al. 2000, Schneider 2003, Schaller und Wolfersdorf 2010) Beispiele für Suizidalität bei Persönlichkeitsstörungen zusammengestellt. Es handelt sich dabei um zusammengefasste Achse I- und II-Diagnosen, weswegen in einigen Studien durchaus die Komorbidität Depression und Persönlichkeitsstörungen in einem hohen Ausmaß vorliegen kann. Die Daten zeigen, dass in psychologischen Autopsiestudien zu Suiziden in der Allgemeinbevölkerung, wenn Persönlichkeitsstörungen erfasst worden sind, deren Anteil sehr schwankt, sich allerdings deutlich in einem nicht zu vernachlässigenden Bereich bewegt und der vergleichbar mit den Anteilen von Depression, Schizophrenie oder Abhängigkeitserkrankungen ist.

Tab. 49: Persönlichkeitsstörungen und Suizid. Ausgewählte Beispiele aus der Literatur (Achse I- und II-Diagnosen zum Suizid) (mod. n. Linehan et al. 2000; Schneider 2003; Schaller und Wolfersdorf 2010)

Autoren	(Studienjahr)	Gesamt Suizide n	Pers.St. %	Depression %	Schizophrenie %	Abhängigkeit %
Black et al.	(1985)	68	10	32	28	9
Brent et al.	(1993)	67	kA	49	kA	27
Lesage et al.	(1994)	75	57	49	6	57
Roy & Draper	(1995)	37	3	14	76	43
Marttunen et al.	(1994)	53	40	51	6	30
Isometsä et al.	(1997)	229	29	54	7	21
Henriksson et al.	(1995)	43	12	65	7	30
Housten et al.	(2001)	27	70	59	11	41

Eine weitere bedeutende Frage ist die nach den Persönlichkeitsstörungen, die am häufigsten mit Suizidalität in Zusammenhang gebracht werden. Die Studie von Chang et al. (1997) (▸ Tab. 50) sei deswegen beispielhaft angeführt. Dort liegt der Anteil für emotional-instabile Persönlichkeitsstörungen, impulshaft bzw. die Borderline-Variante, bei knapp unter der Hälfte der Suizidenten; bei insgesamt 62 % war eine Persönlichkeitsstörung diagnostiziert worden. Dies deckt sich mit Angaben in der Literatur zur Häufigkeit in anderen psychologischen Autopsiestudien, bei denen der Anteil der Borderline-Persönlichkeitsstörung jeweils deutlich führend war. So erscheint es von der epidemiologischen Datenlage her gerechtfertigt, bei der Betrachtung von Suizidalität bei Persönlichkeitsstörungen den Schwerpunkt auf die Borderline-Persönlichkeitsstörung zu legen. Auch aus therapeutischer Perspektive wird wiederkehrend auf die Häufigkeit suizidalen Verhaltens und den daraus resultierenden Schwierigkeiten bei Menschen mit Borderline-Störungen verwiesen (Friedman und Downey 2016).

Tab. 50: Persönlichkeitsstörungen und Suizid – die häufigsten Subgruppen Beispiele aus psychologischen Autopsiestudien (ICD-10) (n. Schneider 2003, Linehan et al. 2000)

113 Suizidenten, 62 % wiesen eine Persönlichkeitsstörung auf (nach Chang et al. 1997)		
F60.0	paranoid	3,5 %
F60.1	schizoid	3,5 %
F60.2	dissozial	3,5 %
F60.30	emotional-instabil-impulshaft	40,7 %

Tab. 50: Persönlichkeitsstörungen und Suizid – die häufigsten Subgruppen Beispiele aus psychologischen Autopsiestudien (ICD-10) (n. Schneider 2003, Linehan et al. 2000) – Fortsetzung

113 Suizidenten, 62 % wiesen eine Persönlichkeitsstörung auf (nach Chang et al. 1997)		
F60.31	emotional-instabil-Borderline-PSt	5,3 %
F60.4	histrionisch	3,5 %
F60.5	anankastisch	6,2 %
F60.6	ängstlich- vermeidend	9,7 %
F60.7	abhängig	4,4 %

ebenso nach DSM-III-R Kullgren et al. (1986) BPD 11,9 %, Marttunen et al. (1991) BPD 11,3 %, Isometsä et al. (1997) BPD 7,4 %, Henriksson et al. (1995) BPD 2,3 %, Runeson und Beskow (1991) BPD 32,8 %, Lesage et al. (1994) BPD 28,0 %. Rate Persönlichkeitsstörung, hier führend die emotional instabile Persönlichkeitsstörung vom Borderline-Typus.

Ergänzend zu obigen Ausführungen bzgl. vergleichbarer Suizidraten von Persönlichkeitsstörungen, Depression, Schizophrenie und Substanzmissbrauch in psychologischen Autopsiestudien sei auf die Studie von Soloff et al. (2000) verwiesen, die beim Vergleich des suizidalen Verhaltens von Patienten mit einer Persönlichkeitsstörung mit einer typischen depressiven Episode sowie mit Patienten mit einer PSt plus depressive Episode (also eine komorbide Konstellation) keinen signifikanten Unterschied hinsichtlich der Charakteristika von Suizidversuchen zwischen Patienten mit Borderline-Persönlichkeitsstörungen und solchen mit typischen depressiven Episoden fanden. Patienten mit beiden Erkrankungen – Borderline-Persönlichkeitsstörung plus typische depressive Episode – hatten jedoch die größte Anzahl von Suizidversuchen und wiesen die eindeutigste Tendenz hinsichtlich tödlicher suizidaler Handlungen auf. Erhöhte impulsive Aggression oder Hoffnungslosigkeit oder die Diagnose der Borderline-Persönlichkeitsstörung sagte eine große Anzahl von Suizidversuchen voraus. Das Vorliegen von Hoffnungslosigkeit sagte eine Intention zu einer tödlichen suizidalen Handlung in allen drei Gruppen sowie die objektive Planung von suizidalem Verhalten voraus. Die Autoren schlossen daraus, dass die Komorbidität von Depression und Borderline-Persönlichkeitsstörung (bzw. umgekehrt) die Anzahl und Gefährlichkeit suizidaler Verhaltensweisen signifikant erhöhen, wobei unabhängig voneinander Hoffnungslosigkeit sowie impulsive Aggression/Impulsivität das Suizidrisiko bei Patienten mit Borderline-Persönlichkeitsstörung sowie bei Patienten mit einer typischen depressiven Episode erhöhen. Yen et al. (2004) versuchten ebenfalls, jenseits der psychosozialen Faktoren, Zusammenhänge zwischen DSM-IV-Borderline-Persönlichkeitsstörungen und suizidalen Verhaltensweisen zu finden: Affektive Instabilität war hochsignifikant das Kriterium bei der Borderline-Persönlichkeitsstörung, das am stärksten mit suizidalem Verhalten korrelierte, gefolgt (auf Signifikanzniveau) von Identitätsstörung sowie Impulsivität, beides ebenfalls signifikant mit dem Auftreten von suizidalem Verhalten im Zusammenhang.

In einer Kasuistik diskutierte Oldham (2006) das Thema Suizidalität versus selbstverletzendes (nicht-suizidales) Verhalten. In seiner Unterscheidung bezieht er sich auf Stanley und Brodsky (2005), die zwei verschiedene Formen von selbstdestruktivem Verhalten definiert haben. Eine Form der Selbstverletzung sei der Suizidversuch, der letztlich mit einer Intention zu sterben verbunden sei. Nicht-suizidales selbstverletzendes Verhalten dagegen beinhalte nicht die Intention, zu versterben. Beide Verhaltensweisen können beim selben Patienten vorkommen und Stanley und Brodsky (2005) schätzen, dass bis zu 75 % aller Patienten mit Borderline-Persönlichkeitsstörungen im Laufe des Lebens mindestens einen nicht-letalen Suizdversuch durchführen und dass ein noch höherer Prozentsatz, insbesondere unter den hospitalisierten Patienten, selbstverletzendes Verhalten zeigen, das nicht suizidal sei.

Damit ist ein klassisches Problem der klinischen psychiatrisch-psychotherapeutischen Diagnostik und in der Konsequenz dann auch die Fürsorge für suizidale Patienten mit Borderline-Persönlichkeitsstörungen angesprochen, nämlich die Frage, wann nicht-suizidales Verhalten, also Selbstverletzungsverhalten ohne Intention zu sterben, denn übergehe in suizidales Verhalten, was dann unter Umständen fürsorglichsichernde Maßnahmen erfordert.

Für den Kliniker lassen sich verschiedene Überschneidungsbereiche bzw. Kriterien formulieren:

1. Primär nicht-suizidales selbstverletzendes Verhalten wird dann suizidal, wenn der Körperbereich, an welchem die Selbstverletzung durchgeführt wird, mit erhöhtem Versterbensrisiko einhergeht, z. B. wenn die oberflächliche Hautschnittverletzung in Richtung der Carotis wandert.
2. Eine nicht-suizidal intendierte Selbstverletzung wird dann suizidal, wenn sich die Intention des Durchführenden ändert, d. h., wenn sein Handeln zumindest partiell auch die Möglichkeit oder das Risiko des Versterbens einbezieht.
3. Eine nicht-suizidal intendierte selbstverletzende Handlung wird dann zur suizidalen, wenn, obwohl der Patienten selbst dies verneint, weitere Kriterien von Suizidalität wie Hoffnungslosigkeit, Depressivität, ausgeprägte Impulsivität ohne Kontrolle, in der aktuellen und früheren Vorgeschichte ähnliche Konstellationen, die dann in einen Suizidversuch mündeten, gegeben sind. Hier verneint der Patient zwar vielleicht selbst Suizidalität bzw. geht möglicherweise nicht offen mit Suizidalität gegenüber den Therapeuten um, und es ist dann Angelegenheit der therapeutischen Deutung dieser Konstellation, vor dem Hintergrund der Kenntnis des Patienten, seiner Vorgeschichte, seiner Psychodynamik und Psychopathologie und vor dem Hintergrund des wissenschaftlichen Standards, hier den Patienten näher an Suizidalität als an nicht-suizidal gemeinter Selbstverletzung zu sehen.

11.3 Krisenintervention

11.3.1 Vorbemerkung

Die strukturelle Ich-Schwäche mit Instabilität der Affektregulation und der Objektbeziehungen und die Fragilität des Selbstsystems mit Neigung zu dissoziativen Zuständen bei schwer ausgeprägten Borderline-Persönlichkeitsstörungen führen häufig zu krisenhaften Zuständen (Purucker 2008). Bei der Frage der Krisenintervention lassen sich aus den obigen Ausführungen besondere Herausforderungen ableiten (Bronisch et al. 2004). Krisenintervention wird häufig verstanden als das sich Zur-Verfügung-Stellen eines neutralen, wohlwollenden Gegenübers, das versucht, sich in sehr oft aufgeladene und heftige emotionale Befindlichkeiten eines Menschen in dessen Krise einzustellen, diese zu verstehen und damit ertragen zu helfen. Seit langem ist bekannt, dass die therapeutische Beziehung und Krisenintervention den Therapeuten oft in intensiver Weise mit einbeziehen können, dass mit unter auch starke Gegenübertragungsgefühle entstehen können, die vom Therapeuten ausgehalten und ertragen werden müssen und nicht in Agieren führen sollen.

Nun ist aufgrund der Besonderheiten der Persönlichkeitsorganisation bei schweren Persönlichkeitsstörungen und insbesondere bei der Borderline-Persönlichkeitsstörung zu erwarten, dass die therapeutische Beziehung oft sehr emotional aufgeladen, turbulent und druckvoll werden kann (Etzersdorfer 2008, Purucker 2008). Kernberg (2001) sieht daher die Gegenübertragungsanalyse in der Behandlung suizidaler Patienten mit Persönlichkeitsstörungen als besonders wichtig an. Die Grenzen der Krisenintervention bei Persönlichkeitsstörungen betreffen häufig die Frage der Grenzen der ambulanten oder auch teilstationären Behandlung vs. einer stationären Therapie. Hier ist insbesondere die erhaltene Fähigkeit, Entlastung durch ein Gespräch zu erleben, bedeutsam, die Fähigkeit, einen Helfer als grundsätzlich unterstützend und hilfreich erleben zu können und eine genügend realistische Einschätzung der eigenen Möglichkeiten, aber auch Grenzen von Patienten wie Helfer.

Nach Purucker (2008) erfordert die Behandlung neben einer symptomorientierten Vorgehensweise eine strukturelle Stabilisierung und Entwicklung der Persönlichkeit. Aus behandlungstechnischer Sicht können beide Ziele bereits zu Beginn einer Behandlung miteinander verschränkt sein. Die Gestaltung der therapeutischen Beziehung – Halt geben, Grenzen setzen, Autonomie fördern – und die unterschiedlichen Interventionstechniken – supportiv, affektklärend, konfrontierend, kognitiv reflektierend, übertragungsfokussierte Deutungen – korrespondieren dabei mit den jeweiligen Behandlungsphasen. Der Therapieprozess wird dabei durch folgende *Prinzipien* strukturiert:

- Aufbau eines stabilen Beziehungsrahmens,
- Vermeiden einer passiven therapeutischen Haltung,
- Containing für aggressives Erleben und Agieren,
- konfrontativer Umgang mit selbstzerstörerischem Verhalten,
- Herstellen einer Verbindung zwischen Gefühlen und Handlungen,
- Setzen und Einhalten von Grenzen,
- Wahrnehmung und diagnostische Reflexion der Gegenübertragung,
- Interventionen im Hier und Jetzt unter Bezugnahme auf biografisch geprägte Reaktions- und Interaktionsmuster,
- Bearbeitung der autoaggressiven Impulse und manipulativen Autoaggression durch Reflexion der innerpsychischen bzw. interpersonellen Funktionalität.

Die Umsetzung dieser Prinzipien erfordert dabei im klinischen Alltag einen offenen und strukturierten Austausch zwischen Berufsgruppen, um die oft intensiven Übertragungs- und Gegenübertragungsreaktionen zu verstehen. Daher plädieren wir eher für eine stationäre oder teilstationäre Behandlung von Menschen mit schweren Borderline-Persönlichkeitsstörungen, Komorbidität und suizidalem Verhalten (Paris 2002, 2004; Purucker 2008).

11.3.2 Empfehlungen für die klinische Praxis

Die Empfehlungen von McMain (2007) sind in folgender Übersicht vorangestellt; dabei geht es im Wesentlichen um organisatorische Abläufe. Eher inhaltliche Empfehlungen sind nachfolgend formuliert.

> **Suizidalität bei Persönlichkeitsstörungen, insbes. Borderline-Persönlichkeitsstörung (mod. n. McMain 2007)**
>
> **Empfehlungen für die klinische Praxis**
>
> - *Langzeit-Psychotherapie* (mehr als 6 Monate). Therapie auf Basis eines Krankheitsmodells und eines strukturierten Ansatzes
> - *Wenn suizidales Verhalten* vorliegt, wird dies ein primäres Ziel von Therapie
> - *Aktives Vorgehen* (z. B. mit Telefonkontakten und Postkarten), um Noncompliance zu entgegnen, insbesondere bei Patienten mit hoher suizidaler Gefährdung
> - *Kurze Behandlungsphasen*, z. B. Skills Training, wenn der Behandlungsfokus umschrieben ist (z. B. Selbstverletzung)
> - *Unterstützung des therapeutisch-pflegerischen Personals* in der Bewältigung der negativen Reaktionen auf Patienten
> - Patienten sollten *nicht so sehr auf traumatische Ereignisse in der Erinnerung fokussiert werden*, solange bis sie nicht über eine Verhaltenskontrolle verfügen (z. B. Selbstverletzung und anderen selbstschädigenden Verhaltensweisen Abstand nehmen zu können)
> - *Längerfristige Hospitalisierung sollte vermieden werden*

11.3.2.1 Empfehlungen in der akuten suizidalen Krise

Grundsätzlich gelten in der akuten suizidalen Krise von Borderline-Patienten dieselben Kriterien, die allgemein zum Abschätzen von Suizidalität und dem unmittelbaren Suizidrisiko formuliert wurden. Hinzu kommt, dass durchaus nicht regelhaft für den Helfer klar sein muss, dass er mit einem Menschen mit einer Borderline-Störung zu tun hat, wenn er die Frage der Suizidalität bei einem Patienten/Klienten klären muss. Gerade durch die heterogene Verwendung des Begriffs und die sehr unterschiedlichen Definitionen wären Fehlermöglichkeiten darin zu sehen, zuerst eine Gewissheit über das Vorliegen der Diagnose einer Borderline-Störung gewinnen zu wollen, und daraus spezifische Vorgangsweisen ableiten zu wollen.

Dennoch gibt es Besonderheiten, die beachtenswert sind. Die Beziehungsgestaltung kann sich von der mit z. B. schizophrenen Menschen (▶ Kap. 10) mitunter deutlich unterscheiden. Gerade Aspekte wie Manipulation, Druck oder gar Erpressung, die immer wieder und seit langem im Zusammenhang mit Suizidalität diskutiert wurden, können in Beziehungen mit suizidalen Borderline-Patienten auftauchen. Dabei darf nicht missverstanden werden, dass es sich um gezielte, bewusste Haltungen handelt, die ohne weiteres verändert und aufgegeben werden könnten; vielmehr handelt es sich um oft stark verstrickte und den Helfer heftig involvierende Konstellationen, die dem Betreffenden anders in dieser Situation nicht möglich und in weiten Bereichen auch nicht bewusst sind.

Vorerst muss dem Helfer bewusst sein, möglicherweise in eine druckvolle, mit heftigen eigenen Gefühlen verbundene Beziehung zu geraten, die oft die eigenen Möglichkeiten abzuwägen, zu überlegen und sachorientiert zu entscheiden beeinträchtigen kann. Daher wird die erste Empfehlung sein, besonders auf eigene Reaktionen zu achten, diese wahrzunehmen und sie ernst zu nehmen. Oft erleben Helfer sich selbst besonders aufgeregt, heftig unter Druck, augenblicklich zu handeln oder ungewöhnliche Schritte einzuleiten. Es ist leichter gesagt als getan, dass bereits ein sehr wichtiger Schritt darin bestehen kann, solchen Impulsen nicht gleich nachzugeben, sondern vielmehr zu versuchen, auch in der therapeutischen Situation selbst, zu überlegen, ob die eigenen Gefühle und Impulse mit der momentanen therapeutischen Beziehung, und letztlich mit dem psychischen Geschehen des Patienten, etwas zu tun haben könnten. Wo es möglich und leicht verfügbar ist, sind Unterstützungen durch ein Team, durch Intervision oder Supervision dabei oft sehr nützlich, was in der unmittelbaren Situation aber nur in Institutionen verfügbar sein wird.

In der unmittelbaren Situation wird das Abschätzen von Impulsivität dabei eine Rolle spielen, ebenso das Einbeziehen ähnlicher Situationen aus der Vorgeschichte, mitsamt den damals verfügbaren oder eben nicht vorstellbaren eigenen Hilfsmöglichkeiten.

In gewisser Weise kann es hilfreich sein, sich als Modell für das eigene Vorgehen vorzunehmen, mit gewissermaßen »gesundem Menschenverstand« die Situation einzuschätzen, die Angemessenheit oder Unangemessenheit von Gefühlen, Befürchtungen wie auch Bewältigungsmöglichkeiten immer wieder neu zu überprüfen, und dies immer wieder mit dem Patienten zu teilen. Ein Borderline-Patient, der bereits mehrfach in suizidale Krisen geraten ist, auch immer wieder Suizidversuche in solchen Situationen unternommen hat, und nun völlig überzeugt und sicher mitteilt, dass in der jetzigen Zuspitzung alles anders verlaufen wird, dass er sich sicher sei, alles hinbekommen zu können, wird wohl eher Skepsis und Befürchtungen bei einem Helfer auslösen. Diese in angemessener Weise dem Patienten mitzuteilen, ist das angemessene Vorgehen – jedoch nicht, um besserwisserisch zu sagen, wie es wirklich sein wird, sondern um die eigene Einschätzung zur Verfügung zu stellen und zu erläutern, und damit auch abschätzen zu können, wie weit Zweifel und Möglichkeiten, die eigene Sicht auch zu prüfen, bei dem suizidalen Menschen noch verfügbar sind. Die Fähigkeit, Sorgen bei sich wahrzunehmen und sie auszudrücken, ist bei Borderline-Patienten wie auch bei anderen Patientengruppen, generell eher ein günstiges Zeichen, auch wenn das paradox klingen mag. Die unangemessene Sicherheit, oft Ausdruck von Idealisierungen, Verleugnungen oder anderen Verzerrungen, muss bedenklich stimmen und spricht eher dafür, dass das unmittelbare Suizidrisiko höher eingeschätzt werden muss.

11.3.2.2 Umgang ambulant

Das oben Formulierte gilt für ambulante wie stationäre Behandlungen. Bei ambulanten Behandlungen wird immer wieder die Frage zu klären sein, ob das ambulante Setting ausreicht, oder ob eine stationäre Hilfe notwendig ist, um das Risiko einer Suizidhandlung zu verringern. Sicherlich wird das Setting einen Einfluss auf die Möglichkeit der Bewältigung einer suizidalen Krise haben. Beispielsweise ist die Möglichkeit eines raschen Folgetermins bei ambulanten Kriseninterventionen oft hilfreich, in der therapeutischen Beziehung weiter arbeiten zu können. Ein zu langes Intervall kann gerade bei Borderline-Patienten Unabwägbarkeiten schaffen. Gerade weil diese durch das (oben beschriebene) Labile der emotionalen Einstellungen sowie eine sicherlich besonders vulnerable psychische Situation während einer suizidalen Krise besonders gefährdet sind, Erfahrungen zu erleben, mit denen sie nicht über lange Zeitstrecken allein zurande kommen können, muss die Möglichkeit eines zeitnahen Folgekontakts mit dem Therapeuten gegeben sein.

Ein besonderes Problem ist der Umgang mit Suizidalität während Langzeit-Psychotherapien von Borderline-Patienten. Hier ist immer zu prüfen, ob das Entstehen von Suizidalität auch Bedeutungen in der therapeutischen Beziehung ausdrückt, die vielleicht noch nicht ausreichend verstanden, dadurch auch nicht ausreichend aufgegriffen werden konnten. Hier empfiehlt sich besonders, Unterstützung durch Kollegen, durch Intervision oder Supervision zu suchen. Darin ist auch keineswegs eine Schwäche oder ein Versagen zu sehen, im Gegenteil drückt es die Möglichkeit des Therapeuten aus, eine Situation offen und selbstkritisch zu hinterfragen, was in der aktuellen Situation dem Borderline-

Patienten selbst vielleicht nicht möglich sein wird. In einem psychodynamischen Sinn kann darin auch eine Möglichkeit zu einer Triangulierung durch den Therapeuten gesehen werden, die Möglichkeit, eine Außenposition zu suchen und nicht in einer hermetischen Zweierbeziehung verstrickt zu bleiben, was die Möglichkeit einschränken würde, sich ein auch etwas distanziertes, gleichsam »objektiveres« Bild einer Situation zu machen. Ähnlich kennen viele Therapeuten den Gedanken in manchen klinischen Situationen, was ein geschätzter Kollege oder Lehrer in der momentanen Situation wohl denken würde, was genau dieser Möglichkeit des Aufsuchens einer Außenposition entspricht.

In ungünstigeren Fällen in Langzeittherapien mit Borderline-Patienten, die auch mit Suizidalität zu tun haben, kann sich eine verstrickte und auch für den Therapeuten mitunter äußerst quälende Situation entwickeln, die das eigene Denkvermögen stark in Mitleidenschaft ziehen kann. Da auch Therapeuten psychische Abwehrmanöver einsetzten und ebenso unbewusste Reaktionen zeigen, verwundert es nicht, dass auch bei Borderline-Patienten mit Suizidalität in der Vorgeschichte typischerweise genau dann dieses »Wissen« beim Therapeuten in den Hintergrund treten kann oder sogar verschwindet, wenn die Gefahr eigentlich am größten einzuschätzen ist. Auch erfahrene Therapeuten mussten die Erfahrung machen, im Rückblick nach einer Suizidhandlung eines Borderline-Patienten festzustellen, dass sie gerade in der Stunde davor selbst gar nicht an ein mögliches Suizidrisiko gedacht haben, obwohl es sonst vielleicht über lange Zeit im Vordergrund und gut bekannt war. Dies ist in erster Linie als unbewusste Reaktion in zugespitzten Situationen zu werten, denen am besten damit begegnet werden kann, sich immer wieder zu fragen, wie die Suizidalität aktuell einzuschätzen sei, offen auch dafür zu bleiben, sich immer wieder zu fragen, ob ein Gefühl der Sicherheit und Beruhigung in Hinblick auf Suizidalität wirklich angemessen und nachvollziehbar oder womöglich trügerisch ist. Wenn ein Borderline-Patient über längere Zeit nicht selbst über Suizidalität gesprochen hat, andere Hinweise aber auf Belastungen oder Schwierigkeiten hindeuten, ist es natürlich angemessen, dies anzusprechen und diesen möglichen Widerspruch mit dem Patienten zu teilen, um zu sehen, wie er darüber denkt und welche Erklärung er dafür hat.

11.3.2.3 Bewältigung in der Klinik

Mitunter wird eine stationäre Behandlung bei Vorliegen akuter Suizidalität nötig sein, wobei gerade bei Menschen mit Borderline-Störungen kritisch diskutiert wird, ob eine stationäre Behandlung nicht eine Regressionsneigung fördern kann. Beim Vorliegen einer unmittelbaren Gefährdung oder nicht ausreichenden anderen Hilfsmöglichkeiten (des Therapeuten, der Institution und/oder des Patienten) wird eine stationäre Aufnahme nötig sein; häufig ist es jedoch sinnvoll, diese eher im Sinne einer stationären Krisenintervention zu planen.

Die Möglichkeiten von Teams haben in der Klinikbehandlung insofern Vorteile, als die unterschiedlichen therapeutischen Beziehungen kontinuierlich erlauben, über den Austausch mit Teamkollegen zu überprüfen, ob die eigene Einschätzung realitätsgerecht und angemessen erfolgt, oder vielleicht Ausdruck eigener Verzerrungen oder blinder Flecke ist. Die Übernahme von realitätsgerechten Haltungen wird in der unmittelbaren suizidalen Situation auch Grenzsetzungen beinhalten, die mitunter von Borderline-Patienten schlecht akzeptiert oder als angemessen wahrgenommen werden können. Es kann dann Aufgabe des Teams sein, auch unerwünschte oder momentan sogar abgelehnte oder bekämpfte Einschätzungen aufrechtzuerhalten, die Kritik der eigenen Person zu ertragen und zu akzeptieren. Sie kann oft als Ausdruck der

Schwierigkeit des Patienten, in dem Moment selbst eine realistische Haltung einzunehmen aufgefasst werden, und soll letztlich erreichen, weder mit verleugnenden Tendenzen mitzuschwingen noch übertriebene Maßnahmen zu erwirken. Das immer wieder neu notwendige Überprüfen der eigenen Einschätzung ist dabei eine durchaus schwierige, und manchmal für vor allem unerfahrene Helfer schwer zu ertragende Aufgabe, bei der auch die Hierarchien in Krankenhäusern manchmal nützlich sind, um die oben beschrieben Außenposition in kreativer und angemessener Weise zu nutzen. In der Regel ist eine klare und dabei offene Haltung dabei am hilfreichsten, um vor allem die akute Situation bei einem Borderline-Patienten überwinden zu helfen.

11.3.3 Abschlussbemerkung

Erstaunlich ist, dass in Supervisionen oft nicht die mögliche Suizidalität von depressiv Kranken, Alkoholkranken oder schizophren Kranken im Vordergrund steht, sondern das suizidale Verhalten von Menschen mit schweren Persönlichkeitsstörungen, die das Szenario für sich einnehmen und dominieren können. Hier ist »Ruhe« und Zurückhaltung von therapeutisch-pflegerischen Aktionismus angebracht: Hilfe ja, Panik nein!

12 Demenzielle Erkrankungen und Suizidprävention

Demenzielle Erkrankungen gelten neben affektiven Störungen, hier vor allem depressiven, als die häufigsten psychischen Erkrankungen des höheren Lebensalters. Nach Förstl und Kurz (2001) liegt der Anteil demenzieller Erkrankungen, vor allem von Alzheimer-Demenz und vaskulärer Demenz, bei den über 65-jährigen Menschen bei ca. 6 % und steigt mit zunehmendem Alter. Bickel (1997) gab eine Spannweite von 3,5–7,6 % für mittelschwere und schwere Demenzen in Deutschland an; der Anteil dement Kranker in Institutionen scheint bei 35–69 % zu liegen. Der Anteil depressiver Störungen in der alten Bevölkerung wird in der Literatur zwischen 8–22 % berichtet (Bickel 1997).

Generell bei körperlichen Erkrankungen treten nach Wedler (2008) Suizidgedanken meist kurz vor der Sicherung einer befürchteten Diagnose auf, später bei Beeinträchtigungen durch die Erkrankung, evtl. bei Behandlungsfolgen sowie bei erneuter Wiedererkrankung; insgesamt nehme aber Suizidalität im fortgeschrittenen Stadium einer körperlichen Erkrankung ab.

Zum Suizidrisiko beim Demenzsyndrom liegen wenige Studien vor (z. B. Schneider 2003, Haw et al. 2009, Erlangsen et al. 2020), die Suizidmortalität liegt jedoch nicht höher als in der Allgemeinbevölkerung. Die meisten Menschen wissen heute um den schicksalhaften Verlauf einer demenziellen Erkrankung, die unabhängig von den verfügbaren antidementiven Behandlungsmöglichkeiten fortschreitet. Ein hohes Ausmaß an Depressivität bzw. Suizidalität wäre von daher bei Menschen mit demenziellen Erkrankungen zu erwarten. Wenn bei den meisten Betroffenen dennoch das Ausmaß an Suizidalität gering ist und auf der Höhe der Allgemeinbevölkerung liegt, wie die Metaanalyse von Harris und Barraclough (1977, zit. n. Schneider 2003) zeigte, stellt sich nun die Frage nach den Gründen hierfür. Diese können beispielsweise die intensive Fürsorge und Pflege bei vielen Demenzkranken in den Familien sein, in speziellen Heimeinrichtungen, Zeiten des Stillstands der Erkrankung, die wieder Hoffnung auf Stabilität über mehrere Jahre bringen, nicht zuletzt aber auch eine zunehmende, von der Hirnorganik bedingte Unfähigkeit, die eigenen Defizite, den Verlust von Entscheidungs- und Handlungsfähigkeit zu erkennen (Wolfersdorf et al. 2009).

Die Literatur zum Thema Demenz und Suizidalität ist nicht sehr umfangreich (Wolfersdorf et al. 2009). Voaklander et al. (2008) untersuchten die Suizide von 602 alten Männern; niedriger wirtschaftlicher Status, Depression, Psychose, neurotische Störung, Schlaganfall, Krebserkrankung, Erkrankung der Leber, Benzodiazepin- bzw. Schmerzmittelabusus sowie Suizidversuch in der Vorgeschichte fanden sich bei den Suiziden häufiger. Rao et al. (1997) hatten in einer Kohorte von 118 Demenzpatienten einen Zusammenhang zwischen Depressivität und Auftreten von Suizidgedanken beim gemischten Demenzsyndrom, nicht aber einen Zusammenhang zwischen Suizidgedanken und der Wahrnehmung der kognitiven Störungen gefunden. Die Depressivität war in dieser Gruppe also das Kriterium, das näher an Suizidalität heranführte, nicht die kognitive Störung. Wedler (2008) hatte davor gewarnt, Suizidalität bei körperlich Kranken allein im Kontext von Depression zu sehen; allerdings weist sowohl die Studie von Rao et al. (1997) als auch die von Draper et al. (1998) der depressiven Gestimmtheit bei Patienten mit Demenzerkrankungen eine wichtige Bedeutung zu. Letztere hatten 221 Patienten mit Demenzsyndrom untersucht und bei den Patienten mit Suizidgedanken und Sterbewünschen klinisch ausgeprägte depressive Erkrankung und eine positive Korrelation mit dem Vorhandensein von Depression gefunden. Ähnlich hatte Cattell (2000) in einer Gruppe von durch Suizid Verstorbenen kaum Psychose- oder Abhängigkeitserkrankungen gefunden, jedoch in der Regel eine »late-onset major depression«; nach Cattell (2000) kann eine Demenzerkrankung ein protektiver Faktor gegen Suizid sein. In einer früheren Übersicht über die Literatur beklagen Haw et al. (2009) methodische Schwächen bei den stark überschaubaren Veröffentlichungen. Vor allem gäbe es kaum Studien zu spezifischen Unterformen dementieller Erkrankungen, wie vaskulären, frontotemperalen oder Lewy-Körper-Demenzen. Sie finden ein insgesamt vergleichbares bis erniedrigtes Suizidrisiko, jedoch einer erhöhtes im frühen Stadium nach der Diagnosestellung. In einer neueren Untersuchung, die auf das große Dänische Register zurückgreifen konnte, wurden neben dem Suizidrisiko verschiedener neurologischer Erkrankungen auch das bei Demenz untersucht (Erlangsen et al. 2020). Hier fanden die Autoren ein insgesamt erniedrigtes, aber auch wieder erhöhtes Risiko in den ersten Monaten nach der Diagnose einer Demenz. Am Rande sei bemerkt, dass die Erhöhung weniger stark war als bei Patienten mit einer amyotrophen Lateralsklerose (ALS) und Huntingtonscher Erkrankung, aber höher als etwa bei Patienten mit Multipler Sklerose, Epilepsie oder nach Schlaganfall.

Wolfersdorf et al. (2009) fassten zusammen, dass bei demenziellen Erkrankungen Depression und Suizidalität bedacht werden müssen, das Fehlen einer Depression kein Hinweis dafür sei, dass keine Suizidalität vorhanden sei bzw. sich nicht entwickeln könne. Auch sei Suizidalität möglicherweise phasenabhängig insbesondere in frühen Krankheitsphasen aufzufinden, bei denen Kenntnis um den schicksalhaften Verlauf der Erkrankung vorliegt. Des Weiteren wird diskutiert, dass Suizidalität weniger mit dem Erkennen der kognitiven Defizite und der Kenntnis um den Verlauf der Erkrankung zusammenhänge, sondern mehr mit Befürchtungen, Autonomie zu verlieren, im Heim untergebracht zu werden (was wiederum depressive Gestimmtheit fördert und verstärkt) und vor allem, anderen – insbes. der Familie – nicht zur Last fallen zu wollen. DeLeo (2001) schrieb im »Preface« des von ihm herausgegebenen Buches »Suicide and euthanasia in older adults. A transcultural journey«: »The death by suicide of an older person also means, that, for that particular individual, life has become so unbearable as to push him or her to try and escape from it, even after accumulating so many years of experiences and knowledge.« (DeLeo 2001, VII).

Dem ist zuzustimmen, blickt man auf die zunehmende Nähe zum Suizidtod bei älteren und alten Menschen, insbesondere Männern, und den deutlichen Anstieg der Suizide mit dem Altern. Eines der goßen Probleme moderner Suizidprävention: Wir erreichen die alten Männer nicht (noch nicht). Wäre es notwendig, den Gastwirt mit dem Mittagstisch, den Friseur, die Nachbarschaft u. a. wacher für das Thema zu machen? Körperliche und psychische Erkrankung im Alter, Partnerverlust, Vereinsamung und soziale Isolation, dann Altersbilder der Gesellschaft (Erlemeier 2011) sowie die Sorge, zunehmend zur Last zu fallen (mit der Konsequenz, eine Beendigung des eigenen Lebens der Sorge, dem Umfeld zu einer Belastung zu werden, vorzuziehen), können suizidfördernde Fakoren werden.

Die folgende Übersicht gibt einen Überblick zu Besonderheiten der Suizidprävention bei Demenz-Kranken, wobei krankheitsadäquate Fürsorge, Management von aktuellen Gefährdungssituationen, das ernsthafte und einfühlsame Umgehen mit Sterbewünschen, weil das Leben nicht mehr lebenswert erscheint, ebenso wichtig erscheinen wie die Kenntnis von möglicher Depressivität und Suizidalität in der bisherigen Lebensgeschichte und damit die Kenntnis von Reaktivierung. Ebenso bedeutsam ist ein ernsthafter und respektierender Umgang mit Befürchtungen von Autonomieverlust im Zusammenhang mit einer Heimunterbringung und damit dem Verlust auch der familiären Einbindung, und die Vermeidung von Gedanken wie »Ich bin eine Last«.

Suizidprävention bei Demenz-Kranken Grundregeln und Besonderheiten (Wolfersdorf et al. 2009)

1. Suizidprävention, Umgang mit suizidgefährdeten Menschen ist immer »Beziehungsarbeit«
2. Demenzkranke bedürfen je nach Stadium und Symptomen der Erkrankung einer fürsorglichen, konsequenten, aber auch motivierend-anleitenden Unterstützung (beachte Angst vor Autonomieverlust, Angst vor Abhängigkeit, Entwicklung paranoider Befürchtungen, von Depressivität)
3. *Diagnostisch* sind wichtig
   a) Stadium der Erkrankung,
   b) Vorhandensein von Depression, von Todeswünschen, Suizidgedanken, -absichten,
   c) frühere Depression bzw. Suizidalität (Reaktivierung!),
   d) kognitive Defizite,
   e) subjektives Erleben der eigenen Krankheits-, Lebens- und Beziehungssituation (Pflegebedürftigkeit, Perspektive, Belastung anderer)
4. *Management*: aktuell Fürsorge/Pflege sichern; Psychose/Depression behandeln; Todeswünsche/Sterbewünsche/Suizidgedanken offen besprechen, Suizidabsichten klären. Bei unklarer bzw. weiteren Suizidgefahr stationäre (geronto-)psychiatrische Fürsorge in Anspruch nehmen, bei Notwendigkeit engmaschige Betreuung durch Pflege
5. *Therapie*: Diagnostik der Demenz bzw. der körperlichen Situation (evtl. vervollständigen), Pharmakotherapie (Antidementiva, Antidepressiva bzw. Antipsychotika, kardiale u. a. Mitbehandlung). Mittel- und langfristige Versorgungs- und Betreuungsplanung (unter Einbindung des Betroffenen solange möglich)

13 Bipolare affektive Erkrankung und Suizidalität

Bipolare affektive Erkrankungen, früher manisch-depressive Psychose oder Erkrankung genannt, sind durch den Wechsel von wenigstens zwei Episoden gekennzeichnet, in denen Stimmung und Aktivitätsniveau deutlich und in unterschiedlicher Weise durch stark angehobene oder deutlich herabgestimme Stimmung einschließlich der zugehörigen Antriebsstörungen verändert sind. Heute wird zwischen Bipolar-I (mit mindestens einer ausgeprägten manischen Phase) und Bipolar-II (mit einer hypomanischen Phase, sonst vorwiegend depressiven Phasen) unterschieden. Das Erkrankungsrisiko für manische bzw. bipolare Erkrankungen über die gesamte Lebensspanne hinweg schwankt zwischen 0,6 % und 2 % der Bevölkerung, wobei diese Bandbreite aufgrund der meistens nicht erfassten hypomanischen Zustandsbilder wahrscheinlich zu niedrig liegt. Das Verhältnis von unipolaren zu bipolaren affektiven Störungen wird auf 5:1 geschätzt. Bipolare affektive Störungen weisen dabei eine hohe Komorbiditätsrate vor allem mit Suchterkrankungen auf, die bei 21–58 % liegen soll (Hatzinger und Holsboer-Trachsler 2002, Marneros und Goodwin 2005). Komorbidität verschlechtert dabei die Krankheitsprognose deutlich, denn sie geht mit längerer Erkrankungsdauer, einer höheren Anzahl stationärer psychiatrisch-psychotherapeutischer Behandlungsnotwendigkeiten und stärker ausgeprägten psychosozialen Folgen insbesondere durch die manischen Zustandsbilder im Beziehungs-, Arbeits- und Lebensfeld einher. Das klinische Bild bei Komorbidität einer bipolaren affektiven Erkrankung mit einer Suchterkrankung ist in der Manie häufig eher durch Dysphorie, Gereiztheit und Unruhe gekennzeichnet. Veränderter Affekt und Antriebsstörung sind dabei die Grundsymptome der Manie, begleitet bei nahezu allen Patienten von hoher Irritierbarkeit, euphorischer Gestimmtheit und Reizbarkeit, von Rededrang und Ideenflucht, von Aufmerksamkeitsstörungen, sprunghaften Gedanken, Schlafstörungen ohne sich jedoch biologisch beeinträchtigt zu fühlen, von Größenideen bis zum Größenwahn und Sendungsbewusstsein und von sexueller Enthemmung. Die manisch-depressiven Mischzustände, gekennzeichnet durch das gleichzeitige Auftreten von depressiver und manischer Symptomatik, sind wegen der Antriebssteigerung hinsichtlich Suizidalität problematisch (Hatzinger und Holsboer-Tachsler 2002). Selbsttötung sei eine der tragischen Ausgangsformen bipolarer affektiver Erkrankungen, so Lönnqvist (2000), wobei er wie auch Schneider (2003) beklagt, dass in einer Vielzahl von Studien in Bezug auf das Suizidrisiko keine klare Trennung zwischen unipolaren depressiven und bipolaren, sprich manisch-depressiven affektiven Erkrankungen vorgenommen wurde. Die meisten früheren Studien haben alle »Gemütserkrankungen« (affektiven Störungen) ohne Unterscheidung der uni- und bipolaren Formen zusammengefasst und damit wohl auch unterschiedliche Patientengruppen untersucht. Auch wurden in früheren Studien nur stationäre Patienten eingeschlossen, so dass z. B. Goodwin und Jamison (1990) zu einer Schätzung des Lebenszeitsuizidrisikos bei bipolaren Störungen von bis zu 20 % kommen; 25–50 % aller Patienten aus der bipolaren Gruppe hätten in ihrem Leben mindestens einen Suizidversuch durchgeführt.

13.1 Zur Epidemiologie

Nach Lönnqvist (2000) ist Suizidalität in einer reinen manischen Episode gering ausgeprägt und wird selten berichtet; Jamison berichtete jedoch bereits in ihrer Studie 1986 zu 100 Suizidfällen, dass auch solche während einer gemischten Episode aufgetreten seien. Jamison fasste in dem mit Goodwin herausgegebenen Standardwerk »Manic-Depressive Illness« (1985) den damaligen Wissensstand zu Suizidalität bei bipolaren affektiven Erkrankungen zusammen und unterstrich, dass gerade in depressiven und in gemischten Episoden Suizidalität bei manisch-depressiven Patienten häufig, bei bis zu der Hälfte der Patienten anzutreffen sei. Die Ergebnisse der finnlandweiten Suizidstudie von Isometsä et al. (1994) zeigte die bereits erwähnte Verteilung.

Syndrom/Episode zum Zeitpunkt des Suizids bei manisch-depressiven Patienten (bipolare affektive Störung) (n. Isometsä et al. 1994)

- Depressive Episode 79 %
- Mischbild 11 %
- Manie mit psychotischen Symptomen, Suizid während oder nach Rückbildung 11 %

Im gleichen Jahr hatten Dilsaver et al. (1994) eine Studie zu Suizidalität bei Patienten mit einer reinen manischen Episode und solchen mit einer depressiven Episode bei bipolarer affektiver Erkrankung vorgestellt. In der reinen Manie stellten sie bei 49 Patienten nur in 2 % Suizidalität fest, während die 44 Patienten mit einer depressiven Episode zu über der Hälfte (55 %) Suizidalität aufwiesen. Isometsä (2005) fasste die Ergebnisse des Nationalen Suizidpräventionsprojekts in Finnland mit der Untersuchung von 1 397 Suiziden während des Jahres 1987 dahingehend zusammen, dass aus der Gesamtgruppe 31 Personen (18 Männer und 13 Frauen) eine bipolar I (manisch-depressive) Erkrankung aufwiesen, die Frauen dabei älter als die Männer waren; 70 % der Suizidenten wiesen mindestens eine komorbide psychiatrische Erkrankung auf, wobei Männer signifikant häufiger eine zusätzliche Alkoholabhängigkeit hatten (56 % der Männer, 0 % der Frauen). 79 % aller Suizidenten waren mindestens ein Mal psychiatrisch hospitalisiert gewesen, 77 % während des letzten Lebensjahres vor dem Suizid. In der letzten Krankheitsepisode waren 22 von 28 Personen (79 %) depressiv, 3 (11 %) befanden sich in einem gemischten Zustand und weitere 3 (11 %) wiesen eine psychotische Manie, d. h. eine Manie mit Wahnsymptomatik auf (3 Fälle ohne Information). Zwar wiesen 36 % aller depressiven Episoden auch eine psychotische Symptomatik auf, diese war jedoch zum Zeitpunkt des Suizidtodes nicht unbedingt präsent. 22 % waren auf Lithium-Langzeitprophylaxe eingestellt, 10 % hatten Carbamazepin erhalten, von den Patienten mit einer depressiven Episode hatten nur 11 % eine adäquate antidepressive Therapie erfahren, Nicht- oder Unter-Behandlung war die Regel. Den sehr niedrigen Anteil von Suiziden während einer Manie zeigten erneut Wolfersdorf et al. (2005), die bei 310 Patientensuiziden während stationärer psychiatrischer Behandlung nur 10 mit der Diagnose einer monopolaren Manie (ICD-9: 296.0), 16 mit der Diagnose einer Manie und einen mit einer manisch-depressiven Erkrankung (ICD-9: 296.2) fanden, damit insgesamt 8 % aus ihrer Gruppe der Suizide mit affektiven Erkrankungen. In der Studie von Isometsä et al. (1994) hatten 3 % aller Suizidenten, nämlich 46 von 1 397, an einer bipolaren affektiven Erkrankung gelitten, vergleichbar mit Untersuchungsergebnissen aus Neuseeland mit 5 % (Joyce et al. 1994), den USA mit 1 % (Conwell et al. 1996) und Nordirland mit 3 % (Foster et al. 1997).

Ob Patienten mit bipolaren affektiven Erkrankungen eine höhere Lebenszeitmortalität aufweisen als solche mit unipolaren depressiven Erkrankungen, ist umstritten. Lönnqvist (2000) sieht keinen bedeutsamen Unterschied; Morrison (1982) berichtete ein 7,5-fach höheres Suizidrisiko bei bipolarer Erkrankung im Vergleich zu unipolarer Depression. Eine in diesem Zusammenhang ebenfalls wichtige Studie ist die aus der Gruppe um Angst et al. (2005), die in einem Langzeit-Follow-up über 40–44 Jahre 406 affektiv erkrankte und bei der Indexepisode stationäre Patienten begleiteten (▶ Tab. 51). Die Standardmortalitätsrate der unipolaren Suizidenten war deutlich höher als die der bipolaren, ebenso der prozentuale Anteil an der Zahl aller Verstorbenen. Bronisch et al. (2005) berichteten über die Ergebnisse einer Bevölkerungsstudie bei Jugendlichen und jungen Erwachsenen zum Zusammenhang von Hypomanie/Manie und suizidalem Verhalten (Suizidgedanken, Suizidversuche). Manie und schwächer eine Hypomanie im Vorfeld waren mit Suizidgedanken und -versuch assoziiert. Andere Autoren, wie Sublette et al. (2008), konnten einen signifikanten Zusammenhang von bipolar-I (aber nicht von bipolar II) mit Abhängigkeitserkrankung (Alkohol, Drogen) und Suizidversuchen aufzeigen. Garno et al. (2005) fanden, dass zusätzliche Cluster-B-Persönlichkeitsstörungen (Borderline-Persönlichkeitsstörungen, antisozial, histrionisch, narzisstisch) bei vorliegender bipolarer Erkrankung das Lebenszeitrisiko für Suizid signifikant erhöhen. Neuere Studien zeigen jedoch ein eher höheres Suizidrisiko für bipolar Erkrankte, manche Autoren konstatieren sogar, dass es sich um die Gruppe psychisch Kranker mit dem höchsten Suizidrisiko handle (Miller und Black 2020). Pompili et al. (2013) finden in einem systematischen Review ein 20- bis 30-fach erhöhtes Risiko gegenüber der Gesamtbevölkerung. Die gleiche Größenordnung fanden auch Plans et al. (2019), mit einer stärkeren Erhöhung des Risikos bei Bipolar-II-Erkrankungen.

Tab. 51: Suizide bei unipolar Depressiven und bipolar Erkrankten der Langzeit-Follow-up-Studie (40–44 Jahre) bei 406 affektiv erkrankten Patienten (Angst et al. 2005)

	% aller Verstorbenen		Standard Mortality	
			Ratio	SMR
Suizide	unipolar (n = 154)	bipolar (n = 176)	unipolar (n = 154)	bipolar (n = 176)
	17,5 %	10,2 %	26.4*	11.7*

p < .05 versus Population Schweiz

Valtonen et al. (2005) aus der finnischen Forschergruppe stellten Ergebnisse aus der Jorvi Bipolar Study (JoBS) in Finnland vor. Die Untersuchungsgruppe umfasste 91 Patienten mit bipolaren Erkrankungen (bipolar I N = 90, bipolar II N = 101). Während der gegenwärtigen Episode wiesen 20 % der Patienten einen Suizidversuch auf und 61 % hatten Suizidgedanken (einschließlich aller Menschen mit Suizidversuch); 80 % der Patienten hatten in ihrer bisherigen Lebenszeit bereits suizidales Denken und Verhalten gezeigt, 51 % bereits einen früheren Suizidversuch unternommen. Die Schwere der depressiven Episoden und Hoffnungslosigkeit waren unabhängige Risikofaktoren für Suizidgedanken, Hoffnungslosigkeit, komorbide Persönlichkeitsstörung sowie frühere Suizidversuche unabhängige Risikofaktoren für Suizidversuche (Valtonen et al. 2005). In einer weiteren Auswertung (Valtonen et al. 2007) wurde nach suizidalem Verhalten in verschieden Phasen der bipolaren affektiven Erkrankung gefragt: Hoffnungslosigkeit war ein Prädiktor für suizidales Verhalten während der depressiven Phase, Schwere der Erkrankung in der Selbsteinschätzung sowie jüngeres Alter waren Prädiktoren für Suizidversuche während gemischter manisch-depressiver Phasen. Aus Sicht der Autoren sind Hoffnungslosigkeit und der Schweregrad der Depression Schlüsselindikatoren für ein erhöhtes suizidales Risiko in allen Phasen.

Valtonen et al. (2009) untersuchten das Ausmaß von Hoffnungslosigkeit im Verlaufe der Erkrankung in einer prospektiven Studie bei 188 Patienten mit den drei Untersuchungszeitpunkten Indexaufnahme, nach 6 und 18 Monaten mit Hilfe der Beck Hoffnungslosigkeitsskala. Die höchsten Werte für Hoffnungslosigkeit wurden in depressiven und gemischten Phasen gefunden, die niedrigsten erwartungsgemäß bei Euthymie, bei Hypomanie oder Manie. Hoffnungslosigkeit war unabhängig auch assoziiert mit dem Schweregrad der Depression, mit Angstzuständen, weniger manischen Symptomen und einer komorbid vorliegenden Persönlichkeitsstörung. Dabei war frühere Hoffnungslosigkeit der stärkste Prädiktor für Hoffnungslosigkeit auch während der Follow-up-Phase.

Neves et al. (2009) fanden unter 168 Patienten mit einer bipolaren affektiven Erkrankung bei solchen mit einer depressiven Episode als erste Episode mehr Suizidversuche, während Patienten mit einer manischen oder hypomanischen Phase zu Beginn ihrer Erkrankung in ihrem bisherigen Leben mehr gewalttätige Suizidversuche aufwiesen. Oquendo et al. (2000) hatten ebenfalls nach klinischen Charakteristika für suizidales Verhalten bei bipolaren Erkrankungen gefragt und bei bipolar kranken Menschen mit Suizidversuch mehr Episoden mit einer typischen Depression vorgefunden, ebenso befand sich ein hoher Anteil von Menschen mit Suizidversuch in einer gegenwärtigen depressiven oder gemischten Episode. Garno et al. (2005) hatten auf die Bedeutung von Persönlichkeitsstörungen aus dem Cluster B hingewiesen, die das Lebenszeitsuizidrisiko beträchtlich erhöhen. Die Gruppe um Rucci et al. (2002) untersuchten 175 Patienten (98 Frauen, 77 Männer) mit einer Bipolar-I-Erkrankung bzgl. der Häufigkeit suizidalen Verhaltens (Suizidversuche) während einer akut- und nachfolgender Langzeitbehandlung. In der Akutsituation wurden 92 Patienten (53 %) wegen Depression, 40 (23 %) wegen einer Manie und 43 (25 %) wegen gemischter Zustandsbilder oder wechselnder Episoden (»cycling episodes«) behandelt. Auch eine größere Studie aus der Mayo Clinic zeigte hohe Raten an Suizidversuchen bei Patienten mit bipolaren Erkrankungen (Bobo et al. 2018), wobei das Risiko bei Bipolar-I-Erkrankten signifikant höher als bei Bipolar-II-Erkrankten lag, auch wenn die gefunden Risikofaktoren sich nicht unterschieden.

Die Behandlung in der Studie von Rucci et al. (2002) umfasste dabei Lithium-Behandlung, sonstige Pharmakotherapie, Psychotherapie speziell für bipolare Erkrankungen, um die täglichen Abläufe wieder zu regulieren, und intensives klinisches Management mit regelmäßigen Visitengesprächen. Von den 175 Patienten waren 166 (95 %) auf Lithium eingestellt: In der Zeit vor Studienbeginn seit Ersterkrankung wurden 72 Suizidversuche gezählt; in der Akuttherapie ereigneten sich noch 4, in der anschließenden Langzeitbehandlung (maintenance-phase) kam es zu einem einzigen Suizidversuch. 67 Patienten, 47 in der Akutphase, 20 in der Langzeittherapie, brachen die Studie vorzeitig ab, davon 35 gegen ärztlichen Rat. Die Autoren verweisen ausdrücklich darauf, dass die konsistente Reduktion des Suizidversuchsrisikos aus ihrer Sicht mit einer Kombination von Psychopharmakotherapie, meist Lithium, und einer hoch strukturierten psychosozialen Behandlung speziell für Individuen mit Bipolar-I-Erkrankungen einschließlich einer mehr supportiven Intervention, sämtlich im Rahmen des Umfeldes einer Forschungsklinik für diesen Rückgang verantwortlich zu machen ist. Sie beziehen sich dabei auf Baldessarini et al. (2001), die vermutet hatten, dass der dem Lithium zugeschriebene Schutz gegen Suizid »substantial but incomplete« sei und dass die Evaluation alternativer Behandlungsformen erforderlich sei. Bronisch und Dose (2008) schreiben in ihrer Übersicht zu Suizidprävention und Psychopharmakotherapie, dass die beste empirische Evidenz für eine antisuizidale Wirksamkeit von Lithium sich im Rahmen der allerdings retrospektiven Lithiumstudien finde, die mit ganz wenigen Ausnahmen einen statistisch signifikanten antisuizidalen Effekt nachweisen konnten. Es sei allerdings auch hier nicht auszuschließen, »dass ein konsequentes Monitoring der Patienten Suizide und Suizidversuche verhindert hat«. In einem jüngeren Review (da Silva Costa et al. 2015) fand sich eine große Breite von Riskfaktoren für das erhöhte Suizidrisiko bei bipolaren Erkrankungen, was für die Präventionsarbeit letztlich eine Unschärfe erzeugt.

Die Beurteilung der Beziehung von Suizidalität und bipolarer (manisch-depressiver) affektiver Erkrankung ist komplex. Einerseits spielen Faktoren depressiven Erlebens und insbesondere Depressivität nach (hypo-)manischen Beziehungs- und Berufskatastrophen eine Rolle, andererseits das depressive Erleben selbst, z. B. in einer gemischten Episode oder auch im Anschluss an eine manische.

Dennoch kann bei den bipolaren Erkrankungen ein höheres Suizidrisiko als bisher angenommen gesehen werden, insbesondere wenn die Suizidalität während depressiver Episoden nicht mehr wie früher der unipolaren Depression/Dysthymie, sondern den bipolaren Erkrankungen, eben deren depressiven Phasen, zugeschrieben wird. Ein Review von Schaller und Wolfersdorf (2010) zeigte einen hohen Anteil der Suizide bei den affektiven und einen deutlich geringeren bei den bipolaren Störungen, was obige Überlegung stützt.

13.2 Risikofaktoren und Psychodynamik

Bei manisch-depressiven Patienten bestehen folgende Risikofaktoren für Suizidversuche (Baldessarini et al. 1999):

- Frühere Suizidversuche,
- Gegenwärtig depressiv bzw. Mischbild (90 %),
- Schwere Depression früher,
- Jüngeres Alter bei Ersterkrankung (< 30. Lj),
- Komorbider Substanzmissbrauch,
- Abruptes Absetzen von Lithiumprophylaxe.

Dabei werden die oben bereits aufgeführten Hinweise wiederholt, nämlich das psychopathologische Zustandsbild (depressiv/Mischbild/Manie), ein komorbider Substanzmissbrauch, und eine früher bereits erlebte schwere Depression. Weitere Faktoren nannte Kate Jamison bei einem Vortrag beim Kongress der amerikanischen Psychiater 2001, sie sind in ▶ Tab. 52 zusammengefasst (Jamison 2000b).

Tab. 52: Bipolare affektive Störung und Suizidalität. Anamnestische und aktuelle Risikofaktoren für suizidales Verhalten (n. Vortrag Jamison KR. Clinical factors affecting suicide risk in bipolar disorder. APA 154th Annual Meeting, 05.05.2001, New Orleans, USA)

Anamnestische Faktoren	Aktuelle klinische Faktoren
• Suizidversuch • Gewalttätigkeit • Alkohol und/oder Drogengebrauch • Impulsivität • schwere Agitiertheit • schwere Angststörung	• schwere Depression • manisch-depressiver Mischzustand • Gewalttätigkeit • Impulsivität • schwere Schlafstörung • schwere Agitiertheit • schwere Angststörung • Alkohol und/oder Drogengebrauch • Noncompliance bei Therapie

Dabei sind neuere Überlegung aus obigen Studien zu ergänzen, nämlich die Bedeutung von Persönlichkeitsstörungen, insbes. aus dem Cluster B, die Bedeutung von Hoffnungslosigkeit in der jetzigen depressiven oder auch in früheren depressiven Episoden einer bipolaren Erkrankung sowie die Häufigkeit von eher gewalttätigen Suizidversuchen. Die Daten von Garno et al. (2005) weisen darauf hin, dass möglicherweise auch zwischen bipolaren Verlaufsformen mit überwiegend manischen Episoden bzw. mit überwiegend depressiven Episoden zu unterscheiden ist. Die Autoren hatten bei den eher depressiv betonten bzw. bei bipolaren Erkrankungen mit einer depressiven Indexepisode eher Hoffnungslosigkeit als Prädiktor und bei den Maniebetonten bipolaren Erkrankungen, also auch solchen, die mit einer Manie als Ersterkrankung begannen, eher bereits frühe gewalttätige Suizidversuche gefunden. Eine Zusammenfassung (Wolfersdorf et al. 2002) gibt folgende Übersicht:

Bipolare affektive Erkrankung und Suizid

- insgesamt unbefriedigender Wissensstand zu Suizidalität bei maniformen Syndromen bzw. Mischzustände
- weiterhin wenig epidemiologischen Daten vorhanden
- suizidale Handlungen bzw. Suizide bei Manie/Hypomanie (manisch-depressiv, bipolar) klinisch bekannt
- ätiopathogenetische Überlegungen zum Entstehen von Suizidalität vor klinischem Hintergrund sind
  - Frustration manischer Größenideen und z. B. reaktive Depressivität auf manischen Wahn
  - rasches Switch-Phänomen, d. h. rasches Umkippen in Depressivität/Dysphorie
  - eher gereizte Manie mit impulshafter Auto- und Fremdaggression
  - Impulskontrollstörung durch Komorbidität (Suchtkrankung, Persönlichkeitsstörung vor allem emotional instabil)

- Konfrontation mit sozialen Folgen, mit Beziehungsabbrüchen, mit kriminellen Handlungen in Manie
- Einbruch von Scham- und Schuldgefühlen infolge Verhaltens in der Manie
- schizo-affektives Mischbild
- manisch-depressives Mischbild

Insgesamt scheint die Suizidmortalität bei Menschen mit bipolaren Erkrankungen überwiegend an depressives Erleben und hier insbesondere an Hoffnungslosigkeit und reaktive Depressivität gebunden zu sein. Suizidalität in einer Depression nach einer abgelaufenen manischen Episode steht häufig psychodynamisch im Kontext mit Gefühlen von Schuld und Scham, beispielsweise bzgl. auffälligen, die Familie, sich selbst oder auch andere schädigenden Verhaltens oder bzgl. sozial unerwünschten Verhaltens wie z. B. Promiskuität. Depressive Episoden nach einer Manie gehen aber häufig auch mit Gefühlen der existenziellen Bedrohtheit durch das, was in der Manie geschehen ist, einher. Im Kontext eines gemischten Zustandsbildes scheint Suizidalität in Zusammenhang mit einem raschen Stimmungswechsel zu stehen, mit dysphorischer Gereiztheit, vielleicht auch mit dem Wechsel zwischen frustrierten Größenideen mit narzisstischer Gekränktheit, zurückgewiesen werden, in den eigenen Größenideen sich nicht anerkannt und nicht geschätzt zu fühlen. Damit hätte Suizidalität bei bipolar Erkrankten vielmehr mit den Folgen des Handelns bzw. mit den Folgen, die sich aus der Erkrankung selbst ergeben, zu tun, als dies für die unipolare Depression gilt, in welcher Suizidalität sozusagen der Endpunkt der depressiven Psychodynamik und Psychopathologie ist. In der Manie könnte die Depression als Endpunkt narzisstischer Psychodynamik verstanden werden und Suizidalität aus der nun erfolgenden Einsicht und im Erkennen des Handelns in der Manie und deren Folgen entstehen.

Es gibt relativ wenige psychoanalytische Beiträge zur Suizidalität bei bipolaren Patienten, auch wenn Erfahrungen aus Behandlungen die spezifische innerpsychische Psychodynamik besser zu verstehen helfen (Etzersdorfer und Schell 2006). Schwierigkeiten bei der Internalisierung von Objekten wie mit den Objektbeziehungen werden seit langem beschrieben. Der oben beschriebene Hinweis auf eine vorliegende narzisstische Problematik wurde auch von Herbert Rosenfeld (1963), Edith Jacobson (1971) und Murray Jackson (1993) herausgestrichen, und, wie bei Jackson (1993), anhand ausführlicher Fallbeschreibungen diskutiert. Jacobson (1971) verbindet die Suizidalität bei bipolaren Patienten mit einer Art Erschöpfung der Psyche, Jackson und Williams (1994) betonen die innere Instabilität dieser Menschen und unterscheiden auch unterschiedliche depressive Zustände in psychologischer Hinsicht, die teilweise innere Verfolgungszustände widerspiegeln, teilweise mehr Zustände von Verzweiflung und Enttäuschung, was wiederum auf die narzisstische Kränkbarkeit verweist.

13.3 Anmerkungen zur Suizidprävention

Die Grundregeln der allgemeinen Suizidprävention – Herstellung einer hilfreichen Beziehung; Diagnostik von Suizidalität und Grunderkrankung; »sichernde Fürsorge« und klinisches Management; Behandlung der Grunderkrankung einschließlich Psychopharmakotherapie und psychotherapeutische Krisenintervention wegen Suizidalität – gelten auch für die Suizidprävention bei bipolaren affektiven Erkrankungen. Dabei ist zwischen der Prävention und Behandlung einer akuten Suizidgefahr zu unterscheiden (siehe folgende Übersicht), z. B. in einer schweren depressiven Episode mit Hoffnungslosigkeit oder auch depressiver Wahnsymptomatik oder in einem dysphorisch-gereizten Zustandsbild, einem Mischbild der bipolaren affektiven Erkrankung, und Überlegungen zur Reduzierung der Langzeit-Suizidgefahr bzw. sogar der Lebenszeitsuizidmortalität. Bei ersterem geht es um die Akuttherapie und Suizidprävention, bei letzterem um Langzeittherapie der Grunderkrankung verbunden mit dem Ziel, die Gesamt-Suizidmortalität der Gruppe über die Lebenszeit hinweg zu reduzieren. Die Langzeitbehandlung mit dem klassischen Stimmungsstabilisator Lithium ist zwar geeignet, die Suizidmortalität insgesamt zu reduzieren und sogar der der Allgemeinbevölkerung anzupassen, ist aber für die Behandlung eines zum Zeitpunkt der stationären Aufnahme in einer suizidalen Krise befindlichen bipolar kranken Menschen unzureichend und oft auch ungeeignet. Diese beiden Aspekte werden in der Literatur häufig nicht eindeutig getrennt. Weiterhin kommt hinzu, wie Bronisch (2005) bzw. Bronisch und Dose (2008) ausführen, dass es im Grunde genommen nur eine geringe Anzahl von Placebo-kontrollierten prospektiven Studien gibt, die eine antisuizidale Wirkung von Antidepressiva, Antipsychotika, Lithium und Stimmungsstabilisatoren direkt untersucht hätten, und dies gelte auch für Lithium, für das es eine Reihe von retrospektiven Daten gibt, aber erneut kaum prospektive Studien (Ahrens et al. 1995, Ahrens 1996, Thies-Flechtner et al. 1996, Cipriani et al. 2005, Verkes et al. 1998, Wolfersdorf et al. 2002).

Suizidprävention bei bipolaren affektiven Erkrankungen – Anmerkungen

- *Prävention akuter Suizidgefahr* (depressive Episode, Hoffnungslosigkeit, gemischte Episode, manische Episode, Größenideen, fehlende Kooperation, evtl. Zwangsbehandlung) immer aktuelle Aufgabe
- *Prävention von Langzeit-Suizidgefahr* bzw. Lebenszeitsuizidmortalität mit einbeziehen in Prophylaxe-Konzept (z. B. Lithium und Langzeit Psychotherapie, psychosoziale Maßnahmen und Betreuung)
- *Kombination* sedierende Neurolepsie/Antipsychotika plus Anxiolyse (z. B. bei psychotischer Manie oder Depression, deutlicher kognitiver Einengung, Hoffnungslosigkeit), Stimmungsstabilisatoren (z. B. Lithium als Langzeitprophylaxe, Valproat bei Rapid cycling) (relativ zügige Intervention empfohlen!)
- *Antidepressiva:* Indikation nur bei depressiver Episode, plus Anxiolyse wegen Akuität von Suizidgefahr; keine Antidepressiva, die Umkippen in Manie, Rapid cycling und/oder Unruhe fördern
- *Weitere Maßnahmen* bei akuter Suizidgefahr: engmaschige Betreuung; Psychotherapie; häufige therapeutische Kontakte; Regelung Besuchsdichte; Regelung Tag-Nacht-Rhythmus
- Bei Bedarf »sichernde Fürsorge« i. S. auch freiheitseinschränkender Maßnahmen

Ein weiteres Problem der Suizidprävention bei bipolaren affektiven Erkrankungen ist diagnostischer Art. Einen Patienten in der euphorisch gestimmten oder dysphorisch-gereizt gestimmten Manie nach Suizidgedanken zu fragen, z. B. wie er die Ablehnung der Umsetzung von Größenideen, die Beschränkung seiner Freiheitsrechte oder auch die Etikettierung als krank erlebe, ob ihn dies auch näher an

Selbsttötung heranführen würde, erscheint auf den ersten Blick klinisch nicht relevant bzw. kaum umsetzbar. Andererseits gibt es, zwar selten, aber immerhin Einzelfälle von Suiziden in der Manie, nach der Literatur eher in der psychotischen Manie. Lehle (2004) konnte in seiner Untersuchung der Suizide depressiver Patienten, die auch 17 depressive Patienten mit einer bipolaren affektiven Erkrankung umfasste, zeigen, dass trotz Suizidalität während der Behandlung (suizidale Krise oder Suizidversuch als Aufnahmegrund) bei 61 % eine enge Betreuung nicht angeordnet war. Hinsichtlich der medikamentösen Therapie unterschieden sich die untersuchten depressiven Suizidenten von den Kontrollen signifikant durch höhere Anteile von Tranquilizern und Hypnotika und durch geringere Anteile von Lithium und niederpotenten Antipsychotika. Hinsichtlich Einzel- und Gruppenpsychotherapie, Ergotherapie und weiteren psychiatrischen Gesprächen gab es keine bedeutsamen Unterschiede. So lässt sich wahrscheinlich die Diagnose Suizidalität während einer manischen Episode, insbesondere wenn diese mit Größenwahnideen einhergeht, nicht aus den direkten Angaben des Patienten erschließen, sondern muss aus früherem Verhalten abgeleitet werden, z. B. bereits in der Vorgeschichte vorliegenden suizidalen Krisen oder Suizidversuchen, Ankündigungen von Suizidalität vor der maniformen Dekompensation oder Äußerungen gegenüber Angehörigen und Umfeld. Die Einschätzung akuter Gefährdung und die Bewertung der gewonnen Informationen obliegt dann der klinischen Erfahrung.

14 Suizid und Suizidprävention in psychiatrisch-psychotherapeutischen und psychosomatischen Kliniken

Suizidprävention ist eine der wichtigsten Aufgaben im ambulanten wie im stationären psychiatrisch-psychotherapeutischen und psychosomatischen Versorgungsfeld. Die Daten zu aktuellen Suizidzahlen in Deutschland zeigen einen deutlichen Rückgang seit Mitte der 1980er Jahre, so dass wir heute (unter Einbeziehung einer Dunkelziffer) von etwa 10.000 Menschen pro Jahr sprechen, die durch Selbsttötung versterben und von weit über 100.000 Suizidversuchen pro Jahr ausgehen.

Die Fragestellung der Suizidprävention im klinischen psychiatrisch-psychotherapeutischen und psychosomatischen Bereich fokussiert auf die *Risikogruppe psychisch Kranker*. Dabei muss berücksichtigt werden, dass sich die Gruppe der Patienten, die in Kliniken behandelt werden, in den letzten Jahrzehnten gewandelt hat, und unter den Anstrengungen der Psychiatriereform eine grundlegende Veränderung der Strukturen, der Organisationsform und der Größe psychiatrisch-psychotherapeutischer wie psychosomatischer Einrichtungen eingetreten ist. Die klassischen Risikogruppen für Suizid und Suizidprävention, die mit einer deutlich gegenüber der Allgemeinbevölkerung erhöhten Suizidmortalität einhergehen, sind:

1. Menschen mit psychischen Erkrankungen (hier vor allem mit affektiven Störungen, schizophrenen Erkrankungen, Suchterkrankungen, Persönlichkeitsstörungen),
2. Menschen in besonders schwierigen Lebenssituationen, z. B. alte, vereinsamte und multimorbide Männer; junge Menschen, hier vor allem Männer mit Psychoseerkrankungen; Menschen in schwierigen wirtschaftlichen Situationen, vor allem wenn selbst herbeigeführt und schuld- und schambesetzt; Menschen nach Traumaerlebnissen; mit schmerzhaften und entstellenden körperlichen Erkrankungen, Menschen in Haftsituationen (insbesondere Untersuchungshaft) sowie
3. Menschen mit bereits früheren suizidalen Krisen bzw. Suizidversuchen, die auf eine größere Nähe zu suizidalem Verhalten als vermeintlicher Problemlösungsstrategie hinweisen.
4. Aktuell steigt die Anzahl an Psychosomatischen Kliniken, die sich Long-Covid-Patienten zuwenden und Behandlungskonzepte entwickeln, die wohl auf das Fatigue-Syndrom, die kognitiven Störungen und die eingeschränkte Belastbarkeit fokussieren. Daten zur Suizidalität liegen nicht vor, allerdings ist die eingeschränkte Leistungsfähigkeit als Risikofaktor zu werten.

In der Metaanalyse von Bertolote et al. (2004) wurde die Häufigkeit psychischer Erkrankungen beim Suizid zusammengestellt und erneut die Bedeutung der affektiven Störungen, hier insbesondere der Depression, der substanzbezogenen Störungen und der schizophrenen Erkrankungen bestätigt. Im stationären psychiatrischen Bereich allerdings sind Suizide von Menschen mit schizophrenen Erkrankungen genauso häufig wie von Patienten mit affektiven Störungen, gefolgt von Persönlichkeitsstörungen, hirnorganischen bzw. substanzbezogenen Erkrankungen.

Der französische Reformpsychiater Esquirol hatte 1838 in seinem ins Deutsche übersetzten Lehrbuch geschrieben »Der Selbstmord bietet alle Merkmale von Geisteskrankheit« und über 100 Jahre später hatte Erwin Ringel (1953) den Suizid als »Abschluss einer krankhaften psychischen Entwicklung« bezeichnet (siehe eingangs). Damit haben beide Autoren eindeutig festgelegt, dass sie suizidales Verhalten im Kontext von psychischer Störung verstehen und im Sinne eines medizinisch-psychosozialen Paradigmas der Medizin und damit der Psychiatrie im engeren Sinne zuweisen. Ohne die Entwicklung unseres Denkens über Suizidalität wiederholen zu wollen, sei darauf hingewiesen, dass dieses medizinisch-psychosoziale Paradigma von Suizidalität das über lange Jahrhunderte, bis ins späte Mittelalter hinein bestehende religiöse Paradigma abgelöst hat, und dass die zitierten Arbeiten von Esquirol oder auch von Griesinger dafür Meilensteine waren.

14.1 Der Kliniksuizid: Suizid während stationärer psychiatrisch-psychotherapeutischer Behandlung

Die wissenschaftliche Betrachtung von suizidalen Handlungen während stationärer psychiatrisch-psychotherapeutischer bzw. psychosomatischer Behandlung, also eigentlich unter beschützenden Bedingungen, ist in der klinischen Psychiatrie bereits mehr als zwei Jahrhunderte alt. In den Jahresberichten der psychiatrischen Fachkrankenhäuser im 19. Jahrhundert wurden bereits solche Patientensuizide beschrieben (Wolfersdorf 1989, Wolfersdorf und Vogl 2008) (▶ Tab. 53).

Tab. 53: Suizide in deutschen psychiatrischen Krankenhäusern im 19. Jahrhundert – Beispiele (Wolfersdorf 1989)

Autor/Erscheinungsjahr	Untersuchter Zeitraum	Patienten n	Suizide n	Suizidrate auf 100.000 Pat.
Damerow (1885) Provinzial-Irren-Heil- und Pflegeanstalt Halle	1845–1963	2.269	14	617
Löwenhardt (1867) Heilanstalt Sachsenburg	1830–1866	5.076	22	433
Fröhlich (1875) Irrenanstalt Leubus	1830–1873	5.638	30	532
Mülberger (1887) Großherzog. Irrenanstalt Heppenheim	1876–1884	1.270	3	236
Edel (1891) Private Psychiatr. Anstalt Charlottenburg, Berlin	1885–1889	1.185	4	338

Tab. 53: Suizide in deutschen psychiatrischen Krankenhäusern im 19. Jahrhundert – Beispiele (Wolfersdorf 1989) – Fortsetzung

Autor/Erscheinungsjahr	Untersuchter Zeitraum	Patienten n	Suizide n	Suizidrate auf 100.000 Pat.
Hasse (1885) Herzogl. Heil- und Pflegeanstalt Königslutter	1866–1882	4.089	10	245
Pelman (1886) Heil- und Pflegeanstalt Grafenberg	1876–1885	3.691	14	379

Die Ausgangssituation für die in der Klinik anstehende Fragestellung lässt sich in aller Kürze so beschreiben:

Der Anteil psychisch kranker Menschen mit Suizidalität im weitesten Sinne ist in psychiatrischen Einrichtungen hoch. Wird die Hauptrisikogruppe für suizidales Verhalten insgesamt betrachtet, nämlich Menschen mit depressiven Störungen, dann liegen bei bis zu zwei Dritteln der Patienten im stationären psychiatrischen Bereich suizidale Risiken im Sinne von Todeswünschen bis zu akuten suizidalen Situationen vor. Das bedeutet, in der psychiatrischen Klinik ist davon auszugehen, dass jeder zweite bis dritte aufgenommene depressive Patient in seinem aktuellen Erleben Todeswünsche und Suizidgedanken aufweist, bei bis zu 20 % der Patienten liegen dabei Suizidversuche im aktuellen Vorfeld der stationären Aufnahme oder in der längerfristigen Vorgeschichte (insgesamt mit den aktuellen Suizidversuchen ca. 30 %) vor.

An dieser Stelle ist festzuhalten: *Psychische Erkrankungen an sich können auch solche zum Tode sein.* Gemeint ist damit nicht die noch bis zur Mitte des 20. Jahrhunderts hohe Versterbensrate bei Patienten in psychiatrischen Einrichtungen durch hirnorganische Erkrankungen, durch die Lues, durch nicht erkannte bzw. nicht behandelbare Meningoencephalitiden, die vorwiegend durch psychische Symptomatik imponierten, durch Kachexien im Zustand der Nahrungsverweigerung (z. B. im Rahmen einer Anorexia nervosa, im Rahmen einer katatonen Psychoseerkrankung), oder im damals noch schwer behandelbaren Delir, sondern das Risiko im Rahmen einer suizidalen Handlung. Allerdings war bis vor 100 Jahren ein im weitesten Sinne körperlich bedingtes Versterben eindeutig häufiger. Es nahm dann jedoch mit der zunehmenden Verbesserung der medizinisch-psychosozialen Versorgung in den Kliniken ab, so dass heute letztendlich die Selbsttötung als Todesursache unter stationären psychiatrisch-psychotherapeutischen Behandlungsverläufen dominiert.

Für die Medizin das psychosoziale Versorgungsfeld gilt natürlich, dass auch Beratungs- und Therapiefehler – und dies gilt genauso für eine psychosoziale Beratung, Psycho- oder Pharmakotherapie – sowie Betreuungsfehler tödlich sein können. Dabei gibt es keine absolute Suizidprävention, auch nicht unter nach heutigem Kenntnisstand optimalen Therapie-, Betreuungs- und Überwachungsbedingungen. Das Problem einer nicht erkennbaren und nicht offensichtlich geäußerten Suizidalität eines Patienten ist nicht in jedem Fall lösbar: Unser Wissen bzgl. allgemeiner Patientenkriterien, die insbesondere auf akute Suizidalität hinweisen, hängt von Äußerungen der Patienten und von unserem Wissen um sog. Risikofaktoren ab, beinhaltet damit im Wesentlichen Faktoren, welche Suizidgruppen von Nicht-Suizidgruppen unterscheiden und stellen im eigentlichen Sinne keine echte auf das Individuum bezogene Vorhersage über ein akut zu erwartendes suizidales Verhalten im Einzelfall dar. Auch die Prädiktion suizidalen Verhaltens und die Zahlen, die hierfür in der heutigen wissenschaftlichen Literatur vorliegen, fundieren auf Gruppenaussagen, wenn wir davon ausgehen, dass bis zu 15 % der schwerst depressiv kranken Menschen, also solche in psychiatrischen Einrichtungen, in einer Kohorte am Ende der Lebenszeit durch Suizid verstorben sein werden, oder wenn formuliert wird, dass etwa 4 % aller depressiv Kranken oder 1 % aller schizophren Erkrankten letztlich durch Suizid versterben werden. Hierbei handelt es sich immer um eine Gruppenaussage, die zwar die Gesamtgruppe depressiv oder schizophren erkrankter Menschen als eine Gruppe mit einer erhöhten suizidalen Gefährdung benennt. Im Einzelfall bleibt jedoch die Einschätzung einer akuten Suizidgefährdung einer Person abhängig von den Informationen, die von Seiten des Patienten eingebracht werden, und von der Kompetenz, einschließlich der Wahrnehmungsfähigkeit auf therapeutisch-pflegerischer Seite für suizidale Tendenzen oder Anzeichen.

Damit wird deutlich, dass Suizidprävention auf der einen Seite Übernahme von Verantwortung für den suizidalen bzw. suizidgefährdeten Menschen im therapeutischen Feld bedeutet, andererseits aber auch der Patient eine Verantwortung hat, nämlich seine Not deutlich werden zu lassen. Vor dem Hintergrund der heutigen rechtlichen Rahmenbedingungen der Unterbringung und Behandlung eines Patienten gegen seinen Willen wird um so deutlicher, dass und wie weit Suizidprävention hier von der Offenheit eines Patienten bzgl. seiner suizidalen Not abhängig ist. Kaum ein Unterbringungsrichter wird einen Patienten gegen seinen Willen in einer Klinik behalten lassen, wenn der Patienten Suizidalität verneint, auch wenn aus der Vorgeschichte des Patienten und aus seiner Gruppenzugehörigkeit und dem damit erhöhten suizidalen Risiko von ärztlicher Seite eine Gefährdung vorgetragen wird. Grundsätzlich ist es auch richtig, dass von einer Zugehörigkeit zu einer Risikogruppe nicht gleichsam automatisch auf eine unmittelbar vorliegende Gefährdung geschlossen werden kann. Es bestünde auch die Gefahr einer Stigmatisierung durch die Zugehörigkeit zu einer Gruppe mit höherem Suizidrisiko, wenn dies zu einer restriktiven Vorgangsweise oder überfürsorglichen Praxis Anstoß wäre. Andererseits wissen wir um das Risiko und dürfen es in den Behandlungen nicht ignorieren, weil dies umgekehrt einer Vernachlässigung dieses erhöhten Risikos gleichkommen könnte. Dieses ethisch-medizinische Dilemma kennzeichnet häufig die Diskussion mit Patienten, die auch suizidgefährdet sein könnten bzw. sind, gerade bzgl. Fragen der stationären Behandlungsbedürftigkeit. Die Unterbringung und die Behandlung eines Patienten gegen seinen Willen kann dabei in vielen Fällen durchaus lebensrettend sein, nicht nur hinsichtlich der Verhütung suizidalen Verhaltens, sondern auch bezüglich der Wiederherstellung von lebbaren Rahmenbedingungen außerhalb der Klinik als therapeutisches Ziel. Sie widersteht allerdings häufig vorgetragenen und vordergründigen Autonomie- und Selbstbestimmungsausführung von Patienten, Angehörigen oder von Seiten der zuständigen Rechtsvertretungen. Damit wird das Problem der »nicht offensichtlichen Suizidalität« bzw. der »nicht berichteten Suizidalität« und therapeutisch-pflegerischer sowie richterlich-juristischer Beurteilung deutlich: Eine paternalistisch-patriarchalische therapeutische Orientierung würde sich an der Zugehörigkeit zu einer Risikogruppe allgemein orientieren und eher zu suizidpräventiven Maßnahmen auch bei verneinter oder nicht offensichtlicher Suizidalität drängen, um den Patienten zu schützen. Eine eher die Autonomie und Selbstverantwortung des Patienten in den Vordergrund stellende Psychiatrie und Psychotherapie würde von seiner Antwort auf die Frage nach suizidaler Gefährdung ausgehen und bei Verneinung derselben die Freiheitsgrade des Patienten im Vordergrund sehen, damit möglicherweise auch einmal im Einzelfall eine suizidale Gefährdung nicht wahrnehmen oder falsch und unterbewerten, mit allen Konsequenzen.

Vor allem schizophrene Patienten sind hinsichtlich ihrer Angaben zur Suizidalität bei stationärer Aufnahme schwierig zu beurteilen, wie Neher und Wolfersdorf (1999) in einer umfänglichen Studie zum Suizid schizophrener Patienten zeigen konnten. Dort waren von 80 später während stationärer psychiatrisch-psychotherapeutischer Behandlung durch Suizid verstorbenen schizophrenen Patienten nur 17 wegen Suizidalität in der Vorgeschichte und ebenfalls 17 wegen Zustand nach Suizidversuch in der Vorgeschichte sowie nur 15 mit einer verbalen und zwei mit einer nonverbalen Ankündigung von Suizidalität eingewiesen worden. 61 von 80 späteren Suizidenten hatten keinerlei direkte Ankündigung ihrer suizidalen Gedanken gemacht, 24 hatten zwar eine häufige Beschäftigung mit Sterben und Tod in ihrer Vorgeschichte berichtet, allerdings 43 auch dies verneint. Suizidalität gaben von 80 insgesamt 42 Patienten als vorhanden an, damit knapp über 50 %; 36 spätere Suizidenten machten keine Angaben. Nur elf berichteten bei der Aufnahme von Suizidabsichten mit niedrigem oder hohem Handlungsdruck, drei von sich aufdrängenden Suizidgedanken, vier von imperativen Stimmen zum Suizid und ein Patient von Stimmen, die ihm mitteilten, dass er schon tot sei. Insgesamt hatten 68–86 % die einzelnen differenzierten Fragen zum Vorhandensein von Suizidalität zum Zeitpunkt ihrer stationären Aufnahme verneint, verstarben aber während dieser stationären Indexbehandlung durch Suizid.

Zusammenfassend lässt sich festhalten, dass in psychiatrisch-psychotherapeutischen Einrichtungen Todesfälle auftreten und dass psychische Krankheiten zum Tode führen können. Natürlich ist dies kein Plädoyer für Nachlässigkeit, sondern zeigt die Grenzen des Erkennens und Umgehens mit Suizidalität, auf die schon Murphy in seinem Beitrag »Why is it so difficult to prevent suicide« (1983), Goldney (2000) oder auch die Arbeitsgemeinschaft »Suizidalität und Psychiatrisches Krankenhaus« (Lehle et al. 1999) hingewiesen haben (Wurst et al. 1999, 2007). Dabei zeigen die vorliegenden Untersuchungen, dass Suizidalität bei psychiatrischen Patienten oft nicht »wie aus heiterem Himmel« auftritt ohne jegliche Hinweise darauf, dass diese aber oft versteckt, nur indirekt, wie über die Beschäftigung mit dem Tode scheinbar allgemein, oder vielleicht erst unmittelbar vor der Suizidhandlung wahrnehmbar werden könnten, und damit das Einschätzen erschwert wird. Den »Raptus melancholicus«, gefürchtet als kaum vorhersehbar, gibt es heute eher selten. Die Daten der AG »Suizidalität und Psychiatrisches Krankenhaus« (Wolfersdorf et al. 2016) zeigen einen Rückgang des sog. Kliniksuizids. Aktuell besteht auch ein Forschungsprojekt am Werner-Felber-Institut Dresden mit einer umfänglichen Erfassung des Kliniksuizids.

Bei Suiziden während stationärer Behandlung wird heute von *Kliniksuizid* gesprochen (siehe folgende Definition). Der Kliniksuizid ist definiert als die Selbsttötung eines Menschen mit dem Status »Patient« bzw. »Patient in einer medizinischen Behandlungseinheit« (Klinik, Tagesklinik, Rehabilitationseinrichtungen). Dazu gehören alle Patienten in somatischer und/oder psychiatrisch-psychotherapeutischer und psychosomatischer Behandlung, in teilstationärer oder vollstationärer Therapie in Wiedereingliederung oder Rehabilitation. In der Literatur wird unter »Kliniksuizid« überwiegend die Selbsttötung eines psychisch kranken Menschen unter stationären (Status »stationär/teilstationär«) Behandlungsbedingungen verstanden, wobei die Benennung allerdings auch für Menschen mit körperlichen Erkrankungen gelten sollte, dort die Datenlage jedoch äußerst rudimentär ist (siehe nachfolgende Übersicht).

> **Patientensuizid/Kliniksuizid – Definition**
>
> Patienten-/Kliniksuizid ist die Selbsttötung eines Menschen mit dem Status »Patient« bzw. »Patient in einer medizinischen Behandlungseinheit« (Klinik, Tagesklinik, Rehabilitation).

> **Suizid im Krankenhaus Patientensuizid**
>
> **Psychosomatische Kliniken (Rehabilitation, Akutbehandlung)**
> *Datenlage unklar*, kaum Untersuchungen, keine Angaben zu Suiziden trotz Risikogruppen
> nach *Umfrage Psychosomatische Kliniken*
>
> - von Wenglein (1995): 3,4 % akut und 11,5 % »latent«, d. h. 11,4 % gesamt suizidal
>   (11 von 16 Psychosomat. Kliniken), Klinik Alpenblick (Wenglein 1995): 1990 suizidal 2,2 % von 1.679 Patienten (1980 nur 0,6 %);
> - Untersuchung 1980–1990: auf 19.114 Pat. 5 Suizide (0,03 %), d. h. 26 auf 100.000 Patienten
>
> **Allgemeinkrankenhäuser**
> *Datenlage schlecht*, kaum Untersuchungen.
> *Suizidale Patienten und Suizid im Allgemeinkrankenhaus gibt es*, aber außer Daten zu Patienten nach Suizidversuch kaum Untersuchungen (z. B. Schwarz 1969, Purucker et al. 2003, Pollack 1957). Pollack (1957) 11 Suizidfälle im »general medical and surgical hospital« innerhalb von fünf Jahren: »It is true that a relatively small percentage of successful suicide attempts are made by hospitalized patients with organic syndromes or by patients with sufficiently severe physical disease to warrant hospitalization« (Pollack 1957, S. 154).
> Jeder kennt Suizide/Suizidversuche von Patienten im Allgemeinkrankenhaus; es gibt keine systematische Erfassung, Daten der Kripo stehen nicht (mehr) zur Verfügung.
> Brehm (1980), Wolfersdorf (1989): von 147 Suiziden 91 % (n = 40) wg. vorausgegangenem SV im AKH; Ort des Suizids 6 x das AKH (1,2 %), alle 6 waren wg. psychischer Erkrankung im AKH.

Über Suizide in deutschen psychiatrischen Krankenhäusern wurde bereits im 19. Jahrhundert berichtet (Wolfersdorf 1989). So gab z. B. Damerow (1865) 14 Suizide auf 2.269 behandelte Patienten im Zeitraum 1845–1863 in der Provinzial-Irren-Heil- und Pflegeanstalt Halle an, was einer Suizidrate von 617 auf 100.000 stationäre Patienten entspricht. Ähnliche Angaben finden sich auch für andere Kliniken.

Dabei waren rechtliche Implikationen beim Auftreten einer suizidalen Handlung – fahrlässiges bzw. grob fahrlässiges Verhalten, ärztlicher Fehler – immer schon Grund für juristische Ermittlungen. In der deutschsprachigen Psychiatrie war Edel (1891), Direktor der Psychiatrischen Klinik Charlottenburg, Berlin, wahrscheinlich der erste klinische Psychiater, der aufgrund eines Suizids in seiner Klinik vor Gericht stand. Edel wies bereits damals auf das Spannungsfeld zwischen der rechtlichen und therapeutischen Seite hin, wie es sich heute noch abbildet: »Es ist ja möglich, dass in dem einen oder anderen Falle ich hätte die Sorgfalt der Überwachung noch vergrößern können, andererseits muss man bedenken, dass nach dem heutigen Prinzip der freieren Behandlung, dem No-restraint, eine nach Art in Gefängnissen übliche Methode gehandhabte Bewachung sich nicht verträgt und gerade entgegen dem Heilzweck die Kranken erregt oder schädigt«. Und weiterhin: »Sollen wir unserer Stimme der ärztlichen Überzeugung Gehör geben, welche uns zwingt, dem Geisteskranken mit größter Schonung und Humanität zu begegnen und ihm den durch den Anstaltsaufenthalt an sich gegebenen Zwang nicht noch mehr durch gefängnisartige Überwachung fühlbar zu machen?« Hier spricht sich Edel für den therapeutischen Standpunkt und das ärztliche Gewissen aus, auch wenn im Hintergrund das Damokles-Schwert der Strafverfolgungsbehörde steht.

Einerseits wurde und wird bis heute zu Recht von der Gesellschaft eine Öffnung der Psychiatrie verlangt, anderseits wird mittels Anordnungen durch Bürokratie, Verwaltung und Rechtsprechung »die Tür wieder zu gemacht«. Es geht nicht an, dass ein Patienten wegen suizidalen Verhaltens im Rahmen seiner psychischen Erkrankung und hoffnungslos erlebten Situation über das notwendige Maß hinaus zusätzlich durch Fixierung, Isolierung im Krisenzimmer, Doppelbewachung durch zwei Pflegekräfte, die ihn notfalls am Arm halten, Fußfesseln zum Schutz vor Weglaufgefahr und ähnliches in einer Weise »gesichert« wird, die für sich selbst wiederum eine enorme Verstärkung der präsuizidalen Einengung herbeiführen können. In der Studie von Beisser und Blanchette (1961) hatte sich über die Hälfte der durch Suizid verstorbenen Patienten in stationärer psychiatrischer Behandlung während der Unterbringung in einer Isolierzelle das Leben genommen. Bei Trennung von menschlichen Kontakten wäre der Suizidale, so die Autoren, auf sich selbst zurückgeworfen und richte seine Aggressionen dann gegen sich selbst. Denn gerade für den suizidalen Patienten wird Nähe und Dasein von anderen, Zuhören und Verstehen wichtig.

Der deutlich appellative Charakter einer Ankündigung oder eines Suizidversuchs darf nicht mit der kurzschlüssigen Unterbringung hinter geschlossenen Klinktüren beantwortet werden, außer es besteht im Rahmen des psychischen Ausnahmezustands Weglaufgefahr oder absolute Desorientierung, sondern muss in erster Linie zur Frage nach dem Grund des Appells führen. Petri (1970) hatte davon gesprochen, »das Suizidproblem in psychiatrischen Kliniken stelle eine Art Schwellensituation« dar, an der sich die Frage entscheiden würde, wie ernst das Bekenntnis zur Liberalisierung in der Psychiatrie gemeint sei. Er hatte sich der provokanten Auffassung von Lange (1966) angeschlossen, der formuliert hatte, es sei nicht zu verantworten, dass von den Verhaltensweisen einiger weniger Kranker, nämlich von den Patienten mit »primärer Suizidgetriebenheit«, die Aufenthaltsbedingungen vieler anderer bestimmt würden. Die Deutsche Gesellschaft für Psychiatrie, Psychotherapie und Nervenheilkunde (DGPPN; 1980) unterstrich, eine Rückkehr zu restriktiven Maßnahmen, z. B. wieder mehr geschlossene Stationen, weniger Ausgang und Beurlaubungen, mehr Verwahrung im Sinne äußerer Sicherung, sei wegen der erheblichen Nachteile für die Mehrzahl der Klinikpatienten so nicht zu vertreten, ganz abgesehen vom bisher fehlenden Beweis einer effektiveren Suizidverhütung durch Sicherungsmaßnahmen. Dies würde einen therapeutischen Rückschritt und eine Abkehr von der gesellschaftlich berechtigten Forderung nach mehr Freiheit und Offenheit in der Psychiatrie bedeuten.

Natürlich wird es immer wieder notwendig sein, suizidale Patienten mit Weglaufgefahr und insbesondere auch ungünstiger klinikorganisatorischer und personeller Situation, die das Auffangen von Suizidalität über therapeutische Beziehung nicht mehr erlaubt, auf geschlossenen Stationen aufzunehmen, immer sofern dort eine engere und intensivere Sicherung durch Personal gegeben ist. Geschlossenheit einer Station an sich bietet jedoch keine antisuizidale Sicherheit, nur eine vor Weglaufen, und ist daher alleine genommen auch keine antisuizidale Maßnahme. Es wäre falsch und untherapeutisch, mit »Sicherung durch Sicherheitsmaßnahmen« das Gefühl, therapeutisch gehandelt zu haben, zu verbinden (Wolfersdorf et al. 1984).

Nachdem im Kontext der Psychiatriereform und im Anschluss an die Psychiatrie-Enquete 1975 eine Diskussion entstand, dass unser damaliges therapeutisches Regime zu einer erhöhten Suizidmortalität schizophrener Patienten geführt habe, entstand eine umfängliche Beschäftigung mit der Frage der Patientensuizide in der deutschen suizidologischen Szene, die sich auch entsprechend in der wissenschaftlichen Literatur niederschlug.

Die in ▶ Tab. 54 zusammengestellten Daten stammen aus der Arbeitsgemeinschaft »Suizidalität und Psychiatrisches Krankenhaus« (Wurst et al. 1999, 2007, Wolfersdorf und Vogl 2008, Neuner et al. 2009a, b) und zeigen, dass es in den 1970er Jahren in den untersuchten psychiatrischen Kliniken zu einem bedeutsamen Anstieg der Suizidrate gekommen war, mit einem Gipfel in der ersten Hälfte der 1980er Jahre, einem nachfolgenden Plateau und einem beobachtbaren Rückgang der Suizidraten in den letzten Jahren.

Tab. 54: Patientensuizidraten (Suizide auf 100.000 Aufnahmen pro Jahr) 1970–2005 in 14 Fachkrankenhäusern für Psychiatrie und Psychotherapie in Baden-Württemberg und Bayern

Jahr	Anzahl KPP	SR	Jahr	Anzahl KPP	SR
1970	4	102	1971	5	121
1972	5	74	1973	5	130
1974	5	128	1975	5	129
1976	6	86	1977	6	187
1978	6	115	1979	6	177
1980	7	172	1981	8	239
1982	8	253	1983	8	213
1984	8	210	1985	8	164
1986	8	190	1987	8	223
1988	8	167	1989	8	193
1990	9	140	1991	9	164
1992	10	211	1993	10	189
1994	11	107	1995	11	119
1996	11	143	1997	11	105
1998	12	110	1999	12	77
2000	13	121	2001	14	93
2002	14	83	2003	14	136
2004	12	68	2005	11	51

Mittlere SR über 35 Jahre (1970–2005) = 148 (Spannweite 51–253)

14.1 Der Kliniksuizid: Suizid während stationärer psychiatrisch-psychotherapeutischer Behandlung

Die zahlenmäßig größte Suizidgruppe in den ersten beiden Jahrzehnten der Kliniksuizid-Verbundstudie (▶ Tab. 55) war die Gruppe der *jungen schizophrenen Männer* mit mehreren, jeweils erfolgreich abgeschlossenen stationären Behandlungen, mit Entaktualisierung in der psychopathologischen Symptomatik durch eine hohe und günstige Ansprechbarkeit auf Antipsychotika, jedoch mit einer kurzfristigen Wiederaufnahmenotwendigkeit und einem relativ hohen Ausmaß an Wissen um den Krankheitsverlauf, die soziale Problematik, die Beziehungsproblematik und mit einem hohen Ausmaß an subjektiver Hoffnungslosigkeit.

Tab. 55: Patientensuizid und Diagnosen – Vergleich verschiedener Zeitabschnitte der Kliniksuizidverbundstudie (KSV) der AG »Suizidalität und Psychiatrisches Krankenhaus«

Diagnosen	KSV-I KSV-II KSV-III	1970–1989 (n = 442 Suizide) 1990–1999 (n = 442 Suizide) 2000–2005 (n = 216 Suizide)		
ICD-9 Diagnosen	KSV-I ICD-9 (n = 442)	KSV-II ICD-9 (n = 442)	KSV-III ICD-10 Diagnosen (n = 216)	
290–294	7	0	F1	
295	226(51 %)	227(51 %)	F2	77(36 %) ↓
296	89(20 %)	111(25 %)	F3	98(45 %) ↑
297	12	0		
298	9	0		
300 (300.4)	34(23)	41	F4	18
301	12	0	F6	11
303/304 (303)	25(21)	10		
308/309/311 (309.1/2)	13(7)	22	Sonstige	4
317–319	3	0		
Sonstige	12	15		
Keine Angabe	–	16		

Depression insgesamt (ICD-9: 296, 298, 300.4, 309.1/2 n = 124 (28 %) (KSV-I)

Die diskutierten möglichen klinischen Ursachen für die Zunahme von Suiziden während stationärer psychiatrischer Behandlung insbesondere in den 70er und 80er Jahren und einer Plateaubildung auf erhöhtem Niveau in den 90er Jahren, mit langsamer Rückbildung in den letzten Jahren des letzten Jahrhunderts bzw. einer differenziellen Entwicklung der einzelnen Krankenhäuser sind in der folgenden Übersicht zusammengefasst. Letztlich handelt es sich hier um eine »klinische Hypothese« und nicht durch Studien und Signifikanzen beweisbare Ergebnisse.

Mögliche klinisch relevante Faktoren für die Zunahme von Suiziden während stationärer psychiatrischer Behandlung

- Strukturveränderungen der psychiatrischen Kliniken
- Unstrukturiertheit bzw. Strukturlosigkeit von Stationen (Anomie)
- Verlust von hilfreichen Objektbeziehungen bzw. fehlende Objektkonstanz
- Veränderte Patienten (schwieriger, anspruchlicher, suizidaler)
- Verändertes Selbstverständnis therapeutisch-pflegerischer Mitarbeiter
- Veränderte gesellschaftliche Einstellung zu psychischer Krankheit, chronischer Krankheit
- Erhöhte Akzeptanz suizidalen Verhaltens bei Krankheit
- Sog. forcierte Rehabilitation, Fehlen von Schutz und Heim in »Akutklinik«
- Pharmakogene Depression durch klassische Antipsychotika
- Undifferenzierte Liberalität bei Ausgang oder Beurlaubung

Ein wichtiges und neueres Ergebnis ist dabei, dass es in den letzten Jahren zu einer Diagnoseverschiebung innerhalb der Kliniksuizide gekommen sein dürfte (▶ Tab. 56), wenn etwa ab Anfang dieses Jahrtausends die Suizide schizophrener Patienten immer mehr abnehmen, während die Suizide depressiver Patienten prozentual zunehmen und heute über die Hälfte der Kliniksuizide unter stationären beschützenden Behandlungsbedingungen ausmachen.

Tab. 56: Patientensuizide in 15 Kliniken für Psychiatrie und Psychotherapie 2000–2005 (KSV-III der »AG Suizidalität und Psychiatrisches Krankenhaus«) Diagnosen (Hauptdiagnosen nach ICD-10)

Jahr/Diagnosegruppen	gesamt	2000 n	2001 n	2002 n	2003 n	2004 n	2005 n	2006 n
F1	8 (4 %)	1	3	2	1	0	0	1
F2	77 (36 %)	23 (50 %)	15 (48 %)	6 (19 %)	13 (36 %)	8 (31 %)	8 (28 %)	4 (24 %)
F3	98 (45 %)	15 (33 %)	7 (23 %)	18 (56 %)	15 (42 %)	15 (58 %)	18 (64 %)	10 (59 %)
F4	18 (8 %)	4	2	5	2	2	1	2
F6	11 (5 %)	2	3	1	3	1	1	0
F0, 5, 7–9	4 (2 %)	1	1	0	2	0	0	0
gesamt	216	46	31	32	36	26	28	17

Anteil F3 über alle 7 Jahre beträgt 45,4 % (98 von n gesamt = 216), Anteil F2 beträgt 35,6 %

Dieser »Diagnoseshift« scheint mit einer Veränderung des Patientenprofils in den Kliniken für Psychiatrie, Psychotherapie und Psychosomatik im letzten Jahrzehnt zusammenzuhängen. Die Anzahl akut psychotischer Patienten nimmt ab und die Anzahl von Patienten mit affektiven Störungen, mit neurotischen, Anpassungs- und Belastungsstörungen sowie mit Persönlichkeitsstörungen nimmt in den Kliniken für Psychiatrie, Psychotherapie und Psychosomatik immer mehr zu – die letzteren drei Gruppen machen pro Jahr schon über die Hälfte aller Aufnahmen einer Klinik aus.

Zusammenfassend ist Folgendes festzuhalten:

1. Eine Zunahme der Kliniksuizide in den 1970er und 1980er Jahren, mit Plateaubildung auf einem deutlich erhöhten Niveau der Suizidraten. In den 1990er Jahren entsteht insgesamt der Eindruck einer Abnahme der Suizidraten und differenzierter Verläufe in den einzelnen Fachkrankenhäusern. Inwieweit dies mit unterschiedlichen Strategien und Konzeptionen in den Kliniken zusammenhängt, bzw. mit einer Beruhigung der aus der Psychiatrie-Enquete- bzw. -Reformzeit und der Anti-Psychiatrie-Zeit stammenden Verunsicherung in psychiatrisch-psychotherapeutischer Strategie und Intensität muss offen bleiben, wird jedoch weiterhin diskutiert. In den letzten Jahren zeichnet sich anscheinend eine Abnahme der Kliniksuizide ab, die Gründe hierfür sind offen.
2. Die High-risk-Population in den Studien bis Anfang des Jahres 2000 sind die jungen schizophrenen Männer mit 2–4 Wiedererkrankungen, mit hohem Leidensdruck im Zusammenhang mit der Krankheitsperspektive und dem Behandlungsverlauf, unter Druck aktueller suizidfördernder Psychopathologie (z. B. imperative Stimmen mit Aufforderung zum Suizid) sowie evtl. Nebenwirkungen von Therapie (z. B. Akathisie). Insbesondere Leidensdruck, auch durch Wiedererkrankung sog. bilanzierende Aspekte beim Blick auf den möglichen Verlauf der eigenen Erkrankung, überzogene Erwartungen des Patienten bzw. seiner Angehörigen an Therapeuten und Therapiemöglichkeiten, Hoffnungslosigkeit auf Patienten-, aber auch auf Therapeuten- und Pflegeseite, Verdacht auf eine gestörte Wahrnehmung der suizidalen Gefährdung, auf eine eingeschränkte Handlungsbereitschaft in der Umsetzung von »Kommunikation und Kontrolle« im Sinne von sichernder Fürsorge, zusätzliche paranoide Ideen des Vernichtetwerdens, der Vergiftung, der Zerstörung, also letztendlich ein Bündel lebenssituativer, krankheits- und therapiebezogener Risikofaktoren definieren das komplexe Motivationsgeschehen suizidalen Verhaltens: aktuelle Krankheitssituation, aktuelle Psychopathologie und perspektivischer Krankheitsverlauf; Verhalten von Angehörigen und Umfeld; meist psychosebedingter Beziehungsverlust und Arbeitsplatz- bzw. Ausbildungsverlust; direkter Einfluss psychopathologischer Phänomene auf Gestimmtheit und Lebensfähigkeit.
3. Suizidalität ist dabei am höchsten bei schizophren Kranken in Zusammenhang mit Wiedererkrankungen, insbesondere mit der zweiten und fünften Wiedererkrankung bei ansonsten jeweils psychopharmakologisch gut behandelter Akutpsychopathologie. Es betrifft vor allem junge schizophren erkrankte Männer, bei denen, zum Wissen um die Erkrankung und einem dadurch entstehenden Leidensdruck und Hoffnungslosigkeit bzgl. der Perspektive, auch Beziehungsproblematik und Beziehungsverlust sowie Problematik am Arbeitsplatz hinzukommen (siehe dazu auch die Ausführungen zur Suizidprävention bei schizophren Kranken) (Wolfersdorf 1989, Wurst et al. 1999, 2007, 2010; Wolfersdorf et al. 2002, 2003; Lehle 2005; Neher und Wolfersdorf 1999; Neuner et al. 2008, 2009, 2010). Seit der 2. Hälfte der 1990er Jahre

und insbesondere im 1. Jahrzehnt dieses Jahrhunderts kommt es zu einer deutlichen Abnahme der Kliniksuizide von einer Kliniksuizidrate von 200–250 pro 100.000 Aufnahmen in den 1980er Jahren auf um 50 (Wolfersdorf et al. 2016). Die Gründe hierfür mögen im offeneren Umgang mit Suizidgefährdung, in verbesserter Fort- und Weiterbildung in Suizidologie als Wissenschaft und Suizidprävention, in der weiteren Entwicklung von psychosozialen, psychotherapeutischen und psychopharmakologischen Therapie- und Rehabilitationsangeboten liegen. Hier wäre auf die S3-Leitlinie »Psychosoziale Therapien bei schweren psychischen Erkrankungen« der DGPPN als Herausgeber verwiesen (2013), die von der AWMF zertifiziert ist, oder auf die gemeinsam von DGPPN, BÄK, KBV und AWMF 2010 vorgelegte »Nationale Versorgungsleitline Unipolare Depression«. Das vom BMG im Auftrag des Bundestages geförderte Projekt »Suizidprävention in Deutschland – Aktueller Stand und Perspektiven« unterstützt die Teilprojekte, u. a. auch die am Werner-Felber-Institut in Dresden angesiedelte aktuelle Kliniksuizidforschung.

14.2 Suizidprävention im psychiatrischen Krankenhaus

Kliniksuizide während stationärer Behandlung sind, bezogen auf die Gesamtzahl der Suizide in der Allgemeinbevölkerung, letztendlich seltene Ereignisse, deren Häufigkeit bei 5–7 % aller Suizide liegt. Im Einzelfall handelt es sich jedoch um Ereignisse mit einschneidenden Folgen für Angehörige, Mitarbeiter der Klinik und das Umfeld. Dabei muss gar nicht betont werden, dass wir heute von einer viel größeren Zahl Betroffener nach jedem Suizid ausgehen. Cerel et al. (2019) errechneten mittels Daten aus einer Befragung, dass 135 Menschen bei jedem Suizid involviert werden. Naturgemäß ist die Betroffenheit von der Nähe und der Qualität der Beziehung abhängig, und die vielfach wiederholte, vor langem von Ed Shneidman (1972) getroffene Feststellung, dass bei jedem Suizid sechs Hinterbliebene betroffen sind, bezog sich auf das engere Umfeld. Um auf die Kliniksuizide zurückzukommen, sind neben den Hinterbliebenen wie bei allen Suiziden die Behandler des Verstorbenen zu erwähnen. Kornhuber (2018) hat in einem Editorial zusammengefasst, warum Suizide stationärer Patienten so belastend sind. Er erwähnt die persönliche Betroffenheit, die von den Behandlern ähnlich wie bei Angehörigen in der Familie erlebt wird und die auch zu Zweifeln an der eigenen Kompetenz führen kann, ebenso wie die größere Nähe zum Patienten, was sich von anderen medizinischen Gebieten, die auch den Verlust von Patienten erleben lassen, unterscheidet. Aber auch Furcht vor rechtlichen Folgen spielt eine Rolle.

Die größte Risikogruppe für Kliniksuizide sind jüngere schizophren kranke Männer (bis Anfang der 2000er Jahre 40–60 %) mit paranoid-halluzinatorischer Psychose, mehreren, meist 2–5 stationären psychiatrisch-psychotherapeutischen Behandlungen, mit Wissen um den möglichen Krankheitsverlauf und die möglichen Krankheitsfolgen, evtl. auch mit spezifischer Risikopsychopathologie (z. B. imperative Stimmen mit Suizidaufforderung) und mit einer Beeinträchtigung von Beziehung und Arbeitsfähigkeit. An zweiter Stelle standen bis Ende des 20. Jahrhunderts die primären depressiven Erkrankungen mit einer Häufigkeit von 15–30 % als Anteil an der Gesamtkliniksuizidgruppe, wobei es sich überwiegend um unipolar depressiv Kranke handelt. Etwa seit 2000/2002 besteht der Eindruck einer Verschiebung des Diagnosenprofils beim Kliniksuizid mit einer Zunahme der affektiven Erkrankungen, hier der depressiven Episoden, und einer Abnahme der schizophrenen Erkrankungen. Bisher handelt es sich um einen »klinischen Eindruck«, nicht um belastbare Evidenz. Suchtkranke und Patienten aus der Gerontopsychiatrie sind selten vertreten, der Anteil von Persönlichkeitsstörungen als Hauptdiagnose auf der ersten Achse ist nicht bekannt (was nicht zuletzt mit dem Fehlen der Persönlichkeitsdiagnosen in den 1970er und 1980er Jahren im diagnostischen Spektrum zusammenhängt). Hinsichtlich der Geschlechtsverteilung sind die Anteile von Männern und Frauen in etwa gleich groß, wobei die Männer aufgrund ihres größeren Anteils in der schizophrenen Gruppe eher jünger sind, die Frauen aufgrund ihres Überwiegens bei depressiven Erkrankungen eher älter. Hier besteht also sowohl hinsichtlich der Geschlechts- wie auch der Altersverteilung ein Unterschied zu der Gruppe der Suizidenten in der Allgemeinbevölkerung insgesamt. In den 1970er Jahren kam es zu einer Zunahme der Kliniksuizide, was sich in vielen Ländern der Welt, die ähnliche Entwicklungen durchmachten, abbildete. In Deutschland war ein Gipfel Anfang der 1980er Jahre erreicht, danach folgte ein Plateau, welches sich dann in unterschiedlichen Verläufen (Abnahme bis heute zu deutlich niedrigeren Werten) auflöste.

Bezüglich der diagnostischen Zuordnung kristallisieren sich also zwei Hauptrisikogruppen für den Kliniksuizid unter stationären Behandlungsbedingungen heraus, nämlich einerseits Patienten mit schweren Depressionen mit Hoffnungslosigkeit, hohem subjektivem Leidensdruck, sog. altruistischen Ideen, die Welt sei ohne sie besser dran, und Wahninhalten, hier vor allem solchen, bei denen Schuld- und Schamgefühle sowie nihilistische Ideen im Sinne der lebensbedrohlichen Gefährdung der Welt im Vordergrund stehen. Als zweite Gruppe gelten weiterhin Patienten mit paranoid-halluzinatorischen schizophrenen Psychosen, hier vor allem jüngere männliche schizophren Kranke, bei denen Wissen um die Erkrankung, ein subjektiv hoher Leidensdruck, eine daraus ableitbare Depressivität und Neigung zur »Bilanzierung« ihrer bisherigen Lebensentwicklung und der Projektion in die Zukunft, eine vermehrte Beschäftigung mit Tod und Sterben sowie im Einzelfall, jedoch relativ selten, imperative Stimmen mit Aufforderung zur suizidalen Handlung, vorliegen (Neher und Wolfersdorf 1999, Lehle 2004, Wolfersdorf et al. 2016).

Suizidale Handlungen sind komplexe Verhaltensweisen, niemals gänzlich versteh-, erklär- und auch nicht absolut verhütbar. Über ein Drittel aller Suizide im Krankenhaus sind nicht angekündigt bzw. die Hinweise, sofern vorhanden, sind ex ante nicht verstehbar, sondern erst im Nachhinein deutbar (im Nachhinein sind wir nicht »klüger«, sondern wir deuten die gleichen Fakten wie vor dem Suizid unter dem Druck des Suizidereignisses dann in eher schuldzuweisender bzw. auch exkulpierender Art und Weise). Juristisch ist immer darauf zu achten, dass die Ex-ante-Situation betrachtet wird. Psychohygienisch ist es anstrengend, sich aus der Post-hoc-Situation wieder in die Ex-ante-Situation zu versetzen. Es ist jedoch grundsätzlich davon auszugehen, dass eine ex ante getroffene Entscheidung, also eine Entscheidung vor einem Suizid bzgl. Suizidprävention, immer eine Beurteilung auf der Basis besten Wissens, mit bestem Gewissen und Wollen und vor dem Hintergrund der aktuellen wissenschaftlichen Standards geschehen ist. Ebenso muss die Grundannahme bestehen, dass kein Mitarbeiter und keine Mitarbeiterin »absichtlich grob fahrlässig« handelt. Des Weiteren birgt jeder Suizid auch ein persönliches Geheimnis des Handelnden, das meist zumindest teilweise unverständlich bleibt. Die Trauerarbeit von Angehörigen eines durch Suizid verstorbenen psychisch kranken Menschen, z. B. mit einer Schizophrenie oder einer schweren depressiven Erkrankung, hat deswegen auch immer eine andere Qualität als die Trauerarbeit beim Verlust eines geliebten Menschen durch Krankheit. Letztendlich ist die Frage der »Schuld« an der suizidalen Handlung, die Angehörige oft stellen, meist kaum befriedigend und abschließend beantwortbar und sollte deswegen aus der Diskussion über eine suizidale Handlung herausgenommen werden. Es geht hier nicht um Schuldzuweisungen, sondern um die Beschreibung der Abläufe einschließlich Anerkennung der nicht nachvollziehbaren Aspekte und Psychodynamik. Hier unterscheidet sich die Trauerarbeit bei einem durch Suizid verstorbenen Menschen sehr von der Trauerarbeit um Verwandte oder Familienmitglieder, die eines natürlichen oder eines Unfalltodes verstarben, mag dies noch so leidvoll sein.

Eine Zusammenfassung von wichtigen Aspekten der Suizidprävention im psychiatrischen Krankenhaus ist in der folgenden Übersicht gegeben, wobei neben den Aspekten der individuellen Suizidprävention auch die Ebene der Verantwortung der Träger von Klinikstrukturen genannt ist.

Suizidprävention im Psychiatrischen Krankenhaus – wichtige Aspekte für den Alltag

- Beziehung
  - Suizidalität als Notsignal
  - »Sicherung durch Beziehung«
  - »Kommunikation und Kontrolle«
- Diagnostik/ Handlungsdruck
  - Wer ist akut suizidgefährdet?
  - Suizidalität/Basissuizidalität auf Station
  - Risiko-Psychopathologie, -Gruppen
- Sicherungsaspekte
  - Weglaufgefahr vorhanden?
  - offene vs. geschlossene Station
  - Beziehungsdichte
  - Besuchsdichte, Ausgang
- Unterbringungsaspekte
  - Zimmer, Fenster, Räume
  - Kontrollmöglichkeit
  - suizidfördernde Örtlichkeiten (Station, Klinik)
- Behandlung der Grundkrankheit
- Personaldichte, Fort- und Weiterbildungsstand, Information und Dokumentation
- Regelung zum Handlungsablauf bei verschwundenem Patienten (Suche: wer, wo), Regelung was nach einer suizidalen Handlung geschehen muss, Angehörige

---

Ebenen der Suizidprävention im Krankenhaus

- Direkt Patienten bezogene Ebene von Diagnostik und Therapie, Beziehung und fürsorglichem Schutz
  - Herstellung von Beziehung/Verstehen von Suizidalität als Signal innerer und/oder äußerer Not
  - Fürsorge und Management der aktuellen Situation (Kommunikation und Kontrolle/Beziehungsdichte, Unterbringungs- und Behandlungsbedingungen, Autonomie und Einschränkung
  - Diagnostik von Suizidalität, psychischer Erkrankung bzw. Krise, Risiko-Psychopathologie
  - Adäquate Therapie der Grundkrankheit/Krise
- Ebene Aus-, Fort- und Weiterbildung (Pflegepersonal, PPiA, PJ, Ärzte in WB, usw.)
  - Suizidalität als Querschnittsthema in allen AB/FB/WB verschiedener Berufsgruppen (Leitungsaufgabe!)
  - Suizidalität als Thema von Diagnostik, Teambesprechung, Information an Team, Supervision (von gefährdeten Pat./nach einer suizidalen Handlung) (Stations- und Klinikleitungsaufgabe)

- Dokumentation: für gesamte Klinik gültiges Procedere von Suizidgefahr bzw. suizidpräventivem Verhalten (was wird wie wann dokumentiert!)
- Regeln zum Umgang mit suizidalen Patienten
• Klinikorganisatorische und Träger-Ebene
  - Sicherstellung von FB/WB zum Thema Suizidalität
  - Erstellen von Regeln der Dokumentation (einschließlich Formulierungen), der Überwachung/Beziehung, der Information, der Suche bei Entweichung
  - Regeln »nach einem Suizid«: Einschaltung von OA, CA, Polizei, Staatsanwaltschaft etc.
  - Unterstützung in Ermittlungsverfahren durch Klinikleitung und Träger
  - »Ideologie im Hause«: Verstehen der Entwicklung zum Suizid; keine »Omnipotenz«-Zuweisung an Kliniken zur eigenen Angst- und Schuldverdrängung

Wichtige Aspekte der Suizidprävention für Kliniken für Psychiatrie und Psychotherapie (nach Wolfersdorf und Franke 2006; Spießl et al. 2007)

- Vorbeugung bei nicht-suizidalen Patienten
- Behandlung der psychischen Grundkrankheit
- besondere Beachtung spezifischer Risikogruppen
- Identifikation suizidgefährdeter Patienten
- Umsetzung spezieller suizidpräventiver Maßnahmen
- Krisenintervention/Notfallpsychiatrie (Beziehung, Pharmako-, Psychotherapie, sichernde Fürsorge)
- Einleitung einer Langzeitbehandlung
- regelmäßige Fort- und Weiterbildung in Suizidologie
- Beteiligung an (über)regionalen Suizidpräventionsprogrammen
- Mitwirkung an (inter)nationalen Fachgesellschaften

In Zusammenfassung der Ergebnisse aus der Kliniksuizid-Forschung lässt sich Folgendes festhalten:

1. Kliniksuizid-Risikogruppen sind Patienten mit depressiven Erkrankungen, insbesondere mit schweren Depressionen, Wahnsymptomatik, ausgeprägter Hoffnungslosigkeit, hohem Leidensdruck, Schuld- und Schamgefühlen sowie altruistischen Ideen, die Familie, die Welt sei besser dran, wenn es den Suizidenten nicht mehr gäbe, man sei eine Belastung. Die zweite Risikogruppe in der Klinik sind schizophren kranke Patienten, hier vorwiegend jüngere Männer mit einem guten Bildungsniveau, einer paranoid-halluzinatorischen schizophrenen Psychose, mit Wissen um ihre Erkrankung und einen möglichen Krankheitsverlauf, subjektiv hohen Leidensdruck, Depressivität und narzisstischer Kränkung im Umgang mit der Erkrankung und den Erkrankungsfolgen in Beziehungs- und Arbeitsfeld, erhöhter Beschäftigung mit Tod und Sterben überhaupt sowie im Einzelfall imperativen Stimmen (akustische Halluzinationen) mit Aufforderung zur Selbsttötung. Suchtkranke Menschen in der Klinik und Patienten in der Gerontopsychiatrie, außer mit einer Depression im höheren Lebensalter, sind selten vertreten. Suizidversuche in der Vorgeschichte sind Hinweise auf eine größere Nähe zu suizidalem Handeln.
2. Das Geschlechtsverhältnis ist bei den Kliniksuiziden in etwa gleich, hinsichtlich des Alters sind die Männer im Schnitt etwas jünger, die Frauen eher etwas älter.

3. In den 1970er Jahren kam es zu einer Zunahme der Kliniksuizide, bis in die 80er und 90er Jahre hinein reichend. Betroffen waren insbesondere solche Länder, die Psychiatriereformen bzw. Veränderungen der Versorgungsstruktur in ihren Kliniken erlebten. In Deutschland war ein Gipfel Anfang der 80er Jahre erreicht, es folgte danach ein Plateau auf einem erhöhten Niveau, ab der zweiten Hälfte der 90er Jahre und nach der Jahrtausendwende kam es dann zu einer Abnahme bzw. zu einem unterschiedlichen Verlauf bis heute.
4. Suizidalität im psychiatrischen Krankenhaus steht in Verbindung mit Leidensdruck im Kontext der psychischen Erkrankung, der erlebten Einschränkungen, Nebenwirkungen von Medikamenten und des erwarteten Krankheitsverlaufes, was insbesondere für schizophren kranke Menschen gilt, sowie mit aktueller Psychopathologie, hier insbesondere Hoffnungslosigkeit, Verzweiflung, depressive Symptomatik. Auf der therapeutisch-pflegerischen Seite wird häufig von einer gestörten Wahrnehmung bzw. einer eingeschränkten Handlungsbereitschaft trotz Ahnung von suizidaler Gefährdung gesprochen und vor einer Überschätzung der sog. therapeutischen antisuizidalen Wirkung gewarnt.
5. Es ist davon auszugehen, dass suizidale Handlungen grundsätzlich komplexe Verhaltensweisen sind, die nicht gänzlich versteh-, erklär- und auch nicht völlig verhütbar sind. Über ein Drittel aller Suizide im Krankenhaus sind nicht angekündigt bzw. Hinweise, sollten solche vorhanden sein, sind ex ante nicht verstehbar, sondern erschließen sich erst in der Deutung im Nachhinein. Daraus wird deutlich, dass jeder Suizid auch ein persönliches Geheimnis des Handelnden birgt, das zumindest teilweise unverständlich bleibt und dadurch die besondere Belastung für die Hinterbliebenen eines durch Suizid verstorbenen Menschen ausmacht.
6. Eine absolute Suizidprävention ist auch im psychiatrischen Krankenhaus nicht möglich. Suizidprävention meint bestes und aktuell mögliches Beziehungs- und Therapieangebot, um die Weiterentwicklung von Suizidgedanken in Suizidabsicht und die Umsetzung in Handlung zu verhüten. Wichtigstes suizidpräventives Instrumentarium sind dabei Beziehungs- und adäquates Hilfs- sprich Therapie- und Schutzangebot.

Vor dem Hintergrund klinischer und forensischer Erfahrung lassen sich für die die Diagnostik von Suizidalität und den Umgang mit suizidgefährdeten Menschen in Kliniken für Psychiatrie und Psychotherapie bzw. auch in anderen Kliniken, die psychisch kranke Menschen behandeln, folgende Empfehlungen formulieren:

1. Suizidalität ist grundsätzlich bei jeder Aufnahme eines Patienten direkt, empathisch einfühlsam und verstehend als Signal einer Notsituation abzufragen. Dabei muss nach Todeswünschen, Ruhewünschen, Suizidgedanken, suizidalen Krisen und suizidalen Handlungen in der Vorgeschichte sowie nach dem derzeit aktuellen Handlungsdruck zur Umsetzung von Suizidgedanken in eine suizidale Handlung gefragt werden. Dies wäre guter klinischer Facharztstandard. Wichtig ist dabei, dass der Patient offen über Suizidalität spricht, weiterhin dass er in der Lage ist, suizidalen Handlungsdruck aufzuschieben, um Hilfe, Fürsorge und Therapie in Anspruch zu nehmen. Wichtig ist auch dort, wo Suizidalität verneint wird, zu prüfen, ob dies nachfühlbar und mit der unmittelbaren Vorgeschichte stimmig in Einklang zu bringen ist. So ist das kategorische Verneinen von Suizidalität kurz nach einem Suizidversuch zumindest erklärungsbedürftig (Was hat sich eigentlich verändert?

Sie waren gestern noch in einer Situation, wo Sie versucht haben, sich das Leben zu nehmen und haben keine andere Möglichkeit gesehen; wie ist es verstehbar, dass Sie nun sagen, das käme nie wieder für Sie in Betracht?).

Die Abklärung von Suizidalität hat bei jeder Erhebung eines psychopathologischen Befundes zu erfolgen. Im Verlauf von gut laufenden Therapien, z. B. bei einer längerfristigen Richtlinienpsychotherapie, kann auf die regelmäßige Erhebung von Suizidalität nach Einschätzung durch den Therapeuten verzichtet werden. Es muss jedoch bei jeder Unsicherheit, bei jeder sich andeutenden psychopathologischen Verschlechterung, bei negativen Gegenübertragungsgefühlen, bei Therapeutenwechsel, bei Stations- oder Klinikwechsel bzw. auch bei Veränderung der organisatorischen Rahmenbedingungen, z. B. Wechsel von einer geschlossenen auf eine offene Station, Suizidalität zeitnah zur Veränderung abgeklärt werden.

Patienten mit einem manischen oder einem derart psychotisch verwirrten oder einem durch völlige Desorientiertheit gekennzeichneten psychischen Zustandsbild bedürfen der fremdanamnestischen Nachfrage nach obigen Kriterien.

2. Die Dokumentation hat immer zeitnah zu erfolgen, d. h. am besten im Anschluss an das Gespräch, und sie soll in klarer und für alle Mitglieder des stationären Teams verständlicher Sprache (und natürlich auch Schrift) im Stationsdokumentationssystem niedergelegt werden. Am besten ist die wortwörtliche Formulierung, z. B. »Auf direktes Befragen verneint der Patienten glaubhaft Suizidgedanken und Suizidabsichten; in der Vorgeschichte keine suizidalen Krisen oder Suizidversuche bekannt. Patient hat Hoffnung und möchte sich auf Therapie einlassen«. Wenn bei einem Patienten, der wegen suizidaler Gefährdung aufgenommen wurde (z. B. bei dem eine solche diagnostiziert wurde), Veränderungen organisatorischer Art auftreten, z. B. eine Veränderung der Ausgangsregelung, der Kontaktdichte, eine Beurlaubungsplanung vor dem Wochenende, eine geplante Verlegung auf eine andere Station oder in eine andere Klinik, dann muss dieser Befund zeitnah dokumentiert werden. Bei der Dokumentation sollten manche Begriffe nicht verwendet werden, da sie missverständlich sind, klinisch nicht sauber definiert und deswegen auch von unterschiedlichen Berufsgruppen nicht eindeutig verstehbar sind. Nicht verwendet werden sollten z. B. die Begriffe »Patient ist suizidal«, oder »Patient ist chronisch suizidal«, »Patient ist latent suizidal«, da sowohl mit dem Begriff »suizidal« vieles verbunden werden kann, wie auch mit den Begriffen »chronisch« oder »latent« viele nichts anzufangen wissen bzw. diese häufig falsch gebraucht werden. Beispielsweise muss davon ausgegangen werden, dass alle Menschen »latent suizidal« sind, denn Suizidalität als allgemein menschliche Eigenschaft braucht nur durch äußere belastende Ereignisse oder durch psychopathologisch verändertes Erleben aus der »Latenz« gehoben werden. Auch der Begriff der »Parasuizidalität« ist umstritten und für das Abschätzen der unmittelbaren Suizidgefahr nicht hilfreich. Sodann sollte kein eigenes Empfinden, das über nachvollziehbare Beobachtungen hinausgeht, wie Deutungen der Gegenübertragung, in das offizielle Dokumentationssystem eingetragen werden.

3. Zum Management der suizidalen Situation gehört immer auch die (dann auch dokumentierte!) Regelung des Ausgangs, der Kontakte (mit wem, Häufigkeit), der Wochenendgestaltung, der Einbeziehung von Angehörigen. Ein Patient mit aktuellen Suizidgedanken kann durchaus Ausgang von der Station haben, dann aber nur in Begleitung eines erwachsenen Garanten, z. B. der Ehefrau, sofern diese als positive Bezugsperson erlebt wird und

nicht in die suizidale Psychodynamik eingebunden ist (beispielsweise im Rahmen einer Trennungssituation). Ansonsten sind Kontakte mit anderen Menschen unter dem Gesichtspunkt von Schutz und Fürsorge zu sehen. Ausgang oder auch engmaschiger Kontakt auf der Station wäre dann Aufgabe einer pflegerischen Begleitperson, wobei darauf zu achten ist, dass es sich nicht um eine Pflegekraft in Ausbildung handelt, die dadurch vielleicht überfordert ist. Suizidgefährdete Patienten bedürfen häufig der »engmaschigen Betreuung«, wobei »engmaschig« zum einen bedeuten kann, Sichtkontakt in regelmäßigen, definierten Zeitabständen (z. B. alle 10, 20 oder 30 Minuten) zu haben oder Gesprächskontakt, also direkte Beziehung z. B. im Rahmen einer gemeinsamen Tätigkeit, auch hier wieder zeitlich festgelegt. Bei Patienten mit raptusartiger, kaum berechenbarer impulshafter und drängender Suizidalität, auch bei Kombination von Selbst- und Fremdgefährdung, ist eine sog. Sitzwache im Sinne einer Einzelbetreuung (notfallmäßig rund um die Uhr) durch eine Pflegekraft meist angezeigt. Die Indikationsstellung hierfür ist eindeutig ärztlich und darf nicht von pflegerischen Mangelsituationen auf den Stationen abhängig gemacht werden. Die juristische Endverantwortung bleibt auf ärztlicher Seite. Eine Pflegedienstleitung oder Verwaltungsleitung, die sich gegen eine ärztlich verordnete Einzelbetreuung rund um die Uhr wehrt bzw. diese verweigert, macht sich eines Organisationsverschuldens schuldig, wenn selbst- oder fremdaggressive Handlungen geschehen. In gleicher Weise ein Arzt, der aus vermeintlicher Rücksicht auf Personalnot die Notwendigkeit eines regelmäßigen Kontaktes nicht dokumentiert.

Dabei empfiehlt es sich auch, den suizidgefährdeten Patienten möglichst nahe dem Dienstzimmer/Pflegestützpunkt unterzubringen, um kurze Wege zur Kommunikation zu haben, und ihn möglichst auch in einem Zimmer unterzubringen, dessen Fenster nicht eigenständig geöffnet werden können. Auch der Zugang zu einem Balkon muss geschlossen sein, wenn drängende suizidgefährdete Patienten auf einer geschlossenen Station untergebracht sind. Auf primär offenen Stationen müssen Fenster und Türen sowie Balkon nicht gesichert sein. Hier handelt es sich bei Suiziden oft um Fehlunterbringungen, d. h. ein Patient wird offen aufgenommen, weil er in der Klinik bekannt ist oder weil die Angehörigen drängen, der Sohn könne doch nicht eingesperrt werden, oder weil auf der geschlossenen Station kein Bett frei ist oder man der therapeutischen Beziehung zu sehr vertraut: Patient ist bekannt, das verführt unter Alltagsdruck zur kurzen Aufnahme, kommt ja freiwillig, muss nicht nach Suizidalität gefragt werden. Er muss aber doch gefragt werden.

4. Information über die Suizidalität eines Patienten darf kein therapeutisches Geheimnis z. B. von Einzelpsychotherapie sein. Jedes Mitglied des Teams ist verpflichtet, die Befindlichkeit eines Patienten, wie er es im Gespräch erlebt oder worüber er informiert worden ist, in dem Stations- und Klinikdokumentationssystem in allen verständlicher Sprache zu formulieren. Dabei ist auch zu klären, wie mit dieser suizidalen Gefährdung bzw. wie mit dem Patienten umzugehen ist, wer die hauptsächliche Bezugsperson ist, wer mit dem Patienten von der Station gehen darf, um nicht Pflegeschülerinnen und -schüler z. B. im Rahmen ihres Praktikums in der Psychiatrie zu überfordern.

Des Weiteren sollte auf jeder Station ein »Notfallplan« bestehen; zumindest sollten alle davon wissen, was in einer akuten suizidalen Gefährdung zu geschehen hat. Wenn z. B. ein suizidgefährdeter Patient die Station verlassen hat, obwohl er keinen Einzelausgang hat, und er sich auch nicht abgemeldet hat, muss festgelegt sein, welche Schritte nun unternommen werden müssen: Suchaktion auf Station, im Klinikgebäude, im Gelände; wer sucht, welche bevorzugten Plätze (bevorzugte Plätze für suizidale Handlungen in einer Klinik sind meist bekannt!) werden aufgesucht; diensthabender Arzt bzw. ärztliche oder psychologische Therapeuten werden sofort informiert. Dann evtl. Entscheidung bzw. bei Auffinden des Patienten je nach seiner Situation Unterbringung auf einer geschlossenen Station, Veränderung der Ausgangsregelung, z. B. dann engmaschige Betreuung, oder auch bei Auffinden eines im Rahmen einer suizidalen Handlung (z. B. Sprung aus der Höhe) verstorbenen Patienten sofortige Benachrichtigung des diensthabenden Arztes, des Notarztes, der Polizei. Dabei müssen auch alle wissen, dass bei Auffinden eines durch Suizid verstorbenen Patienten, sofern keine Notfallinterventionen mehr sinnvoll erscheinen, dieser weder in der Lage noch sonst zu verändern ist, bis die Polizei bzw. Staatsanwaltschaft eintrifft.

5. Die therapeutische Beziehungsdichte bei einem suizidgefährdeten Patienten muss engmaschig sein, was von mehreren täglichen Kurzterminen (auch auf dem Stationsflur) bis zu regelmäßigen Kriseninterventionsgesprächen (z. T. mehrfach in der Woche) reichen kann. Die psychotherapeutische Gesprächsdichte wird in akuten Kriseninterventionen hoch sein, wobei sie durchaus auf mehrere Personen, z. B. den ärztlichen oder psychologischen Psychotherapeuten und die pflegerische Bezugsperson, verteilt sein kann. Bei Ärzten in Weiterbildung bzw. bei nicht ärztlichem therapeutischem Personal (z. B. Diplom-Psychologen oder auch Sozialpädagogen) ist entsprechend der deutschen Rechtsprechung und rechtlichen Endverantwortlichkeit im Krankenhaus der Facharztstandard (meist Oberarzt) bei allen Beurteilungen notwendig. Dabei ist es völlig klar, dass beispielsweise eine erfahrene Psychologische Psychotherapeutin, die seit Jahren mit schwer depressiven oder suchtgefährdeten Patienten arbeitet, oder auch eine Sozialpädagogin, die seit langen Jahren mit jungen schizophrenen Männern und Frauen im Rahmen der rehabilitativen stationären Behandlung tätig ist, die Einschätzung von Suizidalität besser beherrscht als ein engagierter junger Arzt, der erst auf wenige Monate Erfahrung in der Psychiatrie und Psychotherapie zurückgreifen kann. Allerdings ist die rechtliche Situation so, dass die Endverantwortlichkeit im ärztlichen Bereich liegt. Hier ist dann der zuständige Oberarzt gefragt, der die Befunde der nicht-medizinischen Mitarbeiterinnen und Mitarbeiter letztlich abzuwägen und die Entscheidung zu treffen hat. In Gerichtsverfahren, insbes. in strafrechtlichen Verfahren, wird der zuständige Oberarzt als Facharzt, und weitergeführt der zuständige Chefarzt, dann die rechtlich endverantwortliche Person sein, die angefragt wird.

Dabei ist darauf zu achten, dass insbesondere vor dem Wochenende, d. h. am Freitag, der psychopathologische Status eines Patienten und hier v. a. auch seine Suizidgefährdung bekannt sein müssen. Samstag und Sonntag wird die therapeutische Bürde üblicherweise vom pflegerischen Personal getragen, da der diensthabende Arzt in der Klinik und auch der zuständige Oberarzt im Hintergrunddienst nicht Einzelpsychotherapie und Einzelkrisenintervention machen können. Das bedeutet, dass am Freitag oder am letzten Tag vor Feiertagen jeweils die Abklärung und Dokumentation von Suizidalität einschließlich oberärztlicher Bestätigung zu erfolgen hat.

6. Bezüglich einer antisuizidalen Wirksamkeit von Psychopharmakotherapie bewegt sich bis heute vieles im Unklaren, und ist stark geprägt von persönlichen Auffassungen (▶ Kap. 15). Die »traditionelle Grundregel« in der Psychopharmakotherapie bei

suizidgefährdeten Menschen lautet – wie schon vor über 50 Jahren formuliert, bisher jedoch nicht belegt –, bei Suizidalität die biologische Seite von Suizidalität, nämlich die Antriebsseite, die die Umsetzung ermöglichen könnte, nicht zu stimulieren. Das bedeutet die Vermeidung von antriebssteigernden Antidepressiva bei suizidalen depressiven Patienten bzw. meint die Kombination eines Antidepressivums, sofern ein antriebsneutrales oder sogar antriebssteigerndes als dringend erforderlich gesehen wird, mit sedierend-anxiolytischen Tranquilizern bzw. sedierenden Antipsychotika. Das bedeutet weiterhin, bei der antipsychotischen Medikation eines suizidgefährdeten schizophrenen Patienten das Risiko extrapyramidalmotorischer Nebenwirkungen und insbesondere das Risiko von Akathisie als einer in der Literatur mehrfach beschriebenen suizidfördernden Symptomatik zu vermeiden.

Grundsätzlich ist dabei festzuhalten, dass es eine Psychopharmakotherapie der Suizidalität im engeren Sinne bislang nicht gibt. Es gibt jedoch eine Psychopharmakotherapie bei Suizidalität, welche die Sedierung und Anxiolyse, die emotionale Entspannung, die Herbeiführung von Schlaf und damit Tag-Nacht-Rhythmik, die Distanzierung von psychotischem Erleben, die Dämpfung von Verzweiflung und Hoffnungslosigkeit anstrebt. »Suizidprävention ist Beziehungsarbeit, denn nur Menschen halten im Leben« – unabhängig von dieser ideologisch klingenden Formulierung sind jedoch alle psychopharmakotherapeutischen Maßnahmen sinnvoll und notwendig, die den auch biologisch mitbestimmten Handlungsdruck zur Umsetzung eines Suizidgedankens in eine suizidale Handlung, die suizidfördernde Verzweiflung und Hoffnungslosigkeit, das quälende Erleben von Unruhe, Getriebenheit und Ausgeliefertsein an Nebenwirkungen, denen man mit aller Gewalt entkommen möchte, reduzieren.

Dabei gilt weiterhin als Grundregel, dass suizidgefährdete Menschen nachts schlafen müssen, dass suizidgefährdete Menschen mit Wahnsymptomatik, z. B. beim depressiven Wahn, von Anfang an auch antipsychotisch behandelt werden müssen, dass die Suchtproblematik eines suizidgefährdeten Patienten in einer Drogenpsychose oder in einem x-ten Alkoholrückfall der Notwendigkeit akuter Anxiolyse, Sedierung und Entspannung zu weichen hat. Psychopharmakotherapie sollte in akuten suizidalen Krisensituationen pragmatisch und hinsichtlich ihrer erwünschten Effektivität und nicht ideologisch erfolgen.

7. Bei einer suizidalen Gefährdung eines Patienten geht es immer um das Thema »Tod oder Leben«. Bei psychotherapeutisch ausgebildeten ärztlichen oder psychologischen Therapeuten besteht die Neigung – und dies ist grundsätzlich auch richtig – zur Deutung von derartig komplexen Verhaltensweisen, wie z. B. einem selbst- oder fremdaggressiven Verhalten. Deutung ist jedoch etwas anderes als Befund. Die Konsequenz im Sinne der Suizidprävention bei vorliegender Suizidgefährdung hat sich an der offensichtlichen Situation, dem Befund, und nicht an der Deutung einer Situation zu orientieren. Häufig wird angeführt, dass eine fürsorglich-beschützende Konsequenz, z. B. die Unterbringung auf einer geschlossenen Station bei akuter suizidaler Gefährdung und Weglaufgefahr, die therapeutische Beziehung stören würde. Dies ist eine Phantasie, die klinische Erfahrung spricht dagegen (manchmal, um hier selbst eine Deutung zu geben, steht diese verzerrte Haltung für die Furcht vor Entscheidungen, die vom Patienten in diesem Moment vielleicht abgelehnt und gehasst werden). Die klare fürsorgliche und beschützende Haltung von therapeutischer Seite ist für Patienten eindeutiger, akzeptabler und handhabbarer, insbesondere wenn sie

nachbesprochen wird, als eine unscharfe und ungeprüfte Zuweisung von Selbstverantwortung, die der Patient nicht leisten kann und die den Therapeuten nur scheinbar von seiner konkreten therapeutischen Verantwortung entbindet. Die klinische Erfahrung spricht dafür, in vollem Umfang auch bei suizidgefährdeten Patienten die Fürsorglichkeit in den Vordergrund zu stellen, die Fremdverantwortung zu übernehmen und dies mit dem Patienten eindeutig und klar im Sinne der für ihn übernommenen Schutzfunktion zu besprechen. Das beinhaltet auch, manchmal unerwünschte oder vom Patienten nicht geteilte Entscheidungen zu treffen und die Verantwortung dafür zu übernehmen.

Nicht unerwähnt – wenn auch nicht im engeren Sinn das Thema in diesem Kapitel – soll bleiben, dass auch die Zeit unmittelbar *nach* der Entlassung aus psychiatrisch-psychotherapeutischer Behandlung eine besondere Risikokonstellation für Suizidhandlungen darstellt. In einer groß angelegten nationalen schwedischen Kohortenstudie fand sich in den ersten 30 Tagen nach der Entlassung das höchste Suizidrisiko, am höchsten bei depressiven Störungen (Haglund et al. 2019). In einem Review, das sich auf das erste Jahr nach der Entlassung konzentrierte, fanden Forte et al. (2019) die höchsten Zahlen für Suizidhandlungen (Suizide und Suizidversuche) im ersten Monat, und ein weiter stark erhöhtes, mit der Zeit aber etwas sinkendes Risiko nach drei bzw. nach zwölf Monaten. Auch Chung et al. (2017) fanden in einer Metaanalyse das höchste Risiko in der ersten Zeit nach der Entlassung, deutlich erhöhte Suizidraten aber noch mehr als zehn Jahre nach der stationären Behandlung. Neben der Frage der angemessenen Nachsorge wie auch des Umstandes, dass psychiatrische Patienten generell, auch unabhängig von stationärer Behandlung, ein größeres Risiko aufweisen, kann an dieser Stelle nur darauf hingewiesen werden, dass in Zeiten des Drucks auf die Verweildauern stationärer psychiatrisch-psychotherapeutischer Behandlungen auch die Frage der nötigen Behandlungsdauer für eine ausreichende Stabilisierung zu diskutieren ist.

Die obige Liste kann sicher durch viele persönliche Erfahrung ergänzt werden. Vor dem Hintergrund der Erfahrungen in gutachterlicher Tätigkeit bei Kliniksuiziden sind ohne wertende Reihung einige Erfahrungen vor Gericht für die klinische Suizidprävention bzw. was Richter/Gerichte/Gesellschaft fragen und anscheinend auch erwarten, in der folgenden Übersicht zusammengestellt.

Erfahrungen und Empfehlungen aus Verfahren (zivil-, strafrechtlich) bei Kliniksuiziden (Beispiele aus Gutachtertätigkeit)

- Was ist eine »gute therapeutische Beziehungsdichte«?
  (Häufigkeit Kontaktdichte? Multiprofessionell? Kontinuität? Am Wochenende? Wer darf besuchen? Ausgang von Station mit wem?)
- Pflegedokumentation bzgl. Alltagsbewältigung
  (z. B. Nachtschlaf, Essen, Teilnahme an Gruppen, Kommunikation) und auch zur Suizidalität (konkrete Formulierungen des Pat. zitieren!)
- Einträge am Freitag (vor Wochenende, vor Feiertagen)
  zur Suizidalität, zur Gefährdung, zum Procedere über das Wochenende, dann wieder am Montag (Visite, Morgenrunde)
- Immer Medikation (Benzodiazepine, sedierende Antipsychotika) bei Suizidalität bedenken (Anxiolyse, Schlafförderung, Entspannung)
- Bei Antidepressiva oder Antipsychotika mögliche Aktivierung von Suizidimpulsen, Überstimulation, Nebenwirkungen, die Suizidalität fördern, bedenken (Akathisie, Stimmungs-An-

triebsdissoziation, innere Unruhe), Auswahl begründen
- War die gewählte Therapie adäquat? (medikamentös? Dosierung? Psychotherapie? Einbeziehung von Angehörigen?)
- War man sich der Suizidalität des Patienten bewusst? (Dokumentation?)
- War eine Überwachung des Patienten angeordnet? In welcher Weise? (Sichtkontakt? Bett in der Nähe des Stationsdienstzimmers? Wie engmaschig? Gesprächskontakt? Zeitabstände? Bspw. alle 10, 20, 30 etc. Minuten? Nachts?
- Vorsicht mit Bewertungen post hoc, es geht immer um ex ante!
- Was nicht dokumentiert ist (ärztlich; Pflege, Befund; KB), ist nicht geschehen!
- Warum Unterbringung auf offener Station? Wer weiß, ob sich ein Patient entfernt? Weglaufgefahr?
- Zur Einschätzung von Suizidalität werden benötigt:
  1. Äußerungen des Patienten (Befund und sonstige z. B. gegenüber Pflege!),
  2. psychopathologischer Befund (Suizid fördernde Symptomatik? Verschlechterung, Äußerungen von Hoffnungslosigkeit),
  3. Vorgeschichte (frühere Suizidversuche?),
  4. aktuell belastende Lebensereignisse/innere Konflikte.
- In Krankengeschichten/Befunde keine Gegenübertragungsgefühle/Bewertungen wie »Ich fühle mich mit seiner Zusage, sich nichts anzutun, nicht wohl, scheint mir nicht glaubhaft«.
- Impulshafte, sog. raptusartige Suizidhandlungen, als ohne präsuizidale Zeitspanne, sind schwer verhütbar, außer bei maximaler Sicherung des Patienten (Doppelwache, Fixierung, Sedierung? Warum nicht gemacht? Nicht nötig?).
- Suizidalität bei gefährdeten Patienten immer wieder abfragen, dokumentieren.
- Die Bezeichnung »latente Suizidalität« vermeiden. (Vorhalt wäre: »Sie wussten doch, dass der Patient latent suizidal war!«) Besser: Patient gehört zu einer (Lebenszeit-)Suizidrisikogruppe, die individuelle »akute Suizidgefahr« gilt eben nur aktuell und muss eingeschätzt und benannt werden.
- Vor Verlegung eines möglicherweise auch suizidalen Patienten Suizidalität abklären. Medikation verwenden.
- Kann man Patientenäußerungen trauen? Wie stellen Sie fest, ob oder dass ein Patient suizidgefährdet bzw. nicht mehr suizidgefährdet ist?
- Was war das Behandlungsziel, Suizidprävention bzw. Therapie der Psychose bzw. beides?

14.3 Suizidprävention in der psychosomatischen Klinik

Die Frage der Suizidprävention in der psychosomatischen Klinik stellt in gewisser Hinsicht eine »deutsche« Fragestellung dar, da die Aufteilung der medizinischen Fächer in Psychiatrie und Psychotherapie einerseits und in Psychosomatik und Psychotherapie andererseits eine Besonderheit des deutschen Gesundheitssystems ist. In vielen Ländern ist eine Auffächerung und Spezialisierung innerhalb der Psychiatrie zu beobachten, in unterschiedliche Schwerpunkte und unterschiedlich spezialisierte Einrichtungen. Ein Beispiel hierfür sind die USA, wo die in Deutschland genannte Psychosomatik im Wesentlichen dem Liaison- und Konsiliardienst zugeschlagen ist. Die Entwicklung in Deutschland hat demgegenüber einen anderen Weg eingeschlagen, der sich heute auch im Angebot verschieden spezialisierter Kliniken wiederfindet. Auch in Deutschland ist jedoch die Struktur, die Arbeitsweise, wie auch die Gruppe der behandelten Patienten in Psychosomatischen Kliniken sehr heterogen, so dass schwerer als für Psychiatrische Kliniken allgemeine Überlegungen angestellt werden können. Häufig finden sich Schwerpunkte im Patientenprofil in der Behandlung von Essstörungen, von Angst- oder Zwangserkrankungen oder auch somatoformen Störungen, die landläufig als »psychosomatisch« bezeichnet werden. Viele dieser Menschen gehören jedoch auch zu Risikogruppen im Hinblick auf Suizidalität und sie finden sich auch wieder im Patientenprofil heutiger Kliniken für Psychiatrie und Psychotherapie. So ist vielfach das Patientenprofil (Borrmann-Hassenbach et al. 2009) nahezu deckungsgleich mit den Akut-Psychosomatischen Kliniken, die einen höheren Anteil an sog. somatoformen Störungen sowie an Essstörungen (ICD-10), dafür einen geringeren Anteil an Persönlichkeitsstörungen als Kliniken für Psychiatrie und Psychotherapie und die dortigen anerkannten akut-psychosomatischen Betten aufweisen. Das Patientenprofil der Psychosomatischen Reha-Kliniken ist ohnehin, abgesehen vom Schweregrad, gekennzeichnet durch ca. 50 % leichte bis mittelschwere depressive Episoden nach ICD-10.

Spezifische Literatur zum Patientensuizid in Psychosomatischen Kliniken gibt es im deutschen Sprachraum fast nicht. Eine der wenigen Arbeiten ist die von Wenglein (1995), der in einer Psychosomatisch-Psychotherapeutischen Klinik im oberschwäbischen Allgäu Bayerns die Häufigkeit, das klinische Bild und die therapeutischen Maßnahmen bei stationären psychosomatisch-psychotherapeutischen Patienten mit Suizidalität untersuchte. Im Zeitraum 1980–1990 hatten sich von insgesamt 19.114 behandelten Patienten fünf während des stationären Aufenthalts suizidiert (drei Männer und zwei Frauen); dies entspricht 0,03 % Suizide bzw. eine Suizidrate von 26 auf 100.000 behandelte Patienten. Von fünf Suiziden ereigneten sich vier zwischen dem 5. und 13. Kliniktag, weisen also der ersten Zeit und damit auch dem diagnostischen Vorfeld eine besondere Bedeutung in der Diagnostik von Suizidalität zu.

Wenglein (1995) beschrieb die Suizidenten wie folgt: Überwiegend männliche Suizidenten, als depressiv beschriebene Patienten mit oral-dependenten Zügen, einer Tendenz zu symbiotisch-anklammerndem Verhalten, die überwiegend zur Somatisierung ihrer Konflikte neigten und sich in der Regel innerhalb der ersten zwei Wochen des stationären Aufenthaltes suizidierten. Alle waren von subjektiv zum Teil als schwerwiegend erlebten personalen Verlusten betroffen, z. B. Verlust des Therapeuten oder Scheitern wichtiger Beziehungen, und neigten auffallend häufig zu Abbrüchen oder Weglauftendenzen (aus Therapien, Arbeitssituationen oder personalen Beziehungen). Sie sahen sich häufig auch bedroht von zum Teil subjektiv als schwerwiegend erlebten Verlusten der körperlichen Integrität, z. B. durch eine lebensbedrohliche Erkrankung, oder hatten eine ausgeprägte Furcht vor solchen Erkrankungen, was als Zwangsbefürchtungen imponierte und gleichsam für die Angst vorm Sterben symbolisch verstanden werden konnte. Auffällig häufig wurde auch ein perfektionistisch-zwanghaftes Leistungsstreben beschrieben, z. B. Angst vor dem Zusammenbruch der zwangsneurotischen Kompensationsmechanismen mit Verlust der narzisstisch besetzten Gratifikation durch Leistung und Arbeit. Nahezu alle Suizidenten litten schon seit Wochen unter chronischen Schlafstörungen, zeigten häufig Tendenzen zu Missbrauchsverhalten oder Abhängigkeiten, z. B. durch Fixierung auf Medikamente und Einnahme von Tabletten, um Ruhe zu haben. Häufig ließ sich auch eine schwere Scham- und Schuldproblematik, auch in ihrer Kombination, nachweisen. Nur in zwei Fällen war eine offensichtliche Suizidgefährdung bei diesen Patienten erkannt worden. Diagnostisch lag dreimal eine neurotische Depression i. S. der ICD-9, einmal eine depressive Reaktion und einmal eine anankastische Persönlichkeit (DD Neurotische Depression) vor. Von den insgesamt 19.114 Patienten waren 350 Patienten (1,8 %) zum Zeitpunkt der Entlassung als suizidgefährdet eingestuft worden. Im Vergleich zu den während der stationären Reha-Behandlung durch Suizid verstorbenen Patienten handelt es sich bei den stationär-suizidalen Patienten überwiegend um Frauen, die im Durchschnitt jünger als die durch Suizid Verstorbenen sind, sowohl Somatisierung als auch psychische Konfliktverarbeitung aufweisen, wobei Verluste noch als kompensierbar erlebt werden und eine geringere Krankheitsfurcht besteht. Allerdings sind bei der Hälfte der Patienten anamnestisch Suizidversuche bereits bekannt, während bei den Suiziden kaum Suizdversuche in der Vorgeschichte eruierbar waren. Mit der Suizidgefährdung gingen die suizidalen Patienten offen um und es handelt sich wohl um eine interaktionsreiche Form der Suizidalität, während die durch Suizid Verstorbenen ihre Gefährdung verdeckten, eher indirekte Hinweiszeichen gaben und pseudostabil wirkten.

König (1995) hatte schon vor Jahren festgestellt, dass Suizide in Psychotherapeutisch-Psychosomatischen Kliniken ein eher seltenes Ereignis darstellten, und die Gesamtletalität der Psychosomatik-Psychotherapie-Patienten als weit unter einem Prozent angegeben. König (1995) schreibt: »Wenn man den Raum bedenkt, den die Möglichkeit eines Suizids im Denken eines Psychotherapeuten immer wieder einnimmt, staunt man über die geringe Zahl der Publikationen zu diesem Thema. Am ehesten erlebt ein Psychotherapeut Suizide, wenn er an einer Institution mit relativ großem Durchgang tätig ist, wie einem Psychotherapeutischen Krankenhaus oder einer Psychotherapeutischen Ambulanz.« So gibt es insgesamt nur wenige Publikationen, die sich mit dieser Thematik im psychosomatischen Behandlungsfeld beschäftigen; auf die von Kind (1971, 1990, 1992) sei ausdrücklich hingewiesen. Viele der als »psychosomatisch« bezeichneten Patienten gehören zu Risikogruppen im Hinblick auf Suizidalität, und insofern ist die Frage der Suizidprävention in und von Psychosomatischen Kliniken von großer Bedeutung, insbesondere was das gemeinsame Patientenprofil und deren suizidale Gefährdung anbelangt. Hier ist speziell an die Patienten mit depressiven Erkrankungen zu denken, an Menschen mit Anpassungs- und Belastungsstörungen bzw. posttraumatischen Belastungsstörungen, mit ausgeprägten Angststörungen, Depersonalisations- und dissoziativen Störungen, mit schweren Essstörungen oder Persönlichkeitsstörungen mit sozialer Auffälligkeit und Selbstverletzungstendenzen. Gerade letztere Patienten finden sich dann häufig wieder in der stationären Klientel von Kliniken für Psychiatrie und Psychotherapie.

Viele der Aspekte, die für die Suizidprävention in Psychiatrischen Kliniken gelten und heute gut untersucht sind, gelten in gleicher oder ähnlicher Form auch für Psychosomatische Kliniken und deren Patienten. Eine strukturelle Schwierigkeit besteht darin, dass in aller Regel in Psychosomatischen Kliniken akut suizidale Menschen nicht versorgt werden bzw. nicht versorgt werden können, da Möglichkeiten der geschützten Behandlung, ggf. auch gegen den Willen des Betreffenden, nicht vorgehalten werden bzw. auch nicht in Anspruch genommen werden. Mit zunehmender Belegung von Akut-Psychosomatischen Kliniken mit psychisch kranken Menschen aus dem gesamten Spektrum der ICD-10 Kap. F und mit zunehmender Belegung akut- und reha-psychosomatischer Kliniken auch mit schwerer kranken Patienten wird sich auch die Notwendigkeit einer verstärkten Auseinandersetzung mit der Thematik Suizidalität und Suizidprävention ergeben. Weiterhin wächst die Erfordernis, sich mit der Vorhaltung notwendiger beschützender Maßnahmen sowie einer hohen Personaldichte und auch der Inanspruchnahme rechtlicher Möglichkeiten auseinanderzusetzen.

Häufig ist die personelle Ausstattung in der Nacht und am Wochenende geringer und damit die Möglichkeit, über Beziehungsangebot auch krisenhafte Zuspitzungen in der Therapie selbst zu behandeln, eingeschränkt. Daher ist das Vorliegen akuter Suizidalität in der Regel eine Kontraindikation für die Aufnahme in eine Psychosomatische Klinik bzw. wird und muss beim Auftreten akuter Suizidalität eine Verlegung in eine Psychiatrische Klinik initiiert werden. Dies kann zwar i. S. einer Krisenintervention bis zum Abklingen der Suizidalität befristet werden, mit anschließender Weiterbehandlung in der ursprünglichen Klinik, die Verlegungssituation selbst stellt jedoch für alle Beteiligten eine Herausforderung dar und kann für sich selbst zu einer erneuten Verschlechterung der Symptomatik und Verstärkung der suizidalen Psychodynamik führen. Für den Patienten ist sie mit Beziehungsabbrüchen bzw. -wechseln verbunden, was Nachteile gegenüber der Möglichkeit darstellt, mit dem schon bekannten Behandler auch die mit der Suizidalität verbundenen Inhalte, Gefühle und Erinnerungen bearbeiten zu können. Dies ist allerdings ein Umstand, der auch in Psychiatrischen Kliniken in ähnlicher Weise entstehen kann, wenn Patienten von einer offen geführten Station dann bei Suizidgefährdung wieder auf eine geschlossene und sog. beschützende Station verlegt werden müssen. Dabei kann der Wechsel von Institutionen möglicherweise auch eine größere Belastung für den Patienten bedeuten und auch für die Behandler birgt sie die Gefahr von Informationsverlust, möglichen Konkurrenzen zwischen den Einrichtungen oder Fehleinschätzungen hinsichtlich Psychopathologie und Psychodynamik. Für den überweisenden Behandler können durch den größeren Aufwand auch Gegenübertragungsschwierigkeiten auftreten. Dies kann dazu führen, dass auf eine notwendige Verlegung zu lange verzichtet wird, um den Patienten vermeintlich zu »schonen«. Es könnte aber auch die Angst entstehen, den Patienten durch die Verlegung zu »bestrafen«, wie auch umgekehrt durch eine vorschnelle Verlegung eigene sadistische Impulse ausgelebt werden könnten. All diese Fallstricke erfordern eine gute Abstimmung in einem funktionierenden Team und lassen es als äußerst sinnvoll erscheinen, gute und verbindliche Strukturen der Zusammenarbeit mit einer regionalen Klinik für Psychiatrie und Psychotherapie zu etablieren, die wiederum die Krisenintervention von Patienten aus einer Psychosomatischen Klinik weder als weniger wichtig, noch als schlussendliche Überlegenheit der eigenen Möglichkeiten ansieht.

14.4 Anmerkungen zur Suizidprävention im Allgemeinkrankenhaus

Die Frage der Suizidprävention im Allgemeinkrankenhaus erfuhr erst in den 1980er Jahren eine wachsende Bedeutung (Wedler 1984), nachdem lange Zeit eher psychiatrisch-psychotherapeutische Institutionen damit befasst waren. Vor allem die Versorgung von Menschen mit Vergiftungen, die in den damals entstehenden Intensivstationen weiterentwickelt wurde, rückte diese Gruppe mehr in den Vordergrund (Wedler 1992). Neben der somatischen Behandlung wurde die Notwendigkeit erkannt, auch Möglichkeiten der Krisenintervention mit denen der Konsiliar- und Liaisonpsychiatrie und -psychotherapie zu verbinden. Wedler (1992) formulierte die Ziele der Krisenintervention im Allgemeinkrankenhaus folgendermaßen:

1. Klärung der zugrunde liegenden psychosozialen Situation, der Beziehungsstruktur und des Verhaltensrepertoires des Patienten (wobei die Wahrnehmung von Übertragungsvorgängen im Gespräch und auf der Station besonders hilfreich sind)
2. Weichenstellung (»Wie geht es jetzt unmittelbar weiter?«)
3. Motivation des Patienten zur Akzeptanz einer evtl. erforderlichen Nachsorge bzw. Therapie

Dabei streicht er neben der Klärung der psychischen und somatischen Situation insbesondere die Chance und die Notwendigkeit heraus, diese Situation für die Ermöglichung einer weiterführenden Behandlung oder Begleitung zu nützen. Zu beachten sind dabei aber immer auch die Grenzen der Möglichkeit der Krisenintervention und die Kriterien, die eine stationäre Weiterbehandlung notwendig machen. Dazu zählt insbesondere das Weiterbestehen von akuter suizidaler Gefährdung, aber auch das Fehlen nachvollziehbarer Distanzierung von Suizidalität, das vom Verleugnen oder Bagatellisieren zu trennen ist. Der Verdacht auf eine psychotische oder hirnorganische Erkrankung macht meist ebenso eine stationäre Behandlung notwendig wie fehlende Ressourcen des Patienten oder des Umfeldes, wiederkehrende Suizidhandlungen oder auch die Schwere des somatischen Befundes. Wedler (1992) betont aber auch, dass institutionelle Voraussetzungen und auch die Unterstützung der Klinikleitung in der somatischen Klinik wesentliche Voraussetzungen für eine erfolgreiche suizidpräventive Arbeit im Allgemeinkrankenhaus darstellen.

Es besteht heute Übereinkunft, dass das Angebot einer qualitativ hochstehenden Versorgungsstruktur für Menschen mit Suizidversuchen im Allgemeinkrankenhaus auch ein wichtiger Bestandteil in sog. Nationalen Suizidpräventionsprogrammen sein müsse (Hawton 2000). Eine große Studie über Suizidversuche in Europa, die von der Weltgesundheitsorganisation (WHO) durchgeführt wurde, ergab jedoch große Unterschiede in Quantität und Qualität der Versorgung dieser Gruppe (De Leo et al. 2004). Insbesondere überraschte das Ergebnis, dass diejenigen Suizidversucher, die sich mit ihrer Behandlung am zufriedensten zeigten, zugleich das größte Risiko aufwiesen, eine weitere suizidale Handlung durchzuführen (Bille-Brahe und Löhr 2004). Dieses unerwartete Ergebnis könnte nach Meinung der Autoren jedoch so erklärt werden, dass die Zufriedenheit dieser Menschen hauptsächlich darin begründet war, dass die bedeutsamen psychologischen Umstände, die vielleicht auch schmerzhafter zu bearbeiten wären, nicht oder nicht genügend aufgegriffen worden waren. Es zeigt auch, dass die Zufriedenheit mit der Behandlung nach einem Suizidversuch möglicherweise kein taugliches Kriterium der Beurteilung der Qualität der Behandlung und insbesondere auch kein Kriterium zur Einschätzung der Prognose bzw. der Wiederholungsgefahr einer suizidalen Handlung sein kann.

Das Erkennen von möglichen suizidalen Zuspitzungen im Allgemeinkrankenhaus stellt eine wichtige Aufgabe des medizinischen Versorgungssystems dar, da neben der Behandlung von Menschen, die wegen einer Suizidhandlung ins Allgemeinkrankenhaus kommen, auch Suizidalität neben oder bei anderen körperlichen Erkrankungen vorliegen kann. Zudem ist eine schwere, insbesondere lebensbedrohliche Erkrankung auch ein bekannter Risikofaktor für das Entstehen von Suizidalität. So umfasst das Thema Suizidalität im somatischen Krankenhaus eigentlich zwei Gruppen von Menschen:

1. diejenigen, die nach einer suizidalen Handlung in z. B. intensivmedizinische Therapie kommen und dort primär somatisch versorgt werden, da es um Erhalt und Wiederherstellung von Lebensfunktionen geht, und
2. all diejenigen Menschen, die im Rahmen ihrer körperlichen Erkrankung sich auch in einer suizidalen Krise befinden bzw. in eine solche hineingeraten, wobei hier in erster Linie an den weiten Bereich der Onkologie bzw. der Psychoonkologie, an die gemeinsamen Schnittstellen zwischen Neurologie und Psychiatrie bei lang anhaltenden neurodegenerativen Erkrankungen wie Morbus Parkinson, Enzephalomyelitis disseminata (Multiple Sklerose) und ähnliches zu denken ist.

Suizidgedanken sind häufig Erscheinungen, die besonders in bedrohlichen Lebenssituationen, wie sie körperliche Erkrankungen auch darstellen können, auftreten, ohne in jedem Fall als psychopathologische Manifestation gewertet werden zu müssen. Es ist daher wichtig und erforderlich, dass der am Krankenbett tätige Arzt die Äußerungen des Patienten wahr- und ernstnimmt, sie als Signale der aktuellen Befindlichkeit des Patienten versteht und sie mit einem angemessenen und empathischen Kommunikationsangebot beantwortet (Wedler 2008). Dabei sind, so fasst Wedler zusammen, körperliche Erkrankungen in den meisten Fällen nicht der entscheidende Auslöser für einen Suizidversuch und chronische und schmerzhafte Erkrankungen wie auch solche mit deutlich verkürzter Lebenserwartung generieren zwar ein höheres Risiko für suizidales Verhalten, ergeben jedoch kein einheitliches Bild hinsichtlich einer eindeutig erhöhten suizidalen Gefährdung. Es scheint, so als Interpretation der Uneinheitlichkeit der Ergebnisse, weniger die Art der Erkrankung zu sein, die das Risiko für eine suizidale Handlung bestimmt, als die individuelle Verarbeitung. Dabei ist heute davon auszugehen, so Wedler, dass bestimmte körperliche Erkrankungen auch unabhängig von psychischen Störungen, hier insbesondere einer depressiven Erkrankung, eine tödliche Suizidhandlung initiieren können; dabei mag die präsuizidale Psychodynamik variieren und neben der individuellen Krankheitsverarbeitung, neben sozialen Einflüssen auch depressive Elemente oder die Flucht in ein Suchtverhalten umfassen. Zu spezifischen internistischen Erkrankungen mit einem möglicherweise erhöhten Suizidrisiko listet Wedler (2008) Krebserkrankungen, HIV-Infektionen, terminale Niereninsuffizienz, obstruktive Erkrankungen der Atemwege, Ulkuserkrankungen im oberen Verdauungstrakt, die depressiogene und suizidogene Wirkung zahlreicher Medikamente, bei neurologischen Erkrankungen die Epilepsie, die Multiple Sklerose, den Morbus Huntington, den Morbus Parkinson, den Schlaganfall, bei gynäkologischen Störungen die Wochenbettpsychose als körperlich ausgelöste psychische Erkrankung auf (Wedler 1984, 1991; Dietzfelbinger et al. 1991, Wolfersdorf et al. 1991, Dubin und Weiss 1993).

14.5 Juristische Aspekte beim Suizid in psychiatrisch-psychotherapeutischen und psychosomatischen Einrichtungen – Anmerkungen

Im letzten Jahrzehnt erfolgte eine Zunahme von juristischen Fragestellungen beim Suizid psychisch Kranker und insbesondere bei der Selbsttötung jüngerer schizophren kranker Patienten unter stationären psychiatrisch-psychotherapeutischen Behandlungsbedingungen. Der juristisch-forensische Vorhalt von Staatsanwaltschaften bzw. Gerichten und Klägern gegen die Beklagten – nahezu immer Krankenhaus und Ärzte, selten Mitglieder anderer Berufsgruppen – zielt in den meisten Fällen 1. auf fahrlässiges ärztliches Verhalten bzw. Unterlassen ärztlicher Sorgfaltspflichten, sowie 2. auf die Klinikorganisation, auf Organisationsversagen, z. B. hinsichtlich Organisation von Fürsorge oder von Schutz des Patienten vor suizidfördernden Vorgängen im Klinikgelände (Baustelle) einschließlich 3. unzureichender oder inadäquater Therapie ohne Facharztstandard und Vernachlässigung von Fürsorge und Sicherungsverpflichtungen ab.

Die Ideologie dahinter geht von einer omnipotenten Suizidverhütungsmöglichkeit einer Klinik aus, von der Vorstellung, suizidales Verhalten sei bei (facharzt-) standesgemäßer Diagnostik, Therapie, Pflege und Sicherung immer zu vermeiden. Wie oben beschrieben, können psychische Erkrankungen jedoch auch solche zum Tode sein, wenngleich der Anteil von unter psychiatrischer Behandlung trotzdem durch Suizid Verstorbenen an der Gesamtsuizidentenzahl der Allgemeinbevölkerung mit unter 10 % gering erscheint. Natürlich ist jeder Suizidtod einer zu viel und eine »lässige Haltung« i. S. von »Reisende sind nicht aufzuhalten« ist ethisch-moralisch unangebracht und entspricht im Übrigen auch nicht einer üblichen Lehrmeinung bzw. Einstellung im klinisch-therapeutischen und ambulanten psychiatrisch-therapeutischen und psychosomatischen Versorgungsbereich.

Venzlaff (2004) verweist darauf, dass sich die Gerichtsentscheidungen in den letzten Jahrzehnten differenziert mit der Suizidproblematik beschäftigt hätten und sich die Rechtsprechung »zum Anwalt der Verpflichtung zu Suizid verhütenden Maßnahmen, mehr aber noch ihrer Zumutbarkeit gemacht« habe. Darüber hinaus, so Venzlaff, habe die Öffentlichkeit gegenüber früher ein verstärktes Interesse an der Aufklärung von suizidalen Handlungen, weil eben der mündige Patient und seine Angehörigen von der Medizin nicht mehr unbedingt alles hinnehmen und über unaufgeklärte Suizidhandlungen zur Tagesordnung übergehen würden. »Strafrechtlich sind Suizid und Suizidversuch kein Straftatbestand, deshalb ist auch die Beihilfe straflos« (Venzlaff 2004, S. 730). Aus der Garantenstellung des Arztes könne aber der strafrechtliche Vorwurf der unterlassenen Hilfeleistung oder der fahrlässigen Tötung bzw. Körperverletzung erhoben werden, wenn eine Suizidhandlung nicht verhindert wurde. Im Zivilrecht könnten Schadensersatzansprüche wegen Nichtverhinderung eines Suizides von den Hinterbliebenen oder dem Patienten selber erhoben werden, wenn dieser die suizidale Handlung mit bleibenden gesundheitlichen Schäden überlebt habe, und schließlich könnten auch Krankenversicherungsträger bezüglich der Folgekosten hier Regressforderungen stellen.

Venzlaff (2004) formuliert dazu einerseits die heutigen Standards der klinischen Suizidprävention: »Das therapeutische Gespräch, die Überprüfung der pharmakologischen Medikation und zusätzliche Überwachungsmaßnahmen« (S. 735). Andererseits schreibt er: »Aus dem Verzicht auf Zwangsmaßnahmen im

Allgemeinen bei Nichtverhinderung von Suizidhandlungen kann heute wohl kaum noch der Vorwurf der Fahrlässigkeit oder der mangelnden Sorgfaltspflicht abgeleitet werden.« (ebd.). So wie Suizidalität als konkreter Gefährdungstatbestand nur in 50–60 % aller Fälle erkennbar ist, seien auch die Grenzen der Suizidprävention dementsprechend eng. Nach der Argumentation von Venzlaff sei nämlich die Zahl der Menschen, bei denen aufgrund der Vorgeschichte oder bestimmter Risikofaktoren an Suizidalität zu denken sei, die aber doch keinen Suizid begingen, mindestens 20 Mal höher als die Zahl der Suizide. Weiterhin müsste man »bei jedem Verdacht exzessive präventive Maßnahmen« ergreifen, um einen Suizid mit hoher Wahrscheinlichkeit zu verhindern, was jedoch »arztethisch unvertretbar, inhuman und nur für die Dauer der Restriktion wirksam« wäre (S. 734–735).

Sodann greift Venzlaff (2004) einen unter Gesichtspunkten heutiger rehabilitativ- und wiedereingliederungsorientierter Therapie bedeutsamen Aspekt auf, nämlich dass sich fast alle Krankenhaussuizide psychisch kranker Menschen unter Konstellationen ereignen würden, die eine ungleich höhere Zahl von Patienten in Bezug auf Suizidalität problemlos durchlaufen würden. Er nennt als Beispiele die Verlegung auf eine halboffene oder offene Abteilung nach Besserung, die Teilnahme an Arbeits- oder Beschäftigungstherapie außerhalb der Station oder Ausgänge und Beurlaubungen. Damit beschreibt er die klassische therapeutische Problematik: Auch ein Patient, der in seinem bisherigen Leben bereits suizidale Krisen hatte, oder nach einem Suizidversuch in Behandlung kam, bedarf irgendwann einmal der therapeutisch-pflegerisch gezielten und sinnvollen Wiedereingliederung in ein Leben außerhalb der Klinik. Diese Wiedereingliederung bzw. die Schritte dazu, z. B. in Form des Belastungstrainings, der Tagesbeurlaubungen nach Hause, der Verlegung auf eine offene, rehabilitativ orientierte Abteilung, können auch mit einem gewissen Risiko selbstverletzend-suizidalen Verhaltens verbunden sein, da dies häufig mit Beziehungsverlusten einhergeht – und Beziehung gilt als der wichtigste und bedeutsamste Faktor von Suizidprävention. Insofern ist es wichtig, diese Beurlaubungen, Belastungserprobungen und Ähnliches vorzubereiten und das dabei immer auch vorhandene Risiko zu sehen. Allerdings, und darauf ist auch in der Dokumentation Wert zu legen, muss dieses Risiko vernünftig, vom Patienten, seinem Umfeld und auch von therapeutisch-pflegerischer Seite her tragbar sein und es müssen auch Regeln verabredet sein, was bei Zuspitzung von Suizidalität, bei Verschlechterung von Symptomatik, bei Auftreten einer Krisensituation zu tun ist, z. B. die Station anrufen, mit der Telefonseelsorge sprechen, den Notarzt rufen, umgehend mit dem nächsten Taxi in die Klinik zurückkehren, auch wenn es nachts um 3:00 Uhr ist, und Ähnliches.

Ein besonderes Problem besteht darin, dass grundsätzlich zwischen einer offensichtlich erkennbaren Suizidalität, über die auch gesprochen wird, z. B. als Aufnahmegrund oder während der stationären Therapie, und einer Suizidalität, die von anderen, Mitpatienten oder Angehörigen, berichtet wird und die aufgrund des Verhaltens und bestimmter Äußerungen des Patienten erschlossen wird, sowie einer Suizidalität, die bei Vorliegen bestimmter Kriterien möglich oder wahrscheinlich erscheint, zu unterscheiden ist (Grebner et al. 2005, Lehle et al. 1995). Gemeint ist dabei das häufige Beispiel, dass ein im stationären Bereich nicht durch erhöhte Suizidgefahr aufgefallener Patient, z. B. ein junger psychosekranker Mann, der die dritte paranoid-halluzinatorische schizophrene Episode gerade erlitten und unter Therapie gut überstanden hat, nun der Wiedereingliederungsmaßnahmen mit dem Ziel der Entlassung aus der Klinik bedarf. Hinsichtlich der befragten Suizidalität ist der Patient verneinend, wobei natürlich nicht jede Verneinung immer gleich als »nicht-offene« oder »nicht offen berichtete« Suizidalität verkannt werden darf. Vielfach geht es dabei um die Vorbereitung der Beurlaubung oder der Tagesbelastung, um die Besprechung möglicher Ereignisse, die auch Suizid fördernde Wirkung haben könnten, sofern all diese überhaupt bekannt oder erkennbar sind. Besonders problematisch ist z. B. der akut gebesserte, akut-halluzinatorische schizophrene Patient, ein junger Mann, hohes Bildungsniveau, mit engagiert sich einmischenden Eltern, oftmals auch mit einer gewissen kritischen und überkritisch-antipsychiatrischen Einstellung, der am Wochenende nach Hause möchte und auch im Rahmen von Wiedereingliederungsmaßnahmen soll, der vielleicht die Wiederaufnahme seiner Berufstätigkeit, seines Studiums planen soll, und der dann z. B. Besuch von seiner Freundin erhält, die ihm die Trennungsabsicht mitteilt. Bei der sprichwörtlichen »Dünnwandigkeit seiner Haut« bricht sofort aktuelle Psychopathologie, sprich Symptomatik auf, verbunden mit Hoffnungslosigkeit, mit Angst vor Wiedererkrankung, vor Bleibenmüssen in der Klinik, Gedanken von Perspektivlosigkeit bezüglich der Zukunft, so möchte man nicht leben – und der Weg in die akute Suizidgefahr ist gebahnt. Dies an einem Wochenende, das dem Patienten nach ausreichender Symptombesserung, nach ersten Belastungen im Rahmen von Ausgängen und Tageserprobungen, nach gemeinsamer Planung von Rehabilitation und Wiedereingliederung genehmigt wurde. Mit großer Wahrscheinlichkeit wird ein solcher Sachverhalt nahezu unaufhaltsam zu Gerichtsverfahren und Gutachten führen, das Gericht wird sich um ein einigermaßen nachvollziehbares Urteil bemühen und zivilrechtlich wird festgelegt, dass die Klinik für die medizinische Versorgung und auch für die weitere Betreuung des Patienten zu zahlen hat. Objektiv ist jedoch die Frage nach Schuld hier überhaupt nicht beantwortbar.

In den folgenden Übersichten sind einige Erfahrungen und Empfehlungen aus Verfahren nach Suiziden aufgelistet.

Fragen und Eindrücke aus Sachverständigenanhörungen

- Der vom Gericht berufene Sachverständige hat immer Recht. Ist der vorsitzende Richter höflich, fragt er auch einmal den »Privat-Sachverständigen«, dieser gilt immer als »parteilich« und muss nicht einbezogen werden.
- Der Richter entscheidet für sich, meist sehr früh, in welche Richtung er gehen will und formuliert entsprechend seinen Text.
- Die Meinung des Sachverständigen gilt, auch wenn sie spekulativ wertend, parteilich, oder gar falsch ist.
- Dokumentation – Dokumentation – Dokumentation. Was nicht geschrieben steht, fand nicht statt.
- Ärztliche Einträge bzw. fachärztlich/oberärztlich abgezeichnete Befunde
- Ein Patient darf nach Aufnahme nicht alleingelassen werden, bis alles geklärt ist. Begleitung und Beobachtung müssen anfangs immer gegeben sein.
- Auch Richter verwechseln »post hoc« mit »ex ante« und lassen sich von nach einem Ereignis (z. B. Suizidversuch) gemachten Äußerungen leiten (»Man hätte das vielleicht vorher herauskitzeln können«).
- Bei Aufnahme muss ein Patient gleich Medikamente erhalten und es muss sich jemand um ihn kümmern.
- Richter streben in Zivilverfahren – es geht darum, wer zahlt – immer einen Vergleich an.

Die für den Gutachter beim Patientensuizid 6 wichtigsten Fragen

1. Wurde der Patient als »suizidgefährdet« erkannt und falls ja, welche Konsequenzen wurden gezogen?

2. Wurde der Patient nach den Regeln der psychiatrischen Befunderhebung untersucht und nach Suizidalität befragt (Diagnostik, inkl. Einbeziehung Angehörige)? Dokumentation hinreichend und häufig genug? Kooperation/Weglaufgefahr? Hoffnung/Hoffnungslosigkeit?
3. Welche Maßnahmen zur Entspannung einer akuten Suizidgefahr wurden mit dem Patienten getroffen, besprochen, vereinbart (Betreuungsdichte; räumliche bzw. mechanische Sicherung; Gesprächs- und Kontaktdichte; medikamentöse Behandlung wegen Suizidalität; Dokumentation)?
4. Entsprechen diagnostische, therapeutische und suizidpräventive Maßnahmen gutem ärztlich-pflegerischen Standard (»fürsorgliches Management«? Therapie; Dokumentation)?
5. Waren die organisatorischen, baulichen und personellen Rahmenbedingungen überhaupt für die fachlich zu fordernde Behandlung suizidaler Patienten/für Suizidprävention geeignet (z. B. fehlender Weglaufschutz bei Weglaufdrang; personelle Unterbesetzung; Baugerüst u. a.: »Organisationsverschulden«)?
6. Wäre der Suizid/Suizidversuch – auch unter guten organisatorischen, pflegerisch und ärztlich-fürsorglichen Bedingungen – überhaupt zu verhindern gewesen: bei verdeckter, nicht offensichtlicher Suizidalität, bei erkannter Suizidgefahr (z. B. raptusartige Suizidhandlung; glaubhaft verneinte Suizidalität; von Angehörigen nicht berichtete Suizidalität)?

In Zusammenfassung, was heutige Fragestellungen in Begutachtungen sind und welche Fragen beantwortet werden müssen bzw. auf die therapeutisch-pflegerisch zu achten ist, ergeben sich vor dem Hintergrund langjähriger gutachterlicher Tätigkeit folgende Aspekte:

Suizidalität eines Patienten muss immer im Aufnahmebefund, während des therapeutischen Verlaufes und insbesondere bei Wechsel des therapeutischen Settings bei allen Patienten und insbesondere bei solchen mit größerer Nähe zur Suizidalität aufgrund ihrer diagnostischen Zugehörigkeit (Lebenszeitsuizidmortalität, Datenlage) diagnostisch abgeklärt werden. Leider ist der Anteil hinsichtlich Suizidalität nicht-offener Patienten und der Anteil von therapeutisch nicht vorhersehbarer raptusartiger Suizidalität hoch.

Fremdanamnestische Angaben sind mit einzubeziehen, vor allem wenn jemand manisch oder derart psychotisch verwirrt oder völlig desorientiert ist, dass die eigenen Angaben weder stabil noch belastbar sind. Auch empfiehlt es sich, engagierte Eltern oder Familienangehörige mit einzubeziehen – zumindest auf der informativen Ebene, da der dortige Informationsstand und das Ausmaß von Engagement von hilfreich und unterstützend bis wenig förderlich und nicht-offen bis Verschlechterung herbeiführend reichen kann. Eine Schwierigkeit besteht diesbezüglich in denjenigen Situationen, in denen vom Patienten dieses Einbeziehen untersagt wird.

Die Dokumentation von Suizidalität muss immer eindeutig formuliert, gut verständlich (und auch gut lesbar) und möglichst aktuell im psychopathologischen Befund enthalten sein. Es empfiehlt sich, wortwörtliche Formulierungen aufzuschreiben, oder »Auf direkte Befragung verneint der Patient glaubhaft Todeswünsche, Suizidgedanken und Suizidabsichten. In der Vorgeschichte keine Suizidversuche.« Dies belegt einerseits, dass eine Beschäftigung mit dem Thema Suizidalität mit dem Patienten stattgefunden hat, andererseits was abgefragt wurde und welche Meinung daraus resultierte.

Die Konsequenz aus der Dokumentation muss sich dann in Äußerungen zum klinischen Management hinsichtlich Ausgangsregelung, Kontaktdichte, medikamentöser Therapie, möglicherweise geplanter Verlegung auf andere Stationen, in eine andere Klinik, Unterbringung nach dem Unterbringungsgesetz bis hin zu Fixierungs- und Isolierungsmaßnahmen äußern. Des Weiteren empfiehlt es sich, innerhalb des stationären Behandlungskonzepts auch Handlungsmaßnahmen vorzugeben, wie mit einem suizidalen Patienten umzugehen ist, was bei nicht Auffinden des Patienten oder bei (unerlaubtem) Verlassen der Station durch den Patienten durchzuführen ist. Zudem ist festzulegen, dass jegliche suizidale Äußerung dokumentiert werden muss bzw. umgehend an die verantwortliche ärztliche, psychologische und pflegerische Stationsleitung weitergeben werden muss.

15 Anmerkungen zur Psychopharmakotherapie bei Suizidalität

Es ist nicht Absicht der Autoren, die inzwischen äußerst umfangreich angewachsene Literatur zum Thema Suizidalität und Psychopharmaka bzw. Psychopharmaka und Suizidalität ein wiederholtes Mal diskutieren zu wollen. Die klinische und die wissenschaftliche Evidenz zur Wirksamkeit insbesondere von Antidepressiva oder auch von Lithium, im Einzelfall auch von Antipsychotika, ist offensichtlich, wenngleich, wie Bronisch und Dose (2008) ausführen, insgesamt immer noch zu wenig Arbeiten zu dieser Thematik vorliegen. Bronisch und Dose (2008) haben eine Übersicht und auch Wertung vorgenommen und sich mit der Frage der Suizidprävention bei Antidepressiva, Stimmungsstabilisatoren und Antipsychotika auseinandergesetzt. Auf diese umfängliche Arbeit und auch auf eine kritische Würdigung der Therapie mit Antidepressiva bei Suizidalität sei hingewiesen (z. B. Wolfersdorf 1992, 1997, Möller 1992, Oquendo et al. 2005). Wie sich hier in wenigen Jahren die Denkstile bzgl. Suizidprävention geändert haben, zeigt der Vergleich mit dem klassischen Beitrag von Christian Reimer zur Prävention und Therapie von Suizidalität aus dem Jahre 1986: Unter dem Kapitel Therapie der Suizidalität werden die Abschnitte Krisenintervention, psychiatrische Behandlung und Suizid sowie Therapiehindernisse behandelt, in dem Abschnitt psychiatrische Behandlung und Suizid taucht jedoch das Thema Psychopharmakotherapie nicht auf. Dagegen ist eine ausführliche Auseinandersetzung mit der Thematik der Interaktion mit Suizidenten, mit dem affektiven Klima, oder auch eine Auflistung häufiger Fehler im Umgang mit Suizidpatienten zu finden, was für den psychotherapeutisch orientierten Kliniker durchaus begrüßenswert ist. Heute kommt ein umfassendes Buch zu diesem Thema nicht mehr ohne die Diskussion von Psychopharmakologie aus, und auch in forensisch-gutachterlichen Fragestellungen hat der Aspekt der Psychopharmakotherapie inzwischen einen festen Platz bei den Fragen an den Sachverständigen erhalten.

Suizidprävention erscheint oft problematisch oder gar widersprüchlich. Alle im Feld der Suizidologie klinisch und wissenschaftlich Tätigen sind sich einig, dass es sich bei suizidalem Verhalten um ein sehr komplexes Denken, Erleben und Verhalten des Menschen handelt, das noch dazu aus der Psychodynamik, also innerpsychischen Vorgängen, im Wechselspiel mit der äußeren Umwelt, also Beziehungen zu anderen Menschen und der sozialen Rolle eines Menschen entsteht. In psychologischer Hinsicht steht es immer in einem Wechselspiel von Selbst- und Fremdbild, und in vielen Fällen geht es zudem mit einer sinn- und hoffnungslos gesehenen Zukunftsperspektive einher. Wieso sollte ein derart komplexes Verhalten durch einzelne Interventionen, welcher Art auch immer, veränderbar sein? Trotzdem sind alle im Bereich der Suizidprävention und Krisenintervention Tätigen der Überzeugung, mit einzelnen Interventionen lebensrettend sein zu können: z. B. durch Antidepressiva oder andere Psychopharmaka, die das Erleben (die Psychopathologie) in Richtung positiver Gestimmtheit verändern, die alles noch einmal überdenken lassen; durch persönliche (psychotherapeutische) Interventionen, die ein besseres Verstehen der suizidalen und präsuizidalen Dynamik ermöglichen und evtl. andere Perspektiven z. B. in einer Beziehungsdynamik eröffnen wollen/sollen; psychosoziale Interventionen, die einzelne »Rädchen« in einer aktuell unerträglich erscheinenden Lebenssituation verstellen wollen und damit eine konstruktive Entwicklung in eine andere Zukunft hinein eröffnen wollen/sollen; langfristige Strategien psychopharmakologischer und psychotherapeutischer Art, die Lebenseinstellungen, Krankheit und Krankheitssymptome sowie die soziale Situation mit größerer Ferne zum Thema Suizidalität und Beendigung des eigenen Lebens ermöglichen wollen/sollen.

Die Legitimation, einzelne Interventionsformen wie Psychotherapie oder Psychopharmakotherapie einzusetzen, leitet sich letztlich aus der Hypothese ab, suizidales Verhalten auf biologischer bzw. behavioraler Ebene sei letztlich die Endstrecke vieler präsuizidaler sowie lebens- und krankheitsgeschichtlicher Einflüsse und gegebener Bedingungen aus der Lebensgeschichte, aus Familie, Arbeitssituation, Kultur und Gesellschaft. In gewisser Weise ist analog dazu die von Bronisch (Brunner und Bronisch 1999) bzw. von Mann (1998) geäußerte »Serotonin-Hypothese der Suizidalität« zu verstehen, die ein präsynaptisches serotonerges Defizit im präfrontalen Kortex postuliert, das zu impulsivem und autoaggressivem Verhalten disponieren könnte. Dies könnte eine neurobiologisch terminierte Vulnerabilität für suizidales Verhalten darstellen. Ähnlich wie das Konzept »Depression als gemeinsame Endstrecke« mit einem relativ gleichförmigen psychopathologischen Zustandsbild, jedoch einem bunten Spektrum an aktuellen psychodynamischen und psychosozialen, sowie einer Fülle lebensgeschichtlich-biografischer und biologisch-genetischer Einflüsse, könnte man sich die neurobiologische Grundlage von Suizidalität dann eben auf der Ebene des postulierten serotonergen Defizits vorstellen (auch wenn die Ursache eines solchen Defizits damit noch zu erklären bleibt). Therapeutische und präventive Maßnahmen jeglicher Art sind jedoch auf allen Ebenen anzusetzen, die im primär-, sekundär- und tertiärpräventiven Bereich zur Verfügung stehen.

Die Indikation für einzelne Therapiemaßnahmen, hier für die Psychopharmakotherapie bei Suizidalität, ist relativ einfach zu stellen. Die psychopharmakologische Mitbehandlung der Suizidalität bzw. bei Suizidalität wird notwendig bei drängenden, impulshaften Suizidgedanken, bei Angst vor Kontrollverlust, überflutender Angst/Panik/Verzweiflung, fehlender Offenheit/Undurchsichtigkeit des Patienten hinsichtlich seiner Angaben zur Suizidalität, bei ausgeprägter Unruhe und Getriebenheit, offen psychotischem Erleben, das für sich bereits ein Risikofaktor für Suizidförderung darstellen kann, insgesamt also beim Vorliegen einer Risikopsychopathologie, wie sie bei den verschiedenen Erkrankungsformen in den obigen Kapiteln diskutiert wurde. Es geht hier nicht um die Psychopharmakotherapie einer zugrunde liegenden psychischen Erkrankung oder die Therapie einer Krise, sondern um zusätzliche psychopharmakotherapeutische Interventionen wegen Suizidalität. Ziel hier ist Sedierung und Anxiolyse, Entspannung und Herbeiführen von Schlaf, emotionale Distanzierung und insgesamt eine Reduktion von Handlungsdruck. Suizidprävention ist im Kern die Verhütung der Umsetzung von Suizidabsichten in suizidale Handlungen. Aufbau von Handlungsdruck bis hin zur dranghaften Suizidalität und der raptusartigen Umsetzung von Suizidimpulsen in Handlung kann durch die Verzweiflung und veränderte Weltsicht im Rahmen einer Krise, durch veränderte Wahrnehmung und Selbsteinschätzung und Zukunftsfähigkeit im Rahmen einer schweren psychischen Erkrankung, durch ausweglos erscheinende soziale Situationen, die mit zunehmenden körperlich-psychischen Reaktionen einhergehen, durch quälende, schmerzhafte Symptomatik u. Ä. hervorgerufen werden. Dies ist der Ansatzpunkt der Psychopharmakotherapie bei Suizidalität. Die adäquate Behandlung einer

Grunderkrankung ist sozusagen das eine Thema, für die Suizidprävention wichtig ist aber die Fragestellung, ob und welche zusätzliche medikamentöse Therapie notwendig wird. Es ist selbstverständlich, dass bei der Behandlung der Grunderkrankung auf alle möglicherweise suizidfördernden Wirkungen verzichtet werden soll.

Psychopharmakologisch engt sich das zur Verfügung stehende Spektrum von Medikamenten für die zusätzliche Behandlung bei Suizidalität vor allem auf sedierende, anxiolytische Substanzen ein, die eine emotionale Distanzierung von der Thematik und vom Handlungsdruck herbeiführen, die entspannend und eventuell auch schlaffördernd wirken. Einige allgemeine Regeln zur Psychopharmakotherapie der Suizidalität sind in nachfolgender Übersicht zusammengefasst. Dabei geht es um grundsätzliche Überlegungen, nicht um konkrete Empfehlungen bestimmter Substanzen oder Substanzgruppen.

An dieser Stelle muss noch die Frage aufgegriffen werden, inwiefern Psychopharmaka selbst antisuizidal wirksam sind. Intuitiv kann davon ausgegangen werden, dass Substanzen wie Antidepressiva, indem sie eine Erkrankung, die häufig mit Suizidgedanken und mit einem insgesamt erhöhten Suizidrisiko einhergeht, behandeln, auch direkt antisuizidal wirken. Tatsächlich stehen für Antidepressiva diese Nachweise jedoch aus, was teilweise auch mit methodischen Problemen von Psychopharmaka-Studien zu tun hat, da Suizidalität in den meisten Studien als Ausschlusskriterien für Studien gilt und suizidale Menschen dann gar nicht systematisch auf die Wirkung verschiedener Substanzen untersucht werden können. Eine indirekte Wirkung auf Suizidalität ist bei Antidepressiva naheliegend und, zum Beispiel bei phasenhaften schweren depressiven Verstimmungen, auch seit vielen Jahrzehnten empirisch beobachtbar.

Tatsächlich stechen bei der Frage einer möglichen direkten antisuizidalen Wirkung von Medikamenten zwei Substanzen hervor: das Phasenprophylaktikum Lithium und das lange bekannte Antipsychotikum Clozapin. Lithium ist eine ebenfalls lange bekannte und für die Verhütung affektiver Verstimmungen eingesetzte Substanz, vom Australier John Cade 1949 erstmals in dieser Wirkung beschrieben. Es handelt sich dabei um ein Salz, das in Spuren auch im Trinkwasser nachweisbar ist, für die phasenprophylaktische Wirkung in deutlich höherer Dosierung, bei einer eher engen Bandbreite für die Wirksamkeit, lange bewährt ist. Über die Verhütung insbesondere schwer depressiver Phasen (bei affektiven und bipolaren Störungen) ist eine Wirkung auf das Suizidrisiko naheliegend und empirisch belegt. Die Diskussion weitete sich jedoch aus, als Hinweise auftauchten, dass eine mögliche antisuizidale Wirkung auch unabhängig von der phasenprophylaktischen Wirkung beobachtbar sein könnte. Lauterbach et al. (2008) beobachteten, dass auch in der Gruppe ohne phasenprophylaktischer Wirkung auf Lithium die Suizidhandlungen signifikant zurückgingen. Eine Metaanalyse von Smith und Cipriani (2017) kommt zu dem Schluss, dass trotz eingeschränkt verfügbarer Studien die Belege für eine antisuizidale Wirkung von Lithium inzwischen überwältigend sind. Auch in dem sehr umfassenden systematischen Review von Zalsman et al. (2016) wurde Lithium in seiner antisuizidalen Wirkung bereits herausgehoben.

Damit ist die Bedeutung von Lithium, dessen Wirkung bis heute nicht gänzlich geklärt ist, für die Suizidprävention aber noch nicht erschöpft. In den 1990er Jahren tauchten erstmals Vermutungen auf, dass Lithium auch in der sehr niedrigen Konzentration im Trinkwasser relevante Effekt haben könnte (Etzersdorfer 2011). Eine Untersuchung in einer japanischen Präfektur (Ohgami et al. 2009) fachte die Diskussion neu an, und in der Folge mehrten sich die Belege. Eine Untersuchung aus der »Wiener Werkstätte für Suizidforschung« (Kapusta et al. 2011) fand in den österreichischen Bezirken eine negative Korrelation zwischen der Konzentration von

Lithium im Trinkwasser und der Suizidrate, in anderen Worten: die Rate war umso niedriger, je mehr Lithium im Trinkwasser messbar war. Diese Ergebnisse sind umso spannender, als es sich hier um Daten auf einem Niveau der Allgemeinbevölkerung und nicht um eine umschriebene Gruppe handelt, wie sie klinisch für eine Behandlung mit Lithium (mit sehr viel höherer Konzentration) in Frage kommt. Inzwischen liegen eine größere Zahl weiterer Untersuchungen vor, und wie in der Wissenschaft üblich, auch erste Meta-Analysen zu dieser Fragestellung (Memon et al. 2020, Del Matto et al. 2020, Barjasteh-Askari et al. 2020). Memon et al. (2020) synthetisierten aus 415 Artikeln einen suizidpräventiven Effekt von Lithium im Trinkwasser, Del Matto et al. (2020) fanden diesen sowohl bei Menschen mit affektiven Erkrankungen wie auch in der Gesamtbevölkerung, und auch Barjasteh-Askari et al. (2020) schlossen aus über 300 Studien einen Effekt, der dosisabhängig zu beobachten ist. Die Diskussion bleibt weiter spannend, es wurden auch Hinweise gefunden, dass Lithium vor dementiellen Erkrankungen schützen (Kessing et al. 2017) oder die Sterblichkeit insgesamt reduzieren könnte (Zarse et al. 2011).

Die zweite Substanz, für die eine eigenständige antisuizidale Wirkung als gesichert gilt, ist Clozapin. Es handelt sich um ein Antipsychotikum, das zu den früher als Atypikum bezeichneten Substanzen zählt, und Anfang der 1970er Jahre in Europa auf den Markt kam. Als lebensbedrohliche Blutbildveränderungen (Agranulozytosen) unter der Behandlung beobachtet wurden, musste es zeitweilig vom Markt genommen werden, wurde später aber unter strengen Vorgaben regelmäßiger Blutbildkontrollen als Antipsychotikum der zweiten Wahl wieder zugelassen, da es neben der belegten guten Wirkung auch deutlich weniger extrapyramidale Nebenwirkungen als viele andere Antipsychotika aufweist. Auch die Befunde über die antisuizidale Wirkung von Clozapin reichen bereits einige Zeit zurück, besondere Aufmerksamkeit erlangte eine Studie von Meltzer et al. (2003), auch wenn die spezifische pharmakologische Grundlage dieser Wirkung ebenfalls nicht gänzlich geklärt ist (Khokar et al. 2018).

> **Psychopharmakotherapie der Suizidalität – allgemeine Regeln**
>
> - Grundsätzlich alle therapeutisch-pflegerischen Maßnahmen vermeiden, die vorhandene Suizidalität fördern, Handlungsdruck zur Umsetzung von Suizidgedanken erhöhen und/oder Suizidalität überhaupt erst neu generieren können.
> - Ziel von Suizidprävention ist immer zuerst die Reduktion der akuten Suizidgefahr. Die Reduktion der Langzeit- bzw. sogar einer Lebenszeitsuizidmortalität ist Aufgabe von Langzeittherapie der Grunderkrankung und soll in das laufende Behandlungskonzept der Grunderkrankung einbezogen werden.
> - Die Indikation für eine Psychopharmakotherapie wegen Suizidalität bzw. auch die Ablehnung einer solchen sollte nicht von nosologischen Zuordnungen, Psychogenese oder »Endogenese«, sondern von aktuellem Handlungs- und Leidensdruck, vom Vorhandensein möglicherweise suizidfördernder Symptomatik abhängig gemacht werden.
> - Suizidalität ist ein komplexes Denken, Erleben und Verhalten. Einzelne therapeutische Interventionen können einzelne Aspekte verändern, sind aber im Kontext einer komplexen Suizidprävention zu sehen (z. B. eine geschlossene Stationstür schützt vor Weglaufen, aber nicht vor Suizidabsichten, eine antidepressive Medikation verbessert die mittel- und langfristige Perspektive, schützt allein nicht bei akutem Suizid-Handlungsdruck).

- Psychopharmaka bei akut Suizidgefährdeten dürfen Suizidalität weder fördern noch generieren, sondern sollen in der akuten Situation Handlungsdruck dämpfen, die kognitive suizidale Einengung auflösen, um nicht suizidale Gedanken überhaupt zulassen zu können, und Unruhe, Getriebenheit und Schlafstörung beruhigen.
- Psychopharmaka, deren Wirksamkeit erst des Aufbaus eines Blutspiegels bedarf, reichen für die Akutsituation nicht aus und benötigen Ergänzung.
- Ziel ist immer Dämpfung von akutem Handlungsdruck (verbalisierte Ankündigung und entsprechendes Verhalten von Suizidalität), emotionale Entspannung, Sedierung von Unruhe und Getriebenheit innerlich und äußerlich, Herbeiführung von Schlaf und Distanzierung vom Geschehen).
- Verwendete Psychopharmaka dürfen keine Nebenwirkungen neu einbringen, die für sich selber suizidfördernd sein können (z. B. Überstimulation und Erregung, Angstförderung, aggressive Träume, quälende Schlafstörungen, Entkeimung von Handlungskontrolle, Akathisie).

- Die Behandlung der Grunderkrankung muss die notwendige Suizidprävention bedenken und genügt meist alleine nicht (z. B. Suizidalität bei Psychose: Neurolepsie plus Anxiolyse, Suizidalität bei gemischter bipolarer Erkrankung: Stimmungsstabilisatoren und Dämpfung aktueller Erregung).
- Bei Veränderungen im Behandlungssetting Psychopharmakotherapie bedenken (z. B. Verlegung eines Patienten darf nicht zum Abbruch/zur Unterbrechung von aktueller Therapie führen, sozialpsychiatrische Maßnahmen dürfen nicht Psychopharmakotherapie beeinträchtigen, u. Ä.).
- Psychopharmakotherapie bei akuter Suizidgefahr muss schnell wirken. Der Patient muss pflegerisch-therapeutisch begleitet sein, bis die erwünschte Wirkung beobachtbar ist.
- Nachtdienst muss Kenntnis von Suizidalität eines Patienten und von Bedarfsmedikation haben, das gilt auch für den Wochenenddienst.
- Bei suizidal intoxikierten Patienten muss meist die Intoxikation abgeklungen sein bis zu einer Psychopharmakotherapie, dafür ist eine hohe Betreuungsdichte nötig.

16 Postvention – nach einem Suizid

Die Frage nach dem Befinden und dem Erleben von Angehörigen, die einen nahestehenden Menschen durch Suizid verloren haben, nach Gefühlen von Schuld und Scham, nach der weiteren Entwicklung der eigenen Person, der unterbrochenen Lebensgeschichte, im rechtlichen Feld, im Selbstverständnis als Partner, Familienangehöriger, Therapeut – all diese Fragen werden in Deutschland seit etwa drei Jahrzehnten gestellt (Meixner-Wülker 1992, Stich 1996, Kantor und Wolfersdorf 1993, Vogel und Wolfersdorf 1986, 1987). Die sog. »Survivor«-Bewegung (»Hinterbliebenen«-Bewegung) begann in den USA dagegen schon in den 1970er Jahren, angestoßen durch das 1972 erschiene Buch von Cain »Survivors of suicide«, welches der Hilfe und Selbsthilfe für Hinterbliebene nach Suizid (»Überlebende des Suizides eines Nahestehenden«) und Betroffene vom Suizid eines Angehörigen wahrscheinlich ihren Namen gab. Seither hat das Thema Postvention bzw. »suicide survivors« breiten Eingang in die amerikanische und in der Zwischenzeit auch deutsche Suizidliteratur gefunden (Meixner-Wülker 1992, Stich 1996, Voglia 1984, Michel et al. 1997, Bartels 1987, Vogel und Wolfersdorf 1986, 1987, Wurst et al. 2000, Böhle 1988, Hawett 1980, McIntosh 1996, McIntosh und Kelly 1992, Wrobleski 1992, Kantor und Wolfersdorf 1993, Gitlin 1999, Schmid et al. 2008, Seibl et al. 2001, Winter et al. 2005, Wolfersdorf 2006, Wolfersdorf et al. 2001, Wurst et al. 2010, 2011, Wolfersdorf und Neuner 2008, Neuner 2008). Es ist Thema jährlicher Veranstaltung der American Association of Suicidology (AAS) und hierzulande bei den Aktivitäten der deutschen suizidologischen Szene geworden, wie dem deutschen Nationalen Suizidpräventionsprogramm, der Deutschen Gesellschaft für Suizidprävention (DGS e. V.), oder des Vereins Angehörige um Suizid e. V. (AGUS). So wurde im Frühjahr 2010 die wissenschaftliche Frühjahrstagung der DGS zum Thema »Suizidalität und die Anderen. Zur Situation der Hinterbliebenen, der Angehörigen und des weiteren sozialen Umfelds« veranstaltet (Brockmann 2010), 2020 hat AGUS 25 Jahre seines Bestehens gefeiert (AGUS e. V. 2020), die Frühjahrstagung sollte zum Thema Postvention stattfinden, musste aufgrund der Pandemie aber verschoben werden.

Die meisten Beiträge zum Thema der Hinterbliebenen nach Suizid beschäftigen sich mit den nächsten Angehörigen, erst neuerdings beziehen manche Autoren auch therapeutisch-pflegerisches Personal in ihre Überlegungen mit ein bzw. werden Untersuchungen zu diesem Thema vorgelegt. Dabei hatte Litman bereits 1965 unter dem Titel »When patients commit suicide« in der amerikanischen Fachzeitschrift für Psychotherapie auf die Problematik eines Suizids für die behandelnden Therapeuten hingewiesen und Michel et al. (1987) unterschiedliche Gefühle und Verhaltensweisen bei in psychiatrischen Kliniken Tätigen nach einem Suizid beschrieben: z. B. Gefühle eines persönlichen Verlustes, das Erleben schockähnlicher Zustände, Trauer, aber auch Entspannung, dass ein nicht mehr ertragbares Leid vorüber sei, dass die belastende Anstrengung für die professionell Tätigen geendet habe. Ebenso finden sich Gefühle, als Professioneller versagt zu haben, Angst vor Verlust von Reputation, oder Ärger über den Abbruch einer therapeutischen Beziehung. Beobachtet wurden auch körperliche Erkrankung, Depressivität, irrationale Angstzustände, Verschlechterung von persönlichen und professionellen Beziehungen. Therapeutinnen sollen dabei eine ausgeprägte Tendenz zu Scham und Schuldgefühlen und eher Zweifel an ihrer professionellen Erfahrung als Männer aufweisen (Grad et al. 1997, Kornhuber 2018). Ähnlich hat sich die rein numerische Wahrnehmung der Größenordnung der durch einen Suizid Betroffenen verändert: Ed Shneidman (1972) hatte vor 50 Jahren das Dictum geprägt, dass bei jedem Suizid sechs Hinterbliebene betroffen sind, und bezog sich damit in erster Linie auf das engere Umfeld. In einer rezenten Berechnung auf der Basis einer Erhebung kamen Cerel et al. (2019) auf im Mittel 135 Menschen, die bei jedem Suizid tangiert werden. Naturgemäß ist die Betroffenheit von der Nähe und der Qualität der Beziehung abhängig und bei letzterer Untersuchung auch auf Arbeitskollegen, Bekannte, aber auch auf Behandler ausgeweitet.

Wolfersdorf et al. (2001) schilderten Erfahrungen mit Angehörigen nach dem Suizid eines Patienten in der psychiatrischen Klinik und empfahlen, zum Gespräch zur Verfügung zu stehen, immer mehr als ein Gespräch anzubieten und auch bei Vorhaltungen, für Klärungen offen zu bleiben. Ziel sei Prävention, also Verhinderung, dass der vom Suizidtod eines Angehörigen Betroffene selbst zum Patienten wird. Schmid et al. (2008) hatten in problemzentrierten Interviews Erleben und Unterstützungsbedarf von Angehörigen untersucht, die ein Familienmitglied während einer stationären psychiatrisch-psychotherapeutischen Behandlung durch Suizid verloren hatten. Mehr Initiative zum Gespräch von Seiten der Klinik und der Austausch mit anderen Suizidhinterbliebenen wurden gewünscht, Angehörige fühlten sich nach einem Suizid häufig allein gelassen und benötigten mehr Unterstützung durch die Klinik. Dass therapeutisches Personal auf den Suizid von Patienten reagiert, konnten Wurst et al. (2010) anhand einer Umfrage bei Psychiaterinnen und Psychiatern in verschiedenen Kliniken für Psychiatrie und Psychotherapie sowie im niedergelassenen Bereich zeigen. Etwa ein Drittel aller Therapeuten, die mit dem Suizid eines ihrer Patienten konfrontiert waren, erleben eine schwer ausgeprägte und anhaltende Belastungssituation, die vor allem durch Schuld- und Schockgefühle sowie Gedanken von Insuffizienz, Scham und Trauer gekennzeichnet waren. Diese Gefühle dauerten über Monate hinweg an und beeinträchtigten Lebensqualität und Arbeitsfähigkeit des jeweiligen Therapeuten.

16.1 Suizidhinterbliebene – »survivors«

Nach Definition der American Association of Suicidology sind Suizidhinterbliebene – »survivors« – Menschen, die den Suizid einer nahestehenden Person erleben oder mitgeteilt bekommen, mit der sie eine wichtige Beziehung oder emotionale Nähe verband (Neuner 2008). Seibl et al. (2001) definieren: »Als Suizidhinterbliebene gelten Personen, die in der Folge eines Suizides in ihrer Umgebung auf eine Weise in ihrem subjektiven Wohlbefinden beeinträchtigt sind, die den Einsatz postventiver Maßnahmen sinnvoll erscheinen lässt«. Der Großteil der bisherigen Untersuchungen zur Postvention nach einem Suizid bezieht sich auf nächste Angehörige bzw. Familienmitglieder von Suizidenten. Es wurde zuletzt jedoch auch darauf hingewiesen, dass die Unterstützungsmöglichkeiten für Kinder und Jugendliche, die mit Suizid konfrontiert sind, bislang noch eher unterentwickelt sind (Brockmann 2010). Hier sind zwar die Langzeitauswirkungen für das spätere Leben betroffener Kinder seit langem beschrieben und anerkannt worden, jedoch ist der Versuch eher neu, auch spezifische Hilfsmöglichkeiten kürzer nach dem Suizid, und damit auch im Kinder- und Jugendalter zu organisieren. In folgender Übersicht ist ein kurzer Überblick zu den von einem Suizid betroffenen Gruppen gegeben; die bekannte, wahrscheinlich auf Shneidman zurückgehende Äußerung, dass im Schnitt 6 Personen von einem Suizid betroffen seien, wurde nie wissenschaftlich überprüft, jedoch anekdotisch tradiert. Wichtig für die Postvention nach einem Suizid ist einerseits, die Gruppe der am stärksten Betroffenen zu definieren, wobei es sich in den meisten Fällen um die Angehörigen und Partner oder nahestehende Freunde handelt. Es müssen jedoch auch weitere Personen im Umfeld, z.B. in einem Krankenhaus andere Patienten oder mit der Behandlung des Patienten betraute Professionelle, einbezogen werden. Neben der großen Gruppe der Angehörigen und Freunde steht also die Gruppe der Mitpatienten in einem Krankenhaus, die den Suizid eines Kollegen erleben bzw. erfahren, und die große Gruppe der pflegerisch-therapeutischen Mitarbeiter einer Einrichtung, einschließlich Polizei und Staatsanwaltschaft sowie die entsprechende Leitungsebene. So dann erscheint wichtig, dass Betroffenheit nach einem Suizid zu unterschiedlichen Zeiten unterschiedlich ausgeprägt sein bzw. wechselnde Gruppen betreffen kann. In der akuten Situation sind es meist die auffindenden Personen bzw. die nächsten Angehörigen, die ein besonders hohes Ausmaß an direkter Betroffenheit erleiden. In mittelfristigen und langfristigen Situationen, insbesondere wenn es um juristische Fragestellungen von zivilrechtlicher und strafrechtlicher Verantwortlichkeit geht, sind es dann Ärzte und Pflegepersonal sowie erneut Angehörige und Juristen, die sich zum Teil dann auch vor Gericht gegenüberstehen.

> **Postvention nach einem Suizid – Betroffene (Wolfersdorf und Neuner 2008)**
>
> **Wer ist betroffen?**
> Betroffen sind im Wesentlichen fünf Gruppen
>
> - Angehörige und Freunde
> - Mitpatienten in der Klinik für Psychiatrie, aber auch in Selbsthilfegruppen und Ambulanzen
> - Ärzte, Notarzt, Therapeuten, Pflegepersonal
> - Polizei, Staatsanwaltschaft
> - Arbeitgeber, Klinikleitung, Krankenhausträger, Volksgemeinschaft
>
> **Wann betroffen?**
>
> - Akute Situation während oder sofort nach Suizidhandlung: den Suizidenten auffindende Personen, Angehörige, Pflegepersonal, Ärzte bzw. Mitpatienten, Polizei, Staatsanwaltschaft, Medien, Politik, Krankenhausleitung
> - Mittelfristige Situation: Angehörige, Ärzte, Juristen,
> - Langfristig: Angehörige, Ärzte, Juristen

Reaktionen, die bei den nächsten Angehörigen häufig auftreten, sind in folgender Übersicht zusammengefasst. Neben dem schockähnlichen Zustand mit innerer Erstarrtheit, Verzweiflung, Depressivität treten Verleugnung und Nichtglaubenkönnen, Ratlosigkeit und Verwirrtheit, die Frage nach dem Warum und Wieso. Nach Abklingen der akuten Schock- und Trauersituation kommt es manchmal vor dem Hintergrund eigener Schuldgefühle zu Verschiebungen in Form von Vorwürfen sowie Drohungen mit der Justiz, vor allem wenn eigene Schuld- und Schamgefühle vorhanden, aber unerträglich oder zum jetzigen Zeitpunkt nicht ertragbar sind.

> **Nach einem Suizid – Reaktionen der nächsten Angehörigen**
>
> - schockähnlicher Zustand, Erstarrtheit, Dissoziation
> - Verleugnung (»Das kann nicht sein«)
> - Verzweiflung, Depressivität, Trauer um Verlust (»Ich brauche ihn/sie, ich kann so nicht leben!«)
> - Ratlosigkeit, Verwirrtheit (»Wie konnte er das tun?«)
> - Vorwürfe an Suizidenten (»Wie konnte er mir das antun«)
> - Vorwürfe an Helfer (»Jetzt habe ich ihn/sie zu Ihnen in die Klinik gebracht, gerade damit er sich nichts antut. Und Sie haben das nicht verhindert!«)
> - Trauer, Resignation (»Da war nichts mehr möglich!«)
> - Schuldgefühle, Selbst- und Fremdanklage (»Hätte ich doch...«)
> - Drohungen mit Justiz (»Das wird Folgen haben!«)
> - eigene Suizidgedanken (»Mein Leben hat keinen Sinn mehr!«)

Mittel- und langfristig bleibt die Frage nach dem »Warum« ungelöst und kann nur durch Hinweise auf Suizidalität im Rahmen von Erkrankung und als Erkrankungsfolge, als Ausdruck der unlösbar erscheinenden inneren Not des Suizidenten akzeptabler, wenngleich meist nicht völlig verstanden werden. Hier unterscheiden sich Trauer und Befinden nach dem Suizid eines Angehörigen von Trauerreaktionen bei anderen Todesursachen. Vier wesentliche Aspekte scheinen sich dabei herausarbeiten zu lassen, welche die Besonderheit der Trauer nach einem Suizidtod eines Angehörigen ausmachen:

1. die Frage nach den Gründen, nach dem Warum (meist unzureichend beantwortbar),
2. das unklare und letztendlich auch schwer zu klärende Gefühl des Beteiligtseins, des eigenen Anteils am Suizid bzw. an der Lebens- oder Beziehungssituation, an der Entstehung einer psychischen Erkrankung, z. B. einer Depression (diese Form von »Schuld« ist nur auflösbar, »vergebbar«, wenn sie als solche anerkannt wird, was beim Verlassenwerden durch Suizid kaum möglich erscheint),
3. Gefühle einerseits von Ablehnung und Verlassenwordensein, andererseits von Ärger und Aggression darüber, im Stich gelassen worden zu sein, mit einer schwierigen Lebenssituation allein gelassen worden zu sein, und letztlich
4. auch ein Empfinden von Stigmatisierung, von Schuldzuweisung durch das Umfeld und damit verbundener Isolierung, mit Scham- und Schuldgefühlen. Letztlich können eigene psychosomatische Reaktionen, Depressivität, im seltenen Falle eigene Suizidalität auftreten (Seibl et al. 2001, Neuner 2008, Schmid et al. 2008, Wolfersdorf 2000).

Die Untersuchung von Schmid et al. (2008) zeigt die Notwendigkeit, sich Angehörigen eines durch Suizid verstorbenen Menschen zuzuwenden. Dies gilt sicher nicht nur in dem dort untersuchten stationären psychiatrisch-psychotherapeutischen Rahmen, sondern eigentlich immer, auch im ambulanten Versorgungsbereich. Bekannterweise sterben ja die meisten Suizidenten nicht während einer stationären psychiatrisch-psychotherapeutischen Behandlung, sondern die meisten Suizide finden außerhalb einer klinischen Behandlungseinheit statt, wenngleich sicher ein Großteil sich auch in ambulanter psychiatrisch-psychotherapeutischer Begleitung befinden mag.

So brauchen Angehörige Gesprächsangebote (siehe folgende Übersicht) – im ambulanten wie auch im stationären Bereich, auch wenn Vorhaltungen, Ankündigung von rechtlichen Schritten gegen die Klinik oder einzelne Personen gemacht werden. Bei solchen Gesprächen geht es um das Anhören der Klage, jemand verloren zu haben, um den Versuch, diesen Vorgang zu verstehen. Es geht um den Versuch, mit Fragen nach dem eigenen Beteiligtsein bzw. mit der Frage nach Verhinderungsmöglichkeiten zurechtzukommen, und um Unterstützung im mittel- und langfristigen Verlauf und Prozess von Verarbeitung und Bewältigung.

> **Nach einem Suizid – Was brauchen Angehörige?**
>
> - Gesprächsangebote
>   (auch mehrmals und auch bei Vorhalten, Ankündigungen von rechtlichen Schritten gegen Klinik. Manchmal rühren sich Angehörige erst nach Wochen.)
> - Verständnis für ihre Gefühle, insbesondere Schuld- und Schamgefühle, die auch als Ärger auf den Suizidenten oder die Klinik verschoben werden. Von therapeutisch-pflegerischer Seite Verschiebungen/Projektion annehmen, diagnostisch erkennen, sich aber nicht entwerten lassen.
> - Erklärungs- und damit Distanzierungshilfe über die Fakten des Geschehens
> - Unterstützung bei rechtlichen Abläufen
>   z. B. mit Polizei, Versicherungen

Alles was nach der aktuellen suizidalen Handlung für die Hinterbliebenen getan werden kann, insbesondere für die am nächsten betroffenen Angehörigen, ist im weiteren Sinne auch Postvention, d. h. Prävention von psychosomatischer Erkrankung, Depressivität und von Suizidalität.

16.2   Suizid im psychiatrischen Krankenhaus: sog. Kliniksuizid

Die Selbsttötung eines Patienten unter stationären oder teilstationären psychiatrisch-psychotherapeutischen Behandlungsbedingung, also der sog. Kliniksuizid, hinterlässt auch auf therapeutisch-pflegerischer Seite immer Ängste, versagt zu haben, schuldig geworden zu sein, Gefühle von Trauer, Ärger, Aggression, Kränkung, bis hin zur Infragestellung der eigenen Professionalität und des eigenen Lebensgefühles (vgl. folgende Übersicht). Professionelle Helfer reagieren bei der Konfrontation mit Suizid eines ihnen anvertrauten Patienten ähnlich wie Familienangehörige eines Suizidenten (Wurst et al. 2009, Gitlin 1999, Wolfersdorf 2006, Wolfersdorf und Etzersdorfer 2011).

> **Nach einem Suizid im psychiatrischen Krankenhaus – Ängste und Gefühle auf therapeutisch-pflegerischer Seite (nach Vogel & Wolfersdorf 1987)**
>
> - Angst, schuldig geworden zu sein (eigenes Schuldgefühl)
> - Angst, versagt zu haben, Fehler gemacht zu haben, Fehlentscheidungen/-bewertungen getroffen zu haben (Versagensgefühl/Selbstanklage)
> - Angst vor Vorhaltungen von außerhalb (Angehörige, Klinikleitung, Justiz) wegen Diagnostik, Therapie, Dokumentation
> - Sorge um Mitpatienten wegen deren Suizidalität (Anschlusssuizidalität, erhöhtes suizidales Niveau), Nachahmungsgefahr (»Werther-Effekt«)

- Depressive Gefühle, Trauer, Ängste, eigene Instabilität, Selbstvorwürfe als Therapeut, eigenes Lebensgefühl in Frage gestellt
- Gefühle von Ärger, Aggression, Kränkung, hintergangen, getäuscht, angelogen worden zu sein

Reaktionen von Teammitgliedern im psychiatrischen Krankenhaus sind häufig folgende:

- Je näher am Suizidenten, desto betroffener
- Bedürfnisse der Rekapitulation des Geschehens bzw. der präsuizidalen Abläufe
- Fachliche Erörterung mit gefasster Distanz
- Position als Experte, damit Distanzierung
- Organisation der Abläufe (Partner, Kripo, Krankenhausleitung, andere Patienten u. a.) als Abwehr
- Schuldgefühle und Diskussion schuldhaften Verhaltens (therapeutisch-pflegerische Fälle insbesondere Fehleinschätzung von Suizidgefahr)
- Angst vor Nachfragen von Polizei, Krankenhausleitung, Staatsanwaltschaft
- Selbst-Bestätigung/-Verstärkung, dass »ex-ante-Entscheidung/Beurteilung von Suizidgefahr« wichtig war
- Gefühle persönlich-therapeutischen Verlustes
- Gefühl, als Helfer versagt zu haben, Infragestellung der eigenen Kompetenz, der Schutz- und Fürsorgemöglichkeiten der Klinik
- Angst vor juristischer Konsequenz (»Schuldfrage«, Ermittlungsverfahren, Prozess)
- Betonung der Selbstverantwortung des Patienten
- Schlafstörungen, Ängste, Depressivität, Leistungseinschränkung, Beziehungsstörungen, eigene psychische Erkrankung bzw. Dekompensation körperlicher Erkrankung

Zur eigenen Unterstützung benötigt das therapeutisch-pflegerische Team vor allem

1. *Gesprächsmöglichkeiten*
   Kurzfristig zur aktuellen Entlastung und Wiederherstellung der Arbeitsfähigkeit insb. mit den betroffenen Mitpatienten bzw. den Angehörigen des Suizidenten
2. *Kenntnis um Regelung der konkreten Abläufe*
   Z. B. Leiche muss liegen bleiben wie gefunden, Kripo anrufen, aktuell Aussage nur zur Sachlage, weitere Aussagen erst später (Aussagegenehmigung einholen, Klinikleitung informieren, evtl. Beratung durch Rechtsanwalt der Klinikversicherung, Sicherstellung (und Kopie) der Krankenblattunterlagen des Patienten, Bericht an Klinikleitung)
3. *Unterstützung durch Klinikleitung*
   (Chefarzt, Ärztlicher Direktor, Krankenhausdirektor, Pflegeleitung):
   Es geht nicht um Schuldvorwürfe, sondern um Verstehen des Ablaufes zum Suizid. Verstehen als Basis von Bewältigung und Erhalt der eigenen Arbeitsfähigkeit, Identität und Trauerfähigkeit. Schutz vor externem Vorhalt
4. *Gesprächs-/Bearbeitungsmöglichkeit*
   im Team, in einer externen *Supervision*, mit dem Chefarzt alleine (letztverantwortlicher Arzt und für Suizident verantwortlicher Therapeut)
5. *Gesprächsrunden*
   bzw. Einbringen in Stationsversammlung, in Gruppen- und Einzeltherapie mit Mitpatienten
6. *Gesprächsangebote an die Angehörigen*
   (eventuell auch durch den Chefarzt)

Neuner (2008) hat folgende Empfehlungen für die Postvention nach dem Suizid eines Patienten auf einer Station einer Klinik für Psychiatrie und Psychotherapie angeführt:

Alle Patienten, Pflegekräfte und Therapeuten bleiben auf Station, Vorbesprechung im Team. Der Suizid kann in der Stationsversammlung besprochen werden, hierunter ist die Information des gesamten Personals über den Suizid zu verstehen. Des Weiteren ist auf gefährdete Patienten (»Werther-Effekt«!) zu achten. In der Patientenversammlung werden die Patienten über den Suizid eines Kollegen oder einer Kollegin informiert. Dabei wird auf übermäßige Detailliertheit oder z. B. Schilderung der Methode verzichtet, um Nachahmung vorzubeugen. Es kann jedoch zum Ausdruck von Erschütterung, Überraschung, Trauer und therapeutischen Grenzen durch den Therapeuten kommen. Damit kann eine solche klare und offene Haltung der Behandler auch eine Hilfestellung im Verarbeiten eines Suizids werden, indem damit auch gezeigt wird, dass in so einer Situation auch andere Reaktionen als zu tabuisieren oder distanziert, rein sachlich zu sprechen, möglich sind. Von therapeutisch-pflegerischer Seite sind dann Fragen zu beantworten, die oben auch bei den Angehörigen bereits angesprochen sind. Es geht vor allem um das Zulassen von Trauerreaktionen, um Klagen, aber auch um die Äußerung von Enttäuschung und Ärger über die suizidale Handlung eines Mitpatienten.

Das therapeutisch-pflegerische Team benötigt selbst Unterstützung durch die Klinikleitung, wobei es beim obligatorischen Nachfragen nach den Abläufen nicht um Schuldvorwürfe oder um Suche nach einem Schuldigen gehen kann, sondern um ein vertieftes Verstehen des Ablaufes bei dem Patienten bis zum Suizid. In Stationsversammlungen, in Gruppen- und Einzeltherapien mit Mitpatienten, insgesamt in Gesprächsrunden ist das Thema zu beachten und aufzugreifen. Teilnahme an der Beerdigung eines Patienten durch therapeutisch-pflegerisches Personal sollte nur nach Rücksprache mit den Angehörigen geschehen; auch eine Teilnahme von Mitpatienten sollte mit den Angehörigen abgestimmt sein. Das Team selbst benötigt externe Supervision, kurzfristig zur Entlastung, zur Wiederherstellung der Arbeitsfähigkeit, zur Aussprache und Reflektionsmöglichkeit. Dabei sind z. B. sog. Suizidkonferenzen bewährt, aber auch Supervisionsrunden mit einem externen Supervisor.

In den letzten Jahren haben juristische Verfahren (straf- und zivilrechtlich), insbesondere unter zivilrechtlichen Aspekten beim Kliniksuizid/Patientensuizid unter stationären oder teilstationären Behandlungsbedingungen zugenommen. Auf wichtige Erfahrungen in diesem Zusammenhang wurde oben bereits eingegangen. Hier sollen noch einige Punkte formuliert werden, die nach einem eingetretenen Suizid zu beachten sind:

Die Leiche eines durch Suizid verstorbenen Patienten, sofern keine Reanimation mehr möglich erscheint, muss liegen bleiben wie gefunden, die Kriminalpolizei ist anzurufen, aktuell eine Aussage nur zur Sachlage, weitere Aussagen sollten erst später gemacht werden, zumal auf therapeutischer Seite Trauer, Ärger, Schuld- und Schamgefühle die Aussagen beeinflussen. Dabei sind Erfahrungen mit der Kriminalpolizei bzw. Staatsanwaltschaft in den meisten Fällen neutral bis positiv, d. h. die noch vor wenigen Jahrzehnten übliche globale Schuldzuweisung, wenn ein Patienten sich in der Klinik suizidiert hat, ist immer die Klinik schuld, gilt in dieser vereinfachten Art und Weise heute nicht mehr und wird auch nicht mehr unterstellt. Bei Unterstützung der Klinik in einer Suizidangelegenheit durch ein Rechtsanwaltbüro ist darauf zu achten, dass dort bzgl. solcher Fragestellungen nicht nur Interesse, sondern auch Kompetenz besteht. Es muss erkannt werden, sowohl von klinischer wie auch von rechtsanwaltlicher Seite, wann überhaupt die Möglichkeit einer Klärung bei strafrechtlicher oder zivilrechtlicher Fragestellung besteht. Ebensowenig ist zielführend, wenn von Seiten einer Klinik für Psychiatrie und Psychotherapie grundsätzlich, auch wenn eine Frage der Verantwortlichkeit eindeutig zulasten der Klinik beantwortet wird, immer prozessiert wird. Erfahrungsgemäß bewährte sich, hier mit der jeweiligen Staatsanwaltschaft zusammenzuarbeiten, um die gesamte Angelegenheit so rasch wie möglich beenden zu können. Bei zivilrechtlichen Verfahren geht es meistens um die Frage, wer für Hinterbliebene bzw., wenn der Patient eine suizidale Handlung überlebt hat, für Krankenhauskosten, Rehabilitation, langjährigen Lebensunterhalt, langjährige Versorgung z. B. eines behinderten Patienten nach Suizidversuch bezahlt. Dabei neigen die Gerichte dazu, unabhängig von den präsuizidalen Abläufen zur Suizidhandlung den Versorgungsbedarf des Suizidenten im Vordergrund zu sehen. Auf Klinikseite, meist Beklagte, werden Dokumentation, Facharztniveau der Behandlung, Erkennen und adäquates Umgehen mit Suizidalität, beschützendes Vorgehen wichtig. Die Bestellung von Privat-Sachverständigen bewährt sich vor Gericht meistens nicht. Ihre Bedeutung liegt eher darin, die präsuizidale Ablaufsituation zu untersuchen und den Beklagten bzw. dem Kläger zu raten. Vor Gericht bedeutet ein Privat-Gutachter immer Partei.

Eigene Erfahrungen (Wolfersdorf 2000) im Umgang mit Menschen, die einen Angehörigen durch Suizid verloren haben, zeigen, dass es wahrscheinlich drei Gruppen von Reaktionen auf Betroffenenseite gibt, 1. diejenigen, die gemeinsam mit dem therapeutisch-pflegerischen Team die Entwicklung zum Suizid verstehen möchten und gemeinsam trauern, so dann 2. die Gruppe, die nahezu scheu, ohne Wert auf entlastende und aufklärende Gespräche die Angelegenheit beendet sehen möchte, die Sachen des Patienten abholen, sich dann nicht mehr rühren und wahrscheinlich irgendwie alleine versuchen, mit dem Suizidtod zurecht zu kommen. Eine dritte Gruppe ist durch nicht verstehen (können und wollen), durch Verleugnung und durch Schuldzuweisung bis hin zu aggressiven Vorhaltungen an das therapeutisch-pflegerische Team gekennzeichnet, meist verbunden mit Androhung juristischer Schritte. Auch hier ist es sinnvoll, trotzdem Gesprächsangebote zu machen, denn auch hier kann diese scharfe Delegation von Schuld an das therapeutisch-pflegerische Team umkippen in eigene Trauer, die dann der therapeutischen Unterstützung und Begleitung bedarf. Rechtliche Schritte unternehmen häufig Angehörige, die in besonders enger, vielleicht überprotektiver und auch infantilisierender Beziehung zu dem durch Suizid verstorbenen Patienten stehen, z. B. einem jungen Sohn, mit einer paranoid-halluzinatorischer Schizophrenie, insbesondere dann, wenn von Grund auf eine innere Ablehnung bzw. Spannung zwischen Angehörigen und therapeutisch-pflegerischem Personal bestanden hat. Hier werden häufig juristische Schritte folgen und auch nicht zu vermeiden sein. Das Wissen um das psychodynamische Geschehen, dass es sich hier um eine massive Verschiebung eigener Schuld- und Aggressionsgefühle gegenüber dem durch Suizid verstorbenen Familienangehörigen handeln kann, erleichtert es, professioneller damit umzugehen.

17 Suizidbeihilfe – Ärztlich Assistierter Suizid

Das Thema »Suizidbeihilfe/Ärztlich Assistierter Suizid« beschäftigt die Gesellschaft in den letzten Jahren auch in Deutschland intensiv und in zunehmendem Maße (z. B. Wedler 2017, Borasio et al. 2017, Wolfersdorf und Brieger 2015).

Eine kurze medizinethische Vorbemerkung sei hier gestattet: Medizinethische Fragestellungen sind auch in der deutschen Psychiatrie, Psychosomatischen Medizin und Psychotherapie, aber auch der Palliativmedizin und im Bereich von Intensiv- und Notfallmedizin in den letzten Jahrzehnten insgesamt bedeutsamer geworden. Dabei gelten im medizinethischen Diskurs dieser Disziplinen die gleichen ethischen Prinzipien wie auch sonst in der Medizin, aber mit einer deutlichen Akzentuierung in dem Bereich der Selbstbestimmung (unter dem Schlagwort der »Autonomie«). Verhandelt werden Situationen wie z. B. eine Einschränkung der Selbstbestimmungsfähigkeit im Rahmen einer depressiven Entwicklung mit einer Einengung des Erlebens auf depressive Denkinhalte, ein von der Realität abweichendes Erleben, Wahrnehmen und Deuten, wie es bei akuten schizophrenen Psychosen zu beobachten ist, oder an Situationen mit Einschränkungen der kognitiven Fähigkeiten wie in dementiellen Entwicklungen. Das Prinzip der Selbstbestimmung (oder Autonomie) hat von den vier klassischen ethischen Prinzipien – Nicht schaden, Gutes tun, Respekt vor der Würde und Selbstbestimmung des Patienten wahren (Autonomie), Gerechtigkeit üben (Beauchamp and Childress 1994), die sog. Georgetown-Madras, wie umgangssprachlich in Anlehnung an die Autoren genannt – in den letzten 30 Jahren enormen Aufschwung erfahren. Eingeschränkt werden diese Leitgedanken nur durch die Prinzipien der Fürsorge und der Nichtschädigung. Die Verhinderung von Fremdschädigung (auch unter dem Begriff der Fremdgefährdung in entsprechenden Gesetzen verankert) ist ethisch unumstritten, diskutiert wird hier jedoch das Ausmaß. Wie viel Eingreifen, Begrenzen oder gar Gewalt sind gerechtfertigt, um die Gefahr der Schädigung eines Dritten zu verhüten, und bei welchen Gefahren sind diese Eingriffe überhaupt zulässig? Zu unterscheiden sind mögliche Schädigungen Anderer an Leib, Leben, aber auch z. B. des Rufes. Für Juristen scheint der Betriff der »Autonomie« mit dem der Selbstbestimmung und dem der Einwilligungsfähigkeit (»informed consent«) eng verknüpft zu sein. Aus ethischer Sicht ist die Einwilligungsfähigkeit eine kategoriale Entscheidung (quasi ein Ja/Nein-Begriff), sie ist entweder gegeben oder aufgehoben. Die Selbstbestimmungsfähigkeit dagegen ist abgestuft zu beurteilen, sie kann als sicher gegeben, unterschiedlich eingeschränkt oder nicht vorliegend eingestuft werden. Dies kann von vielen Faktoren abhängen, wie von Befindlichkeiten, von aktuellen, aber möglicherweise vorübergehenden Einengungen, um nur einige Beispiele zu nennen, sie kann aber auch im Zeitverlauf schwanken.

Kienemund, eine Juristin und Ministerialdirektorin am Bundesministerium für Justiz und Verbraucherschutz, erklärte bei einem Symposium im April 2015 in Potsdam, aus juristischer Sicht sei die »Einwilligung« (»informed consent«) der zentrale Punkt. Sie formulierte dort wörtlich: »Der Arzt hat keine Vernunfthoheit!«. Der Patient habe ein Recht auf Krankheit, das Problem in der Psychiatrie sei aber, dass etwa Ablehnung (Krankheits-, Behandlungsuneinsichtigkeit) Folge von Krankheit sein könne. Dadurch entsteht das Dilemma der »Achtung von Selbstbestimmung vs. Pflicht zur Fürsorge und Hilfe«. Birnbacher (2015) erklärte bei der gleichen Veranstaltung, die Selbstbestimmungsfähigkeit sei abhängig von der Komplexität der Entscheidungen zu sehen, und das Selbstbestimmungsrecht könne als Komponente des Prinzips der Nichtschädigung wie auch als Komponente des Prinzips der Fürsorge gesehen werden. Er formulierte Kriterien für die Rechtfertigung von paternalistischem Zwang, von Druck oder Täuschung aus medizinethischer Sicht (Zitat): dies sei gegeben, wenn eine Maßnahme medizinisch indiziert sei, diese indizierte therapeutische Maßnahme ohne Zwang nicht durchführbar sei, wenn die Maßnahme vorgängig gebilligt worden sei, und wenn davon auszugehen sei, dass Betroffene die Maßnahme nachträglich billigen werden. Er ergänzte, dass Zwang nur dann einen Sinn habe, wenn die Selbstbestimmung dadurch wiederherstellbar sei. »Zwangsbehandlung ist rechtfertigbar, wenn zu erwarten ist, dass sich die Selbstbestimmungsfähigkeit kurzfristig wieder herstellt« (Birnbacher 2015). Irrationalität allein begründe Selbstbestimmungsunfähigkeit nicht. Dabei genüge der Verweis auf eine medizinisch-hippokratisch-paternalistische Tradition heute nicht mehr für die Negierung eines medizinethischen Diskurses, in einer Zeit, in der »Selbstbestimmung« bis in die Verantwortung für die Gestaltung der eigenen Gesundheit (z. B. Patientenverfügung, Zwangsbehandlung), wie für die Gestaltung des Lebensendes (z. B. Suizidbeihilfe, Hilfen beim Sterben) ausgeweitet wurde und den Charakter eines Rechtsanspruchs angenommen hat.

Psychiatrie und Psychotherapie sind gerade wegen ihrer Arbeit mit Menschen, die in ihrer Selbstbestimmungsfähigkeit eingeschränkt sein können und trotzdem hilfs- und behandlungsbedürftig sind, in einer besonders schwierigen Situation. Krähnke (2007) hat eine interessante Position vertreten und »Selbstbestimmung« als eine »Leerformel« bezeichnet, und auch Kirchhoff (2007) hält den Ansatz, von einer absoluten »Autonomie des Menschen« auszugehen, für lebens- und wirklichkeitsfremd. Eine so verstandene Autonomie bzw. Selbstbestimmung unter allen Bedingungen könne eher zum Schaden geraten, zu chronischer Erkrankung führen, zu Vereinsamung, Isolation, Ausgrenzung und Verfolgung. Ein solches Verständnis von Selbstbestimmung wäre zynisch (Wolfersdorf 2014, Wolfersdorf und Schüler 2015). Hohendorf (2014) hatte bei einem Kongress der Deutschen Gesellschaft für Psychiatrie und Psychotherapie, Psychosomatik und Nervenheilkunde e. V. (DGPPN) in Berlin Kriterien für die Einwilligungsfähigkeit vorgestellt: diese setze voraus, die Art, Bedeutung und Tragweite einer Maßnahme erkennen können. Für eine vorliegende Entscheidungsfähigkeit setzt er folgende Fähigkeiten voraus: das Verstehen der Information zu einer medizinischen Situation, Krankheitseinsicht, Alternativen erkennen und bewerten, und auf dieser Basis eine Entscheidung treffen und die Entscheidung ausdrücken zu können; dies setze eine gute medizinische Aufklärung über die Erkrankung wie die Situation sowie Freiwilligkeit der Entscheidung voraus.

Damit kommt man unvermeidlich zu den Problemen der Begutachtung der Freiverantwortlichkeit, an dieser Stelle konzentriert auf den Zusammenhang mit Suizidalität: eine gegebenenfalls vorhandene depressive Verstimmung erschwere (laut Hohendorf 2014) die Bestimmung der Wohlerwogenheit des Suizidwunsches; von Einfluss ist daneben die Unsicherheit der Prognose vieler psychischer Erkrankungen; ebenso die in der klinischen Praxis lange bekannte grundsätzliche Ambivalenz von Todeswünschen; ein weiteres Problem stellt die schwer objektiv zu leistende

Begutachtung der Freiverantwortlichkeit von Todeswünschen dar; festgehalten wurde von Hohendorf (2014) auch, dass Suizidbeihilfe die Akzeptanz der Alternativlosigkeit der Entscheidung für den Tod und die Aufgabe von Hoffnung und Solidarität im Leben bedeute. Die Frage, warum das Thema Suizidbeihilfe für die Psychiatrie und Psychotherapie so wichtig geworden ist und nicht nur für die Palliativmedizin und für »late-life-decisions«, lässt sich mit zwei Argumenten schlagwortartig beantworten: Zum einen hat in der Gesellschaft das Thema »Selbstbestimmung« insgesamt enorm an Bedeutung gewonnen und zum anderen hat die Entwicklung der Medizin in den letzten Jahrzehnten einen großen Einfluss: man stirbt nicht mehr »normal«.

Schon mehrfach wurden wir in Deutschland in den letzten Jahren mit einer heftigen gesundheitspolitischen und gesellschaftlichen Debatte um das Sterben konfrontiert: Im Vorfeld des Patientenverfügungsgesetzes ging es um das Selbstbestimmungsrecht in der Vorausverfügung zur Gestaltung des Lebensendes. Der Vorsorgewille wurde in einem Gesetz gestärkt. 2011 erfolgte in der Frage der ärztlichen Suizidbegleitung ein erneutes standesrechtliches Verbot. 2012 sah sich das Bundesjustizministerium aufgerufen, die gewerbliche Suizidbeihilfe zu pönalisieren, was damals jedoch scheiterte. Der letztlich auch beschlossene Gesetzesentwurf von 2015 wurde von der großen Koalition vorangetrieben, diesmal vom Gesundheitsministerium.

Noch ein paar begriffliche Klärungen scheinen uns an dieser Stelle angebracht: Suizidbeihilfe ist Hilfe zur eigenen aktiven Beendigung des Lebens. Der entscheidende Unterschied zur *Tötung auf Verlangen* ist, dass bei der Suizidbeihilfe der Mensch, der sich das Leben nehmen möchte, selbst »aktiv« ist, und nicht der »Helfer«, der aber vielleicht ein Medikament bereitgestellt hat. »Tötung auf Verlangen« ist in Deutschland gesetzlich verboten, und daran wird sich aus Sicht der Autoren vor dem Hintergrund der deutschen Geschichte wohl auch nichts ändern. Suizidbeihilfe bei selbstbestimmungsfähigen Menschen ist rechtlich nicht strafbewährt, da Suizid und Suizidversuch nicht pönalisiert sind. Auch in der Suizidprävention ist heute unstrittig, dass jeder Mensch auch ein Recht darauf hat, sein Leben zu beenden. Debatten darüber gehören einer lang zurückliegenden Vergangenheit an, sind allenfalls noch ideologisch geleitet zu finden. Bei der Suizidhilfe ist eine Änderung der »Tatherrschaft« (juristisch »Tatherrschaftswechsel«) zu beschreiben. Ein Arzt, Angehöriger etc. stellt z. B. ein Glas und Tabletten auf den Nachttisch und muss sich dann eigentlich entfernen, der Suizident ist der Handelnde, hat die »Tatherrschaft«. In einer solchen Situation muss ein Arzt eingreifen, oder auch ein dazukommender Bürger muss rettend eingreifen, wenn der Suizident beginnt, das Bewusstsein zu verlieren, komatös zu werden. Nur wenn eine Rettung unwahrscheinlich und gefährdend wäre, kann darauf verzichtet werden. Ein Unterlassen dieser Rettungsbemühungen wäre als Tötung durch Unterlassung (unterlassene Hilfeleistung) einzustufen. Suizidbeihilfe ist in Deutschland nicht strafbar, die Rechtsprechung argumentiert aber mit § 323 c StGB, der unterlassenen Hilfeleistung. Ein wichtiger Aspekt ist hier, dass das ärztliche Standesrecht Suizidbeihilfe in Deutschland verbietet. Nun soll hier nicht auf die Geschichte der Suizidbeihilfe im internationalen Vergleich eingegangen werden, verwiesen werden kann hier aber auf die entsprechende Literatur aus den Niederlanden oder den Beneluxländern, aus Oregon und weiteren Bundesstaaten der USA.

Dabei lässt sich beobachten, dass die Grenze zwischen Sterbehilfeakten und Tötungsakten durch den Arzt (wenn dieser eine tötende Spritze verabreicht) verschwimmen und die Sorgfaltskriterien zur Kontrolle der Lebensbeendigung auf Verlangen und der Hilfe bei der Selbsttötung in den verschiedenen Ländern z. T. unterschiedlich gestaltet sind. Steeck et al. (2014) haben 1.329 assistierte Suizide in der Schweiz untersucht. Diese betrafen zu

43 % Männer, zu 57 % Frauen. In der Altersverteilung finden sich 11 % in der Gruppe von 45–54 Jahren, 28 % in der Gruppe 65–74 Jahre, 28 % in der Gruppe 75–84 Jahre und 10 % in der ältesten Gruppe, die 85–94 Jahre umspannte. Der Anteil der Schweizer betrug dabei 81 %, der von Ausländern (aus der Sicht der Schweiz) 19 %. Unter den Suizidenten waren 72 % deutschsprachig. Bei den Angaben zum Anlass finden sich in 46 % eine Krebserkrankung, in 3 % eine Depression, in 1 % eine andere psychische Erkrankung, in 9 % der Fälle eine Multiple Sklerose. Insgesamt betrifft die Suizidbeihilfe mehr Frauen als Männer, mehr bei höherem Bildungsniveau, mehr in Städten, bei älteren Menschen, mehr bei geschiedenen und verwitweten als in der Allgemeinbevölkerung. Der hohe Anteil Deutschsprachiger weist auf den intensiv diskutierten »Suizidtourismus« nicht zuletzt aus Deutschland hin.

In Deutschland wurde 2015 nach mehrjähriger fraktionsübergreifender Diskussion das Verbot »geschäftsmäßiger Suizidbeihilfe« durch den § 217 StGB neu geregelt und gesetzlich verankert. Eingeflossen waren die Entwicklung der Situation in den USA, vor allem in Oregon, und in der Schweiz (mit den dort tätigen Organisationen Exit bzw. Dignitas) wie auch der Eindruck eines zunehmenden Suizidtourismus in die Schweiz. Auch die zunehmende Aktivität von Suizidbeihilfe-Organisationen in Deutschland war für die Neuregelung von Bedeutung, die vom Gesetzgeber kritisch gesehen wurde. Der Begriff »geschäftsmäßig« meint dabei die wiederholte und von vornherein als wiederholte Suizidbeihilfe geplante Aktivität. Es ging dem Gesetzgeber um eine klare Regelung, die Sterbehilfeorganisationen und zuständige Gutachter bzw. Ärztinnen und Ärzte, die auf wiederholte Suizidbeihilfe orientiert waren, befürchten lassen mussten, in den Bereich des Strafrechtes zu fallen.

Dagegen gab es eine Reihe von Klagen, die letztlich zu einem Urteil des Bundesverfassungsgerichtes (BVerfG) vom 26. Februar 2020 (Az. 2 BvR 2347/15) geführt haben. Diesem war eine zweitägige Anhörung in Karlsruhe (dem Sitz des BVerfG) vorgeschaltet. In dem Urteil wurde der § 217 für »nichtig« erklärt. Es machte aber gleichzeitig klar, dass nicht der Regelungszweck im Allgemeinen beanstandet werde, sich dieser im Gegenteil innerhalb des durch die Verfassung auferlegten staatlichen Schutzauftrages bewege. Das Urteil sah die durch den § 217 StGB stattfindende Einschränkung des sich aus dem allgemeinen Persönlichkeitsrecht ergebenen Selbstbestimmungsrechtes am Lebensende, wozu auch das Recht eines selbstbestimmten Todes gehöre, für nicht angemessen an. Allerdings hat das Bundesverfassungsgericht auch Rahmenbedingungen für eine gesetzliche Neuregelung benannt, die erfüllt sein müssten. Als maßgeblich wird vom BVerfG die Frage der Freiverantwortlichkeit, anders ausgedrückt, der Selbstbestimmung und deren Überprüfung gesehen. Suizidbeihilfe könne nicht freigegeben werden für nicht Selbstbestimmungsfähige, sog. »vulnerable Gruppen«, zu denen im Wesentlichen psychisch Kranke gehören. § 217 StGB verletze, abzuleiten aus dem allgemeinen Persönlichkeitsrecht nach Artikel 2 Abs. 1 in Verbindung mit Artikel 1 Abs. 1 Grundgesetz, das Recht auf selbstbestimmtes Sterben. Das Bundesverfassungsgericht hat vier Aspekte genannt, durch welche es zu einer Beeinträchtigung der Selbstbestimmung in einer Suizidentscheidung kommen könne: 1) Die Beeinflussung durch eine psychische Störung, 2) die mangelnde Informiertheit, Aufklärung und Beratung, 3) eine psychosoziale Einflussnahme durch andere, die sich suizidfördernd auswirkt, sowie 4) eine mangelhafte Dauerhaftigkeit des Suizidwunsches, womit ein Schwanken hinsichtlich des Todeswunsches gemeint ist (Cording und Saß 2020).

Damit gehören psychisch kranke Menschen zu den sogenannten »vulnerablen Gruppen«, die besonderer Betrachtung bedürfen. Suizidbeihilfe könne nicht freigegeben werden, ohne die besondere Situation und Vulnerabilität der betroffenen psychisch kranken Menschen in den Blick zu nehmen und entsprechende Mechanismen zu ihrem Schutz, hier psychisch Kranker, zu fordern, so Andreas Heinz, ehemals Präsident der DGPPN, in »Eckpunkte für eine mögliche Neuregelung der Suizidassistenz«.

Das Urteil des Bundesverfassungsgerichtes vom 26.02.2020 hat damit das Prinzip der Selbstbestimmung über die Schutzverpflichtung des Staates/Gesetzgebers für seine Bürgerinnen und Bürger gestellt. Ein interessanter Ansatz, der allerdings aus Sicht der Suizidprävention wenig hilfreich erscheint und eher das Gefühl fördern könnte: »Es ist schon alles so okay, wenn ich mich jetzt umbringe«. Eine wissenschaftliche Datenlage dazu gibt es bisher nicht, aber die Erfahrung des »slippery slope« (eines rutschigen Abhangs) in anderen Ländern, wo aus dem klassischen Suizidwunsch und dem Wunsch nach Suizidbeihilfe die Selbsttötung, unter Umständen mit externer Unterstützung, geworden ist, muss hier sehr besorgt machen.

Die Entscheidung, wer denn sogenannte »vulnerable Gruppen« sind, die aufgrund von psychischer, somatischer, psychosomatischer Erkrankung und/oder einer psychosozial belastenden Situation näher am Suizidwunsch als andere Menschen sind, ist aus Sicht der Suizidologie und der Suizidprävention beantwortbar: Menschen, die nicht an Suizidtod denken würden, wenn eine Lebenssituation anders wäre. Es ist eine uralte suizidologische Erfahrung: Man bringt sich nicht um, weil man tot sein möchte, sondern weil man so nicht mehr leben will oder kann. Es ist lange bekannt, dass die Unterscheidung zwischen dem dezidierten Wunsch zu sterben und dem Gefühl, eine Situation in der vorliegenden Form nicht zu ertragen, nicht aushalten zu können, sehr schwer zu treffen ist. Sogenannte »vulnerable Gruppen« auf psychisch kranke Menschen (in einem medizinischen Sinn) beschränken zu wollen, wäre dabei auch sehr eng gedacht. Nicht jeder, der sich mit Selbsttötungsgedanken oder Gedanken um Beihilfe zum Suizid beschäftigt, ist im engeren Sinne psychisch krank. Aber die Erfahrung zeigt, dass der-/diejenige, der/die Suizidgedanken aufweist, meist in einer Ausnahmesituation ist, die ihm/ihr nicht mehr ertragbar erscheint, und er/sie auch zukünftig nicht mehr so leben möchte, sich nicht vorstellen kann, so weiter zu leben. Die grundsätzliche Frage der Suizidprävention an dieser Stelle wäre also, wenn man die Lebenssituation verändern könnte/würde, wäre es dann eher wünschenswert, sich nicht umzubringen? Die Erfahrung der Suizidprävention zeigt, dass dies häufig so beobachtet werden kann, wenn angemessene Hilfe angeboten wird. Damit wird die Komplexität suizidalen Denkens und Verhaltens offensichtlich.

Das Thema Suizidbeihilfe und insbesondere ärztlich assistierter Suizid wird überdies viel zu eng nur unter dem Aspekt der schweren, unheilbaren körperlichen Erkrankung im letzten Lebensabschnitt gesehen, wobei die psychische Situation, die Notwendigkeit der Unterstützung, des Verständnisses, der Beziehung bis hin zur Palliativmedizin, zur Schmerzbehandlung und zur Begleitung in einem Hospiz ausgeblendet wird.

Sog. »vulnerable Gruppen« sind natürlich auch leichter beeinflussbare Gruppen: Alte Menschen, die nicht zur Last fallen wollen, junge Menschen ohne Perspektive im Leben, die sich als Belastung für die Eltern erleben, Menschen jeglichen Alters, die sich als Belastung für die Gesellschaft, die Familie, ihre Peer Group erleben (junge schizophrene Männer, schwer erkrankte Depressive, alkoholkranke Menschen mit immer wieder auftretenden Rückfällen, Menschen mit Essstörungen usw.). Hier sei auf die Stellungnahme der DGPPN (Eckpunkte für eine mögliche Neuregelung der Suizidassistenz) aus dem Jahr 2020 verwiesen. In ihrem Brief vom September 2020 an den Bundesgesundheitsminister Jens Spahn führen B. Schneider et al. aus Sicht des Nationalen Suizidpräventionsprogramms für Deutschland (NASPRO) Probleme einer gesetzlichen Neuregelung an und kritisieren insbesondere das mehrdimensionale Konstrukt der »Freiverantwortlichkeit«, die fehlende Berücksichtigung von Suizidalität als ein über die Zeit nicht beständiges Phänomen und die Notwendigkeit einer vertrauensvollen Beziehung, in der ein einfühlsames Verstehen des Wunsches nach Selbsttötung im Vordergrund steht, im Sinne der Hilfe zum Leben, nicht der Hilfe zum Sterben. Ein Begutachtungsverfahren, welches die Aufgabe hat, die Gabe eines tödlichen Medikamentes zu ermöglichen oder zu verweigern, unterstütze Menschen mit Suizidgedanken nicht in der Entscheidungsfindung. Deswegen wird von der genannten Gruppierung ein Begutachtungsverfahren nicht befürwortet. Konsens in den verschiedenen Papers, die sich zu den vom Bundesverfassungsgericht geforderten Rahmenbedingungen äußern, ist, dass Suizidbeihilfe keine Behandlungsmethode ist und auch keine Behandlungsalternative sein kann und darf. Suizidbeihilfe ist auch keine ärztliche Aufgabe, und es ist auch keine ärztliche Pflicht.

Seit 2021 liegt unter anderem aus dem Deutschen Bundestag der Gesetzentwurf der Abgeordneten Helling-Plahr, Lauterbach, Sitte, Schulz und Fricke »Entwurf eines Gesetzes zur Regelung der Suizidhilfe« vor. Man wird sehen, in welche Richtung sich die aktuelle Diskussion entwickelt, die sich jetzt vorwiegend auf der gesundheitspolitischen Ebene abspielt, und inwieweit die Schutzverpflichtung des Gesetzgebers gegenüber dem Selbstbestimmungsrecht des Individuums, welches ja das Bundesverfassungsgericht ins Zentrum gestellt hat, als bedeutsam gesehen wird.

Auch in Österreich ist die Debatte über eine Suizidhilfe im Gange. Hier hat der österreichische Verfassungsgerichtshof am 11. Dezember 2020 ein Urteil erlassen (G139/2019), das sich mit Klagen gegen den § 77 StGB (»Tötung auf Verlangen«) und den § 78 StGB (»Mitwirkung am Selbstmord«) befasste. Dabei wurde die Klage gegen die »Tötung auf Verlangen« abgewiesen. Beim § 78 StGB wurde die Formulierung bei der Mitwirkung zum Suizid, »wer ihm dazu Hilfe leistet«, als verfassungswidrig erkannt. Auch hier wird auf die »freie Selbstbestimmung« abgehoben, der jedoch ein »aufgeklärter und informierter Willensentschluss« zugrunde liegen müsse. Auch in Österreich war der Gesetzgeber aufgefordert, eine Regelung zu treffen, die Missbrauch verhindert, und den Einfluss Dritter ausschließt. Die Österreichische Gesellschaft für Suizidprävention (ÖGS) hat eine Stellungnahme zu dem Urteil veröffentlicht, der sich auch die renommierte »Wiener Werkstätte für Suizidforschung« anschloss. Auch hier wird auf die Schwierigkeit, einen »dauerhaften« Suizidwunsch zu erfassen, abgehoben, auch auf die bekannte lange Zeit (Latenzzeit), die bis zum Eintreten von Veränderungen bei der Behandlung z. B. depressiver Verstimmungen zu beobachten ist und in Einzelfällen sehr lange dauern kann. Es wird eine ausreichende und für jede Person verfügbare suizidpräventive und palliative Hilfestellung gefordert, die aktuell wohl nicht als ausreichend gegeben und unzureichend finanziell abgesichert angesehen werden muss. Inzwischen wurde ein Sterbeverfügungsgesetz (StVfG) erlassen, das von Fachkreisen sehr kritisch aufgenommen wurde.

In der aktuellen Diskussion in Deutschland geht es nicht nur um die Formulierung eines »Suizidbeihilfegesetzes« i. S. des Auftrags des Bundesverfassungsgerichts, sondern auch um ein »Suizidpräventionsgesetz«, welches die Schutzfunktion des Gesetzgebers für vulnerable Gruppen jenseits der Freiheitsrechte im Vordergrund sieht. Die Diskussion läuft derzeit im Bundestag (Schneider et al. 2021).

18 Abschlussbemerkung

Eine Abschlussbemerkung wird aufgrund der Fülle an Themen, die wir darzustellen versucht haben, nicht gelingen können. Eine solche Arbeit wird nie abgeschlossen sein können. Noch während des Schreibens der Erst- sowie der Nachauflage dieses Buches sind uns immer wieder neue Beiträge, neue Überlegungen oder auch neue wissenschaftliche Befunde, wie die neuen Befunde zum sogenannten »Papageno-Effekt« in der Frage der Medienwirkungen in die Hände gekommen, und wir haben versucht, sie aufzunehmen, wo sie unverzichtbar waren. Auch die Auswirkungen der Pandemie, die seit 2020 die Welt beherrscht, auf das suizidale Verhalten kann heute noch nicht abgeschätzt werden, auch wenn die Diskussion darüber bereits heftig begonnen hat. Zeitnah wurde eine internationale Forschungsgemeinschaft (International COVID-19 Suicide Prevention Research Collaboration) ins Leben gerufen und nahm ihre Arbeit auf (Niederkrotenthaler et al. 2020). Jede Zusammenstellung ist aber unweigerlich begrenzt und auch lückenhaft. Es war auch nicht die Absicht, ein umfangreiches Standardwerk über alle relevanten Aspekte der Suizidalität vorzulegen. Wir haben uns vielmehr von unseren eigenen klinisch-therapeutischen und wissenschaftlichen Erfahrungen leiten lassen und wollten aus einer psychiatrisch-psychotherapeutischen und psychosomatisch-psychotherapeutischen Perspektive maßgebliche Aspekte zusammenstellen und diskutieren, die für klinisch Tätige im Alltag von Nutzen sein könnten. Wir hoffen, dass es gelungen ist, ein Bild entstehen zu lassen, das *Suizidalität als komplexes und vielschichtiges Phänomen begreifen hilft, als gravierende Belastung für diejenigen, die damit selbst oder in ihrem Umfeld zu tun bekommen*, aber auch als ein Phänomen, über das wir heute sehr viel wissen und viele Hilfsmöglichkeiten zur Verfügung haben. Und nicht zuletzt, dass es sich um einen Bereich der wissenschaftlichen Auseinandersetzung handelt, der weiter im Fluss ist, bei dem neue Erkenntnisse und Befunde erarbeitet werden, dass auch für die Zukunft die Beschäftigung mit diesen Fragestellungen lohnen wird und auf die Antworten neugierig machen darf. Lassen Sie uns nochmal auf die aktuelle Diskussion zu sog. »Suizidbeihilfe« bzw. »ÄAS« verweisen. Die Rechtsprechung tendiert in Richtung »Selbstbestimmung«, aber sind wir wirklich »autonom« und unabhängig von anderen Menschen?

Am Ende eines derartigen Buches eine Zusammenfassung abzuliefern, ist schlichtweg unmöglich. Das gilt auch für die bei einem derartigen Buch zu würdigende Literatur und die vielen besonderen Einzelthemen zur Suizidalität aus Sicht der Epidemiologie, der Klinik, der ambulanten und stationären Krisenintervention und Krankheitsbehandlung bei Suizidalität, für die verschiedenen Themen und insbesondere für all die Sondergruppen, die in diesem Buch nicht gewürdigt werden konnten. Das Anliegen der Autoren war nicht, ein Standardwerk zum Thema Suizidalität abzuliefern; dies könnte an anderer Stelle nachgeholt werden. Ziel der Autoren war es, das aus psychiatrisch-psychotherapeutischer und psychosomatisch-psychotherapeutischer Sicht zusammenzutragen, was für klinisch Tätige für den Alltag wichtig erscheint. Und dabei spielen eben psychosoziale Krisen und psychische Erkrankungen eine ganz bedeutende Rolle in der ersten Reihe unseres Wissens und Kenntnisstandes zur Suizidalität und zur Suizidprävention. Es war auch nicht die Absicht, das gesamte Versorgungsfeld für suizidale Menschen darzustellen und kritisch abzuarbeiten; dazu sei auf die Literatur, u. a. der Deutschen Gesellschaft für Suizidprävention – Hilfe in Lebenskrisen e. V. (DGS) verwiesen. Dass es sich bei diesem Buch und bei den Inhalten eindeutig um eine psychiatrisch-psychotherapeutische Schwerpunktsetzung handelt, steht außer Frage, dies ist aber das Feld, in dem die beiden Autoren arbeiten.

Suizidprävention und all die damit verbundenen Fragen sind zentrale Fragen der Arbeit mit Menschen, seien sie nun gesund oder krank, psychisch oder körperlich, oder in schwierigen Drucksituationen, seien sie näher oder ferner an der allgemeinen menschlichen Möglichkeit der Selbsttötung. Dies sollte ein Betrag zu einem besseren Verständnis von Suizidalität und daraus ableitbarer Suizidprävention und Arbeit mit suizidgefährdeten Menschen darstellen.

Bayreuth/Hollfeld, Stuttgart 2022

Literatur

Ackermann CH (1792). Versuch über einige medizinische Fragen. Über den Trieb zum Selbstmorde. Leipzig, S. 42–47.

Adler A (1910). Über den Selbstmord. Aus: Diskussionen des Wiener Psychoanalytischen Vereins über den Selbstmord, insbesondere den Schülerselbstmord. Wiesbaden, Nachdruck Amsterdam (E. J. Bonset) 1965.

Adler L (2008). Amok. In: Wolfersdorf M, Bronisch T, Wedler H (Hrsg.). Suizidalität. Regensburg: Roderer, S. 51–62.

Adman G, Asberg M, Levander S, Schalling D (1986). Skin conductance habituation and cerebrospinal fluid 5-Hydroxiindole acetic in suicidal patients. Arch Gen Psychiatry, 43: 586–592.

Agoub M, Moussaonie D, Kadri N (2006). Assessment of suicidality in a Moroccan metropolitan area. J Affective Dis, 90: 223–226.

AGUS e. V. Bundesgeschäftsstelle (Hrsg.) (2020). AGUS ist für mich …… 25 Menschen für 25 Jahre AGUS. AGUS-Verlag Bayreuth

Ahrens B (1996). Suizidprävention und Langzeittherapie bei affektiven Störungen. In: Wolfersdorf M, Kaschka WP (Hrsg.). Suizidalität – die biologische Dimension. Berlin, Heidelberg, New York: Springer, S. 175–191.

Ahrens B, Müller-Oerlinghausen B, Schou M, Wolf T, Alda M, Grof E, Grof P, Lenz G, Simhandl C, Thau K (1995). Excess cardiovascular and suicide mortality of affective disorders may be reduced by lithium prophylaxes. J Affective Disorders, 33: 67–75.

Ajdacic-Gross V, Killias M, Hepp U, Gadola E, Bopp M, Lauber C, Schnyder U, Gutzwiller F, Rössler W (2006). Changing times: a longitudinal analysis of international firearm suicide data. Am J Public Health, 96 (10): 1752–1755.

Akiskal HS, Chen SE, Davis GC (1985). Borderline: an adjective in search of a noun. J Clin Psychiatry, 46: 41–48.

Altamura AC, Bassetti R, Bignotti S, Pioli R, Mundo E (2003). Clinical variables related to suicide attempts in schizophrenic patients. A retrospective Schizophrenia Research, 60: 47–55.

American Psychiatric Association APA (2003). Practice Guideline for the Assessment and Treatment of Patients with Suicidal Behaviors. Am J Psychiatry 160 (11) (Suppl.): 1–60.

Anestis MD, Houtsma C (2018) The association beween gun ownership and statewide overall suicide rates. Suicide Life Threat Bheav, 48: 204-217.

Angst J, Angst F, Gerber-Werder Gamma A (2005). Suicide in 406 mood-disorder patients with and without long-term medication: a 40 to 44 years' follow-up. Archives Suicide Research, 9: 279–300.

Appelby L, Shaw J, Amos T, McDonnell R, Kierman K, Davies S, Harris C, McCann K, Pickley H, Parson SR (1999). Sever Services. Report of the national confidential inquiry into suicide and homicide by people with mental illness. London, Stationery Office.

Appleby L, Shaw J, Sheratt J, Amos T, Robinson J, McDonell R (2001). Safety First. Five-Year Report of the National Confidential Inquiry into Suicide and Homicide by People with Mental Illnes. University of Manchester.

Arateus von Kappadocien. Med. Graec. Eb. (Hrsg. Kühn CG) (1928). Vol. XXIV, Leipzig, S. 74–78.

Arbeitsgruppe Psychiatrie der obersten Landesgesundheitsbehören (AOLG) (2007). Psychiatrie in Deutschland. Gesundheitsministerkonferenz (GMK) 2007. BMG, Berlin 2007.

Arendt F, Scherr S, Till B et al. (2017) Suicide on TV: minimising the risk to vulnerable viewers. BMJ, Aug 22;358:j3876. doi: 10.1136/bmj.j3876.

Arendt F, Till B, Niederkrotenthaler T (2016) Effects of Suicide Awareness Material on Implicit Suicide Cognition: A Laboratory Experiment. Health Commun, 31: 18-26.

Arnold U-W (2014). Letzte Hilfe. Ein Plädoyer für das selbstbestimmte Sterben. Rowohlt, Reinbek bei Hamburg

Asberg M, Traskman L, Thoren P (1976). 5-HIAA in the cerebrospinal fluid: A biochemical suicide predictor? Arch Gen Psychiatry, 33: 1193–1197.

Auenbrugger L (1783). Von der stillen Wuth oder dem Triebe zum Selbstmord als einer wirklichen Krankheit. Mit Original-Beobachtungen und Anmerkungen. Dessau.

Baldessarini RJ, Tondo L, Hennen J (1999). Effects of lithium treatment and its discontinuation on suicidal behavior in bipolar manic-depressive disorders. J Clin Psychiatry 60 (Suppl. 2): 77–84.

Baldessarini RJ, Tondo L, Hennen J (2001). Treating the suicidal patient with bipolar disorder: Reducing suicide risk with lithium. Ann NY Acad Sci, 932: 24–38.

Bannenberg B (2017). Schlussbericht Projekt TARGET. Bundesministerium Bildung und Forschung 2018

Barber ME, Marzuk PM, Leon AC, Portera L (1998). Aborted suicide attempts: A new classification of suicidal behaviour. Am J Psychiat, 155: 358–389.

Barg T, Wolfersdorf M, König F (1995). Antidepressiva und Suizidalität: Zur Frage des Zusammenhangs von Stimmung, Antrieb (Agitiertheit, Hemmung) und Suizidalität bei antidepressiver Medikation mit Paroxetin. SUIZIDPROPHYLAXE, 22: 29–64.

Barjasteh-Askari F, Davoudi M, Amini H, Ghorbani M, Yaseri M, Yunesian M et al. (2020) Relationship beween suicide mortality and lithium in drinking water: A systematic review and meta-analysis. J Affect Disord, 264: 234-241.

Barraclough B, Bunch J, Nelson B, Sainsbury P (1974). A hundred cases of suicide: clinical aspects. Brit J Psychiatry, 125: 355–373.

Bartels SJ (1987). The aftermath of suicide on the psychiatric inpatients unit. Gen Hosp Psychiatry, 9: 189–197.

Baumgarten HG, Grozdanovic Z (1995). Neuroanatomie und Neurophysiologie der zentralen noradrenergen und serotonergen Neuronensysteme. In: Wolfersdorf M, Kaschka WP (Hrsg.). Suizidalität – die biologische Dimension. Berlin, Heidelberg: Springer, S. 37–46.

Beauchamp TL, Childress JF (2001) Principles of biomedical ethics. Fifth edition. Oxford University Press.

Beautrais AL (2001). Suicides and serious suicide attempts: Two populations or one? Psychol Med, 31: 837–845.

Beck AT, Brown G, Berchick RJ, Stewart BL, Steer RA (1990). Relationship between hopelessness and ultimate suicide: a replication with psychiatric outpatients. Am J Psychiatry 147: 190–195.

Beisser AR, Blanchette JE (1961). A study of suicide in a mental hospital. Diss Nerv Syst, 22: 365–369.

Bernal M, Haro JM, Bernert S, Brugha T, Graaf de R, Bruffaerts R, Lepine JP, Girolamo de G, Vilagut G, Gasquet I, Torres JV, Konvess V, Heider D, Neeleman J, Kessler RC, Alonso J (2007). Risk factors for suicidality in Europe: Results from the ESEMED study. J Affective Dis, 101: 27–34.

Bertolote JM (2004). Suicide prevention: At what level does it work? World Psychiatry, 3: 147–151.

Bertolote JM, Fleischmann A, DeLeo D, Wasserman D (2004). Psychiatric diagnoses and suicide: Revisiting the evidence. Crisis, 25(4): 147–155.

Berzewski H, Nickel B (Hrsg.) (2002). Neurologische und psychiatrische Notfälle. München, Jena: Urban & Fischer.

Bibring GL, Dwyer TF, Huntington, DS, Valenstein AF (1961). A study of the psychological processes in pregnancy and of the earliest mother-child relationship. Psychoanalytic Study of the Child, 16: 9–24.

Bille-Brahe U, Löhr C (2004). Suicide Attempters Health Care Systems and the Quality of Treatments. In: De Leo D, Bille-Brahe U, Kerkhof A, Schmidtke A (Hrsg.) Suicidal Behaviour. Theories and Research Findings. Göttingen: Hogrefe & Huber, S. 313–326.

Bille-Brahe U, Schmidtke A, Kerkhof AJFM, De Leo D, Lonnqvist J, Platt S (1994). Background and introduction to the study. In: Kerkhof AJFM, Schmidtke A, Bille-Brahe U, De Leo D, Lonnqvist L (Hrsg.). Attempted suicide in Europe. Findings from the Multicentre Study on Parasuicide by the WHO regional office for Europe. Leiden: DSWO Press, S. 3–15.

Bion WR (1962). Learning form Experience. London: Heinemann (Dt.: Lernen durch Erfahrung. Frankfurt: Suhrkamp, 1990).

Birnbacher D (2014) Beihilfe zum Patientensuizid in Sterbehilfesituationen. Suizidprophylaxe 41 (2) 55-59.

Birnbacher D (2015) Selbstbestimmung. Vortrag beim gemeinsamen Kongress der Bundesdirektorenkonferenz (BDK) und der ChefärzteInnen Psychiatrischer Abteilungen in Deutschland in Potsdam 2015. Unveröffentlichtes Manuskript.

Birnbacher R (2015). Grenzen der Selbstbestimmung in der Psychiatrie - eine ethische Sicht. Vortrag bei der Bundesdirektorenkonferenz 22.04.2015 in Potsdam, unveröffentlichtes Manuskript

Black DW, Warrack G, Winokur G (1985). The IOWA record-linkage study: I. Suicides and accidental deaths among psychiatric patients. Arch Gen Psychiatry, 42: 71–75.

Blair-West GW, Mellsop G (1995). Re-evaluating suicide risk in major depression. Vortrag beim 18. Weltkongress der International Association for Suicide Prevention (IASP) in Venedig, Italien, 04.–08.06.1995. Abstract in IASP (ed.) Proceedings of Suicide Prevention, Venice 1995.

Blatt SJ (2004). Experiences of Depression. American Psychological Association, Washington, DC

Blumenthal SJ, Kupfer DJ (Hrsg.) (1990). Suicide over the life cycle. Risk factors, assessment and treatment of suicidal patients. Washington DC, London, England: American Psychiatric Press.

Boardman AP, Healy D (2001). Modeling suicide risk in affective disorders. Eur Psychiatry, 16: 400–405.

Bobo WV, Ja PJ, Geske JR, McElroy SL, Frye MA, Biernacka JM (2018) The relative influence of individual risk factors for attempted suicide in patients with bipolar I versus bipolar II disorder. J Affect Disord, 225: 489-494.

Böhle S (1988). Damit die Trauer Worte findet. Gespräche mit Zurückbleibenden nach einem Suizid. München: Deutscher Taschenbuch-Verlag.

Bohleber W (2000). Die Entwicklung der Traumatheorie in der Psychoanalyse. Psyche 54: 797–839.

Böker H (2017). Psychodynamische Psychotherapie bei depressiven Störungen. Psychosozial-Verlag, Gießen

Böker H, Hartwich P, Northoff G (Hrsg.) (2016). Neuropsychodynamische Psychiatrie. Springer, Berlin Heidelberg

Borasio GD, Jox RJ, Taupitz J, Wiesing U (Hrsg.) (2017) Assistierter Suizid: Der Stand der Wissenschaft. Springer: Berlin, Heidelberg.

Borrmann-Hassenbach M, Brieger P, Wolfersdorf M (2009). Empfehlungen der Arbeitsgruppe »Zukunft« des Verbands der Bayerischen Bezirke. Weiterentwicklung der Psychiatrie, Psychotherapie und Psychosomatik in den Kliniken und Abteilungen der Bayerischen Bezirke – Schwerpunkt Psychosomatik. Hausinternes Manuskript vom 07.07.2009, Verb.

Bourgeois M, Swindsen J, Young F, Amador X, Pene S, Cassano GB, Lindenmayer J-P, Sun C, Alphs L, Meltzer HY (2004). Awareness of disorder and suicide risk in the treatment of schizophrenia: results of the International Suicide Prevention Trial. Am J Psychiatry, 161: 1494–1496.

Brady J (2006). The association between alcohol misuse and suicidal behaviour. Alcohol Alcohol, 41: 473–478.

Braun A-L (2018). Erwachsene Amoktäter, Springer Fachmedien Wiesbaden

Brent DA, Perper JA, Moritz G, Allman C, Friend A, Roth C, Schweers J, Balach L, Baugher M (1993). Psychiatric risk factors for adolescent suicide: a case-control study. Journal of American Academy of Child and Adolescent Psychiatry, 32: 521–529.

Bridge JA, Greenhouse JB, Ruch D et al. (2020) Association Between the Release of Netflix's 13 Reasons Why and Suicide Rates in the United States: An Interrupted Time Series Analysis. J Am Acad Child Adolesc Psychiatry, 59: 236-243.

Brockmann E (2010). Papa ist tot. Darüber spricht man nicht. Rauchzeichen aus dem DGS-Vorstand. SUIZIDPROPHYLAXE, 37 (141): 81–82.

Brodsky BS, Melone KM, Allies SP, Dulit RA, Mann JJ (1997). Characteristics of borderline personality disorder associated with suicidal behaviour. Am J Psychiatry, 154: 1715–1719.

Bronisch T (1996). Probleme der Diagnostik von Persönlichkeitsstörungen bei Suizidpatienten aus wissenschaftlicher Sicht. In: Bronisch T, Wolfersdorf M (Hrsg.). Persönlichkeit – Persönlichkeitsstörungen und suizidales Verhalten. Regensburg: Roderer, S. 9–17.

Bronisch T (2002). Zur Epidemiologie von Suizidalität. In: Bronisch T (Hrsg.). Psychotherapie der Suizidalität. Stuttgart, New York: Thieme, S. 1–8.

Bronisch T (2003). Die Kriseninterventionsstation am Max-Planck-Institut für Psychiatrie von 1981–1991. In: Götze P, Schaller S (Hrsg.). Psychotherapie der Suizidalität. Regensburg: Roderer, S. 32–51.

Bronisch T (2005). Depression und Suizid. Sind antidepressive Therapien bei der Akut- und Langzeittherapie uni- und bipolarer affektiver Erkrankungen suizidpräventiv? Krankenhauspsychiatrie, 16 (Suppl. 1): S527–S533.

Bronisch T (2007). Der Suizid. Ursachen, Warnsignale, Prävention. 5. Auflage. München: Verlag C. H. Beck.

Bronisch T (2008a). Neurobiologie und Neuropsychologie von Suizidalität. In: Wolfersdorf M, Bronisch T, Wedler H (Hrsg.). Suizidalität. Verstehen – Vorbeugen – Behandeln. Regensburg: Roderer, S. 172–180.

Bronisch T (2008b). Borderline-Persönlichkeitsstörung und ihr nahe stehende Persönlichkeitsstörungen: Umgang mit suizidalen Patienten. In: Wolfersdorf M, Bronisch T, Wedler H (Hrsg.). Suizidalität. Verstehen – Vorbeugen – Behandeln. Regensburg: Roderer, S. 255–271.

Bronisch T (2009). Neurobiologie von suizidalem Verhalten und Aggression. SUIZIDPROPHYLAXE, 36(4): 155–169.

Bronisch T, Dose M (2008). Suizidprävention und Psychopharmakotherapie: Antidepressiva, Stimmungsstabilisatoren, Neuroleptika. In: Wolfersdorf M, Bronisch T, Wedler H (Hrsg.). Suizidalität. Regensburg: Roderer, S. 297–310.

Bronisch T, Felber W, Wolfersdorf M (Hrsg.) (2001). Neurobiologie suizidalen Verhaltens. Regensburg: Roderer.

Bronisch T, Feuerlein W, Hertenberger E (1986). Eine Station für psychiatrische Krisenintervention fünf Jahre später. Psychiatrische Praxis, 13: 213–218.

Bronisch T, Götze P, Schmidtke A, Wolfersdorf M (Hrsg.) (2002). Suizidalität. Stuttgart, New York: Schattauer.

Bronisch T, Schwender L, Höfler M, Wittchen H-U, Lieb R (2005). Mania, hypomania, and suicidality: findings from a prospective community study. Arch of Suicide Research, 9: 267–278.

Bronisch T, Wolfersdorf M, Leenaars AA (Hrsg.) (2005). Suicidality bipolar disorders & pharmacotherapy. Arch of Suicide Research (special issue), 9: 231–319.

Bronisch Th (Hrsg.) (2002) Psychotherapie der Suizidalität. Thieme, Stuttgart

Bronisch Th. (2020). Suizidalität bei Schizophrenie. Psychotherapie 25 (1): 129 – 151, insbes. 142–146

Brüne M, Bräunig P (1996). Suizidalität als Komplikation der neuroleptikainduzierten Akathisie. SUIZIDPROPHYLAXE, 23: 153–156.

Brunner J, Bronisch T (1999). Neurobiologische Korrelate suizidalen Verhaltens. Fortschritte Neurologie Psychiatrie, 67: 391–412.

Burton R (1621). Anatomie der Melancholie. 1. Auflage Oxford 1621 (Dt. Übersetzung U. Horstmann 1988). Zürich, München: Artemis Verlag.

Cain AC (Hrsg.) (1972). Survivors of suicide. Springfield, JL: Thomas.

Caldwell CB, Gottesman II (1990). Schizophrenics kill themselves too a review of risk factors for suicide. Schizophrenia Bulletin, 16: 571–589.

Caldwell CB, Gottesman II (1992). Schizophrenia – a high-risk factors for suicide: Clues to risk reduction. Suicide Life Threat Behav, 22: 479–493.

Caplan G (1963). Emotional Crisis. In: Deutsch A, Fishbein H (Hrsg.). The Encyclopedia of Mental Health. Vol. 2. New York: Watts, S. 521–532.

Caplan G (1964). Principles of preventive psychiatry. New York: Basic Books.

Cattell H (2000). Suicide in the elderly. Advances in Psychiatric Treatment, 6: 102–108.

Cerel J, Brown MM, Maple M, Singleton M, van de Venne J, Moore M, Flaherty C (2019) How many people are exposed to suicide? Not six. Suicide Life Threat Behav, 49: 529-534.

Cerel J, Brown MM, Maple M, Singleton M, van de Venne J, Moore M, Flaherty C (2019) How many people are exposed to suicide? Not six. Suicide Life Threat Behav, 49: 529-534.

Chang ADA, Mann AH, Chan KA (1997). Personality disorder and suicide. A case-control study. Brit J Psychiatry, 170: 441–446.

Chehil S, Kutcher St (2013). Das Suizidrisiko. Abschätzung der Suizidgefahr und Umgang mit Suizidalität. Verlag Hans Huber, Hogrefe AG, Schweiz Bern

Cheng AT, Chen TH, Chen CC, Jenkins R (2000). Psychosocial and psychiatric risk factors for suicide. Case-control psychological study. Brit J Psychiatry, 117: 360–365.

Cheng AT, Hawton K, Chen TH, Yen AM, Chang JC, Chong MY, Liu CY, Lee Y, Teng PR (2007b). The influence of media reporting of a celebrity suicide in patients with a history of depressive disorder. J Affect Disord, 103: 69–75.

Cheng AT, Hawton K, Chen TH, Yen AM, Chen CY, Chen LC, Teng PR (2007a). The influence of media coverage of a celebrity suicide on subsequent suicide attempts. J Clin Psychiatry, 68: 862–866.

Chung DT, Ryan CJ, Hadzi-Pavlovic D, Singh SP, Stanton C, Large MM (2017) Suicide rates after discharge from psychiatric facilities: a systematic review and meta-analysis. JAMA Psychiatry, 74: 694-702.

Cipriani A, Bretty H, Hawton K, Geddes JR (2005). Lithium in the prevention of suicidal behaviour and all cause mortality in patients with mood disorder: a systematic review of randomized trials. Am J Psychiatry, 162: 1805–1819.

Clark SE, Goldney RD (2000). The impact of suicide on relatives and friends. In: Hawton K, Heeringen van K (Hrsg.). The International Handbook of suicide and attempted suicide. Chichester: Wiley & Sons, S. 467–484.

Clarke RV, Lester D (1989). Suicide: Closing the Exits. New York: Springer.

Coleman D, Lawrence R, Parekh A, Galfalvy H, Blasco-Fontecilla H, Brent DA, et al. (2017) Narcissistic personality disorder and suicidal behavior in mood disorders. J Psychiatr Res, 85: 24-28.

Conwell Y, Duberstein PR, Cox C, Herrman JH, Forbes NT, Caine ED (1996). Relationship of age and axis I diagnosis in victims of completed suicide: a psychological autopsy study. Am J Psychiatry, 153: 1001–1008.

Cooper MT, Bard D, Wallace R et al. (2018) Suicide Attempt Admissions From a Single Children's Hospital Before and After the Introduction of Netflix Series 13 Reasons Why. J Adolesc Health, 63: 688-693.

Cording C, Saß H (2020) Die Freiverantwortlichkeit für einen assistierten Suizid. Neue Juristische Wochenschrift (NJW) 73: 2695-97.

Cornelius JR, Salloum IM, Mezzic J, Cornelius MD, Febrega Jr. H, Ehler JG, Ulrich RF, Thase ME, Mann JJ (1995). Disproportionate suicidality in patients with comorbid major depression and alcoholism. Am J Psychiatry, 152: 358–364.

Corpus Hippocraticum. Oeuvres completes d'Hippocrate (Hrsg. Littre E). Paris 1839–1861, II, 46 und III, 114.

Coryell W, Young EA (2005). Clinical predictors of suicide in primary major depressive disorders. J Clin Psychiary 66: 412–417.

Croitoru J (2003). Der Märtyrer als Waffe. Die historischen Wurzeln des Selbstmordattentats. München, Wien: Carl Hanser Verlag.

Cullberg J (1966a): Reactions to perinatal mortality. I. Psychic sequelae in the woman. Lakartidningen 63: 3980–3986 (Original Schwedisch).

Cullberg J (1966b): Reactions to perinatal mortality. II. Patient-doctor relationship. Lakartidningen 63: 4065–4068 (Original Schwedisch).

Cullberg J (1972): Mental reactions of women to perinatal death. Psychosomatic Medicine in Obstretics and Gynaecology: 326–329.

Cullberg J (1978). Krisen und Krisentherapie. Psychiatrische Praxis, 5: 25–34.

Damerow (1865). Zur Statistik der Provinzial-Irren-Heil- und Pflege-Anstalt bei Halle vom 01. November 1844 bis December 1863, nebst besonderen Mitteilungen und Ansichten über Selbsttödungen. AZP22: 219–251.

Dammann G (2008). Narzisstische Persönlichkeitsstörungen und chronische Suizidalität. In: Wolfersdorf M, Bronisch T, Wedler H (Hrsg.). Suizidalität. Regensburg: Roderer, S. 219–238.

Del Matto L, Muscas M, Murru A, Verdolini N, Anmella G, Fico G et al. (2020) Lithium and suicide prevention in mood disorders and in the general population: A systematic review. Neurosci Biobehav Rev, 116: 142-153.

DeLeo D (ed.) (2001); Suicide and Euthanasia in older Adults. Hogrefe & Huber, Seatle Toronto Bern Göttingen

DeLeo D, Bille-Brahe U, Kerkhof A, Schmidtke A, WHO Office Europe (eds.) (2004). Suicidal Behaviour. Theories and Research Findings. Hogrefe & Huber, Göttingen

DeLeo D, Evans R (2004). International suicide rates and prevention strategies. Hogrefe & Huber Göttingen

DeLeo D, Bille-Brahe U, Kerkhof A, Schmidtke A (Hrsg.) (2004). Suicidal Behaviour. Theories and Research Findings. Göttingen: Hogrefe & Huber.

Demirbas H, Celk S, Ilhan IO, Dogan YB (2003). An examination of suicide probability in alcoholic inpatients. Alcohol Alcohol, 38: 67–70.

Deutsche Gesellschaft für bipolare Störungen e. V. (2002). Weisbuch Bipolare Störungen in Deutschland. BoD GmbH, Norderstedt.

Deutsche Gesellschaft für Psychiatrie und Nervenheilkunde (DGPN) (1980). Stellungnahme zum »Suizid-Urteil« des OLG Frankfurt vom 05.05.1975 (AZ: 1 U 136/74) bestätigt durch Beschluss des BGH vom 06.12.1977 (AZ: VI ZR 170/75). Nervenarzt, 51: 573.

DGPPN, BÄK, KBV, AWMF (Hrsg.) (2010). Nationale VersorgungsLeitlinie Unipolare Depression. Springer Berlin Heidelberg NewYork (1. Aufl. 2010, 2. Aufl. 2015, Version 3.0 2022)

Dietzfelbinger T, Kurz A, Torhorst A, Moeller HJ (1991). Körperliche und seelische Krankheit als Hintergrund parasuizidalen Verhaltens. In: Wedler H, Moeller HJ (Hrsg.) Körperliche Krankheit und Suizid. Regensburg: Roderer, S. 101–114.

Dilsaver SC, Cheng YW, Swann AC, Shoaib AM, KRajewski KJ (1994). Suicidality in patients with pure and depressive mania. Am J Psychiatry, 151: 1312–1315.

Dorpat TL, Ripley HS (1960). A study of suicide in the Seattle area. Compr Psychiatry, 1: 349–359.

Drake RE, Gates C, Cotton PG, Whitaker A (1984). Suicide among schizophrenics: who is at risk? J Nerv Ment Dis, 172: 613–317.

Draper B, MacCuspie-Moor C, Brodaty H (1998). Suicidal ideation and the »wish to diet« in dementia patients: The role of depression. Age Ageing, 27: 503–507.

Dubin WR, Weiss KJ (1993). Handbuch der Notfall-Psychiatrie. Bern, Göttingen, Toronto: Huber.

Dulz B, Schneider A (1996). Borderline-Störungen. Theorie und Therapie. 2. Auflage. Stuttgart, New York: Schattauer.

Edman G, Asberg M, Levander S, Schalling D (1986). Skin conductance habituation and cerebrospinal fluid 5-Hydroxyindoleaceticacid in suicidal patients. Arch Gen Pychiatry, 46: 586–592.

Eisenberg L (1986). Does bad news about suicide beget bad news? New Engl J Med., 315: 705–707.

Elisason S (2009). Murder-Suicide: A Review of the Recent Literature. J Am Acad Psychiatry Law 37: 371 - 376

Engelbert H (1992). Low serum-cholesterol and suicide. Lancet, 339: 727–729.

Erikson E (1950). Childhood and society. Norton, New York (Dt.: Kindheit und Gesellschaft. Stuttgart: Klett-Cotta, 1963).

Erikson E (1959). Identity and the life cycle. International Universities Press, New York (Dt.: Identität und Lebenszyklus, Frankfurt: Suhrkamp, 1966).

Erlangsen A, Stenager E, Conwell Y, Andersen PK, Hawton K, Benros ME (2020) Association beween neurological disorders and death by suicide in Denmark. JAMA, 323: 444-454.

Erlemeier N (2006). Direkte und indirekte Suizidneigung bei Bewohnern stationärer Altenhilfeeinrichtungen. SUIZIDPROPHYLAXE, 33: 79–83.

Erlemeier N (2011). Suizidalität und Suizidprävention im höheren Lebensalter. Kohlhammer, Stuttgart

Ermann M (1997). Psychotherapeutische und psychosomatische Medizin. Stuttgart, Berlin, Köln: Kohlhammer, S. 212–219.

Esquirol JED (1838, deutsche Übersetzung). Von den Geisteskrankheiten. Bern, Stuttgart: Huber 1968.

Etzersdorfer E (1998) Freuds Sicht der Suizidalität. Zeitschrift für Psychoanalytische Theorie und Praxis, 13: 245-269.

Etzersdorfer E (2000). Krisenintervention und Notfallpsychiatrie. In: Stumm G, Pritz A (Hrsg.). Wörterbuch der Psychotherapie. Wien, New York: Springer, S. 390–391.

Etzersdorfer E (2005). Kommentar zur Fallpräsentation von Helga Goll aus psychoanalytischer Sicht. In: Etzersdorfer E, Fartacek R, Götze P, Wolfersdorf M (Hrsg.). Fallstudien zur Suizidalität. Regensburg: Roderer, S. 114–120.

Etzersdorfer E (2006). Warum der Begriff »Parasuizid« nicht mehr verwendet werden sollte. SUIZIDPROPHYLAXE, 33 (126): 102–105.

Etzersdorfer E (2008a). Medienleitlinien für die Berichterstattung von Suizidhandlungen: Stand des Wissens, zukünftige Fragestellungen. In: Herberth A, Niederkrotenthaler T, Till B (Hrsg.). Suizidalität in den Medien. Wien: Lit-Verlag, S. 207–216.

Etzersdorfer E (2008b). Psychoanalytische Überlegungen zum Phänomen der Imitationssuizide. In: Herberth A, Niederkrotenthaler T, Till B (Hrsg.). Suizidalität in den Medien. Wien: Lit-Verlag, S. 33–44.

Etzersdorfer E (2008c). Psychotherapeutische Krisenintervention. In: Wolfersdorf M, Bronisch T, Wedler H (Hrsg.). Suizidalität. Regensburg: Roderer, S. 239–254.

Etzersdorfer E (2009). Suicide Prevention in Germany. In: Wassermann D, Wassermann C (Hrsg.). The Oxford Textbook of Suicidology – The five continents perspective. Oxford University Press, S. 801.

Etzersdorfer E (2010). Der Stellenwert von Aggression und Impulsivität für Suizidhandlungen in der psychoanalytischen Theorieentwicklung. SUIZIDPROPHYLAXE, 37 (141): 56–67.

Etzersdorfer E (2011). Neues zu Lithium. SUIZIDPROPHYLAXE 38: 92-94.

Etzersdorfer E (2019) Der Schülerselbstmord in Freuds Mittwochgesellschaft. Eine frühe psychoanalytische Auseinandersetzung mit Suizidalität und die Verbindung zu späteren Entwicklungen. SUIZIDPROPHYLAXE, 46 (Heft 179): 120-130.

Etzersdorfer E, Fartacek R, Götze P, Wolfersdorf M (Hrsg.) (2005). Fallstudien zur Suizidalität. Regensburg: Roderer.

Etzersdorfer E, Fiedler G, Witte (Hrsg.) (2003). Neue Medien und Suizidalität – Gefahren und Interventionsmöglichkeiten. Göttingen: Vandenhoeck & Ruprecht.

Etzersdorfer E, Fischer P, Sonneck G (1992). Zur Epidemiologie der Suizide in Österreich 1980 bis 1990. Wiener klinische Wochenschrift, 104: 594–599.

Etzersdorfer E, Kapusta ND, Sonneck G (2006). Suicide by shooting is correlated to rate of gun licenses in Austrian counties. Wiener klinische Wochenschrift, 118: 464–468.

Etzersdorfer E, Schell G (2006). Suicidality in bipolar disorders – psychoanalytic contributions. Archives of Suicide Research, 10: 283–294.

Etzersdorfer E, Sonneck G (1998). Preventing suicide by influencing mass-media reporting. The Viennese experience 1980–1996. Arch Suicide Res, 4: 67–74.

Etzersdorfer E, Sonneck G, Nagel-Kuess S (1992). Newspaper reports and suicide. New Engl J Med, 327: 502–503.

Etzersdorfer E, Vijayakumar L, Schöny W, Grausgruber A, Sonneck G (1998). Attitudes towards suicide among medical students: comparison between Madras (India) and Vienna (Austria). Soc Psychiatry Psychiatr Epidemol, 33: 104–110.

Etzersdorfer E, Voracek M, Kapusta N, Sonneck G (2005). Epidemiology of suicide in Austria 1990–2000: General decrease, but increased suicide risk for old men. Wienderklinische Wochenschrift, 117/1–2: 31–35.

Etzersdorfer E, Voracek M, Sonneck G (2004). A does-response relationship between imitational suicides and newspaper distribution. Arch Suizide Res, 8: 137–145.

Etzersdorfer E, Voracek M, Sonneck G (2004). A dose–response relationship between imitational suicides and newspaper distribution. Arch Suicide Res, 8: 137–45.

Etzersdorfer E, Wancata J, Sonneck G (1994). Was könne offizielle Daten über Suizidversuche aussagen? (anhand von Zahlen für Wien 1989). Wiener klinische Wochenschrift, 106: 63–68.

Farberow NL (1992). The Los Angeles survivors-after-suicide-program. An evaluation. Crisis, 13: 23–34.

Farberow NL, Shneidman EL (1961). The cry for help. New York: McGraw-Hill.

Farberow NL, Shneidman ES, Leonard CV (1962). Evaluation and treatment of suicidal risk among schiophrenic patients in psychiatric hospitals. Washington DC, Veterans Administration, Med. Bulletin 8.

Farr W (1841). Third annual report of the Registrar General of births, deaths and marriages in England (for 1839–40). London: HMSO, S. 82.

Fawcett J, Scheftner W, Fogg L, Clark D, Young MA, Hedecker D, Gibbons R (1990). Time-related predictors of suicide in major affective disorders. Am J Psychiatry, 147: 1189–1194.

Federn P (1929). Selbstmordprophylaxe in der Analyse. Zeitschrift für psychoanalytische Pädagogik, III. Jg., Heft 11/12/13, S. 379–389.

Felber W (1991). Rückfallwahrscheinlichkeit von suizidalem Verhalten – Risikoverdichtung durch typologische Klassifikation von Parasuiziden. In: Felber W, Reimer C (Hrsg.). Klinische Suizidologie. Praxis und Forschung. Berlin, Heidelberg, New York: Springer, S. 111–126.

Felber W (1993). Typologie des Parasuizids. Suizidale Gefährdung, Auswirkung, katamnestisches Ergebnis. Regensburg: Roderer.

Felber W (2007). Zur aktuellen Entwicklung der Suizidalität in Deutschland und Europa. SUIZIDPROPHYLAXE, 34 (4): 200–207.

Fenichel O (1937). Der Begriff »Trauma« in der heutigen psychoanalytischen Neurosenlehre. In: Aufsätze, Bd. II., Olten: Walter, 1981, S. 58–79.

Fenton WS (2000). Depression, suicide, and suicide prevention in schizophrenia. Suicide Life Threat Behav, 30: 34–49.

Fenton WS, Mc Glashan TH, Victor BJ, Blyler CR (1997). Symptoms, subtype, and suicidality in patients with schizophrenia spectrum disorders. Am J Psychiatry, 154: 199–204.

Feuerlein W (1971). Selbstmordversuch oder parasuizidale Handlung? Nervenarzt, 42: 127–130.

Feuerlein W, Bronisch T, Fürmaier A (1983). Eine Station für Notfallpsychiatrie und Krisenintervention – Konzepte, Struktur und erste Erfahrungen. Psychiatrische Praxis, 10: 41–48.

Fiedler F, Schmidtke A (2007). Suizidalität in Deutschland. Presseerklärung anlässlich DGS-/ÖGS_Jahrestagung in Hall, Österreich.

Fink DS, Santaell-Tenorio J, Keyes KM (2018) Increase in suicides the months after the death of Robin Williams in the US. PLoS One, Feb 7;13(2): e0191405. doi: 10.1371/journal.pone.0191405.

Forkmann Th, Teismann T, Glaesmer H (2016). Diagnostik von Suizidalität (insbes. S. 36). Hogrefe, Göttingen,

Förstl H, Kurz A (2001). Demenz. In: Förstl H (Hrsg.). Therapie neuropsychiatrischer Erkrankungen im Alter. München, Jena: Urban & Fischer, S. 14–34.

Forte A, Buscajoni A, Fiorillo A, Pompili M, Baldessarini RJ (2019) Suicidal risk following hospital discharge: a review. Harv Rev Psychiatry, 27: 209-216.

Foster T, Gillespie K, McClealland R (1997). Mental disorders and suicide in Northern Ireland. Brit J Psychiatry, 170: 447–452.

Freud S (1901). Zur Psychopathologie des Alltagslebens. G. W. IV. Frankfurt: S. Fischer.

Freud S (1917). Trauer und Melancholie. G.W. X, 427 ff. Frankfurt: S. Fischer.

Freud S (1926). Hemmung, Symptom und Angst. G.W. XIV, 111 ff. Frankfurt: S. Fischer

Friedman RC, Downey JI (2016) Therapeutic factors in treatment of patients with Borderline Personality Disorder (Editorial). Psychodyn Psychiatry, 44: 497-504.

Fritze J, Schneider B, Lancek M (1992). Autoaggressive behaviour and cholesterol. Neuropsychobiology, 26: 180–191.

Fu KW, Yip PS (2007). Long-term impact of celebrity suicide on suicidal ideation: results from a population-based study. J Epidemiol Community Health, 61: 540–546.

Fujita T (2006). Recent rapid increase in suicide deaths in Japan from a statistical viewpoint. In: DeLeo D, Herrman H, Ueda S, Takeshima T (Hrsg.). An Australian – Japanese perspective on suicide prevention: Culture, community and care. Canberra, Australian Government Department of Health and Aging and Ministry of Health, Labour and Welfare Japan, Commonwealth of Australia 2006: 51–56.

Fyer MR, Frances AJ, Sullivan T, Hurt SW, Clarkin J (1988). Suicide attempts in patients with borderline personality disorder. Am J Psychiatry, 145: 737–739.

Garlipp P (2008). Psychotische Patienten und wiederholte bzw. anhaltende Suizidgefahr. In: Wolfersdorf M, Bronisch T, Wedler H (Hrsg.). Suizidalität. Regensburg: Roderer, S. 284–288.

Garno JL, Goldberg JF, Ramirez PM, Ritzler BA (2005). Bipolar disorder with comorbid cluster B personality disorder features: impact on suicidality. J Clin Psychiatry, 66: 339–345.

Gaupp R (1905). Über den Selbstmord. 2. Auflage. München: Gmelin.

Gerisch B, Fiedler G, Gans I, Götze P, Lindner R, Richter M (2000). »Ich sehe dieses Elendes kein Ende als das Grab«: Zur psychoanalytischen Konzeption von Suizidalität und der Behandlung Suizidgefährdeter. In: Kimmerle G (Hrsg.). Zeichen des Todes in der psychoanalytischen Erfahrung. Tübingen: Edition Diskord, S. 9–64.

Giernalczyk T (2008). Übertragungs- Gegenübertragungsprobleme bei suizidalen Patienten. In: Wolfersdorf M, Bronisch T, Wedler H (Hrsg.). Suizidalität. Regensburg: Roderer, S. 289–296.

Giernalczyk T (Hrsg.) (2003). Suizidgefahr – Verständnis und Hilfe. Tübingen: dgvt-Verlag.

Giernalczyk T, Kind J (2002). Chronische Suizidalität – Übertragung und Gegenübertragung als Spiegel der psychischen Funktion. In: Bronisch T (Hrsg.). Psychotherapie der Suizidalität. Stuttgart: Thieme, S. 30–39.

Giernalczyk T, Kind J (2003). »Den mag ich nicht.« Über die Nutzung negativer Gegenübertragungsgefühle bei Suizidgefährdeten. In: Giernalczyk T (Hrsg.). Suizidgefahr – Verständnis und Hilfe. Tübingen: dgvt-Verlag, S. 105–116.

Giernalczyk T, Kind J (2008). Psychoanalytisch-tiefenpsychologische Konzepte von Suizidalität. In: Wolfersdorf M, Bronisch T, Wedler H (Hrsg.). Suizidalität. Regensburg: Roderer, S. 197–218.

Gitlin MJ (1999). A psychiatry's reaction to a patient's suicide. Am J Psychiatry, 156: 1630–1634.

Glasow N, Hery D (Hg.) (2016) Das Nationale Suizidpräventionsprogramm für Deuschland. Roderer-Verlag, Regensburg.

Golan N (1978). Treatment in crisis situations. New York: The Free Press (Dt.: Krisenintervention. Strategien psychosozialer Hilfen. Freiburg: Lambertus).

Goldney RD (2000). Prediction of suicide and attempted suicide. In: Hawton K, Heeringen van K (Hrsg.). The International Handbook of Suicide and attempted suicide. Chichester, New York, Weinheim: Wiley & Sons, S. 585–596.

Goldney RD (2005). Suicide prevention: a pragmatic review of recent studies. Crisis, 26: 128–140.

Goldney RD, Spence ND, Moffit PF (1987). The aftermath of suicide: a comparison of attitudes of those bereaved by suicide. J Community Psychology 15: 141–148.

Goll H (2005). Fallpräsentation: Suizidalität und ambulanter Erstkontakt. In: Etzersdorfer E, Fartacek R, Götze P, Wolfersdorf M (Hrsg.). Fallstudien zur Suizidalität. Regensburg: Roderer, S. 203–108.

Goodwin FK, Jamison KR (1990). Suicide in manic-depressive illness. New York: Oxford University Press.

Goodwin FK, Jamison KR (Hrsg.) (1985). Manic-depressive illness. New York: Oxford University Press.

Götze P (1994). Fokaltherapie in der Behandlung Suizdgefährdeter. In: Schneider V, Felber W (Hrsg.). Suizidprävention und gesellschaftlicher Wandel. Regensburg: Roderer, S. 119–127.

Götze P (2005). Indikation zur Krisenintervention und Psychotherapie bei Suizidalität. In: Etzersdorfer E, Fartacek R, Götze P, Wolfersdorf M (Hrsg.). Fallstudien zur Suizidalität. Regensburg: Roderer, S. 127–143.

Götze P, Mohr M (2003). Die fokaltherapeutische Behandlung von Patienten nach einem Suizidversuch. Forschung – Theorie – Praxis. In: Götze P, Schaller S (Hrsg.). Psychotherapie der Suizidalität. Regensburg: Roderer, S. 110–121.

Grad OT, Zavasni A, Groleger U (1997). Suicide of a patient: gender differences in bereavement reactions of therapists. Suicide and life threatening Behavior, 27: 379–386.

Grebner M, Lehle B, Neef I, Schonauer K, Vogel R, Wolfersdorf M, AG »Suizidalität und psychiatrisches Krankenhaus« (2005). Arbeitsgemeinschaft »Suizidalität und Psychiarisches Krankenhaus«. Empfehlungen zur Diagnostik und zum Umgang mit Suizidalität in der stationären psychiatrisch-psychotherapeutischen Behandlung. Krankenhauspsychiatrie, 16 (Suppl. 1): 51–54.

Griesinger W (1845). Die Pathologie und Therapie der psychischen Krankheiten, für Aerzte und Studirende. Stuttgart: Verlag Adolph Krabbe, S. 191–193.

Grote G, Völkel M, Weyershausen K (2000). Das Lexikon der prominenten Selbstmörder. Lexikon Imprint im Schwarzkopf & Schwarzkopf Verlag, Berlin.

Gruhle HW (1940). Selbstmord. Leipzig: Thieme.

Gunnell D, Biddle L (2020) Suicide and the media: reporting could cost lives. BMJ 2020, 368: m870. doi: 10.1136/bmj.m870.

Guze SB, Robins E (1970). Suicide among primary affective disorder. Brit Med J, 308: 1227–1233.

Gysin-Maillart A, Michel K (2013). Kurztherapie nach Suizidversuch. ASSIP – Attempted Suicide Short Intervention Program. Huber, Bern

Haenel T (2008). Doppelsuizid und erweiterter Suizid. In: Wolfersdorf M, Bronisch T, Wedler H (Hrsg.). Suizidalität. Regensburg: Roderer, S. 44–50.

Haenel T, Pöldinger W (1986). Erkennung und Beurteilung von Suizidalität. In: Kisker KP, Lauter H, Meyer JE, Müller C, Strömgren E (Hrsg.). Psychiatrie der Gegenwart 2. Berlin Heidelberg, New York: Springer, S. 107–132.

Haglund A, Lysell H, Larsson H, Lichtenstein P, Runeson B (2019) Suicide immediately after discharge from psychiatric inpatient care: a cohort study of nearly 2.9 million discharges. J Clin Psychiatry, 80: 18m12172

Hall RCW, Platt DE (1999). Suicide risk assessment: A review of risk factors for suicide in 100 patients who made severe suicide attempts. Psychosomatics, 40: 17–27.

Haltenhoff H (1999). Suizidalität. In: Machleidt W, Bauer M, Lamprecht F, Rohde-Dachser C, Rose HK (Hrsg.). Psychiatrie, Psychosomatik und Psychotherapie. Stuttgart, New York: Thieme, S. 241–247.

Harkavy-Friedman JM, Restifo K, Malaspina D, Kaufmann CA, Amador XF, Yale SA, Gorman JM (1999). Suicidal behavior in schizophrenia: characteristics of individuals who had and had not attempted suicide. Am J Psychiatry, 156: 1276–1278.

Harris CE, Barraclough BM (1997). Suicide as an outcome for mental disorders. Brit J Psychiatry, 170: 205–228.

Hatzinger M, Holsboer-Trachsler R (2002). B4.3. Manische Episode und bipolare affektive Störung (F30, F31). In: Gaebel W, Müller-Spahn F (Hrsg.). Diagnostik und Therapie psychischer Störungen. Stuttgart: Kohlhammer, S. 422–443.

Haußmann R, Bauer M, Lewitzka U, Müller-Oerlinghausen B (2016): Psychopharmaka zur Behandlung suizidaler Patienten und zur Suizidprävention. Der Nervenarzt 87: 483 - 487

Haw C, Harwood D, Hawton K (2009) Dementia and suicidal behavior: a review of the literature. Int Psychogeratr, 21: 440-453.

Haw C, Hawton K, Sutton L, Sinclair J, Deeks J (2005). Schizophrenia and deliberate self-harm: a systematic review of risk factors. Suicide Life Threat Behav, 35: 50–62.

Hawton K (2000). General Hospital Management of Suicide Attempters. In: Hawton K, van Heeringen K (Hrsg.). The International Handbook of Suicide and Attempted Suicide. New York: Wiley, S. 519–537.

Hawton K, Appelby L, Platt S, Foster D, Cooper J, Malmberg A, Simken S (1998). The psychological autopsy approach to studying suicide: a review of methodological issues. J Affect Disorders, 50: 269–276.

Hawton K, Houston K, Haw C, Townsind E, Harris L (2003). Comorbidity of Axis I and Axis II disorders in patients who attempted suicide. Am J Psychiatry, 160: 1494–1500.

Hawton K, Sutton L, Haw C, Sinclair J, Deeks JJ (2005). Schizophrenia and suicide: systematic review of risk factors. Brit J Psychiatry, 187: 9–20.

Hawton K, van Heeringen K (2009). Suicide. Lancet, 373 (9672): 1372–1381.

Hawton K, Williams K (2001). The connection between Media and suicidal behavior warrants serious attention. Crisis, 22: 137–140.

Hawton K, Williams K (2002). Influences of the media on suicide. BMJ, 325: 1374–1375.

Heeringen van C, Portzky G, Audenaer TK (2004). The psychobiology of suicidal behaviour. In: De Leo D, Bille-Brahe U, Kerkhof A, Schmidtke A (Hrsg.). Suicidal behaviour. Göttingen: Hogrefe & Huber, S. 61–66.

Hegerl U, Althaus D, Schmidtke A, Niklewski G (2006). The alliance against depression: 2-year evaluation of a community-based intervention to reduce suicidality. Psychological Medicine, 36: 1–9.

Hegerl U, Wittenburg L (2009). Focus on Mental Health Care Reforms in Europe: The European Alliance against Depression: A multilevel approach to the prevention of suicidal behaviour. Psychiatric Service, 60: 596-599.

Hegerl, U, Wittmann IM, Pfeiffer-Gerschel T (2004). »European Alliance against Depression (EAAD)« – europaweites Interventionsprogramm gegen Depression und Suizidalität. PsychoNeuro, 30: 677–679.

Heilä H, Isometsä ET, Henriksson MM, Heikkinen ME, Martunen MJ, Lönnqvist JK (1997). Suicide and schizophrenia: A nation-wide psychological autopsy study on age- and sex-specific clinical characteristics of 92 suicide victims with schizophrenia. Am J Psychiatry, 154: 1235–1242.

Heim E (1981) Konsequenzen für die Praxis aus der Psychotherapieforschung der letzten Jahre. Schweizer Archiv für Neurologie, Neurochirurgie und Psychiatrie, 128: 211–226.

Heinz A (2020) Eckpunkte für eine mögliche Neuregelung der Suizidassistenz Stellungnahme der DGPPN zum Urteil des Bundesverfassungsgerichtes vom 26.02.2020 bzgl. https://www.dgppn.de/presse/stellungnahmen-2020

Heinz A, DGPPN (2020. Eckpunkte für eine mögliche Neuregelung der Suizidassistenz. DGPPN Stellungnahme 21.08.2020. Wiss. Dienst Geschäftsstelle DGPPN Berlin, nicht publiziert.

Hell D (1992). Welchen Sinn macht Depression? Ein integrativer Ansatz. Rowohlt, Reinbek bei Hamburg

Helling-Plahr K. Lauterbach K, Sitte P, Schulz S, Fricke O (2021) Gesetzentwurf: Entwurf eines Gesetzes zur Regelung der Suizidhilfe. Drucksache Deutscher Bundestag 19. Wahlperiode

Henke C, Huber D, Dammann G, Grimmer B (Hrsg.) (2019). Depression. Psychoanalytische Theorie – Forschung – Behandlung. Kohlhammer, Stuttgart

Henriksson MM, Aro HM, Marttunen MJ, Heikkinen ME, Isometsä ET, Kuoppasalmi KI, Lönnqvist JK (1993). Mental disorders and comorbidity in suicide. Am J Psychiatry, 150: 935–940.

Henseler H (1974). Narzisstische Krisen. Zur Psychodynamik des Selbstmords. Reinbek b. Hamburg: Rowohlt Taschenbuchverlag.

Henseler H (1981a). Krisenintervention – vom bewussten zum unbewussten Konflikt des Suizidanten. In: Henseler H, Reimer C (Hrsg.). Selbstmordgefährdung. Zur Psychodynamik und Psychotherapie. Stuttgart: Frommann-Holzboog, S. 136–156.

Henseler H (1981b). Probleme bei der Behandlung chronisch suizidaler Patienten. In: Henseler H, Reimer C (Hrsg.). Selbstmordgefährdung. Zur Psychodynamik und Psychotherapie. Stuttgart: Frommann-Holzboog, S. 157–170.

Heuft G (1991). Suizidalität bei älteren Menschen. In: Wolfersdorf M (Hrsg.). Suizidprävention und Krisenintervention als medizinisch-psychosoziale Aufgabe. Regensburg: Roderer 235–250.

Hewett JH (1980). After suicide. Philadelphia/USA: The Westminster Press.

Heydt G (1991). Zur Suizidalität schizophrener Patienten. In: Wolfersdorf M (Hrsg.). Suizidprävention und Krisenintervention als medizinisch-psychosoziale Aufgabe. Regensburg: Roderer, S. 251–260.

Hoche A (1910). Geisteskrankheit und Kultur. Freiburg.

Hohendorf G (2014) Auf der schiefen Ebene: Zur Praxis von Sterbehilfeorganisationen in Deutschland. Zeitschrift

Hohendorf G (2014) Ethische Überlegungen zum ärztlichen Umgang mit suizidalen Menschen und dem Wunsch nach Suizidassistenz. Vortrag beim DGPPN-Kongress 2014 in Berlin, nicht publiziertes Manuskript.

Holbach, Baron von PHD (1978). System der Natur oder von den Gesetzen der physischen und moralischen Welt. (Übersetzung F-G Voigt) Frankfurt/M., S. 246.

Hole G (1973). Melancholie. In: Müller C (Hrsg.). Lexikon der Psychiatrie. Berlin, Heidelberg, New York: Springer, S. 330–333.

Hor K, Taylor M (2010). Suicide and schizophrenia: a systematic review of rates and risk factors. J Psychopharmacology, 24: Suppl. 4: 81 - 90

Hourani LL, Davidson L, Clinton-Sherrod M, Patel N, Marshall M, Crosby AE (2006). Suicide prevention and community-level indictors. Eval Program Plann, 29: 377–385.

Illhardt F-J (1984). Suizid als Thema der medizinischen Ethik. Münchner Medizinische Wochenschrift, 126: 711 ff.

Illhardt F-J (1991). Ruf nach Hilfe – Pflicht zur Hilfe. Der Suizid und das Glück als Lebens-Mittel. In: Wolfersdorf M (Hrsg.). Suizidprävention und Krisenintervention als medizinisch-psychosoziale Aufgabe. Regensburg: Roderer, S. 57–72.

Inskip HM, Harris C, Barraclough B (1998). Lifetime risk of suicide for affective disorder, alcoholism and schizophrenia. Brit J Psychiatry, 172: 35–37.

International Association for Suicide Prevention (IASP)/World Health Organization (WHO) (2004). »World Suicide Prevention Day« – »Saving lives restoring hope«. Information zum Weltsuizidpräventionstag 10. September 2004. www.who.com.

Isometsä ET, Henriksson MM, Aro HM, Lönnqvist JK (1994). Suicide in bipolar disorder in Finland. Am J Psychiatry, 151: 1020–1024.

Isometsä ET, Henriksson MM, Marttunen M, Heikkinen M, Aroo H, Cuoppasalmi K, et al. (1995). Mental disorders in young and middle ages men who commit suicide. BMJ, 310: 1366–1367.

Jackson M, Williams P (1994). Unimaginable storms. A search for meaning in psychosis. London: Karnac. (Dt.: Unvorstellbare Stürme. Eine Suche nach Sinn in der Psychose. Stuttgart: Frommann-Holzboog, 2007).

Jackson, M (1993). Manic-depressive psychosis: psychopathology and individual psychotherapy within a psychodynamic milieu. Psychoanalytic Psychotherapy, 7: 103–133.

Jacobs DG, Baldessarini RJ, Conwell Y, Fawcett JA, Harton L, Meltz H, Pfeffer CR, Simon RI (2003). Work group on Suicidal Behaviours, American Psychiatric Association. Practice guideline for the assessment and treatment of patients with suicidal behaviours. Am J Psychiatry, 160 (Suppl.): 1–60.

Jacobson GF (1974). Programs and techniques of crisis intervention. In: Arieti S (Hrsg.). American Handbook of Psychiatry. 2nd Edition. New York: Basic Books, S. 810–825.

Jacobson, E (1971). Depression. New York: International Universities Press.

Jameison GR (1936). Suicide and mental disease. A clinical analysis of one hundred cases. Arch Neurology Psychiatry, 36: 1–12.

Jameison GR, Wall JH (1933). Some psychiatric aspects of suicide. Psychiatr Quart, 7: 211–229.

Jamison K (2001) Vortrag bei APA-Jahreskongress 2001.

Jamison KR (1985). Suicide in manic-depressive illness. In: Goodwin FK, Jamison KR (eds.): Manic-depressive illness. University Press, Oxford

Jamison KR (2000a). Wenn es dunkel wird. Zum Verständnis des Selbstmordes. Berlin: Siedler Verlag.

Jamison KR (2000b). Suicide and bipolar disorder. J Clin Psychiatry, 61 (Suppl. 9): 47–51.

Jantz H (1951). Schizophrenie und Selbstmord. Nervenarzt, 22: 126–133.

Joyce P, Beautrais A, Malder R (1994). The prevalence of mental disorder in individuals who commit suicide and attempt suicide. In: Kelleher M (Hrsg.). Divergent perspective on suicidal behaviour. Fifth European Symposium on Suicide, Cork 1994.

Kächele H (2007). Der Schülerselbstmord – Freud revised. SUIZIDPROPHYLAXE, 34: 227–232.

Kächele H (2008). Der Schülerselbstmord – revised. Vortrag bei der Wiss. Frühjahrstagung 2008 der DGS. Publikation in SUIZIDPROPHYLAXE, im Druck.

Kahre O, Felber W (2001). Krisis. Konzeptgeschichtliche Betrachtungen zu einem psychiatrischen Schlüsselbegriff. Regensburg: Roderer.

Kantor H, Wolfersdorf M (1993). Zum Problem der Hinterbliebenen nach dem Suizid eines Angehörigen. SUIZIDPROPHYLAXE, 20 (2): 81–98.

Kapusta N, Mossaheb N, Etzersdorfer E, Hlavin G, Thau K, Milleit M, Praschak-Rieder N, Sonneck G, Leithner-Dziubas K (2011) Lithium in drinking water is inversely associated with suicide mortality. Br J Psychiatry, 198: 346-350.

Kapusta ND (2009). Aktuelle Daten und Fakten zur Zahl der Suizide in Österreich 2008 (Online-Dokument). http://www.suizidforschung.at/statistik_suizide_oesterreich.pdf

Kapusta ND, Etzerdorfer E, Sonneck G (2008). Männersuizide in Österreich. SUIZIDPROPHYLAXE, 35 (135): 175–183.

Kapusta ND, Etzersdorfer E, Krall C, Sonneck G (2007). Firearm Legislation Reform in the European Union: Its Impact on Firearm Availability, Firearm Suicide and Homicide Rates in Austria. British Journal of Psychiatry, 191: 253–257.

Kapusta ND, Etzersdorfer E, Sonneck G (2007). Trends in suicide rates of the elderly in Austria, 1970–2004: an analysis of changes in terms of age groups, suicide methods and gender, Internationale Journal of Geriatric, 22: 438–444.

Kapusta ND, Etzersdorfer E, Sonneck G (2008). Männersuizide in Österreich. SUIZIDPROPHYLAXE, 35 (135): 175–183.

Kapusta ND, Etzersdorfer E, Sonneck G (2009). Suizide alter Menschen in Österreich. Epidemidologische und prophylaktische Überlegungen. SUIZIDPROPHYLAXE, 36 (136): 20–25.

Kapusta ND, Mossaheb N, Etzersdorfer E, Hlavin G, Thau K, Milleit M, Praschak-Rieder N, Sonneck G, Leithner-Dziubas K (2011). Lithium in drinking water is inversely associated with suicide mortality. Brit J of Psychiatry 198: 346 - 350

Kapusta ND, Niederkrotenthaler T, Etzersdorfer E, Dervic K, Pritchard C, Jandl-Jager E, Sonneck G (2009). Decreasing suicide rates: Ecologic study of Psychotherapist Density and Antidepressant Use in Austria. Acta Psychiatrica Scandinavica, 119: 236–242.

Kapusta ND, Zormann A, Etzersdorfer E, Ponocny-Seliger E, Jandl-Jager E, Sonneck G (2008). Rural-urban differences in Austrian suicides. Social Psychiatry und Psychiatric Epidemiology, 43: 311–318.

Karvonen K, Sammela HL, Rahikkala H, Hakko H, Särkioja T, Meyer-Rochow VB, Räsänen P (2007). Sex timing, and depression among suicide victims with schizophrenia. Compr Psychiatry, 48: 319–322.

Katschnig H (ed.). Life events and psychiatric disorders: Controversial issus. Cambridge University Press, Cambridge London New York

Katschnig H, David H (1990). Psychiatrie: Notfälle. In: Pritz A, Sonneck G (Hrsg.). Medizin für Psychologen und nichtärztliche Psychotherapeuten. Wien: Springer, S: 42–49.

Katschnig H, Konieczna T (1986). Notfallpsychiatrie und Krisenintervention. In: Kiska KP, Lauter H, Meyer J-E, Müller C, Strömgren E (Hrsg.). Psychiatrie der Gegenwart 2. Krisenintervention Suizid Konsiliarpsychiatrie. Berlin, Heidelberg, New York: Springer, S. 3–44.

Keller F, Wolfersdorf M (1993). Hopelessness and the tendency to commit suicide in the course of depressive disorders. Crisis, 14: 173–177.

Keller F, Wolfersdorf M, Straub R, Hohle G (1991). Suicidal behaviour and electro dermal activity in depressive inpatients. Acta Psychiatrica Scandinavica, 83: 324–328.

Kellerher MJ, Chambers D, Corcoran P, Williamson E, Keeley HS (1998). Religions sanctions and rates of suicide world wide. Crisis, 19: 76–86.

Kernberg OF (1975). Borderline Conditions and Pathological Narcissism. New York: Jason Aronson (Dt.: Borderline-Störungen und pathologischer Narzissmus. Frankfurt: Suhrkamp, 1983).

Kernberg OF (1984). Severe Personality Disorders: Psychotherapeutic Strategies. Yale: Yale University Press. (Dt.: Schwere Persönlichkeitsstörungen. Theorie, Diagnose, Behandlungstrategien. Stuttgart: Klett-Cotta, 1988).

Kernberg OF (1999). Suizidalität bei Borderline-Patienten. Diagnostik und psychotherapeutische Überlegungen. In: Fiedler G, Lindner R (Hrsg.). So hab ich doch was in mir, das Gefahr bring. Perspektiven suizidalen Handelns. Hamburger Beiträge zur Psychotherapie und Suizidalität. Bd. 1. Göttingen: Vandenhoeck & Ruprecht, S. 175–189.

Kernberg OF (2001). Suizidalität bei schweren Persönlichkeitsstörungen – Differentialdiagnose und Therapie. In: Gerisch B, Gans I (Hrsg.). Ich kehre in mich selbst zurück und finde eine Welt. Hamburger Beiträge zur Psychotherapie der Suizidalität, Band 3. Göttingen: Vandenhoeck & Ruprecht, S. 36–59.

Kessing LV, Gerds TA, Knudsen NN, Flindt Jorgensen L, Munch Kristiansen S, Voutchkova D et al. (2017) Association of Lithium in drinking water with the incidence of dementia. JAMA Psychiatry, 74: 1005-1010.

Khokhar JY, Henricks AM, Kirk E, Green AI (2018) Unique effects of Clozapine: A pharmacological perspective. Adv Pharmacol, 82: 137-162.

Kielholz P (1966). Diagnose und Therapie der Depressionen für den Praktiker. 2. Aufl. Lehmann, München

Kienemund B (2015). Einwilligung aus juristischer Sicht. Vortrag bei der Bundesdirektorenkonfe-

renz am 22.04.2015 in Potsdam, unveröffentlichtes Manuskript
Kienemund B, BMJV (2015) Recht, Politik und Psychiatrie. Vortrag bei Tagung der Bundesdirektorenkonferenz (BDK) e.V. mit ACKPA, Potsdam 2015. Unveröffentl. Manuskript.
Kim CH, Jayathilake K, Meltzer HY (2003). Hopelessness, neurocognitive function, and insight in schizophrenia: relationship to suicidal behavior. Schizophrenia Research, 60: 71–80.
Kind J (1971). Früherkennung des Suizidrisikos und prophylaktische Maßnahmen. Praxis der Psychotherapie, 4: 175–184.
Kind J (1990). Zur Interaktionstypologie suizidalen Verhaltens. Nervenarzt, 61: 153–158.
Kind J (1992). Suizidal. Die Psychoökonomie einer Suche. Göttingen: Vandenhoeck & Ruprecht.
Kind J (2003). Gegenübertragung und Beziehungswunsch bei Suizidalität. In: Giernalczyk T (Hrsg.). Suizidgefahr – Verständnis und Hilfe. Tübingen: dgvt-Verlag, S. 75–84.
Kirsch A, Wolfersdorf M, Stöber R, Studemund H (1993). Suizidalität bei schizophrenen Frauen. SUIZIDPROPHYLAXE, 20: 203–221.
Kisker KP, Lauter H, Meyer J-E, Müller C, Strömgren E (Hrsg.). Psychiatrie der Gegenwart II. Krisenintervention Suizid Konsiliarpsychiatrie. Berlin, Heidelberg, New York: Springer, S. 133–173.
Klüwer R (2001). Szene, Handlungsdialog (Enactment) und Verstehen. In: Bohleber W, Drews S (Hrsg.). Die Gegenwart der Psychoanalyse – die Psychoanalyse der Gegenwart. Stuttgart: Klett-Cotta, S. 347–357.
Knopov A, Sherman, R, Raifman J, Larson E, Siegel MB (2019) Household gun ownership and youth suicide rates at the State level, 2005-2015. Am J Prev Med, 56: 335-342.
König F (1997). Die Psychopharmakotherapie der schweren Depression unter klinischen Bedingungen. In: Wolfersdorf M (Hrsg.). Depressionsstationen/Stationäre Depressionsbehandlung, Berlin Heidelberg New York: Springer, 171–181.
König F, Wolfersdorf M (1995). Der psychiatrische Notfall im Rettungsdienst. Rettungsdienst, 18: 346–350.
König K (1995). Einführung in die stationäre Psychotherapie, Göttingen: Vandenhoeck & Ruprecht.
Kornhuber J (2018) Warum sind Suizide stationärer Patienten so belastend? Fortschr Neurol Psychiatr, 86: 211-212.
Kposowa A, Hamilton D, Wang K (2016) Impact of firearm availability and gun regulation on State suicide rates. Suicide Life Threat Behav, 46: 678-696.

Krähnke U (2007) Selbstbestimmung. Zur gesellschaftlichen Konstruktion einer normativen Leitidee. Velbrück: WissenschaftWeilerswist.
Kreitman N (1986). Die Epidemiologie des Suizids und Parasuizids. In: Kisker KP, Lauta H, Meyer J-E, Müller C, Strömgren E (Hrsg.). Psychiatrie der Gegenwart. Bd. 2. Krisenintervention, Suizid, Konsiliarpsychiatrie. Berlin, Heidelberg, New York: Springer, S. 87–106.
Kreitman N, Philip AE, Greer S, Bagley CR (1969). Parasuicide. British Journal of Psychiatry, 115: 746–474.
Küchenhoff B (2007). Suizidalität und freier Wille. In: Schlimme J. E. (Hrsg.). Unentschiedenheit und Selbsttötung. Vandenhoeck & Ruprecht, Göttingen, ins. 167 - 168
Küchenhoff B (2014) Suizidbeihilfe für Menschen mit psychischen Krankheiten? Suizidprophylaxe 41 (2): 59-62.
Kulessa C (1985). Gesprächsführung mit Suizidpatienten im Rahmen der Krisenintervention. In: Wedler H (Hrsg.). Umgang mit Suizidpatienten im Allgemeinkrankenhaus. Regensburg: Roderer.
Kullgren G, Renberg E, Jocobsson L (1986). An empirical study of borderline personality disorder and psychiatric suicides. J Nerv Ment Dis, 174: 328–331.
Kurz A, Möller HJ (1984). Zur Wirksamkeit suizidprophylaktischer Versorgungsprogramme. In: Faust V, Wolersdorf M (Hrsg.). Suizidgefahr. Hippokrates, S. 110–122.
Kutter P (1985). Einleitung: Vorbeugen ist besser als Heilen. Erich Lindemanns Beiträge zu Verlust-Thematik, Krisenbewältigung, Familiendynamik und Sozialtherapie. In: Lindemann E (1985). Jenseits von Trauer. Beiträge zur Krisenbewältigung und Krankheitsvorbeugung. Herausgegeben von Peter Kutter. Göttingen: Verlag für Medizinische Psychologie im Verlag Vandenhoeck & Ruprecht, S. 1–12.
Lange E (1964). Der misslungene erweiterte Suizid. Jena: Gustav Fischer Verlag.
Lange E (1966). Die Suizidgefahr beim Open-Door-System (ODS) in stationären psychiatrischen Einrichtungen. Social Psychiatry, 1: 64–72.
Langman P (2009). Amok im Kopf. Warum Schüler töten. Beltz, Weinheim
Lauterbach E, Felber W, Müller-Oerlinghausen B, Ahrens B, Bronisch T et al. (2008) Adjunctive lithium treatment in the prevention of suicidal behaviour in depressive disorders: a randmomised, placebo-controlled, 1-year trial. Acta Psychiatr Scand, 118: 469-479.
Leenaars AA, Lester D (2004). The impact of suicide prevention centers on the suicide rate in the Canadian Provinces. Crisis, 25: 65–68.

Lehle B (1999). Zur Entstehung und Geschichte der »Arbeitsgemeinschaft Suizidalität und Psychiatrisches Krankenhaus« – 20 Jahre Forschung und Weiterbildung zum Thema Suizidaltiät. In: Wurst FM, Vogel R, Wolfersdorf M (Hrsg.). Beiträge zum Stand der klinischen Suizidprävention. Roderer, Regensburg, S. 11 – 17

Lehle B (2004). Suizide während der stationären psychiatrischen Behandlung unter besonderer Berücksichtigung depressiver Patienten. Eine Analyse von Häufigkeiten, typischen Patientenvariablen und zeitlicher Veränderung zwischen 1990 und 1999. Roderer, Regensburg

Lehle B (2005). Suizide während der stationären psychiatrischen Behandlung unter besonderer Berücksichtigung depressiver Patienten. Regensburg: Roderer.

Lehle B, Grebner M, Neef I, Neher F, Vogel R, Wolfersdorf M, Wurst FM und AG »Suizidalität und psychiatrisches Krankenhaus« (1995). Empfehlungen zur Diagnostik und zum Umgang mit Suizidalität in der stationären psychiatrisch-psychotherapeutischen Behandlung. SUIZIDPROPHYLAXE, 22: 159–161.

Lehle B, Grebner M, Neef I, Neher F, Vogl R, Wolfersdorf M, Wurst FM, Vieten C (1998). Empfehlungen zur Diagnostik und zum Umgang mit Suizidalität in der stationären psychiatrisch-psychotherapeutischen Behandlung. In: Wolfersdorf M, Wolf-Schmid R, Wittke E, Giernalczyk T, Freytag R (Hrsg.). SUIZIDPROPHYLAXE. Deutsche Gesellschaft für Suizidprävention – Hilfe in Lebenskrisen e. V. (DGS). Sonderheft. 5. Aufl. Regensburg: Roderer, S. 21–23.

Lesage AD, Boyer R, Grunberg F, Vanier C, Morissette R, Menard-Buteau C, Loyer M (1994). Suicide and mental disorders: a case-control study of young men. Am J Psychiatry, 151: 1063–1068.

Lessing GE (1984). Lessings Briefe an seinen Braunschweiger Bücherfreund Eschenburg. Braunschweig: Literarische Vereinigung.

Lester D (1992). Unemployment suicide and homicide in metropolitan areas. Psychol Rep, 71: 558.

Lester D (1993). Suicidal behaviour in bipolar and unipolar affective disorders: A meta-analysis. J Affective Disorders, 27: 117–121.

Lester D (1997). The effectiveness of suicide prevention centers. Suicide & Life-Threatening Behaviour, 27: 304–310.

Lewitzka U, Bauer R (2016). Suizidalität und Sterbehilfe. Diskurs über den ärztlich assistierten Suizid. Der Nervenarzt 87 (5): 467 - 473

Lewitzka U, Wolfersdorf M (2016). Aktuelle psychopharmakologische und psychotherapeutische Strategien der Suizidprävention. Wenn ein Mensch lebensmüde ist .... Der Nervenarzt 87 (5): 465-466

Lieburg van MJ (1992). Frau und Depression. Rotterdam, NL: Erasmus Publishing.

Lindemann E (1944). Symptomatology and management of acute grief. American Journal of Psychiatry, 101: 141–148 (Dt. in: Lindemann E (1985). Jenseits von Trauer. Beiträge zur Krisenbewältigung und Krankheitsvorbeugung. Göttingen: Vandenhoeck & Ruprecht, S. 43–58).

Lindemann E (1946). Psychotherapeutic opportunities for the general practitioner. Bulletin of the New England Medical Center, 8: 6 ff.

Linden KJ (1969). Der Suizidversuch. Versuch einer Situationsanalyse. Stuttgart: Enke.

Lindner R (2005). Fallstudie: »Grenzziehungen« – Indikation zur Psychotherapie bei akuter Suizidalität. In: Etzersdorfer E, Fartacek R, Götze P, Wolfersdorf M (Hrsg.). Fallstudien zur Suizidalität. Regensburg: Roderer, S. 144–160.

Lindner R (2006). Suizidale Männer in psychoanalytisch orientierter Psychotherapie. Gießen: Psychosozial-Verlag.

Lindner R, Schneider B (2016): Psychotherapie der Suizidalität. Der Nervenarzt 87 (5): 488 - 495

Lindt V (1999). Selbstmord in der Frühneuzeit. Diskurs, Lebenswelt und kultureller Wandel. Göttingen: Vandenhoeck & Ruprecht.

Linehan MM, Rezvi SL, Welch SS, Page B (2000). Psychiatric aspects of suicidal behaviour: personality disorders. In: Hawton K, Heeringen van K (Hrsg.). The International Handbook of suicide and attempted suicide. Chichester, New York, Weinheim: John Wiley & Sons, S. 147–178.

Links PS, Balchand K, Dawe I, Watson WJ (1999). Preventing recurrent suicidal behaviour. Can Fam Physican, 45: 2656–2660.

Litman R (1965). When patients commits suicide. Am J Psychotherapy, 19: 579–576.

Lönnqvist JK (2000). Psychiatric aspects of suicidal behaviour: depression. In: Hawton K, Heeringen van K (Hrsg.). The International Handbook of suicide and attempted suicide. Chichester, New York, Weinheim: John Wiley & Sons, S. 107–120.

Losert C, Becker T (2007). Das Grünbuch der EU: Relevanz für die Suizidprävention. SUIZIDPROPHYLAXE, 34: 215–219.

Macho T (2017) Das Leben nehmen. Suizid in der Moderne. Suhrkamp, Berlin.

Maier T (2006). Psychotherapie von Kriegs- und Folteropfern. Psychotherapeut 51 (1): 47 - 54

Maier W (1995). Genetik suizidalen Verhaltens. In: Wolfersdorf M, Kaschka WP (Hrsg.). Suizidalität – Die biologische Dimension. Berlin Heidelberg New York, Springer: 85–95.

Maier W (2001). Genetik suizidalen Verhaltens. In: Bronisch T, Felber W, Wolfersdorf M (Hrsg.).

Neurobiologie suizidalen Verhaltens. Regensburg: Roderer, S. 43–49.

Maltsberger JT, Buie DH (1974). Countertransference hate in the treatment of suicidal patients. Archives of General Psychiatry, 30: 625–633. Auch in: Maltsberger JT, Goldblatt MJ (Hrsg.) (1996). Essential papers on suicide. New York: New York University Press, S. 269–289.

Mann JJ (1998). The neurobiology of suicide. Nature Medcine, 4: 25–30.

Mann JJ (2002). A current perspective of suicide and attempted suicide. Annals Intern Med, 136: 302–311.

Mann JJ, Apter A, Bertolote J, Beautrais A, Currier D et al. (2005). Suicide prevention strategies: a systematic review. JAMA, 294: 2064–2074.

Mann JJ, Michel CA (2016) Prevention of firearm suicide in the United States: what works and what is possible. Am J Psychiatry, 173: 969-979.

Mann JJ, Stanley M (eds.) (1986). Psychobiology of suicidal behavior. New York: New York Academy of Science.

Mann JJ, Waternaux Chr, Haas GL, Malone KM (1999). Toward a clinical model of suicidal behaviour in psychiatric patients. Am J Psychiat, 156: 181–189.

Maris R (1986). Biology of suicide. New York: Guilford Press.

Marneros A, Goodwin F (eds.) Bipolar Disorders. Cambridge University Press, Cambridge UK

Marschall H (1988). Epidemiologische Erfassung hospitalisierter Depressiver. Med. Diss, Universität Ulm

Marttunen MJ, Aro HM, Henriksson MM, Lönnqvist JK (1994). Antisocial behaviour in adolescent suicide. Acta Psychiatrica Scand, 89: 167–173.

Marusic A (2004). Toward a new definition of suicidality? Are we prone to Fregoli's illusion? Crisis, 25: 145–146.

Marzuk N, Tardif K, Hirsch CS (1992). The epidemiology of murder-suicide. JAMA, 267: 3179–3183.

Masaryk TG (1881). Der Selbstmord als soziale Massenerscheinung der modernen Zivilisation. Wien: Konegen.

McGirr A, Durecki G (2008). What is specific to suicide in schizophrenia disorders? Demographic, clinical and behavioural dimensions. Schizophrenia Research, 98: 217–224.

McGlashan TH (1986). The Chestnut-Lodge follow-up study 3: Long-term outcome of borderline personalities. Arch Gen Psychiatry, 43: 20–30.

McGlashan TH (1992). The longitudinal profile of borderline personality disorder: contributions from the Chestnut Lodge follow-up. In: Silver D, Rosenbluth M (Hrsg.). Handbook of borderline disorders. Madison, Conn.: International Universities Press, S. 53–88.

McIntosh JL (1996). Survivors of suicide: A comprehensive bibliography update, 1986–1995. Omega, 33: 147–175.

McIntosh JL, Kelly LD (1992). Survivor's reactions: suicide versus other courses. Crisis, 13: 82–93.

McMain S (2007). Affectiveness of psychosocial treatments on suicidality in personality disorders. Can J Psychiatry, 52 (Suppl. 1): S103–S114.

Mehler-Wex C (2008). Depressive Störungen. Springer, Berlin

Mehlum L, Friis S, Vaglum P, Kurterud S (1994). The longitudinal pattern of suicidal behaviour in borderline personality disorder: a prospective follow-up study. Acta Psychiatrica Scan, 90: 124–130.

Meixner-Wülker E (1992). AGUS. Angehörigengruppe um Suizid. SUIZIDPROPHYLAXE, 19: 195–113.

Meltzer HY, Baldessarini RJ (2003) Reducing the risk for suicide in schizophrenia and affective disorders. Journal Clinical Psychiatry, 64: 1122–1129.

Memon A, Rogers I, Fitzsimmons S, Carter B, Strawbridge R, Hidalgo-Mazzei D et al. (2020) Association between naturally occurring lithium in drinking water and suicide rates: systematic review and meta-analysis of ecological studies. Br J Psychiatry, 27: 1-12.

Menninger K (1938): Man against himself. New York: Harcourt (Dt.: Selbstzerstörung. Frankfurt: Suhrkamp, 1974).

Meshkat D, Kutzelnigg A, Kasper S, Winkler D (2010). Ärgerattacken bei Depressionen: Geschlechtsspezifische Aspekte. J Neurol Neurochir Psychiatr 2010; 11 (3): 22 - 25

Michel K (2008). Nationale Suizidpräventionsprogramme: Die Situation in der Schweiz. SUIZIDPROPHYLAXE, 34: 88–90.

Michel K, Armson S, Fleming G, Rosenbauer C, Takahashi Y (1997). After suicide: who counsels the therapists? Crisis, 18: 128–139.

Michel K, Frey C, Wyss K, Valach L (2000). An exercise in improving suicide reporting in print media. Crisis, 21: 1–10.

Michel K, Mailart A, Reisch T (2007). Monitoring of suicide reporting in print media 10 years after the publication of media guideline: did you expect anything else? Vortrag beim 24. IASP-Kongress, Killarney, 28.08.–01.09. 2007.

Milch WE (2003). Suizidversuche schizophrener Patienten. Psychosozial-Verlag Gießen

Miles C (1977). Conditions predisposing suicide: a review. J Nerv Ment Dis, 164: 231–246.

Miller JN, Black DW (2020) Bipolar Disorder and sucide: a review. Curr Psychiatry Rep, 22:6.

Minois G (Dt. Übersetzung 1996). Geschichte des Selbstmords. Düsseldorf, Zürich: Artemis & Winkler.

Moeller FG, Barratt ES, Dougherty DM, Schmitz JM, Swann AC (2001). Psychiatric aspects of impulsivity. Am J Psychiatry, 158: 1783–1793.

Möller H-J (1992). Psychiatrie. Ein Leitfaden für Klinik und Praxis. Stuttgart, Berlin, Köln: Kohlhammer, S. 381–386.

Möller H-J (1995). Suizidalität unter Antidepressivabehandlung. In: Wolfersdorf M, Kaschka WP (Hrsg.). Suizidalität – Die biologische Dimension. Berlin Heidelberg New York, Springer: 129–139.

Möller-Leimkühler A-M (2010). Depression bei Männern: Eine Einführung. J. Neurol Neurochir Psychiatr 11 (3): 11 - 20

Moore JT, Judd LL, Zung WW, Alexander GR (1979). Opiate addiction and suicidal behaviours. Am J Psychiatry, 136: 1187–1189.

Morrison JR (1982). Suicide in a psychiatric practice population. J Clin Psychiatry 43: 348–352.

Morselli H. Il Suicido. Weiland 1879 (Dt. Übersetzung: Der Selbstmord. Leipzig: Brockhaus, 1881).

Mrazek PJ, Haggerty KJ (1994). Reducing risks for mental disorders Frontiers for preventive intervention research. Washington DC, National Acaemy Press.

Muldoon MF, Manuck SP, Matthews KA (1990). Lowering cholesterol concentration and mortality: A quantitative review of primary prevention trials. British Med J, 301: 309–314.

Müller-Oerlinghausen B, Ahrens B, Grof E, Grof P, Lenz G, Schou M, Simhandl C, Thau K, Volk J, Wolf R (1992). The effect of long-term lithium treatment on the mortality of patients with manic-depressive and schizo-affective illness. Acta Psychiatrica Scandinavica, 86: 218–222.

Müller-Oerlinghausen B, Felber W, Berghöfer A, Lauterbach E, Ahrens B (2005). The impact of lithium long-term medication on suicidal behavior and mortality of bipolar patients. Arch of Suicide Research, 9: 307–319.

Müller-Oerlinghausen B, Lewitzka U (2016). The contributions of lithium and clozapine fort he prophylaxis and treatment of suicidal behavior. In: Kaschka W, Rujescu D (eds): Biological aspects of suicidal behavior. Karger, Basel, 145-160

Mundt C (1984). Suizide schizophrener Patienten. Überlegungen zur Genese und Prävention anhand einiger Fallbeispiele. Psychother Med Psychol, 34: 193–197.

Mundt C (1987). Spezifische und unspezifische Risikofaktoren für Suizide Schizophrener unter therapeutischem und präventivem Umgang mit ihnen. In: Wolfersdorf M, Vogel R (Hrsg.). Suizidalität bei stationären psychiatrischen Patienten. Weinsberg: Weisenhof-Verlag, S. 107–130.

Murphy GE (1971). Clinical identification of suicidal crisis. Arch Gen Psychiatry, 27: 356–359.

Murphy GE (1983a). On suicide prediction and prevention. Arch Gen Psychiatry, 40: 343–344.

Murphy GE (1983b). Problems in study suicide. Psychiatric Dev, 4: 339–350.

Neher F, Wolfersdorf M (1999). Der Suizid schizophrener Patienten. Eine semiprospektive Kontrolluntersuchung im psychiatrischen Krankenhaus. Roderer, Regensburg

Neuner T (2008). Nach dem Suizid eines Patienten. Anmerkungen aus therapeutischer Sicht. Vortrag bei der Novembertagung des Arbeitskreises »Suizidalität und Psychiatrisches Krankenhaus«. Schwerpunktthema »Postvention – nach einem Suizid«. 10. November 2008 im Bezirkskrankenhaus Bayreuth, unveröffentlichtes Manuskript.

Neuner T, Hübner-Liebermann B, Hausner H, Felber W, Wolfersdorf M, Spießl H (2009). Suizidalität und Fremdaggression im stationär-psychiatrischen Setting: diagnosespezifische Aspekte. Suizdprophylaxe, 136.

Neuner T, Hübner-Liebermann B, Hausner H, Hajak G, Wolfersdorf M, Spießl H (2009). Revisiting the relationship of aggression and suicidal behavior for schizophrenic patients. Schizophrenia Research (submitted).

Neuner T, Mehlsteibl D, Hübner-Liebermann B, Schmid R, Schielein T, Hausner H, Hajak G, Spiessl H (2010). Risikoprofile für den Kliniksuizid schizophrener und depressiver Patienten – eine psychologische Autopsiestudie. Psychiatrische Praxis, 37: 119–126.

Neuner T, Schmid R, Wolfersdorf M, Spießl H (2008). Predicting inpatient suicide and suicide attempts by using clinical routine data? Gen Hosp Psychiatry, 30: 324–330.

Neves FX, Malloy-Diniz LF, Barbosa IG, Barsil PM, Corréa H (2009). Bipolar disorder, first episode and suicidal behavior: are there differences according to type of suicide attempt? Rev Bras Psiquiatr, 31: 114–118.

Niederkrotenthaler T, Braun M, Pirkis J et al. (2020) Association between suicide reporting in the media and suicide: systematic review and meta-analysis. BMJ, 2020, 368: m575. doi: 10.1136/bmj.m575.

Niederkrotenthaler T, Gould M, Sonneck G, Stack S, Till B (2016) Predictors of psychological improvement on non-professional suicide message boards: content analysis. Psychol Med, 46: 3429-3442.

Niederkrotenthaler T, Gunnell D, Arensman E, Pirkis J, Appleby L, Hawton K et al. (2020) Suicide Research, Prevention, and COVID-19 (Editorial). Crisis, 41: 321-330.

Niederkrotenthaler T, Sonneck G (2007). Assessing the impact of media guidelines for reporting on suicides in Austria: interrupted time series analysis. Aust N Z J Psychiatry, 41: 419–428.

Niederkrotenthaler T, Till B (2019) Effects of suicide awareness materials on individuals with recent suicidal ideation or attempt: online randomised controlled trial. Br J Psychiatry, Dec 17;1-8. doi: 10.1192/bjp.2019.259.

Niederkrotenthaler T, Till B, Herberth A, Kapusta ND, Voracek M, Dervic K, Etzersdorfer E, Sonneck G (2009). Can media effects counteract legislation reforms? The case of adolescent firearm suicides in the wake of the Austrian firearm legislation. Journal of Adolescent Health, 44: 90–93.

Niederkrotenthaler T, Voracek M, Herberth A, Till B, Strauss M, Etzersdorfer E, Eisenwort B, Sonneck G (2010). Possible role of media reports in preventing suicide: content analysis and ecological study of Werther and Papageno effect. British Journal of Psychiatry, 197: 234–243.

Nordentoft TM (2007). Prevention of suicide and attempted suicide in Denmark. Epidemiological studies of suicide and intervention studies in selected risk groups. Dan Med Bull, 54: 306–369.

Nordström T (1995). The impact of alcohol, divorce and unemployment on suicide: a multilevel analysis. Soc Forces, 74: 293–314.

Nunberg H, Federn E (Hrsg.) (1977). Protokolle der Wiener Psychoanalytischen Vereinigung 1906–1918. 4 Bände. Frankfurt. Fischer.

Ohgame A, Terao T, Shiotsuki I, Ishii N, Iwata N (2009). Lithium levels in drinking water and risk of suicide. Brit J Psychiatry 194: 464 - 465

Ohgami H, Terao T, Shiotsuki I, Ishii N, Iwata N (2009) Lithium levels in drinking water and risk of suicide. Br J Psychiatry, 194: 464-465.

Oldham JM (2006). Borderline personality disorder and suicidality. Am J Psychiatry, 163: 20–26.

Oquendo MA, Baca-Garcia E, Mann JJ, Giner J (2008). Issues for DSM-V: Suicidal behaviour as a separate diagnosis on a separate axis. Am J Psychiat, 165: 1383–1384.

Oquendo MA, Ellis SP, Greenwald S, Malone KM, Weissman MM, Mann JJ (2001). Ethic and sex differences in suicide rates relative to major depression in the United States. Am J Psychiatrie, 158: 1652–1658.

Oquendo MA, Waternaux C, Brodsky B, Parsons B, Haas GL, Malone KM, Mann JJ (2000). Suicidal behavior in bipolar mood disorder: clinical characteristics of attempters and nonattempters. J Affective Disorder, 59: 107–117.

Osiander FB (1803). Von den Ursachen des Selbstmordes. Aus: Über den Selbstmord, seine Ursachen, Arten, medizinisch-gerichtliche Untersuchungen, die Mittel gegen denselben. Hannover.

Palmer BA, Pankratz VS, Bostwick JM (2005). The lifetime risk of suicide in schizophrenia: a reexamination. Arch Gen Psychiatry, 62: 247 - 253

Paris J (1990). Completed suicide in borderline personality disorder. Can J Psychiatry, 34: 8–9.

Paris J (2002). Chronic suicidality among patients with borderline personality disorder. Psychiatric Service, 53: 738–742.

Paris J (2004). Is hospitalization useful for suicidal patients with borderline personality disorder? J Personal Disord, 18: 240–247.

Paykel ES, Myers JK, Lindentall JJ, Tanner J (1979). Suicidal feelings in the general population: a prevalence study. Brit J Psychiatry 124: 460–469.

Petri H (1970). Zum Problem des Selbstmordes in psychiatrischen Kliniken. Z Psychother Med Psychologie, 20: 10–19.

Petzold A, Winiecki P, Felber W (2005). Die »coalgas-story« von Sachsen – Beziehungen zwischen Gasversorgung und Suizidentwicklung. Poster, 5. Mitteldeutsche Psychiatrietage. Leipzig, 16.–17.09.2005.

Phillips DP (1974). The influence of suggestion on suicide: Substantive and theoretical implications of the Werther effect. Am Sociol Rev, 39: 240–253.

Phillips DP, Lesyna K (1995). Suicide and the media research and policy implications. In: Diekstra RFW, Gulbinat W, Kienhorst I, De Leo D (Hrsg.). Preventive strategies on suicide. Leiden: EJ Brill, S. 231–261.

Plans L, Barrot C, Nieto E, Rios J, Schulze TG, Papiol S et al. (2019) Association beween completed suicide and bipolar disorder: a systematic review oft he literature. J Affect Disord, 242: 111-122.

Plöderl M (2019). Antidepressiva in der Suizidprävention – eine kritische Bestandsaufnahme. SUIZIDPROPHYLAXE 177 (2):53-64

Pohlmeier H (1971). Depression und Selbstmord. München: Manz.

Pöldinger W (1968). Die Abschätzung der Suizidalität. Bern: Huber.

Pompili M, Amador X, Girardi P, Harkavy-Friedman J, Harrow M, Kaplan K et al. (2007). Suicide risk in schizophrenia: learning from the past to change the future. Ann Gen Psychiatry 16: doi: 10.1186/1744-859X-9-10

Pompili M, Gonda X, Serafini G, Innamorati M, Sher L, Amore M et al. (2013) Epidemiology of suicide in bipolar disorders: a systematic

review oft he literature. Bipolar Disord, 15: 457-490.
Pompili M, Lester D, Grispini A, Innamorate M, Calandro F, Iliceto P, DePisa E, Tatarelli R, Gierarde P (2009). Completed suicide in schizophrenia: evidence from a case-control study. Psychiatry Research, 167: 251–257.
Pompili M, Sher L, Serafini G, Forte A, Innamorati M, Dominice G, Lester D, Amore M, Geradi P (2013). Posttraumatic stress disorder and suicide risk among veterans: A literature review. J Nerv Ment Dis 2001 (9) 802 - 812
Pompili M, Tatarelli R (eds)(2011). Evidence-Based Practice in Suicidology. A source Book. Hogrefe, Göttingen
Pope Jr HG, Jonas JM, Hudson JI (1983). The validity of DSM-III borderline personality disorder: a phenomenologic, family history treatment response, and long-term follow-up study. Arch Gen Psychiatry, 40: 23–30.
Posner K, Oquendo MA, Gould M, Stanley B, Davies M (2007). Columbia classification algorithm of suicide assessment (C-CASA): Classification of suicidal events in the FDA's pediatric suicidal risk analysis of and depressants. Am J Psychiat, 164: 1035–1043.
Probst St (2017). Wie gehen wir damit um und was sollen wir antworten, wenn uns unheilbar Kranke um Beihilfe zum Suizid bitten? SUIZIDPROPHYLAXE 168 (1):12-16
Purucker M (2008). Stationäre Psychotherapie bei Borderline-Patienten mit wiederkehrenden Selbstverletzungen und suizidalen Krisen. In: Wolfersdorf M, Bronisch T, Wedler H (Hrsg.). Suizidalität. Regensburg: Roderer, S. 272–283.
Purucker M, Franke C, Stich J, Moos M, Durant W, Grüninger W, Wolfersdorf M (2007). Zweimaliger Suizidversuch eines schizophren Erkrankten während stationärer Therapie. Psychiatrische Praxis, 34 (Suppl. 1): S82–S83.
Radomsky ED, Haas GL, Mann JJ, Sweeny JA (1999). Suicidal behavior in patients with schizophrenia and other psychotic disorders. Am J Psychiatry, 156: 1509–1595.
Rao R, Dening C, Brayne C, Hoppert FA (1997). Suicidal thinking in community residents over eighty. Int J Geriatric Psychiatry, 12: 337–343.
Rätzel-Kürzdörfer W, Wolfersdorf M (2010). Prävention von depressiven Erkrankungen. In: Hurrelmann K, Klotz T, Haisch J (Hrsg.). Lehrbuch Prävention und Gesundheitsförderung. 3. Aufl. Bern: Huber (im Druck).
Reil JC (1803). Rhapsodieen über die Anwendung der psychischen Curmethode auf Geisteszerrüttungen Halle. Unveränderter Nachdruck. Bonset EJ, Amsterdam

Reimer C (1985). Psychotherapie der Suizidalität. In: Pöldinger W, Reimer C (Hrsg.) (1985). Psychiatrische Aspekte suizidalen Verhaltens. Köln: Tropon.
Reimer C (1986). Prävention und Therapie der Suizidalität. In: Kisker KP, Lauter H, Meyer
Reimer C (1992). Tiefenpsychologische Einzeltherapie bei Suizidgefährdeten. In: Wedler H, Wolfersdorfer M, Welz R (Hrsg.). Therapie bei Suizidgefährdung. Regensburg: Roderer, S. 85–97.
Reimer C, Arentewicz G (1993). Kurzpsychotherapie nach Suizidversuch. Ein Leitfaden für die Praxis. Berlin: Springer.
Resch F, Strobl R (1989). Suicide in schizophrenic patients. Psychiatrische Praxis, 16: 136–140.
Retterstöl N (1987). Schizophrenie – Verlauf und Prognose. In: Kisker KP, Lauter H, Meyer JW (Hrsg.). Psychiatrie der Gegenwart 4. Schizophrenien. Berlin, Heidelberg, New York: Springer, S. 71–115.
Reynders I (2008). Suizidpräventionsanliegen in der Schweiz. Columne: Rauchzeichen aus dem DGS-Vorstand. SUIZIDPROPHYLAXE, 35: 166.
Riecher-Rössler A, Berger P, Yilmaz AT, Stieglitz RD (Hrsg.) (2004). Psychiatrisch-psychotherapeutische Krisenintervention. Göttingen: Hogrefe.
Ringel E (1953). Selbstmord. Abschluss einer krankhaften psychischen Entwicklung. Wien: Maudrich.
Ringel E (1961). Neue Untersuchungen zum Selbstmordproblem. Wien: Brüder Hollinek.
Ringel E (1969). Selbstmordverhütung. Bern: Huber.
Robins E, Murphy GE, Wilkinson RH Jr, Gassner S, Kayes J (1959). Some clinical considerations in the prevention of suicide based on a study of 134 successful suicides. Am J Public Health, 49: 888–899.
Rogers JR, Lester D (2010): Understanding suicide Why we don´t and how. Hogrefe Publishing, Göttingen
Rohde A, Marneros A, Deister A (1988). Suicidal behavior. In: schizophrenia patients: A follow-up investigation. In: Platt ST, Kreitman N (Hrsg.). Current research on suicide and para suicide. Edinburgh: Edinburgh University Press, S. 78–97.
Rosenfeld H (1963). Notes on the psychopathology and psychoanalytic treatment of depression and manic-depressive patients. Research Reports of the American Psychiatric Association: 73–83.
Rössler B (2011). Autonome. In: Stoecker R, Neuhäuser C, Ratters M-L (Hrsg.). Handbuch Angewandte Ethik. Metzler, Stuttgart Weimar, S. 93 – 99, insb. S. 93

Roy A (1982). Suicide in chronic schizophrenia. Brit J Psychiatry, 141: 171–177.

Roy A (1986). Suicide in schizophrenia. In: Roy A (Hrsg.). Suicide. Baltimore: Williams & Wilkins, S. 97–112.

Roy A (1992). Suicide in schizophrenia. Int Rev Psychiatry, 4: 205–209.

Roy A, Traper R (1995). Suicide among psychiatric hospital in-patients. Psychological Medicine, 25: 199–204.

Rubenach SP (2007). Todesursache Suizid. Statistisches Bundesamt, Wirtschaft und Statistik, 10: 960–971.

Rucci P, Frank E, Kostelnik B, Fagiolini MD, Mallinger AG, Swartz AA, Thase ME, Siegel L, Wilson D, Kupfer DJ (2002). Suicide attempts in patients with bipolar I disorder during acute and maintenance phases of intensive treatment with pharmacotherapy and adjunctive psychotherapy. Am J Psychiatry, 159: 1160–1164.

Runeson B, Beskow J (1991). Borderline personality disorders in young Swedish suicides. J Nerv Ment Dis, 179: 153–156.

Rutz W (2001). Preventing suicide and premature death by education and treatment. Journal of Affective Disorder, 62: 123–129.

Rutz W (2010). Depression und Suizidalität bei Männern in Europa: Ein Problem männlichen psychischen Leidens und männlicher Suizidalität. J Neurol Neurochir Psychiatr 11 (3): 46 - 52

Rutz W, von Knorring L, Walinder J (1992). Long-term effects of an educational program for general practitioners given by the Swedish Committee for the Prevention and Treatment of Depression. Acta Psychiatrica Scandinavica, 85: 83–88.

Sauter M, König F, Wolfersdorf M (1995). Cholesterin- und Triglyzeridwerte bei depressiv Kranken. Krankenhauspsychiatrie, 6: 129–144.

Schaller E, Mader M, Müller M, Hümpfner H, Purucker M, Wolfersdorf M (2007). Borderline-Wohngemeinschaft Bayreuth (BWG). Erste Ergebnisse zu einem Projekt. Wohngemeinschaft für ehemals stationäre Patienten mit Borderline-Persönlichkeitsstörung des Vereins Kontakt e. V. Bayreuth gemeinsam mit dem Bezirkskrankenhaus Bayreuth. In: Wolfersdorf M, Schüler M, Mauerer C, Rätzel-Kürzdörfer W (Hrsg.). Psychiatrie, Psychotherapie und Psychosomatische Medizin am Bezirkskrankenhaus Bayreuth – Ein Jahrbuch. Regensburg: Roderer, S. 212–224.

Schaller E, Wolfersdorf M (2010). Depression and suicide (pp. 297 – 323). In: Kumar U, Mandal MK (Hrsg.). Suicidal behaviour: Assessment & diagnosis. New Delhi, Indien: SAGE Publications.

Schaller S (2005). Kommentar zur Fallpräsentation von Helga Goll aus verhaltenstherapeutischer Sicht. In: Etzersdorfer E, Fartacek R, Götze P, Wolfersdorf M (Hrsg.). Fallstudien zur Suizidalität. Regensburg: Roderer, S. 109–113.

Scharfetter C (1973) Suicid. In: Müller C (Hrsg.). Lexikon der Psychiatrie. Berlin, Heidelberg, New York: Springer, S. 500–503.

Scheider B (2009). Substance use disorders and risk for completed suicide. Arch Suicide Res 13: 303 – 316t

Schlimme JE (2007). Ist das Merkmal der Unentschiedenheit notwendig, um Suizidalität zu verstehen? In: Schlimme JE (Hrsg.). Unentschiedenheit und Selbsttötung. Göttingen: Vandenhoeck & Ruprecht, S. 7–16.

Schlimme JE (2010): Verlust des Rettenden oder letzte Rettung. Untersuchungen zur suizidalen Erfahrung. Verlag Karl Alber, Freiburg/München

Schlimme JE (Hrsg.) (2007). Unentschiedenheit und Selbsttötung. Vergewisserungen der Suizidalität. Göttingen: Vandenhoeck & Ruprecht.

Schmale AH (1972). Depression as affect, character style and symptom formation. In: Holt R, Peterfreund E (eds.). Psychoanalysis and contemporary science (pp. 327 – 351). Macmillan, New York

Schmid R, Mehlsteibl D, Cording C, Wolfersdorf M, Spießl H (2008). »Viele Fragen und keine Antworten« – Hinterbliebene nach Kliniksuizid. Psychiatrische Praxis, 35: 247–250.

Schmidtke A (2008). Depression und Suizidalität. Vortrag, unveröffentlichtes Vortragsmanuskript.

Schmidtke A, Bille-Brahe U, De Leo D, Kerkhof A, Bjerke T et al. (1996). Attempted suicide in Europe: rates, trends and sociodemographic characteristics of suicide attempters during the period 1989-1992. Results of the WHO/EURO Multicentre Study on Parasuicide. Acta Psychiatrica Scandinavica, 93: 327–338.

Schmidtke A, Bille-Brahe U, DeLeo D, Kerkhof A (2004). Suicidal behaviour in Europe. Results from the WHO/EURO Multicentre Study on Suicidal Behaviour. Göttingen: Hogrefe & Huber.

Schmidtke A, Häfner H (1988). The Werther effect after television films: New evidence for an old hypothesis. Psychol Med, 18: 665–676.

Schmidtke A, Löhr C (2004). Socio-demographic variables of suicide attempters. In: De Leo D, Bille-Brahe U, Kerkhof A, Schmidtke A (Hrsg.). Suicidal behaviour. Washington, Göttingen: Hogrefe & Huber, S. 81–91.

Schmidtke A, Schaller S (1992). Verhaltenstheoretisch orientierte Therapiestrategien bei selbstschädigendem und suizidalem Verhalten. In: Wedler H, Wolfersdorf M, Welz R (Hrsg.). Therapie bei Suizidgefährdung. Ein Handbuch. Regensburg: Roderer, S. 99–121.

Schmidtke A, Schaller S, Takahashi Y, Gajewska A (2008). Modellverhalten im Internet: fördert das Internet Doppelsuizide und Suizidcluster? In: Herberth A, Niederkrotenthaler T, Till B (Hrsg.). Suizidalität in den Medien. Wien: Lit-Verlag, S. 275–285.

Schmidtke A, Schaller, Löhr C, Kruse A, Stöber G (2002). Suizidalität bei unipolaren und bipolaren affektiven Psychosen – Sterben mehr bipolare Kranke durch Suizid? Krankenhauspsychiatrie, 13 (Suppl. 1): S54–S48.

Schmidtke A, Sell R, Löhr RC (2008). Epidemiologie von Suizidalität im Alter. Z Gerontol Geriat, 41: 3–13.

Schmidtke A, Sell R, Wohner J, Löhr RC (2005). Epidemiologie von Suizid und Suizidversuch in Deutschland. SUIZIDPROPHYLAXE, 32: 87–93.

Schmidtke A, Weinacker B (1994). Suizidalität in der Bundesrepublik und in einzelnen Bundesländern: Situation und Trends. SUIZIDPROPHYLAXE, 21: 4–16.

Schmidtke A, Weinacker B, Apter A, Blatt A, Berman A et al. (1999). Suicide rates in the world: Update. Archives of Suicide Research, 5: 81–89.

Schmölzer C, Wolfersdorf M, Hole G (1990). Basissuizidalität in einem psychiatrischen Krankenhaus. Psychiatrische Praxis, 17: 150–155.

Schneider B (2003). Risikofaktoren für Suizid. Regensburg: Roderer.

Schneider B (2015). Was versteht man unter Suizidalität. Begriffsbestimmung, Formen, Diagnostik, Epidemiologie und Risikofaktoren. Nervenheilkunde 34 (6). 421-425

Schneider B, Maurer K, Frölich L (2001). Demenz und Suizid. Fortschritte Neurologie Psychiatrie, 69: 164–169.

Schneider B, Philipp M, Müller MJ (2001). Psychopathological predictors of suicide in patients with major depression during a 5-year follow-up. European J Psychiatry, 16: 283–288.

Schneider B, Wolfersdorf M, Wurst FM (2017). Suizid und Suizidprävention im psychiatrischen Krankenhaus. Thieme PSYCHup2date 11 (5): 445 - 463

Schneider, B, Lindner R, Sperling U, Wolfersdorf M, Fiedler G (2020) Zur möglichen Neuregelung der Suizidassistenz. Brief an Bundesgesundheitsminister Jens Spahn vom September 2020. Online-Dokument: https://www.naspro.de/dl/2020-NaSPro-AssistierterSuizid-Spahn.pdf

Schneider B, Reif A, Wagner B, Wolfersdorf M (2021) Warum brauchen wir Leitlinien für Suizidprävention? Bundesgesundheitsblatt. https://doi.org/10.1007/s00103-021-03468-w

Schneyder U, Sauvant J-D (Hrsg.) (1993). Krisenintervention in der Psychiatrie. Bern, Göttingen: Huber.

Schulsinger F, Ketty SS, Rosenthal D, Wender PH (1979). A familiy study of suicide. In: Schou M, Strömgren E (Hrsg.). Origin prevention and treatment of affective disorders. Orlando Flo, Academic Press: 278–287.

Schüttler R (1991). Suizidalität im Verlauf schizophrener Psychosen. In: Wolfersdorf M, Vogel R (Hrsg.). Suizidalität bei stationären psychiatrischen Patienten. Weinsberg: Weisenhof-Verlag, S. 131–156.

Schüttler R, Huber G, Gross G (1976). Suizide und Suizidversuch im Verlauf schizophrener Erkrankungen. Psychiatria clinical, 9: 97–105.

Seibl R, Antretter E, Haring C (2001). Konsequenzen eines Suizids für Personen im Umfeld des Suizidenten. Psychiatrische Praxis, 28: 316–322.

Seligman MEP (1975). Helplessness: On depression, development and death. Freeman, San Francisco

Seligman MEP (1979). Erlernte Hilflosigkeit. Urban & Schwarzenberg, München

Shearer SL, Peters CP, Quaytman MS, Wedman BE (1988). Intent and lethality of suicide attempts among female borderline inpatients. Am J Psychiatry, 145: 1424–1427.

Shneidman ES (1972) Foreword. In: Cain A (Ed) Survivors of suicide. Charles C. Thomas, Springfield, pp. 9-11.

Shneidman ES, Farberow NL (1961). The Cry for Help. New York: McGraw-Hill.

Shneidman ES, Farberow NL, Litman RE (1970). The Psychology of Suicide. New York: Science House.

Siegel M, Rothman EF (2016) Firearm ownership and suicide raes among US men and women, 1981-2013. Am J Public Health, 105: 1316-1322.

Simon R. I (2011). Preventing patient Suicide. Clinical Assessment and Management. American Psychiatric Publishing, Inc., Washington, DC, London, England, insbes. S. 71 – 93

Simson G (1976). Die Suizidtat. Eine vergleichende Betrachtung. München: CH Beck.

Sinyor M, Williams M, Tran US et al. (2019) Suicides in Young People in Ontario Following the Release of »13 Reasons Why«. Can J Psychiatry, 64, 798-804.

Siris SG (2001). Suicide and schizophrenia. J Psychopharmacol, 15: 127–135.

Smith KA, Cipriani A (2017) Lithium and suicide in mood disorders: Updated meta-review of the scientific literature. Bipolar Disorder, 19: 575-586.

Sokereo TP, Leartin _TK, Rytsäla HJ, Leskelä-Mielonen PS, Isomtsä ET (2003). Suicidal ideation and attempts among psychiatric patients with major depressive disorder. J Clin Psychiatry, 64: 1094–1100.

Soloff PH, Chiappetta L (2019) 10-year outcome of suicidal behavior in Borderline Personality Disorder. J Per Disord, 33: 82-100.

Soloff PH, Lis JA, Kelly T, Cornelius J, Ulrich R (1994). Risk factors for suicidal behavior in borderline personality disorder. Am J Psychiatry, 151: 1316–1323.

Soloff PH, Lynch KG, Kelly TM, Malone KM, Mann JJ (2000). Characteristics of suicide attempts of patients with major depressive episode and borderline personality disorder: a comparative study. Am J Psychiatry, 157: 601–608.

Sonneck G (1976). Krisenintervention. In: Gross H, Soms-Rödelheim W (Hrsg.): 2. Steinhofer Symposium. Wien: Facultas, S. 82–88.

Sonneck G (1982). Krisenintervention und Suizidverhütung. Psychiatria clinical 15, Nr. 1–2.

Sonneck G (1989). Krisenintervention bei Suizidalität und Lebenskrisen. SUIZIDPROPHYLAXE 16: 55–72.

Sonneck G (2000). Krisenintervention und Suizidverhütung. 5. Auflage (1. Auflage 1985). Wien: Facultas.

Sonneck G, Goll H, Kaptinay T, Stein C, Strunz V (2008). Krisenintervention. Von den Anfängen der Suizidprävention bis zur Gegenwart. Enzyklopädie des Wiener Wissens; Bd. VI. Weitra: Bibliothek der Provinz.

Sonneck G, Kapusta N, Tomandl G, Voracek M (Hrsg.) (2016) Krisenintervention und Suizidverhütung. 3. Auflage. UTB Facultas, Wien.

Spießl H, Neuner T, Hübner-Liebermann B, et al. (2008). Suizidprävention durch die psychiatrisch-psychotherapeutische Klinik. Nervenheilkunde 27 (suppl 1): 60-66

Spießl H, Neuner T, Mehlsteibl D, Schmid R, Hübner-Liebermann B (2007). Welchen Beitrag leisten psychiatrisch-psychotherapeutische Fachkliniken zur Suizidprävention? SUIZIDPROPHYLAXE, 34: 207–211.

Sprengel, P. (Hrsg.) (1985). Aus meinem Leben, Dichtung und Wahrheit, Münchner Ausgabe.

Stack S (2003). Media coverage as a risk factor in suicide. J Epidemiol Community Health, 57: 238–240.

Stack S, Wasserman J (2005). Race and Method of suicide: Culture and Opportunity. Archives of Suicide Research, 9: 57–68.

Stanley B, Brodsky BS (2005). Suicidal and self-injurious behaviour in borderline personality disorder: a self-regulation mode. In: Gunderson DJG, Hoffman PD (Hrsg.). Understanding and treating borderline personality disorder: A Guide for Professionals and Families. Washington DC: Am Psychiatric Publishing, S. 43–63.

Statham DJ, Heath AC, Madden PA, Bucholz, KK, Biernt L, Dinwiddie SH, Slutske WS, Dunne MP, Martin NG (1998). Suicidal behaviour: an epidemiological and genetic study. Psychol Med, 24: 839–855.

Statistisches Bundesamt (2007). Sterbefälle u. a. 2007. www.gbe-bund.de 28.08.2008.

Steeck N, Junker C, Moessen M et al. (2014) Suicide assisted by right-to die associatons: a population based cohort study. Int J Epidemio 43: 614-622.

Stein C (2020) Spannungsfelder der Krisenintervention. Ein Handbuch für die psychosoziale Praxis. 2. Auflage. Kohlhammer, Stuttgart.

Steinberg H (1999). Der »Werther-Effekt«. Historischer Ursprung und Hintergrund eines Phänomens. Psychiat Prax., 26: 37–42.

Steinert T, Wolfersdorf M (1993). Aggression und Autoaggression. Psychiatrische Praxis, 20: 1–8.

Steinhausen H-C (2006). Psychische Störungen bei Kindern und Jugendlichen. 6. Auflage Urban & Fischer, München

Stengel E (1961). Selbstmord und Selbstmordversuch. In: Gruhle HW, Jung R, Mayer-Gross W, Müller M (Hrsg). Psychiatrie der Gegenwart, Bd. III: Soziale und angewandte Psychiatrie. Berlin, Göttingen, Heidelberg: Springer, S. 51–74.

Stengel E (1964). Suicide and attempted suicide. London: Pengiun Books (Dt. Übersetzung: Selbstmord und Selbstmordversuch. Stuttgart: S. Fischer 1969).

Stengel E (1969). Grundsätzliches zum Selbstmordproblem. In. Ringel E (Hrsg.). Selbstmordverhütung. Bern, Stuttgart, Wien: Huber, S. 9–49.

Stich W (1996). »Hinterbliebene nach Suizid« – Erfahrungen aus drei Jahren Gruppenarbeit. SUIZIDPROPHYLAXE, 23: 157–160.

Stieglitz R-D (2005). Anpassungs- und Belastungsstörungen in der ICD-10. psychoneuro 31 (1): 16 - 20

Stiftung Deutsche Depressionshilfe (Hrsg.) (2016): Suizidprävention: Eine globale Herausforderung. Leipzig

Stone MH (1993). Long-term outcome in personality disorders. Brit J Psychiatry, 162: 299–313.

Stone MH (1996). Langzeitkatamnesen von narzisstischen und Borderline-Patienten. In: Kernberg OF (Hrsg.). Narzisstische Persönlichkeitsstörungen. Stuttgart, New York: Schattauer, S. 131–154.

Stone MH (1997). Langzeitkatamnesen von leichten und schweren Persönlichkeitsstörungen. Psychotherapie, 2: 29–36.

Stone MH, Stone DK, Hort SW (1987). Natural history of borderline patients treated by inten-

sive hospitalization. Intensive Hospital Treatment, 10: 185–206.
Straub R, Wolfersdorf M, Keller F (1982). Elektrodermale Aktivitäten bei Depressiven mit hartem bzw. weichem Suizidversuch. Fortschritte Neurologie Psychiatrie, 60: 45–53.
Studdert DM, Zhang Y, Swanson SA, Prince L, Rodden JA, Holsinger EE, et al. (2020) Handgun ownership and suicide in California. N Engl J Med, 382: 2220-2229.
Sublette EM, Carballo JJ, Moreno C, Galfalvy HC, Brent DA, Birmaher B, Mann JJ, Oquendo MA (2009). Substance use disorders and suicide attempts in bipolar subtypes. J of Psychiatry Research, 28 (Epub ahead of print).
Supprian T (2019). Suizidalität bei Demenzkranken. SUIZIDPROPHYLAXE 177 (2): 48- 52
Tabachnik N (1961). Countertransference crisis in suicidal attempts. Archives of General Psychiatry, 4: 572–578.
Tellenbach H (1961). Melancholie. Springer, Heidelberg
Tenter J (1999). Suizid und Selbstaufgabe bei gerontopsychiatrischen Patienten. In: Wurst, FM, Vogel R, Wolfersdorf M (Hrsg.). Beiträge zum Stand der klinischen Suizidprävention. Regensburg: Roderer, S. 117–126.
Thies-Flechtner K, Müller-Oehrlinghaussen W, Seibert W, Walther A, Greil W (1996). Effect of prophylactic treatment on suicide risk in patient with major affective disorders. Pharmacopsychiatry, 29: 103–107.
Thoeni N, Reisch T, Hemmer A, Bartsch C (2018) Suicide by firearm in Switzerland: who uses the army wapon? Results from the national survey between 2000 and 2010. Swiss Med Wkly, 148: w14646 (eCollection 2018 Sep 10).
Till B, Arendt F, Scherr S, Niederkrotenthaler T (2018) Effect of Educative Suicide Prevention News Articles Featuring Experts With vs Without Personal Experience of Suicidal Ideation: A Randomized Controlled Trial of the Papageno Effect. J Clin Psychiatry, 80: 17m11975. doi: 10.4088/JCP.17m11975.
Till B, Niederkrotenthaler T (2014) Positive und negative Aspekte des Internets für die Suizidprävention. Suizidprophylaxe, 41: 96-106.
Till B, Niederkrotenthaler T (2018) Werther- und Papageno-Effekt durch Suiziddarstellungen im Internet – Suizidgefahr durch neue Medien? Spectrum Psychiatrie, 3: 26-29.
Totaro S, Toffol E, Scocco P (2016) Suicide prevention and the Internet, risks and opportunities: a narrative review. Suicidology Online, 7: 40-50.
Valtonen HM, Suominen K, Haukka J, Mantere O, Arvilommi P, Leppämäki S, Isometsä ET (2009). Hopelessness across phases of bipolar I or II disorder: a prospective study. J Affective Disorders, 115: 11–17.
Valtonen HM, Suominen K, Mantere O, Leppämäki S, Arvilommi P, Isometsä ET (2005). Suicidal ideation and attempts in bipolar I and II disorders. J Clin Psychiatry, 66: 1456–1462.
Valtonen HM, Suominen K, Mantere O, Leppämäki S, Arvilommi P, Isometsä ET (2007). Suicidal behaviour during different phases of bipolar disorder. J Affective Disorders, 97: 101–107.
Värnik P (2012). Suicide in the World. Int J Environ Res Public Health, 9: 760-771.
Venzlaff U (2004). Psychiatrische Begutachtung von Suizidhandlungen. In: Foerster K (Hrsg.): Venzlaff U, Foerster K. Psychiatrische Begutachtung, 4. Aufl. München: Elsevier, S. 729–746.
Verkes RJ, Mast van der RC, Hangeveld MW, Tuyl JP, Zwinderman AH, Campen von GMJ (1998). Reduction by paroxetine of suicidal behaviour inpatients with repeated suicide attempts but not in major depression. Am J Psychiatry, 155: 543–547.
Vital Statistics of the New United States (Mc Intosa JL). Suizidalität USA 1996. Annual Volume 1998.
Voaklander EC, Row BH, Dryden DM, Pahle J, Saar P, Kellykat E (2008). Medical illness, medication uses and suicide in seniors: a population-based case-control study. J Epidemiol and Community Health, 62: 138–146.
Vogel R, Wolfersdorf M (1986). Der Umgang des therapeutischen Personals psychiatrischer Kliniken mit Suiziden in ihren Abteilungen. In: Specht F, Schmidtke A (Hrsg.). Selbstmordhandlungen bei Kindern und Jugendlichen. Regensburg: Roderer, S. 269–272.
Vogel R, Wolfersdorf M (1987). Staff response to the suicides of psychiatric inpatients. Crisis, 8: 178–184.
Voglia B (1984). Survivor–victims of suicide. In: Hatton CL, Valente SM (Hrsg.). Suicide. Assessment and intervention. Connecticut, USA, S. 149–162.
Vuorilehto alms, Melartin TK, Isometsä ET. (2006). Suicidal behaviour among primary-care patients with depressive disorders. Psychol Med, 36: 203–210.
Wahlbeck K, Mäkinen M (Hrsg.) (2008). Prevention of depression and suicide. Consensus paper. Luxembourg: European Communities, S. 4–5.
Warnes H (1968). Suicide in schizophrenia. Diss Nerv Syst, 29: 35–40.
Wasserman D (2001). Examples of successful suicide prevention in psychiatry. In: Wasserman D (Hrsg.). Suicide – an unnecessary death. London: Martin Dunitz, S. 219–224.

Wasserman D (2001). Strategy in suicide prevention. In: Wasserman D (Hrsg.). Suicide – an unnecessary death. London: Martin Dunitz, S. 211–216.

Wasserman D (ed.) (2001). Suicide – an unnecessary death. Dunitz London

Wedler H (1984). Der Suizidpatient im Allgemeinkrankenhaus. Stuttgart: Enke.

Wedler H (1991). Körperliche Krankheit bei Suizidpatienten einer internistischen Abteilung. In: Wedler H, Moeller HJ (Hrsg.). Körperliche Krankheit und Suizid. Regensburg: Roderer, S. 87–99.

Wedler H (2008). Körperliche Krankheiten und Suizidalität. In: Wolfersdorf M, Bronisch T, Wedler H (Hrsg.). Suizidalität. Regensburg: Roderer, S. 144–171.

Wedler H (2015). Beihilfe zum Suizid. Die internationale Entwicklung. Nervenheilkunde 34 (6): 446-450

Wedler H (2017) Suizid kontrovers. Wahrnehmungen in Medizin und Gesellschaft. Kohlhammer: Stuttgart.

Wedler H (2018) Thomas Macho: Das Leben nehmen. Buchbesprechung. SUIZIDPROPHYLAXE, Heft 175: 154-155.

Wedler H (Hrsg.) (1992). Behandlung von Suizidpatienten im Allgemeinkrankenhaus. In: Wedler H, Wolfersdorf M, Welz R (Hrsg.). Therapie bei Suizidgefährdung. Ein Handbuch. Regensburg: Roderer, S. 293–304.

Weiden P, Roy A (1992). General versus specific risk factors for suicide in schizophrenia. In: Jacobs D (Hrsg.). Suicide and clinical practice. Washington DC. American Psychiatric Press, S. 75–100.

Weikard MA (1782). Der philosophische Arzt. 1. Stück, S. 214–255 (erstmals erschienen 1773, anonym).

Weltgesundheitsorganisation (WHO) (1993). Internationale Klassifikation psychischer Störungen. ICD-10 Kapitel V (F). Klinisch-diagnostische Leitlinien (herausgegeben von Dilling H, Momour W, Schmidt MH). Bern, Göttingen, Toronto: Huber.

Weltgesundheitsorganisation (WHO) (2014). Preventing suicide: a global imperative. Deutsche Übersetzung: Suizidprävention: Eine globale Herausforderung. Stiftung Deutsche Depressionshilfe/Deutsche Bahn Stiftung 2016, Leipzig

Weltgesundheitsorganisation (WHO) (2014): Preventing Suicide: A global imperative. Department für psychische Gesundheit und Substanzmissbrauch, WHO, Genf, Schweiz

Weltgesundheitsorganisation (WHO) (2017) Preventing suicide: A resource for filmmakers and others working on stage and screen. Genf, WHO.

Welz R (1992). Therapie bei Suizidgefährdung. Definition, Suizidmethoden, Epidemiologie und Formen der Suizidalität. In: Wedler H, Wolfersdorf M, Welz R (Hrsg.). Therapie bei Suizidgefährdung. Ein Handbuch. Regensburg: Roderer, S. 11–22.

Wenglein E (1995). Der suizidale Patient in der Psychosomatisch-Psychotherapeutischen Klinik. Regensburg: Roderer.

Wilke J (1998). Mitschuldig am Suizid? Bewältigung von Trauer und Schuld durch Johann Wolfgang von Goethe. Psychother Psychosom med Psychol, 48: 139–141.

Willemsen R (2002). Der Selbstmord. Köln: Kiepenheuer & Witsch.

Winnicott DW (1949). Hate in the countertransference. Int J Psychoanal, 30: 69–74.

Winokor G, Tsuang M (1975). The iowa 500: suicide in mania, depression, and schizophrenia. Am J Psychiatry, 132: 650–651.

Winter S, Brockmann E, Hegerl U (2005). Die Situation Hinterbliebner nach Suizid. Verhaltenstherapie, 15: 47–53.

Winterling G (1996). Mein Kind hat sich das Leben genommen – und ich lebe. Ein Bericht über Tage der Begegnung mit trauernden Eltern. SUIZIDPROPHYLAXE, 23: 11–12.

Wolfersdorf M (1989). Suizid bei stationären psychiatrischen Patienten. Regensburg: Roderer.

Wolfersdorf M (1991). Depression und Suizidalität. In: Steinberg R (Hrsg.): Depression. Tilia Verlag, Klingenmünster, S. 15 - 33

Wolfersdorf M (1991). Suizidprävention und Krisenintervention als medizinisch-psychosoziale Aufgabe. Regensburg: Roderer.

Wolfersdorf M (1992). Stellung von Psychopharmaka in der Behandlung von Suizidalität. Psychiatrische Praxis, 19: 100–107.

Wolfersdorf M (1995). Schizophrenie und Suizidalität. Diagnostische und motivationale Aspekte. In: Wolfersdorf M, Felber W (Hrsg.). Psychose und Suizidalität. Regensburg: Roderer, S. 127–138.

Wolfersdorf M (1995). Suizidalität – Begriffsbestimmung und Entwicklungsmodelle suizidalen Verhaltens. In: Wolfersdorf M, Kaschka WP (Hrsg.). Suizidalität – Die biologische Dimension. Berlin, Heidelberg, New York: Springer, S. 1–16.

Wolfersdorf M (2000a). Der suizidale Patient in Klinik und Praxis. Stuttgart: Wissenschaftliche Verlagsgesellschaft.

Wolfersdorf M (2000b). Suizidalität. Begriffsbestimmung und Grundzüge der notfallpsychiatrischen Suizidprävention. Psycho, 26: 319–325.

Wolfersdorf M (2000c). Suicide among psychiatric inpatients. In: Hawton K, Heeringen van K (Hrsg.). The International Handbook of Suicide and attempted suicide. Chichester, New York, Weinheim: John Wiley & Sons: S. 457–466.

Wolfersdorf M (2002). Depression und Suizidalität. Neuere klinische Aspekte und Untersuchungsergebnisse. In: Laux G (Hrsg.). Depression 2000. Berlin, Heidelberg, New York: Springer, S. 163–181.

Wolfersdorf M (2005). Zusammenfassung der Diskussion. In: Etzersdorfer E, Fartacek R, Götze P, Wolfersdorf M (Hrsg.). Fallstudien zur Suizidalität. Regensburg: Roderer, S. 167–169.

Wolfersdorf M (2006). Nach einem Suizid – zur Situation der Betroffenen und Angehörigen. SUIZIDPROPHYLAXE, 33: 25–31.

Wolfersdorf M (2007). Suizid aus klinischer psychiatrisch-psychotherapeutischer Sicht. In: Schlimme JE (Hrsg.). Unentschiedenheit und Selbsttötung. Göttingen: Vandenhoeck & Ruprecht, S. 17–28.

Wolfersdorf M (2008). Männer und psychische Erkrankung. SUIZIDPROPHYLAXE 135 (4): 167-174

Wolfersdorf M (2008a). Suizidalität. Der Nervenarzt, 11: 1319–1336.

Wolfersdorf M (2008b). Der Doppelsuizid(-versuch). Eine spezielle appellative Variante erweiterter suizidaler Handlungen. Manuskript zum Vortrag anlässlich der 13. Dresdner Forensischen Frühjahrstagung 02.06.2008 in Dresden.

Wolfersdorf M (2009a) Suizidalität. In Berger M (Hrsg.). Psychische Erkrankungen. 3. Aufl. Urban & Fischer Verlag, München, S. 484–498, insbes. 496.

Wolfersdorf M (2009b) Checkliste zum Fragen nach Suizidalität, Hausinterne Checkliste, Bayreuth 2009, unveröffentlicht.

Wolfersdorf M (2010) Ressourcenverteilung zwischen Psychiatrie, Psychotherapie und Psychosomatik aus medizinischer Sicht. Vortrag i. R. d. Gesundheitspolitischen Kongresses der bayerischen Bezirke 03/04. Feb. 2010 in Irsee. Unveröffentl. Manuskript.

Wolfersdorf M, Etzersdorfer E (2011) Suizid und Suizidprävention. Kohlhammer Verlag, Stuttgart.

Wolfersdorf M (2012). Amok. Vortrag an der Stradins Univesität Riga, Lettland am 18.12.2012, unveröffentlicht, internes paper

Wolfersdorf M (2012). Suizid und Suizidalität aus psychiatrisch-psychotherapeutischer Sicht. BED 13: 2 – 7

Wolfersdorf M (2015). Selbstbestimmung, psychische Krankheit und Suizid. Suizidbeihilfe aus psychiatrischer Sicht. Steht uns ein Tabu-Bruch bevor? Vortrag beim Ostbayern-Symposium Bezirksklinikum Regensburg 25. April 2015, nicht publiziertes Manuskript

Wolfersdorf M (2015). Suizidbeihilfe bzw. ärztlich assistierter Suizid. Eine psychiatrische Position. Nervenheilkunde 34 (6): 451-458

Wolfersdorf M (2019), Suizidalität – Ein psychiatrischer Notfall, Suizidpräventiion – eine therapeutische Verpflichtung. Manuskript für das Statement im Rahmen der Anhörung beim Bundesverfassungsgericht 16. Und 17. April 2019 in Karlsruhe, nicht publiziert

Wolfersdorf M (2019). Depression und Suizidalität. In: Henke C, Huber D, Dammann G, Grimmer B (Hrsg.). Depression. Kohlhammer, Stuttgart 29 – 39

Wolfersdorf M (2020). Sind Menschen, die sich das Leben nehmen, psychisch krank? – Pro & Kontra. Psychiat Prax 47: 176–178

Wolfersdorf M (2022) Die Bitte um den assistierten Suizid und die Suizidprävention. Helfen oder hindern? Vortrag bei der Evangelischen Akademie Tutzing am 1. April in Kulmbach. Tischvorlage, nicht publiziert.

Wolfersdorf M und »Arbeitsgemeinschaft Suizidalität und Psychiatrisches Krankenhaus« (1999). Suizidprävention und psychische Erkrankung – neuere Aspekte. In: Wurst FM, Vogel R, Wolfersdorf M (Hrsg.). Beiträge zum Stand der klinischen Suizidprävention. Roderer, Regensburg, S. 40 - 65

Wolfersdorf M und Arbeitsgemeinschaft, »Suizidalität und Psychiatrisches Krankenhaus« (2007). Patientensuizid – Suizid während stationärer psychiatrisch-psychotherapeutischer Behandlung. Rückblick und aktueller Stand der Patientensuizidforschung. In: Wurst FM, Vogel R, Wolfersdorf M (Hrsg.). Therapie und Praxis der Suizidprävention. Roderer, Regensburg, S. 91 – 108

Wolfersdorf M, Blattner J, Gröber M, Nelson F, Dalton-Taylor B (1989). How calls? A comparison of callers of the telephone service at the Suicide Prevention Center, Los Angeles Ca, country-regionUSA, and the callers of the »Telefonseelsorge« Ravensburg, FRG. European J Psychiatry, 3: 33–48.

Wolfersdorf M, Brieger P (2015) »Keiner bringt sich gerne um!« Editorial. Nervenheilkunde 34 (6):411-412

Wolfersdorf M, Bronisch T, Wedler H (Hrsg.) (2008). Suizidalität. Verstehen – vorbeugen – behandeln. Regensburg: Roderer.

Wolfersdorf M, Felber W (Hrsg.) (1995). Psychose und Suizidalität. Regensburg: Roderer, S. 127–138.

Wolfersdorf M, Frank U, Jokusch U, König F, Leibfarth M (1997). Der erweiterte Suizidversuch bei depressiven Patienten und seine Folgen. Psychiatrische Praxis, 24: 270–274.

Wolfersdorf M, Franke C (2006). Suizidalität – Suizid und Suizidprävention. Fortschritte Neurologie Psychiatrie, 74: 400–419.

Wolfersdorf M, Franke C, Mauerer C, Dobmeier M (2002). Krisenintervention bei Suizidalität. In: Bronisch T (Hrsg.). Psychotherapie der Suizidalität. Stuttgart: Thieme, S. 16–29.

Wolfersdorf M, Franke C, Mauerer C, Purucker M, Kornacher J, Rupprecht U, Schuh B, König F, Dobmeier M (2002). Suizidgefahr bei Patienten mit bipolaren affektiven Störungen. Krankenhauspsychiatrie, 13 (Suppl. 1): 49–53.

Wolfersdorf M, Hegerl U (2019). Suizid und Suizidprävention. In: Voderholzer U, Hohagen F (Hrsg.): Therapie psychischer Erkrankungen. State of the Art. 14. Auflage. ELSEVIER Urban & Fischer München: 503 – 508

Wolfersdorf M, Hole G, Steiner B, Keller F (1990). Suicide risk in suicidal versus nonsuicidal depressed inpatients. Crisis, 11: 85–97.

Wolfersdorf M, Jokusch U (1988). Der erweiterte Suizidversuch bei psychiatrischen Patienten. Zur Diagnostik und Beurteilung bei depressiv Kranken. SUIZIDPROPHYLAXE, 15: 21–27.

Wolfersdorf M, Kaschka WP (1995). Zur Psychobiologie suizidalen Verhaltens: abschließende Bemerkungen. In: Wolfersdorf M, Kaschka WP (Hrsg.). Suizidalität – die biologischen Dimensionen. Heidelberg: Springer.

Wolfersdorf M, König F, Franke C (2002). Suizid. In: Berzewski H, Nickel B (Hrsg.). Neurologische und psychiatrische Notfälle. Die Erstversorgung. München, Jena: Urban & Fischer, S. 411–426.

Wolfersdorf M, Laux G (2022) Depressionen. Stuttgart: Kohlhammer.

Wolfersdorf M, Lehle B, Adler L (2005). Bipolar affective disorders and suicide during psychiatric in-patient treatment. Arch of Suicide Research, 9: 261–266.

Wolfersdorf M, Mauerer C, Franke C (2001). Suizidalität und Antriebssteigerung: Provokation und/oder Prävention von Suizidgefahr durch Psychopharmaka. In: Bronisch T, Felber W, Wolfersdorf M (Hrsg.). Neurobiologie suizidalen Verhaltens. Regensburg: Roderer, S. 303–323.

Wolfersdorf M, Mauerer C, Franke C, Dobmeier M (2002). Therapie mit Antidepressiva bei Suizidalität. In: Bronisch T (Hrsg.). Psychotherapie der Suizidalität. Stuttgart, New York: Thieme, S. 54–65.

Wolfersdorf M, Mauerer C, Schüler M. Demenz und Suizidalität. In: Mahlberg R, Gutzmann H (Hrsg.) (2009). Demenzerkrankungen. Köln: Deutscher Ärzte-Verlag, S. 315–320.

Wolfersdorf M, Mäulen W (1992). Suizidprävention bei psychisch Kranken. In: Wedler H, Wolfersdorf M, Welz R (Hrsg.): Therapie bei Suizidgefährdung. Regensburg: Roderer, S. 175–198.

Wolfersdorf M, Metzger R, Kopittke W, Studemund B, Kohler T, Hole G (1984). Einige Aspekte des Suizidproblems in der psychiatrischen Klinik. Literaturübersicht und eigene Untersuchung. In: Faust V, Wolfersdorf M (Hrsg.). Suizidgefahr. Stuttgart: Hippokrates, S. 221–249.

Wolfersdorf M, Müller B (2007). Zur Situation der stationären Depressionsbehandlung in Deutschland. Psychiatrische Praxis, 34 (Suppl. 3): S277–S280.

Wolfersdorf M, Neher F, Arbeitsgemeinschaft »Suizidalität und Psychiatrisches Krankenhaus« (2003). Schizophrenie und Suizid – Ergebnisse eines Kontrollgruppenvergleiches bei durch Suizid während stationärer psychiatrischer Behandlung verstorbenen schizophrenen Patienten. Psychiatrische Praxis, 30: 272–278.

Wolfersdorf M, Neher F, Franke C, Mauerer C, AG »Suizidalität und Psychiatrisches Krankenhaus« (2002). Suizidalität. Schizophrene und affektive Psychosen. In: Bronisch T, Götze P, Schmidtke A, Wolfersdorf M (Hrsg.). Suizidalität. Stuttgart, New York: Schattauer, S. 175–201.

Wolfersdorf M, Neuner T (2008). Nach einem Suizid – aus therapeutischer Sicht. Vortrag bei der Novembertagung des Arbeitskreises »Suizidalität und Psychiatrisches Krankenhaus«, Schwerpunktthema »Postvention – nach einem Suizid« 10.11.2008, BKH Bayreuth, unveröffentlichtes Manuskript.

Wolfersdorf M, Niederhofer H, Bloch H, Schüler M, Purucker M (2010). Depression im Lebenszyklus (insbes. 868 Tab). Nervenheilkunde 2015; 34: 862 – 870

Wolfersdorf M, Purucker M (2003). Suizidprävention in der Notfallpsychiatrie. In: Giernalczyk T (Hrsg.). Suizidgefahr – Verständnis und Hilfe. Tübingen: dgvt-Verlag, S. 157–182.

Wolfersdorf M, Purucker M Schneider B (2016). Suizidales Syndrom, In: Böker H, Hartwich B, Northoff G (Hrsg.). Neuropsychodynamische Psychiatrie. Springer, Berlin Heidelberg 395 - 408

Wolfersdorf M, Schmidtke A. Suizidalität. In: Voderholzer U, Hohagen F (Hrsg.) (2005). Therapie psychischer Erkrankungen – State of the art. München: Urban & Fischer, S. 261–267.

Wolfersdorf M, Schneider B, Schmidtke A (2015). Suizidalität: Ein psychischer Notfall, SUIZIDPRÄVENTION: Eine psychiatrische Verpflichtung. Der Nervenarzt 9: 1120 – 1129

Wolfersdorf M, Schneider B (2021) Suizid und Suizidprävention. In: Vorderholzer U, Hohagen F (Hrsg.) Therapie psychischer Erkrankungen –

state of the art. 16. Aufl. Elsevier – Urban & Fischer, München, S. 525–531.
Wolfersdorf M, Schüler M (2005). Depressionen im Alter. Stuttgart: Kohlhammer.
Wolfersdorf M, Schüler M (2016) Ethische Aspekte der klinischen Psychiatrie und Psychotherapie. In: Böker H, Hartwich P, Northoff G (Hrsg.) Neuropsychodynamische Psychiatrie. Springer: Heidelberg, S. 531-540.
Wolfersdorf M, Schulte-Wefers H, Schaller E (2008). Männer-Depression/Männer-Suizid. SUIZIDPROPHYLAXE 135 (4): 195-198
Wolfersdorf M, Sperling U, Lewitzka U (2019). Entwurf Stellungnahme des Referates Suizidologie der DGPPN zum Urteil des Bundesverfassungsgerichtes in Karlsruhe 16. Und 17. April 2019 nach 2-tägiger Anhörung wegen Verfassungsbeschwerden. Nicht publiziertes Manuskript
Wolfersdorf M, Straub R, Bark T, Keller F (1996). Elektrodermale Aktivität bei depressiven Patienten, unter besonderer Berücksichtigung der Suizidalität. Eine Übersicht zur EDA bei 532 depressiven und suizidal-depressiven Patienten. In: Kaschka WP (Hrsg.). Neurobiologische Forschung und psychiatrische Therapie. Basel: Karger, S. 177–196.
Wolfersdorf M, Studemund H, Kirsch A, Stöber R, Ruhenstroth-Baur U (1995). Zur Suizidalität bei schizophreniekranken Frauen in stationärer psychiatrischer Behandlung. In: Wolfersdorf M, Felber W (Hrsg.). Psychose und Suizidalität. Regensburg: Roderer, S. 69–97.
Wolfersdorf M, Vogel R (2008). Suizidprävention in psychiatrisch-psychotherapeutischen Einrichtungen – aktuelle Ergebnisse und praktische Konsequenzen für das Risikomanagement. Vortrag bei der Fachtagung des Landschaftsverbandes Rheinland (LVR) »Krankenhaus im Wandel – Patientensicherheit in der Psychiatrie« am 20.11.2008 in Köln. Hausinterne Publikation LVR Rheinland, Köln.
Wolfersdorf M, Vogel R, Heydt G, Vogel WD (1993). Ausgewählte Ergebnisse der Patientensuizid-Forschung an psychiatrischen Großkrankenhäusern: Schizophrene als neue Risikogruppe. Psychiatrische Praxis, 20 (Suppl. 1): 38–41.
Wolfersdorf M, Vogel R, Kornacher J, Rupprecht U, Franke C, Wurst FM (2001). Nach dem Suizid eines Patienten – Erfahrungen mit Angehörigen in der psychiatrischen Klinik. Psychiatrische Praxis, 28: 1–4.
Wolfersdorf M, Vogel R, Vogl R, Grebner M, Keller F, Purucker W, Wurst FM (2016): Suizid im psychiatrischen Krankenhaus. Ergebnisse, Risikofaktoren, Therapeutische Maßnahmen. Der Nervenarzt 87 (5): 474 – 482
Wolfersdorf M, Vogel R, Vogl R, Keller F, Spießl H. Wurst FM, AG Suizidalität und Psychiatrisches Krankenhaus (2014). 40 Jahre Kliniksuizidverbundstudie der AG »Suizidalität und Psychiatrisches Krankenhaus«. Psychiat Prax 41: 331 – 335
Wolfersdorf M, Wedler H, Welz R (1992). Diagnostik von Suizidalität. In: Wedler H, Wolfersdorf M, Welz R (Hrsg.): Therapie bei Suizidgefährdung. Ein Handbuch. Regensburg: Roderer, S. 23–50.
Wolfersdorf M, Zeschick L, Fröscher W (1991). Körperliche Krankheit und Suizid – Literaturübersicht und kritische Anmerkungen. In: Wedler H, Moeller HJ (Hrsg.). Körperliche Krankheit und Suizid. Regensburg: Roderer, S. 9–42.
Woopen C (2014). »Selbstbestimmung« – Rahmenbedingungen. Vortrag beim DGPPN-Kongress 28. Noevember 2014 Berlin, unveröffentlichtes Paper
Wrobleski A (1992). Suicide: Survivors. A guide for those left behind.
Wurst FM, Kunz I, Skipper G et al. (2013). How therapies eract tow patient´s suicide: findings and consequences for healthcare professionals wellbeing. General Hospital Psychiatry 35: 565 – 570
Wurst FM, Müller S, Betetyen S, Euler S, Wiesbeck G, Vogel R, Wolfersdorf M, AG Suizidalität und Psychiatrisches Krankenhaus (2010). Therapists' reaction to patients suicide – results of a survey. Suicide and life threatening behaviour (im Druck).
Wurst FM, Vogel R, Grebner M et al. (2011). Empfehlungen zur Diagnostik und zum Umgang mit Suizidalität in der stationnären psychiatrisch-psychotherapeutischen Behandlung. AG »Suizidalität und Psychiatrisches Krankenhaus« SUIZIDPROPHYLAXE 38: (4): 166 – 170
Wurst FM, Vogel R, Wolfersdorf M (Hrsg.) (1999). Beiträge zum Stand der klinischen Suizidprävention. Regensburg: Roderer
Wurst FM, Vogel R, Wolfersdorf M (Hrsg.) (2007). Theorie und Praxis der Suizidprävention. Roderer, Regensburg
Yen S, Shea MT, Sanislow CA, Grilo CM, Skodolae Gunderson JG, Mc Glashan TH, Zanarini MC, Morey LC (2004). Borderline personality disorder Criteria associated with prospectively observed suicidal behaviour. Am J of Psychiatry, 161: 1296–1208.
Zalsman G, Hawton K, Wasserman D, van Heeringen K, Arensman E, Sarchiapone M et al. (2016) Suicide Prevention Strategies revisited: 10-year systematic review. Lancet Psychiatry, 3: 646-659.
Zarse K, Terao T, Tian J, Iwata N, Ishii N, Ristow M (2011) Low-dose lithium uptake promotes longevity in humans and metazoans. Eur J Nutr, 50: 387-389.

Zedler H (1743). Moral-Philosophie. Großes Vollständiges Universallexikon aller Wissenschaften und Künste. Bd. 21. Halle, Leipzig: Zedler (Neuauflage: Akademische Druck- und Verlagsanstalt Graz 1961), S. 1486.

Zubin J (1974). Observations on nosological issues in the classification of suidial behavior. In: Beck AT, Resnik HL, Lettiere DJ (Hrsg.). The prediction of suicide. Bowie, Maryland, Charles Press Publishers 1974: 3–28.

Stichwortregister

A

Aggression 78, 187
AGUS (Angehörige um Suizid) 120, 246
Allgemeinkrankenhaus 233
Ambivalenz 74, 76, 81
Amok 41
Antidepressiva 243
Autonomie 254
Autopsiestudien 61
Availability 144
Awareness 116, 166

B

Beziehung 222
Beziehungsarbeit 228
Beziehungsdichte 227
Bingen, Hildegard von 17
Biologische Suizidforschung 103
Bipolare Erkrankungen 200
- Behandlung von Suizidalität 203
- Risikofaktoren für Suizidalität 204
- Suizidprävention 206
Borderline-Persönlichkeitsorganisation 185
Borderline-Persönlichkeitsstörung 184
Bronisch, Thomas 103, 133, 184, 202
Bundesverfassungsgericht 257

C

Caplan, Gerald 85
Chronische Suizidalität 38
Clozapin 244
Cullberg, Johan 89, 142

D

Demenzielle Erkrankungen 197
- Suizidrisiko 197
Depression 176

Depression und Suizidalität 165
- Prävention 165
Depressionsbehandlung bei Suizidalität 163
Depressive Erkrankungen 155
Detoxifizierung von Hausgas 144
Deutschen Gesellschaft für Suizidprävention 14
Deutschland 66, 119, 120, 146
Dokumentation 225, 239
Doppelsuizid 41
DSM-V 38, 185
Durkheim, Emil 22, 49, 70

E

Einengung 76, 81
Erikson, Erik 85
Erweiterter Suizid 39
Esquirol, Jean Etienne 20, 100, 209
Europäische Union 13, 114

F

Felber, Werner 58, 91
Feuerlein, Wilhelm 79
Freizeitrisikoverhalten 36
Freud, Sigmund 21, 22, 27, 36, 82
- Trauer und Melancholie 85

G

Gegenübertragung 80
Gegenübertragungshass 138
Georgetown-Mantra 254
Geschäftsmäßige Suizidbeihilfe 257
Giernalczyk, Thomas 138
Goethe
- Die Leiden des jungen Werther 148
Goethe, Johann Wolfgang von 15, 148
Goll, Helga 143
Götze, Paul 124, 143

Gutachten 238
- Fragestellungen 239

H

Hawton, Keith 51
Henseler, Heinz 93, 123, 139
Hinterbliebene 249
Hochrisikoverhalten 37
Hoffnungslosigkeit 80, 159, 176, 178

I

ICD-10 41, 44, 91, 185, 189
Imitationssuizide 145, 152, 153
Impulsivität 72, 194
International Association for Suicide Prevention (IASP) 59
Internet 153

K

Kapusta, Nestor D. 65
Katschnig, Heinz 133
Kernberg, Otto F. 185
Kind, Jürgen 138
Kliniksuizid 209, 250
- Definition 214
- Hilfsangebote 251
- Reaktionen 250
- Rechtsfragen 236, 252
- Risikogruppen 209
Kliniksuizide
- Diagnosegruppen 218
- Rechtsfragen 229
Kliniksuizid-Forschung 223
Krankheitsmodell 81, 100
Krankheitsmodelle 105
Krise 81, 132
- Ablauf 87
- Definition 86
- Krisenmodell 81
- Kritik 97
- Lebensveränderungskrise 88, 98
- Narzisstische Krise 93
- Traumatische Krise 89, 99
- Typen suizidaler Krisen 88
Krisenintervention 110, 132
- Beziehung 125
- Geschichte 132
- Konzepte 135
- Prinzipien 134

Kriseninterventionen
- Merkmale 122

L

Lindemann, Erich 84, 132
Linden, Karl-Joachim 79
Lindner, Reinhard 141
Lithium 243

M

Macho, Thomas 24
Maltsberger John Terry 138
Massensuizid 41
Medien 116, 148
- Empfehlungen zur Berichterstattung 151
- Medienberichte 145, 148
Medienberichte 151
Menninger, Karl 22, 91
Minois, George 16
Murder-suicide 41

N

Nationales Suizidpräventionsprogramm 14, 115
Neue Medien 153
Niederkrotenthaler, Thomas 150, 152, 153, 260
Notfallseelsorge 116

O

Oppenheim, David Ernst 21
Oquendo, Maria 38
Österreich 53, 58, 65, 145, 146, 259

P

Pandemie 260
Papageno-Effekt 149, 152, 260
Perönlichkeitsstörung
- Beziehungsgestaltung 193
Persönlichkeitsstörung
- Klinikbehandlung 195
- Langzeitpsychotherapie 194
Persönlichkeitsstörungen 184
- Empfehlungen akute suizidale Krise 193
- Krisenintervention 191
- Risikogruppen 188

Pöldinger, Walter 74, 137
Postvention 246
Prädiktoren 160
Präsuizidales Syndrom 76
Protrahierter Suizid 34
Psychopharmakotherapie 166, 227, 241
- Antisuizidale Wirksamkeit 227
- Antisuizidale Wirkung 243
- Indikation 242
Psychopharmakotherapie der Suizidalität
- Allgemeine Regeln 244
Psychosomatische Klinik 230
Psychotherapie 166, 193

R

Raptusartige Suizidalität 172
Reaktionen nach einem Suizid 249
Rechtsfragen 238, 252
- Freiverantwortlichkeit 255
Reimer, Christian 94, 124, 139
Ringel, Erwin 23, 69, 76, 82, 100, 133, 137, 168, 210
Risikogruppen 116, 128
Risikopsychopathologie 130, 158
- Depression 158
Ruhe- oder Todeswunsch 32
Ruhe vor dem Sturm 158, 172

S

Scham 80, 159
Schizophren
- Suizidprävention 179
Schizophrene Erkrankungen 168
Schizophrenie
- Bilanzieren 180
- Krankheitseinsicht 176
- Risikofaktoren für Suizidalität 170, 173
- Suizidpräventive Maßnahmen 183
- Suizidrisiko 168
- Symptome vor Suizidhandlungen 178
Schlafstörungen 160
Schmidtke, Armin 51, 66, 69
Schuldgefühle 159
Schweiz 58, 158
Selbstbestimmung 254
Shneidman Edwin S. 23
Sonneck, Gernot 84, 86, 90, 92, 98, 133, 136, 153
Stadium der Ambivalenz 74
Stadium des Entschlusses 74
Stein, Claudius 136
Stengel, Erwin 79
Suizid

- Alter 47
- Definition 28, 34
- Depression 155
- Deutschland 44
- Kirche 18
- Melancholie 22
- Methoden 66
- Österreich 53
- Versicherungen 43
Suizidale Handlungen
- Definition 33
Suizidalität
- Alter 37
- Begrifflichkeiten 32
- Definition 30
- Einschätzung 126
- Einweisung 140
- Epidemiologie 43
- Formen 34
- Fragen 126, 162
- Medizinisch-psychosoziales Paradigma 26
- Modelle 69
- Protektive Faktoren 71
- Psychische Erkrankung 59
- Psychische Krankheit 104
- Psychosoziale Faktoren 64
- Umgang 131
Suizidäquivalent 34
Suizidbeihilfe 14, 254, 260
- Begriffsklärung 256
- Österreich 259
Suizidgedanke
- Definition 32
Suizidgedanken 78
- Depression 156
- Epidemiologie 51
- Stellenwert 78
Suizidprävention
- Akuität 116
- Ansatzpunkte 113
- Beziehung 121
- Einrichtungen 117
- Grundzüge 121
- Psychiatrisches Krankenhaus 220
Suizidversuch
- Definition 28, 34
- Depression 156
- Epidemiologie 51
- Wiederholungsrisiko 35

T

Telefonseelsorge 118, 119
Trauma 89, 99

V

Verfügbarkeit von Suizidmitteln 144

W

Waffengesetze 144

Waffenverfügbarkeit 145
Wasserman, Danuta 111
Wedler, Hans 118
Weltgesundheitsoragnisation 13
Weltgesundheitsorganisation 51, 59, 114, 234
Werther-Effekt 148, 150
Willemsen, Roger 15, 26